InstinktFormel

Das Erfolgsprogramm, das Sie wirklich glücklich macht

Dr. Matthias Marquardt

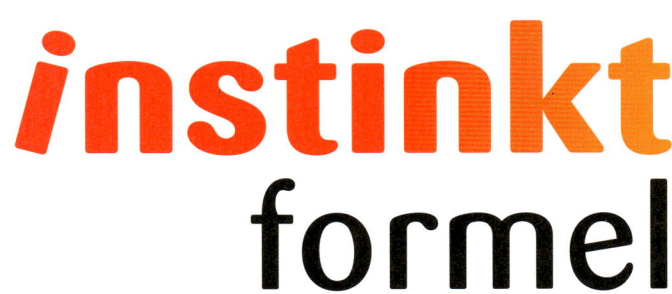

instinkt
formel

Das Erfolgsprogramm, das
Sie wirklich glücklich macht

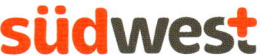

Inhalt

Liebe Leserinnen und Leser,

es ist wahrlich nicht immer leicht, Beruf, Familie, Alltagswirren, Freunde und vielleicht ein Hobby (in meinem Fall Triathlon) unter einen Hut zu bringen – und dabei auch sich selbst noch gerecht zu werden. Irgendwie bleibt einfach immer zu wenig Zeit! Kennen Sie das? Vielleicht hatten Sie auch schon einmal das Gefühl, dass Sie auf der Überholspur an Ihrem Leben vorbeirasen und Ihnen alles über den Kopf wächst?

Ich hatte mein Waterloo schon im Medizinstudium: Staatsexamen, Vorbereitung für einen Ironman und mein erstes Buch – übers Laufen übrigens. Alles auf einmal. Um das irgendwie zu schaffen, habe ich immer weniger geschlafen und auf dem einen Ohr telefoniert, während ich mit der anderen Hand das Nudelwasser auf den Herd stellte. Währenddessen fuhr schon der Rechner hoch, damit ich die E-Mails bearbeiten konnte, solange die Nudeln kochten. Work-Life-Balance war damals nur ein leerer Begriff für mich. Bis irgendwann gar nichts mehr ging. Diagnose: Burn-out. Ich stand am Anfang meiner Karriere und war schon am Ende.

Auch sportlich war der Ofen dann erst mal aus und ich brauchte ein Jahr, um meine Leistungsfähigkeit ganz langsam zurückzugewinnen. Wie demütigend es für einen Leistungssportler ist, beim Laufen plötzlich wieder abwechselnd für eine Minute zu gehen und zu traben, können Sie sich eventuell vorstellen. Ich kann seitdem auch nachvollziehen, wie sich Laufanfänger fühlen, was mir unter anderem bei diesem Buch sehr geholfen hat. Davon abgesehen musste ich nach meinem Burn-out mein Leben grundlegend ändern: mehr Auszeiten, mehr Konzentration auf das Wesentliche, weniger Stress und in meinem Fall etwas mehr Rotwein, um nur vier Dinge zu nennen. Glauben Sie mir: Leicht war das nicht!

Es hat dann noch einmal gute zehn Jahre gedauert, bis ich im Rahmen meiner ärztlichen Tätigkeit für Freizeitsportler feststellte, dass bei den allermeisten eigentlich nicht der Laufschuh drückt, sondern es an Work-Life-Balance mangelt. Das hat mich dazu bewogen, die InstinktFormel zu entwickeln. Mit dem vorliegenden Buch gebe ich Ihnen ein Versprechen: Work-Life-Balance funktioniert ohne »Tschakka, du schaffst es!«, ohne Diäten und ohne Gefasel über den inneren Schweinehund, den es übrigens gar nicht gibt. Wenn Sie sich mit Tieren auseinandersetzen wollen, dann lieber mit Eulen und Lerchen, denn Schlaf ist das wahre Zaubermittel für mehr Fitness und Belastbarkeit.

Aber der Reihe nach. In den nächsten neun Kapiteln nehme ich Sie mit auf eine Reise durch Ihre fünf Lebensbereiche: Leistung und Beruf, Gesundheit und Ernährung, Bewegung und Entspannung, Leben und Kontakte, Ich. Sie werden dabei sehen: Im Prinzip wissen Sie längst, was wichtig ist. Denn die Evolution hat Ihnen nützliche Instinkte mitgegeben, die Ihnen den Weg weisen! Einige von ihnen, von denen wir früher profitierten, sind unter den modernen Lebensbedingungen allerdings zu »laut« und schaden Ihnen. Mit der InstinktFormel habe ich ein Programm für Sie entwickelt, mit dem Sie die lauten Instinkte erkennen und einschränken können und gleichzeitig wieder lernen, auf die richtigen Instinkte zu hören. Und zwar mit Hilfe von sechs Glücksprinzipien, die Ihnen mehr Zeit für Familie, Sport, gutes Essen und für Sie selbst schenken!

Also, lernen Sie Ihre Instinkte kennen. Und setzen Sie die InstinktFormel mit den erprobten Tipps in diesem Buch und den Motivationshilfen aus dem letzten Kapitel in Ihrem Alltag um – für mehr Gesundheit, Ausgeglichenheit und Glück in Ihrem Leben. Ich werde dabei stets Ihre Wünsche und Ihre Balance im Auge behalten. Denn ein strenges Programm, das Ihr ganzes Leben umkrempelt und nur auf Disziplin fußt, funktioniert sowieso nicht. Wichtiger ist, dass es Spaß macht! Für mich persönlich heißt das: Neben meiner geliebten Familie, meinen Freunden, meiner inspirierenden Arbeit als Arzt und Autor, meinem Lauftraining und dem Schwimmen im See wird der Rotwein stets seinen Platz in meinem Leben behalten.

Was die InstinktFormel für Sie bedeutet, werden Sie auf den nächsten Seiten herausfinden. Auf die Plätze, fertig, los! Ich wünsche Ihnen viele Glücksmomente und Erfolgserlebnisse auf dem Weg zu Ihrer Balance.

Herzlichst Ihr

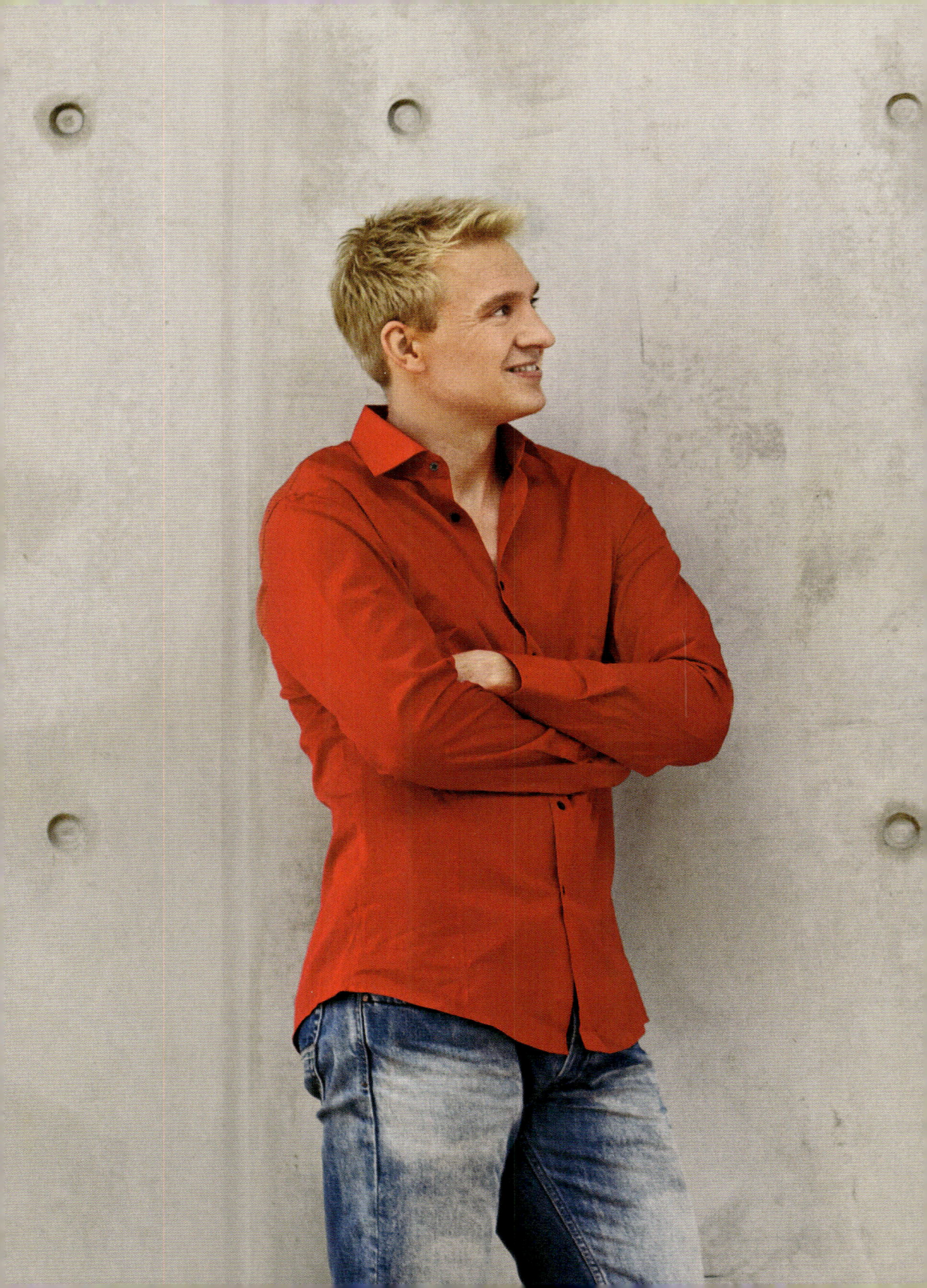

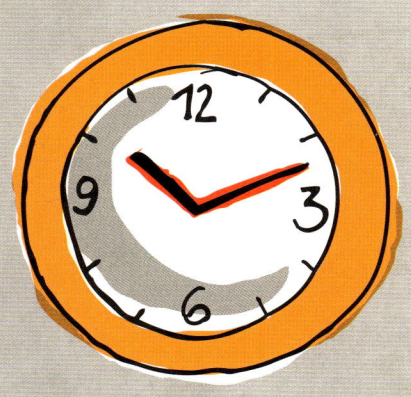

Kapitel 1

Warum Zeitmanagement Ihnen nicht weiterhilft

Die Welt dreht sich immer schneller – und wir uns mit ihr. Dauernd und überall online, tauschen wir binnen Sekunden weltweit Informationen aus. Nur für die Dinge, die uns wichtig sind im Leben, bleibt zunehmend weniger Raum. Ich zeige Ihnen, warum Zeitmanagement-Konzepte nicht immer funktionieren und wo die wahren Zeitfresser unserer modernen Gesellschaft liegen.

Müssen wir wirklich jeden Tag die Welt retten?

Früher war eigentlich immer jemand da. Am Mittwochabend zum Beispiel, wenn der Tag ausklang. Man schaute um 18 Uhr noch einmal kurz beim besten Freund vorbei. Nichts Großes eigentlich. Den Tag Revue passieren lassen, über Familie und Beruf reden. Hören, wie es geht, ob alles in Ordnung ist. Einfach so. Und wenn man nicht direkt rübergegangen ist, dann konnte man anrufen. Auf dem Festnetz. Es gab nur diese eine Nummer und da ging auch immer jemand dran.

Sie können ja heute einmal am Dienstag- oder Mittwochabend gegen 18 Uhr bei Ihren Bekannten vorbeischauen. Nur mal so, zum Austauschen, Reden, vielleicht auf ein Bier. Das könnte schwierig werden? Ach so, Ihre Bekannten leben in München und Sie in Hamburg? Dann können Sie doch vielleicht einfach anrufen. Nur, wer ist schon um 18 Uhr zu Hause? Schließlich muss im Büro heute tagtäglich in extrem wichtigen Projekten die Welt gerettet werden. »Es ist halt gerade etwas stressig.« Aber mit dem Handy ist (zum Glück?) jeder gleich erreichbar …

Stephanie: »Ach ja, schön, dass du anrufst, nur habe ich gerade noch ein Gespräch auf der anderen Leitung und stehe im Supermarkt … Aber wir sollten uns unbedingt mal wieder treffen. Echt!«

Dora: »Und wann?«

Stephanie: »Ja, im Moment ist gerade total viel los. Wir sollten einfach noch mal telefonieren, oder? Wenn es mal passt … Okay?«

Das moderne Leben macht krank

Tja, so ist das heute. Und wir schwimmen alle mit, im Strom des modernen Lebens. Im Zweifelsfall wollen wir eben von allem ein bisschen mehr. Mehr Kleider im Schrank, mehr Urlaub. Und mehr Geld, denn damit kann man doch fast alles kaufen. Ein größeres Auto zum Beispiel. Oder ein größeres Haus. Oder einen viel größeren Flachbildfernseher. Ein Boot sogar. Oder noch besser: ein größeres Boot. Mehr Komfort gibt es auch: mit einem Fahrstuhl für die Mietwohnung im zweiten Stock und dem Pizzaservice, der einem das lästige Kochen abnimmt. Besonders gut wäre aber mehr Erfolg. Dann könnte man behaupten, es ginge um Selbstverwirklichung und gar nicht um ein größeres

Mehr Gehalt für mehr Luxus und mehr Anerkennung. Das größte Dilemma unserer Zeit: Wir Menschen wollen immer mehr.

Haus – das wäre dann quasi nur eine angenehme Begleiterscheinung. Man gönnt sich ja sonst nichts. Natürlich muss man dafür im Regelfall sehr viel arbeiten. Jeden Abend bis 20 oder 21 Uhr, das muss man schon akzeptieren, wenn man es zu etwas bringen will. Andere tun das doch auch.

Und am Wochenende, da entspannt man dann mal richtig. Nur ein paar Akten von zu Hause aus bearbeiten oder kurz über die Datenleitung auf den Firmenserver zugreifen, das ist total praktisch. Und nachmittags geht man kurz ins Café. Bloß, so richtig spannend findet das heute kaum noch jemand. Einfach nur so im Café rumsitzen? Dem Smartphone sei Dank kann man dort glücklicherweise noch mal nachsehen, was bei Facebook los ist. Oder auf Spiegel Online. Das hatte man zwar beim Frühstück schon gecheckt, aber die Welt ist schließlich in Bewegung. Wer weiß, was gerade wieder Topaktuelles passiert ist? Wenn man das alles gelesen hat, kann man noch mal kurz nach den Mails schauen, twittern oder selbst etwas bei Facebook posten. Ganz relaxt natürlich. Es ist schließlich Wochenende und man wollte endlich ausspannen …
Aber während der Kaffee serviert wird und man das Smartphone endlich in die Tasche steckt, überkommt einen diese Unruhe. Sie wissen schon, dieses latente Unbehagen. Man ist so abgeschnitten von der Welt. Es könnte doch gerade eine neue Nachricht eingegangen sein, die vielleicht viel spannender ist als der Kaffee. Jetzt nur noch ein letztes Mal ganz kurz auf das Smartphone blicken, um nichts zu verpassen.
Haben wir etwa vollkommen verlernt, einmal nur den Moment zu genießen?
Es scheint, als könnte man es mit sich selbst nicht mehr länger als zehn Minuten aushalten. Wie gesagt, »es ist halt alles gerade ein bisschen stressig«. Jetzt auch schon am Wochenende.

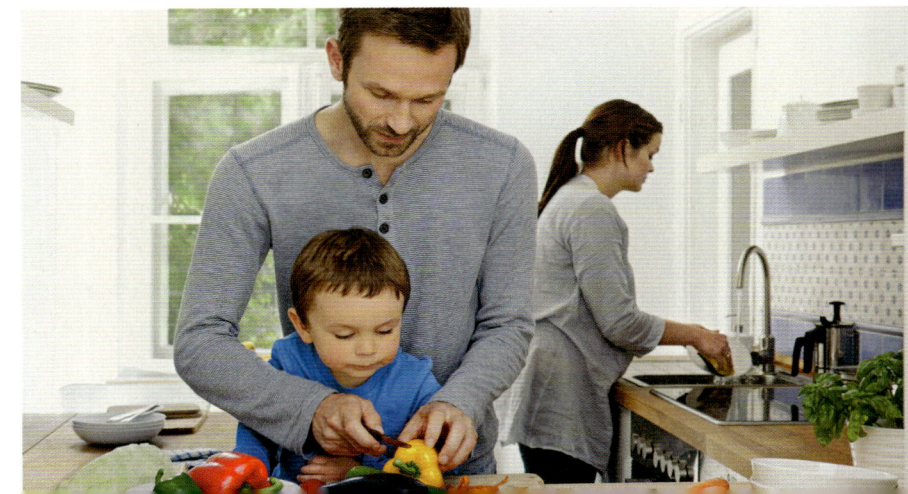

Die Freizeit wird immer knapper: Am Wochenende mit der Familie selber kochen, ganz ohne Störfaktoren – ein schöner Traum.

Internet, Smartphone und Facebook

Ohne Internet geht heute fast gar nichts mehr: 2010 besaßen 80 Prozent aller Deutschen einen Computer und Internetzugang. Laut der Langzeitstudie »Massen-kommunikation« von ARD und ZDF, die seit 1964 alle fünf Jahre durchgeführt wird, surften die Deutschen im Jahr 2010 täglich 83 Minuten lang im Internet. Fast doppelt so lange wie noch vor fünf Jahren! Zum Vergleich: 2005 waren es 44 Minuten. Unsere Landesnachbarn, die Österreicher, verbrachten laut Statistik Austria 2008/2009 täglich eine Stunde und 19 Minuten zur Informationsbeschaffung am Computer. In der Schweiz haben 80 Prozent der Bevölkerung einen Internetzugang und nutzen diesen täglich, wie das dortige Bundesamt für Statistik in einer Studie 2010 bestätigte. 23 Prozent unserer Online-Zeit verbringen wir in sozialen Netzwerken und Blogs. Über 19 Millionen Deutsche, 2,6 Millionen Schweizer und 2,5 Millionen Österreicher verwenden inzwischen das Soziale Netzwerk Facebook. 64 Prozent mindestens einmal oder sogar mehrmals täglich.

Ganz ähnlich entwickeln sich die Zahlen in Sachen Smartphone. Der weltweite Smartphone-Markt boomt. Allein im ersten Quartal 2009 wurden 36,4 Millionen Smartphones verkauft. Das ist ein Zuwachs von knapp 13 Prozent im Vergleich zum Vorjahr, Tendenz steigend.

Wir scheinen überall den Drang zu haben, dabei sein zu müssen. Wir wollen das Smartphone der neuesten Generation haben, die modernen Sportarten ausprobieren, in allen Netzwerken aktiv sein, die besten Partys nicht verpassen oder den aktuellen Blockbuster im Kino, beruflich erfolgreich sein und das alles auch noch mit Haushalt und Familie unter einen Hut kriegen. Da macht es Sinn, Smartphone und Internet auch sinnvoll zu nutzen.

So machen Sie Ihr Smartphone zum elektronischen »Taschenmesser«

Weniger ist manchmal mehr. Das gilt vor allem beim Smartphone, das man entweder zu einem nützlichen Werkzeug für effizientes Arbeiten und zur Erleichterung der eigenen Organisation oder zum Zeit- und Lebensqualitätsverschwender umfunktionieren kann. Mit dieser Tabelle passiert Ihnen Letzteres garantiert nicht mehr.

Wer dank Internet, Smartphone und Facebook ständig erreichbar ist, sollte die moderne Technik effektiv einsetzen, um dauerhaft glücklich zu bleiben.

Apps, die Sie effizient machen

Office-App — Alles zur Hand, sodass Sie auch mobil arbeiten können. Eine geniale Sache, wenn Sie den Alarm deaktiviert haben und den Ausschalter kennen.

Deutsche Bahn — Autofahren frisst Zeit. In der Bahn können Sie Thunfischsalat essen, lesen, schlafen, arbeiten und aus dem Fenster blicken. Alles bei 200 Stundenkilometern. Natürlich brauchen Sie so eine App.

Wetter — Was früher der Gang zum Thermometer war, ist heute die Wetterstation in der Hosentasche. Wohl nicht mehr wegzudenken.

Google Maps, Navigations-App — Die Orientierung in fremden Städten und die Navigation zum Wunschziel, das macht Ihr Handy. Ist doch klar.

Taschenrechner — Da heute kein Mensch mehr Kopfrechnen kann, braucht man diese App natürlich.

Ausschalter — Zur Erinnerung: Es kommen dann endlich keine Mails mehr an.

Apps mit Suchtpotenzial, die Ihnen Zeit und Lebensqualität rauben

YouTube — Bevor Sie in jeder freien Minute irgendwelche sinnentleerten Videos schauen, beobachten Sie lieber Ihre Mitmenschen oder entspannen Sie beim Blick aus dem Fenster.

Facebook — Klar können Sie ab und zu damit Ihre Freunde online »treffen«, aber einmal am Tag reicht sicherlich für diese Kontaktform aus. Bleiben Sie lieber im realen Leben!

Spiegel Online — Vorsicht, Suchtgefahr! Fangen Sie nicht an, alle 20 Minuten nachzusehen, ob irgendetwas passiert ist. Lesen Sie lieber einmal am Tag die Zeitung.

Skype — Nützlich für Konferenzen, aber überflüssig, wenn man so zusätzlich noch auf einem weiteren Kanal permanent angechattet wird.

Twitter — Wenn Sie Bundeskanzler sind und etwas Wichtiges zu sagen haben, twittern Sie bitte unterwegs, ansonsten nutzen Sie Ihre Zeit sinnvoller!

Spiele — Dazu sage ich jetzt nichts. Außer: Gehen Sie lieber angeln!

Es ist Zeit für Urlaub und Erholung

Ja, man müsste endlich wieder Urlaub machen, abschalten und richtig ausspannen. Der Urlaub lässt sich heutzutage über das Internet auch ganz einfach buchen. Nur, bei der unübersichtlichen Auswahl im Netz reicht ein Tag kaum aus, um sich einen Überblick zu verschaffen und sich zu entscheiden. Allein für die Hotelbewertungen braucht man gut und gern einen ganzen Abend. Schließlich will man nicht irgendwohin reisen, sondern es soll dort auch besonders schön sein. Am nächsten Tag entdeckt man nicht selten noch weitere, ganz andere Angebote. Die will man natürlich nicht ignorieren, wenn sie gut »im Ranking« sind. Nach all der Recherche kann es unter Umständen ziemlich spät werden. Jetzt kann man noch einmal kurz die Mails und Spiegel Online checken – und dann ab ins Bett.

Für die Flucht aus dem Hamsterrad hilft nur: Auszeiten einplanen und nicht mehr immer und überall erreichbar sein.

Leider kommen viele von uns auch im Bett kaum noch zur Ruhe, schlafen schlecht ein. Das ist kein Wunder bei dem Stress. Also morgen schnell den Urlaub buchen. Am besten ein Hotel mit WLAN. Arbeiten will man zwar eigentlich gar nicht, aber es ist wichtig, auf dem Laufenden zu bleiben. Die Mails lesen und prüfen zu können, ob etwas ganz Wichtiges dabei ist. Die aktuellen Nachrichten nachzusehen oder bei Facebook mit den Freunden in Kontakt zu bleiben.

Aber Gott sei Dank ist diese stressige Zeit gerade nur eine Phase. Das macht man so nicht ein Leben lang, das ist ja alles absehbar. Nur noch zwölf Jahre, dann sind Haus und Auto abbezahlt. Zwar haben das schon viele gesagt, aber Sie sind sich sicher, bei *Ihnen* ist dann *wirklich* Schluss!

Erkennen Sie sich da irgendwo wieder? Das kann nicht richtig sein, denken Sie vielleicht? So hat man doch gar keine Zeit mehr für sich und die Dinge, die einem wirklich wichtig sind im Leben: Familie, Freizeit, Entspannung, Urlaub. Weniger Arbeiten geht natürlich nicht, wie soll man das sonst alles bezahlen. Da muss man wohl einfach effektiver werden, Zeit sparen. Dafür gibt es zum Glück Zeitmanagement-Konzepte.

Die Generationen des Zeitmanagements

Nicht nur die Technik, auch das Zeitmanagement hat sich weiterentwickelt. Von der einfachen To-do-Liste, über die Planung und Priorisierung bis hin zum Delegieren hat jede Zeitmanagement-Generation ihre eigenen Vor- und Nachteile. Um diese besser zu verstehen, möchte ich Ihnen hier die ersten drei Generationen des Zeitmanagements vorstellen und in ihren Entwicklungsschritten skizzieren.

Zeitmanagement der ersten Generation: Strukturieren Sie!

Schreiben Sie sich Merkzettel, nutzen Sie Post-its und erstellen Sie eine Liste mit den noch zu erledigenden Aufgaben. Diese unglaublich schlauen Indianertricks kannten Sie schon? Na gut, dann müssen Sie Ihren Arbeitsplatz jetzt optimal gestalten. Stellen Sie den Locher so hin, dass Sie ihn mit einem Handgriff erreichen können und organisieren Sie sich mittels einer sinnvoll geordneten Ablage. Dank Ihrer To-do-Liste, die Sie Ihre Aufgaben strukturiert abarbeiten lässt, kommen Sie vermeintlich gut sortiert durch den Alltag. Starten Sie jeden Tag, indem Sie sich die dazugehörige To-do-Liste vornehmen und diese kontinuierlich abarbeiten. Und vor allem: Wenden Sie das »One-Touch-Prinzip« an: Alles, was auf Ihren Schreibtisch wandert, und das Sie in fünf Minuten erledigen können, machen Sie einfach sofort. Ach, Sie haben jeden Morgen etwa 40 derart kleine Vorgänge auf dem Schreibtisch? Hoppla, dann müssen Sie die Niederungen des Zeitmanagements der ersten Generation verlassen und richtig planen.

> Die To-do-Liste hat sich selbst überholt. Aber auch eine gute Planung ist nicht alles.

Zeitmanagement der zweiten Generation: Planen Sie!

Sie haben diverse Aufgaben, die parallel anfallen, und können nicht alles an einem Tag erledigen? Dann benutzen Sie einen gut strukturierten Kalender und legen die zu erledigenden Dinge mit ihren jeweiligen Deadlines fest. Mit dem Wochen-, Monats- und Jahresplaner haben Sie stets den Überblick. Sie schaffen das gewünschte Pensum immer noch nicht? Dann erstellen Sie am besten eine Liste, in der Sie alle Aktivitäten des Tages aufführen. So können Sie auf die Suche nach gefährlichen Zeitfressern gehen. Der Kollege, der immer nach der Frühstückspause vorbeischaut, um sich mit Ihnen über die Kinder zu unterhalten. Gestrichen! Dafür haben Sie wohl keine Zeit mehr. Aber neben diesem lästigen, unangemeldeten Besucher, der Ihre Produktivität stört, gibt es noch mehr Zeitfresser: Was soll das ewige Rumgeplänkel in der Teambespre-

chung? Bereiten Sie Sitzungen ordentlich vor, dann kann nach einer knappen Begrüßung schnell alles geklärt werden. Ansonsten schreibt man eben noch eine Rundmail
und nimmt die gesamte Abteilung ins CC. Natürlich kontrollieren Sie auch hier nach
dem Meeting stets die Resultate und sichern so eine produktive Zusammenarbeit.
Sie haben für jedes Projekt den Zeitplan festgelegt, Sie haben alles in den Kalender
eingetragen?

Sie fragen sich, ob Sie in den nächsten zwei Jahren überhaupt einmal eine Mittagspause machen können? Sie sind komplett überlastet? Na, wenn das mal nicht an
mangelnder Organisation und Disziplin liegt. Nein, daran liegt es nicht? Dann müssen
Sie jetzt richtig priorisieren!

Zeitmanagement der dritten Generation: Priorisieren Sie!

Nehmen Sie Ihre Projektpläne und To-do-Listen und legen Sie fest, welche Dinge gerade wirklich wichtig sind. Die anderen müssen warten. Entscheiden Sie, welche Ziele
Sie erreichen wollen, und überlegen Sie sich anhand dessen, wie Sie die lang- und
kurzfristigen Prioritäten verteilen. Ach, Ihr Chef rief an und sagte, er bräuchte die Liste
mit den Verkaufszahlen sofort, die Sie gerade an das Ende Ihrer To-do-Liste gesetzt
haben? Wie ärgerlich. Na ja, dann planen Sie eben um. Vergessen Sie aber auf keinen
Fall, abends anhand Ihrer To-do-Liste zu überprüfen, ob Sie auch alles erledigt haben.
Wie, Sie schaffen das nicht und es ist schon 21 Uhr? Sie wollten längst nach Hause?
Dann müssen Sie eben lernen zu delegieren.

Sie können nicht immer alles selbst machen!

Das ist wie beim Fußball, man muss den Ball auch abgeben können. Nehmen Sie
Ihre To-do-Liste zur Hand und prüfen Sie, was Sie abgeben können, damit Sie sich

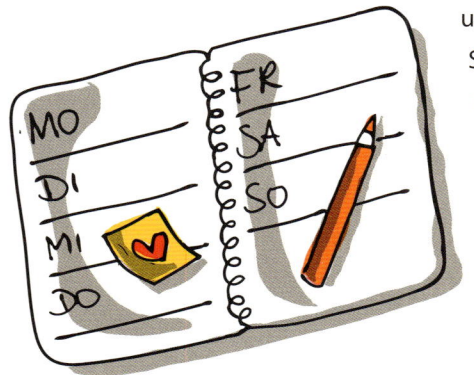

um die wichtigen Projekte kümmern können. Ach, Sie sind
Sekretär/in, Mediengestalter/in, Außendienstler/in,
Buchhalter/in, Assistenzarzt/ärztin oder Bankkaufmann/
frau? Sie haben gar kein Team, an das Sie delegieren
können? Sie sind Abteilungs- oder Projektleiter/in und
haben schon alles delegiert? Sie sind mit Ihren Projekten
und der Überwachung der delegierten Aufgaben schon
überlastet? Das ist natürlich alles sehr bedauerlich.

Aber vielleicht können Sie noch effektiver werden. Oder Sie denken einmal darüber nach, ob sich nicht einige Dinge gleichzeitig erledigen lassen: Sie können Ihr Mittagessen zwischendurch einnehmen, während Sie Ihre Mails lesen. Oder Sie schreiben die begonnene Mail noch schnell zu Ende, während der Kollege Ihnen am Telefon schon von der letzten Besprechung erzählt. Und wenn Sie eine E-Mail bekommen haben, dann reagieren Sie am besten sofort, sonst ruft der Kollege Sie an, um zu fragen, ob Sie die E-Mail noch gar nicht gelesen hätten. Am besten, Sie installieren einen Instant Messenger auf Ihrem Rechner, der Sie daran erinnert, die Kleinigkeiten sofort zu erledigen.

Trotz dieser Strategien beginnen Sie sichtlich, sich zu überlasten? Sie schaffen das alles nicht mehr? Sie essen nur noch zwischendurch, kommen immer später nach Hause? Endlich im Bett, können Sie nicht mehr einschlafen, weil Ihr Kopf pausenlos arbeitet und Sie die Probleme des vergangenen Tages wälzen?

Sie lieben die Zettelwirtschaft? Auch technische Hilfsmittel wie Smartphone und Computer lassen sich sinnvoll zur Organisation einsetzen.

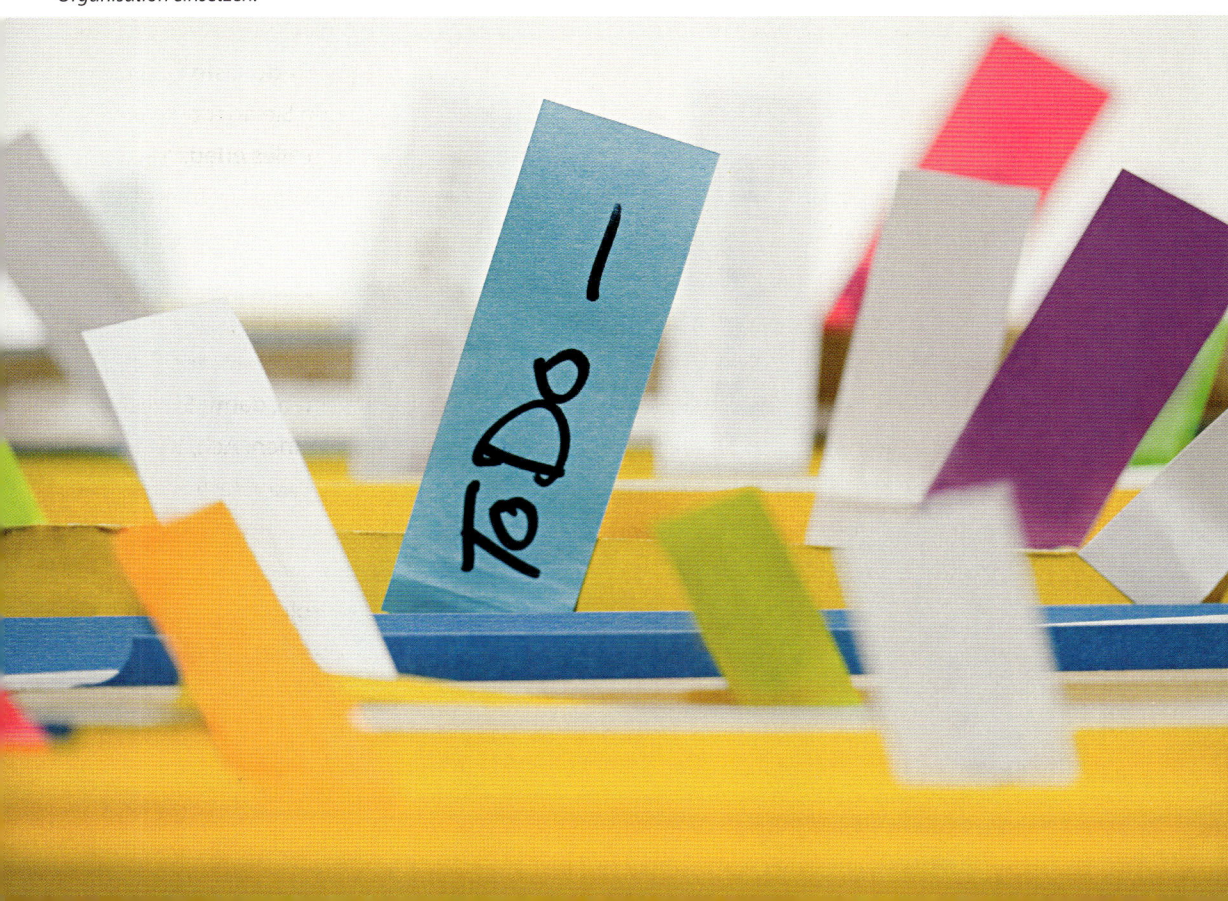

Sind wir eigentlich noch zu retten?

Warum hatten wir denn angefangen, unser Leben derart zu verändern? Stimmt, wir wollten Zeit sparen, damit wir mehr Freizeit haben, um endlich das tun zu können, was wir wirklich wollen. Aber gelingt uns das? Man gewinnt nicht gerade den Eindruck, dass der moderne Mensch im Informationszeitalter die Verheißungen des modernen Lebens in vollen Zügen genießt und sein Leben glücklich gestaltet. Work-Life-Balance klingt nicht nur sehr gut, sie ist auch wünschenswert, gesünder und macht zufriedener. Jenseits von allen Zeitmanagement-Regeln sehe ich täglich leider etwas anderes. Oft stehe ich in der Notaufnahme einer städtischen Klinik und kümmere mich – wie viele Kollegen – um die Begleiterscheinungen des Hamsterrads, wenn sich die Menschen zu wenig bewegen. Sie werden – allen möglichen Arbeitserleichterungen zum Trotz – immer dicker, bekommen Bluthochdruck und Diabetes. Sie essen zwischendurch, fahren mit dem Auto ins Büro und mit dem Fahrstuhl in die dritte Etage. Freizeit findet vor dem Fernseher statt, weil viele zu ausgelaugt sind und das Gefühl haben, sich so entspannen zu können. Ernste gesundheitliche Folgen sind bei einem solchen Lebensstil unausweichlich.

Aus dem Leben: Krankenhausgeschichten

Da kommt ein gerade einmal 44 Jahre alter Mann in die Klinik, der bei einer Körpergröße von 1,80 Metern bereits 98 Kilo wiegt. Das Übergewicht ist besorgniserregend. Der gut geschnittene, ziemlich teure Anzug kann das nur zum Teil kaschieren. Beim Arzt war er lange nicht mehr – keine Zeit. Zu viele Termine. Und außerdem sei er ja gesund. Nur jetzt plötzlich: kalter Schweiß auf der Stirn des hochroten Kopfes, Kurzatmigkeit, Angst, ein kaum zu ertragendes Engegefühl in der Brust. Wirklich hohe Blutdruckwerte von 190/120 mmHg sind der Grund (zum Vergleich: Optimal sind 120/ 80 mmHg!). Die Laboruntersuchungen zeigen zudem hohe Cholesterin- und Zuckerwerte. Wenn das so weitergeht, dann droht ihm wenige Jahre später der Herzinfarkt.
Für uns Ärzte sind die zu behandelnden Folgen eines ungesunden Lebensstils sehr unangenehm. Denn wir wissen, dass wir den Blutdruck einstellen können, und zwar mit Tabletten. Wir wissen aber auch, dass wir am eigentlichen Problem – dem Lebensstil – vorbeitherapieren. Wir sind zur Flickschusterei verdammt, anstatt dem Patienten wirklich zu helfen. Die Therapiezeit ist zu knapp. Und: Wie erreicht man diese Menschen überhaupt? Der Appell an die Gesundheit verhallt schließlich nur allzu gern im Flur der Klinik, aus der der Patient gerade mit einem Blutdruckmittel entlassen wurde.

Schon zu Beginn des Tages Tabletten einnehmen? Die Treppen nicht mehr hochkommen, weil man so unfit ist? Immer dicker werden, sodass das Hemd über dem Bauch spannt? Uncharmant. Das ist ein bedrückendes Szenario. Außerdem kriegt jeder früher oder später einmal mit, dass man auf diese Weise nicht allzu alt wird. Das will man dann doch nicht. Allein wegen der Kinder. Und so kommt mancher zu dem Schluss, dass es so nicht weitergehen kann und soll.

»Schatz, ich muss da was verändern!«
Eigentlich wissen die meisten Menschen sogar, wie das geht. Keine Süßigkeiten, mittags in der Kantine keine Currywurst und auch keine Pommes mehr. Mal wieder joggen gehen, öfter Gemüse und Obst essen, sich zwischendurch Pausen gönnen, endlich mit dem Rauchen aufhören.

Wenn also das Problem klar und auch die Lösung schon einigermaßen erkennbar ist, dann kann es losgehen. Wäre da nur nicht diese bleierne Müdigkeit am Abend, diese Unlust, dieses Motivationsloch und die fehlende Zeit. Viele nennen das den »inneren Schweinehund« (den es übrigens gar nicht gibt, wie Sie in Kapitel 9: »Wecken Sie Ihre Instinkte« auf Seite 309 f. noch lesen werden).

Für diese Situation waren Lauf- und Motivationsbücher eigentlich immer ideal. Tschakka – du schaffst es. Mit dem Training können Sie Stress abbauen, Sie verhindern den Herzinfarkt und vor allem: Sie werden noch erfolgreicher. Ist doch klar. Wer eine schlanke Figur hat und öfter trainiert, der ist viel belastbarer und stressresistenter. Für Führungsaufgaben geradezu prädestiniert. Schließlich geht jeder Manager, der etwas auf sich hält, joggen. Und zwar am besten täglich. Egal ob in New York oder Frankfurt. Hauptsache fit, schnell, flexibel und leistungsfähig!
Aber irgendwie scheint ein gesunder Lebensstil nicht bei jedermann zu klappen. Und sehr viele Menschen stellen sich mindestens eine der folgenden Fragen:

> Wieso schaffe ich es nicht, die Disziplin aufzubringen?
> Warum habe ich so oft Kopf- und Nackenschmerzen?
> Wieso bin ich abends immer so müde und versacke auf dem Sofa?
> Weshalb klappt es bei mir nicht, mich regelmäßig und gesund zu ernähren?
> Woher kommen meine Schlafprobleme?
> Wieso kann ich mich nach der Arbeit nicht mehr zum Laufen motivieren, wenn die Familie auf mich wartet?
> Warum kriege ich es nicht hin, einfach mal früher aufzustehen, um vor der Arbeit zu trainieren?

Wie kommt das nur?

Die Antwort ist: Das ist einigen wohl doch zu stressig. Und: Diese Menschen haben einfach zu wenig Zeit. Manche glauben, da gäbe es noch etwas zu optimieren, und so gibt es auch dafür schon Leitfäden. In Büchern, wie etwa »Der 29-Stunden-Tag des Ironman Managers« von Erwin Lammenett. Die zeigen Ihnen, wie Sie neben Arbeit, Familie, Einkaufen, Autowaschen, Kino und Freunden noch Zeit fürs Laufen finden. Sie werden jetzt vielleicht entgegnen: »Aber der Tag hat doch nur 24 Stunden!« Tja, und da das leider stimmt, müssen Sie eben optimieren. Durch Multitasking. Telefonieren Sie

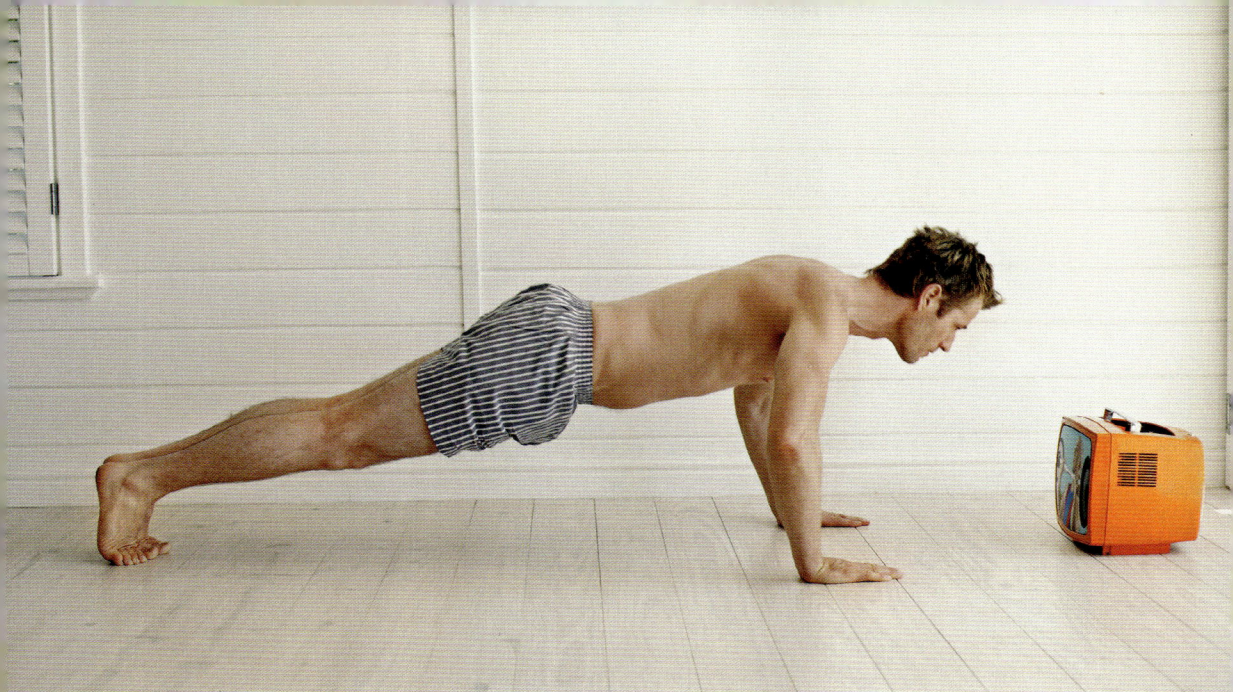

Spätestens wenn wir beginnen, jede freie Minute leistungsorientiert zu nutzen, stellt sich irgendwann von selbst die Sinnfrage: Sind wir nur auf der Welt, um ständig produktiv und effektiv zu sein?

doch, während Sie auf dem Heimtrainer trainieren. Sie finden das absurd? Ich kenne tatsächlich einen Werbemanager, der sich einen Heimtrainer in sein Büro gestellt hat. An diesem hat ihm sein Tischler eine Platte installiert, sodass er beim Training E-Mails auf dem Laptop schreiben kann. So spare er Zeit und sei viel effizienter, sagt er selbst. Ob das die Lebensqualität steigert? Ob das glücklich macht? Ein Problem haben diese Menschen dann tatsächlich gelöst: Sie sind nicht mehr dick. Sie haben in den meisten Fällen auch keinen Bluthochdruck, keine zu hohen Zuckerwerte und wohl auch seltener einen Herzinfarkt. Sie werden gesünder, ideenreicher, sportlicher und dynamischer. Und bestimmt ist es kein hohles Geschwätz, dass mancher Chef Mitarbeiter mit solchen Eigenschaften eher befördert.

> Gut aussehend, gesund, beruflich erfolgreich – und dann noch Zeit für Freunde und Familie. Manchmal ist die Herausforderung sehr, sehr groß.

Warum zu viel Zeitmanagement Sie nicht unbedingt glücklicher macht

Müssen wir alle nur an unserer Disziplin arbeiten? Weniger essen? Öfter einmal joggen gehen? Den Arbeitstag noch besser organisieren? Die Dinge einfach effizienter erledigen? Mit Zeitmanagement und Multitasking Zeit gewinnen?

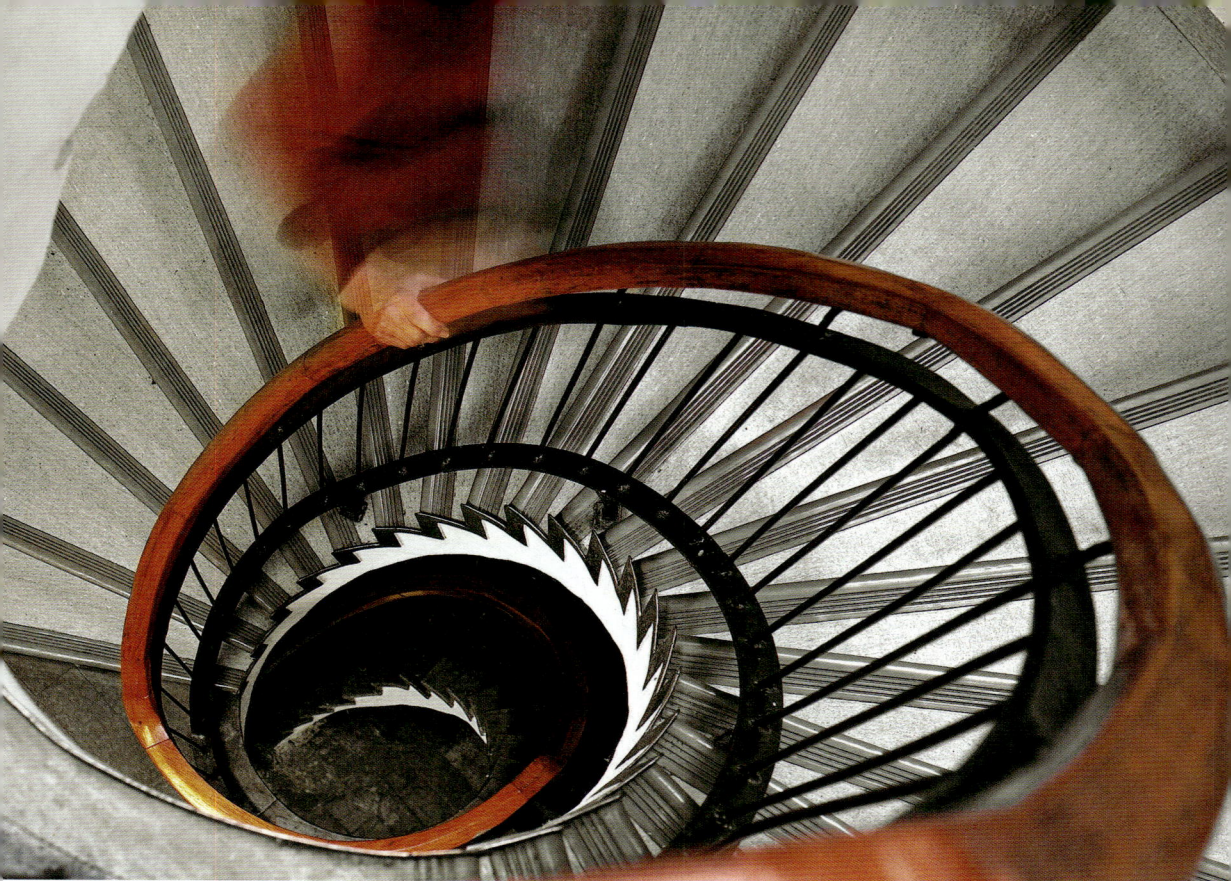

Dem rasanten Tempo standzuhalten bedeutet oft, persönliche Bedürfnisse zurückzustellen.

Ehrlich gesagt, ich habe große Angst davor, dass die Menschen beginnen, immer weiter alles um sie herum zu optimieren, um vermeintlich mehr Zeit zu haben, mehr Geld zu verdienen und um noch besser zu funktionieren. Selbst dann, wenn sie dabei schlank bleiben und keine Zuckerkrankheit bekommen sollten.

Eine repräsentative Studie der Techniker Krankenkasse, des FAZ-Instituts und der Forsa macht es deutlich: Acht von zehn Deutschen empfinden ihr Leben als stressig. Jeder Dritte steht unter Dauerstrom, jeder Fünfte bekommt die Folgen gesundheitlich zu spüren – von Schlafstörungen über Verdauungsbeschwerden und Rückenprobleme bis hin zum Herzinfarkt. Stress bestimmt den Alltag in Deutschland immer stärker. Über zwei Millionen Deutsche leiden körperlich oder seelisch unter ihrer Arbeit, das bestätigen auch die neuesten Zahlen des Statistischen Bundesamts. Eine Befragung von rund 800 000 Beschäftigten ergab, dass mehr als sechs Prozent aller Arbeitnehmer erwerbsbedingte Gesundheitsprobleme haben, dabei machen psychische Erkrankungen durch Stress, Zeitdruck und Arbeitsüberlastung den zweitgrößten Anteil aus.

Aus dem Leben: Krankenhausgeschichten

Ein 36-jähriger Versicherungsangestellter wird mit dem Rettungs-wagen in die Notaufnahme gebracht. Kreidebleich ist er. Der Rettungs-dienst erklärt, er hätte einen Kreislaufzusammenbruch im Büro erlitten. Er zittert, atmet hastig, fühlt sich unwohl, reißt sich den Hemdkragen auf – aber eine ernsthafte Erkrankung kann ich nicht feststellen. Vom gegenwärtigen Bild abgesehen, sieht er eigentlich ganz gesund aus. Zu gesund für eine Notaufnahme. Jung und schlank ist er. Nach der Erstversor-gung des internistisch nicht bedrohlichen Krankheitsbildes bleibt die Frage, was ist dem ansonsten gesunden Mann zugestoßen? Große Hitze gab es nicht. Eine Grippe vielleicht? Vorerkrankungen, von denen man nichts ahn-te? Erst nach längerem Fragen stellt sich heraus: Es ist der extreme Stress im Büro. Ihn überkam das Gefühl, nichts mehr kontrollieren zu können. Alles wurde zu viel. Irgendwann hat der Körper dann Alarm gegeben: Herzrasen, Schweißausbrüche, Schwindel, Kreislaufschwäche, hektisches Atmen. Und dann haben die Kollegen den Rettungsdienst gerufen.

Ich habe noch einen anderen Fall erlebt: Eine junge Mutter, gerade einmal 32 Jahre alt, sie stellt sich mit Herzstolpern vor. Vorerkrankungen? Keine. Herzerkrankungen? Keine. Medikamenteneinnahme? Keine. Schlank und gesund. Das Problem ist nur, dass ihr das Herz bis zum Hals schlägt, und das Stolpern in ihrer Brust macht ihr Angst. Im EKG sehe ich einige zusätzliche Herzschläge, die, Gott sei Dank, nicht gefährlich sind. Aber die Frage bleibt: Wie kommt das? Auf näheres Befragen hin wird der Grund erkennbar: eine Dreifachbelastung aus Berufstätigkeit, Versorgung eines einjährigen Kindes und der Organisation eines Haushalts. Vielleicht hat die Dame eine »Stress-unverträglichkeit«? Ob es daran liegen könnte? Nein, auf keinen Fall, sie habe doch gar keinen Stress, alles sei wunderbar, beteuert sie. Das klappt alles bestens. Bis auf diese lästige Sache mit dem Herz, die ich doch bitte in Ordnung bringen sollte.

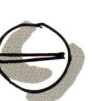

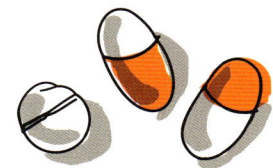

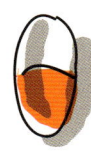

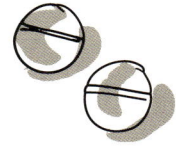

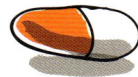

Was sagen Menschen, wie der Versicherungsangestellte oder die junge Mutter, eigentlich ihren Arbeitskollegen und ihrer Familie, wenn sie – nach der Krankschreibung aufgrund von Überlastung – wieder in die Arbeit kommen? Einen Herzinfarkt hatten sie ja nicht. Aber der wäre wenigstens als Krankheit akzeptiert. Stressunverträglichkeit? Ist Stressunverträglichkeit eigentlich eine anerkannte Krankheit? Meist sagen sie gar nichts oder hatten eben eine schwere Magen-Darm-Grippe.

Tut dem Menschen seine selbstgeschaffene Lebensumwelt noch gut? Offenbar nicht. Man vermutet, dass heute fünf Prozent der 25- bis 40-Jährigen Burn-out-Symptome zeigen. Die einstige Managerkrankheit wird zur Volkskrankheit. Und Depressionen, die am Ende eines solchen Prozesses stehen können, haben in den letzten zehn Jahren ebenfalls enorm zugenommen. Die individuellen Auswirkungen sind – wie übrigens auch die volkswirtschaftlichen – gigantisch. Nach Berechnungen des Statistischen Bundesamts wurden im Jahr 2008 5,2 Milliarden Euro für die Therapie von Depressionen ausgegeben. Vier Millionen Deutsche leiden an Depressionen, das sind etwa fünf Prozent der gesamten Bevölkerung. Nach Angaben des Bundesministeriums für Gesundheit werden jährlich 11 Milliarden Fehlzeittage durch über 300 000 depressive Erkrankungsfälle verursacht. Und laut der Deutschen Rentenversicherung hat die Anzahl der Menschen, die aufgrund seelischer Erkrankungen arbeitsunfähig sind, seit 1993 um 37,3 Prozent zugenommen. Psychische Erkrankungen sind damit inzwischen die dritthäufigste Ursache für Arbeitsunfähigkeit. Da werden Menschen und ganze Familien ins Unglück getrieben. Manche zerstören regelrecht ihr Leben. Und das, obwohl sie doch nur eines haben …

Multitasking überfordert und macht krank!

Sind wir vielleicht doch nicht multitaskingfähig? Multitasking ist rein physiologisch nämlich gar nicht möglich! Zwar kann man sich einer Sache sehr bewusst widmen und eine andere quasi nebenbei automatisch im Hintergrund mitverfolgen. Das Gehirn schafft es aber nicht, beide Dinge mit gleicher Konzentration wahrzunehmen. Stattdessen schaltet es permanent zwischen zwei Kontexten hin und her, was nicht nur zu Fehlern, sondern langfristig auch zu Aufmerksamkeitsstörungen und verminderter Produktivität führt. Es ist nicht so, dass wir gar nicht multitaskingfähig sind. Natürlich können wir sehr wohl Dinge sinnvoll kombinieren, die wenig Aufmerksamkeit brauchen (sodass das Gehirn regelmäßig und unproblematisch zwischen beiden Tätigkeiten wechseln kann). Ich kann mich zum Beispiel beim Radfahren auf der Landstraße ausführlich mit meiner Begleitung unterhalten – das Radfahren ist derart automatisiert und braucht so wenig Aufmerksamkeit, dass ein Gespräch problemlos möglich ist. De facto wird Ihnen gleichzeitiges Radfahren und Unterhalten im Stadtverkehr von München, in dem Sie eine fremde Straße suchen, kaum mehr gelingen. Man kann eben nicht alles auf einmal. Und wer kann denn bitte ein ernsthaftes, inhaltsreiches Gespräch am Telefon führen und dabei eine E-Mail schreiben? Meistens werden Sie es Ihrem Gesprächspartner sehr bald anmerken, wenn er eigentlich mit etwas anderem beschäftigt ist. Multitasking überfordert Sie und es macht Sie krank.

Die Leistungsgrenzen sind erreicht

Nachdem die Industrialisierung vor allem die Produktion von Waren stark beschleunigt hatte, haben die Informationstechnologien und die damit einhergehende Logistik unser Leben bis an den Rand des Erträglichen beschleunigt. Haben wir vielleicht schon zu viel optimiert? Offensichtlich ja. Denn heute stoßen wir täglich an die Grenzen des für uns noch sinnvoll Leistbaren. Nach Zahlen des Statistischen Bundesamts sind die Erwerbstätigen im Jahr 2010 pro Stunde um 33,1 Prozent produktiver gewesen als das noch im Jahr 1991 der Fall war. Gleichzeitig kann sich ein durchschnittlicher Büroarbeiter gerade einmal elf Minuten mit einer Aufgabe beschäftigen, bevor er unterbrochen wird. Nach einer Unterbrechung braucht das menschliche Gehirn ungefähr fünf Minuten, um den verlorenen Faden wieder aufzunehmen und zur ursprünglichen Aufgabe zurückzukehren. So macht Multitasking absolut keinen Sinn, sondern krank durch Stress.

Niemand kann ununterbrochen volle Leistung erbringen. Planen Sie nicht nur Ihre Strategien, sondern auch Entspannungsinseln in Ihren Alltag ein!

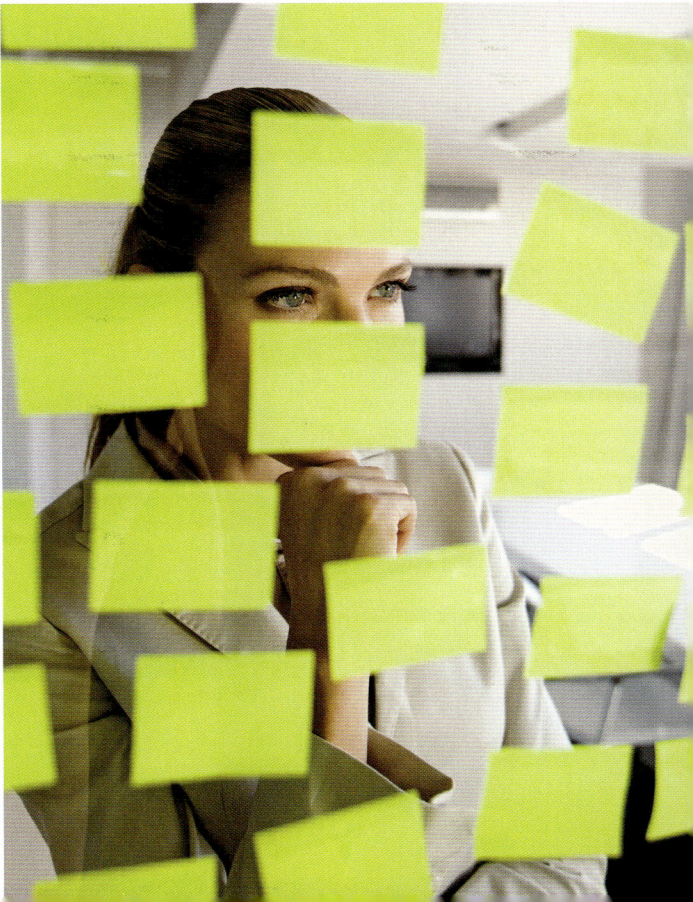

Hat der Tag über 30 Stunden?

Wenn man die ganzen kleinen Umfragen zusammen nimmt, die zum Thema Zeitverteilung existieren, dann muss der Tag eines Deutschen verdammt lang sein. Leider wird bei den Studien selten angegeben, ob die Menschen die Tätigkeiten teilweise parallel ausführen. Offensichtlich schon, denn sonst hätte der Durchschnittstag eines Deutschen schnell über 30 Stunden. Laut Statistiken und Studien sieht die durchschnittliche Zeitverteilung eines Deutschen pro Tag nämlich wie folgt aus:

Zeitaufwand pro Tag	
Internet	1:23 Stunden
Kontakte, Gespräche und Veranstaltungen	1:56 Stunden
Stunden für unbezahlte Arbeit	2:36 Stunden
Stunden für Kinderbetreuung	1:39 Stunden
Sport und Hobbys	3:17 Stunden
Fernsehen	3:40 Stunden
Arbeiten	8:00 Stunden
Schlafen, Essen und Körperpflege	10:31 Stunden
Summe	**33:02 Stunden**

Wenn Sie den durchschnittlichen Zeitaufwand der hier angeführten Tätigkeiten zusammenrechnen, landen Sie bei einem Tagespensum von stolzen 33 Stunden. Das ist natürlich Quatsch! Fakt ist aber, dass sich in der heutigen Zeit manche Menschen tatsächlich (zu) viel aufhalsen. Und zwar längst nicht mehr nur beruflich, sondern auch in ihrem Privatleben.

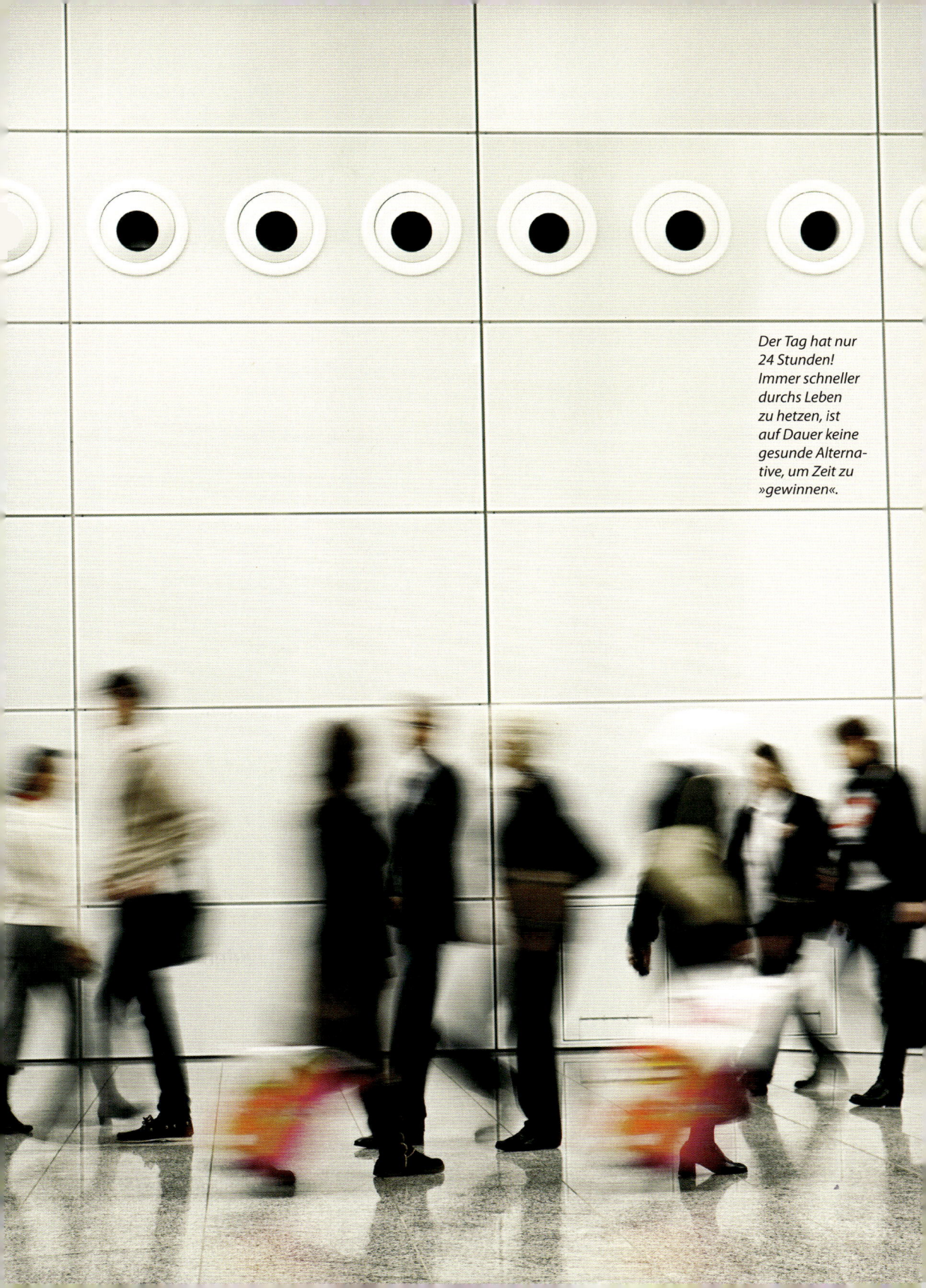

Der Tag hat nur 24 Stunden! Immer schneller durchs Leben zu hetzen, ist auf Dauer keine gesunde Alternative, um Zeit zu »gewinnen«.

Interview

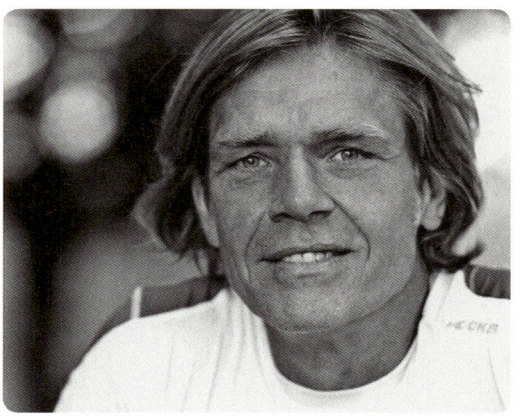

Hajo Schumacher ist Journalist und erfolgreicher Buchautor. Unter dem Pseudonym Achim Achilles schreibt er seit 2004 ironische Kolumnen auf Spiegel Online – über Läufer, Walker und die Eigenheiten vieler Hobbysportler. Zum Phänomen Smartphone hat er seine ganz eigene Meinung, aber lesen Sie selbst …

1. Sie haben nichts gegen Smartphones, möchten aber selbst keines haben. Warum?

Ich bin ein großer Freund technischer Spielereien. Vor 15 Jahren hatte ich mir in Hongkong mal ein mobiles Tetris gekauft. Als ich mich eines Tages daddelnd auf der Toilette fand, wusste ich: Weg damit! Ich habe es aus dem Fenster im vierten Stock geworfen. So ähnlich ging es mir mit dem iPhone. Natürlich besaß ich als einer der Ersten eines, ich sammelte Apps und war begeistert, unter wie vielen Informationen ich mich selbst begraben kann. Als nächster Schritt folgte das iPad. Und als übernächster der Abschied von allem.

2. Ist das eine bewusste Entscheidung gegen ständige Informationsflut und virtuelle Reizüberflutung und für das reelle Leben?

Ich habe für mich festgestellt, dass sich aufgrund der vielfältigen Informationen mein Leben nicht verbessert oder verschönert. Natürlich kann ich überall – auf dem Spielplatz, im Restaurant, im Auto – im Newsticker mitverfolgen, wie die Politiker gerade die Welt retten. Leider kann ich dann aber nicht mehr mit den Menschen reden, die für mich wichtiger sind: mit meiner Familie, meinen Freunden, meinen Nächsten. Ich stellte mir also die Frage: Will ich mit meinem Smartphone zusammen sein oder will ich auf die Nützlichkeiten des mobilen Digitalen verzichten? Auch auf die Gefahr hin, Dinge zu verpassen. Ich habe mich für Letzteres entschieden. Seit ein paar Monaten habe ich jetzt wieder eine Nokia-Stulle, mit der ich telefonieren

und SMS-Nachrichten schreiben kann. Mehr nicht. Mailen und Surfen mache ich am Abend oder mit dem Laptop von unterwegs. Und ganz ehrlich: Mein Leben ist wesentlich glücklicher geworden seither!

3. Geht Organisation im 21. Jahrhundert überhaupt noch ohne iPhone, Blackberry & Co.?

Ja. Ganz einfach. So wie früher. Ich bestehe zum Beispiel darauf, dass Kinder lernen, eine Landkarte zu lesen. Verfahren macht übrigens auch Spaß, meistens.

4. Wie kann man sich der »Generation Always Online« entziehen? Wie machen Sie das?

Ich entziehe mich ja nicht. Ich bringe mich nur vor mir selbst in Sicherheit. Die Kunst besteht darin, den individuellen Nutzen für sich zu finden und den Klimbim weg-zulassen. In der Zeitung lese ich ja auch nicht jeden Kram und schmeiße Werbe-prospekte ungesehen weg. Als Journalist muss ich natürlich informiert sein. Ande-rerseits verliere ich den klaren Blick, wenn ich jede aufgeblasene News lebenswich-tig nehme, die tagtäglich durchs Netz geistert. Wenn ich mein tägliches Zeitbudget des On-Seins von acht auf zwei Stunden reduziere, verhalte ich mich automatisch ökonomischer und vertrödele nicht so viel Zeit. Was soll ich denn meinen Kindern sagen, wenn die eines Tages fragen: »Papa, warum hast du früher immer nur in dein Smartphone gestarrt?«

Mehr Infos?

Weitere Informationen zu Hajo Schumacher gibt es im Internet unter: **www.hajoschumacher.de** und im legendären Portal für Läufer: **www.achim–achilles.de**
Mehr zum Thema Laufen finden Sie auch in der **Marathon-Therapie. In 10 Schritten zurück ins Leben.** eriginalsberlin, 2011

Früher war nicht alles besser

Wenn es eine solche Strömung in einer Gesellschaft gibt, dann setzt auch eine Gegenbewegung ein. Menschen, die dem Primat der Optimierung und des Zeitmanagements entsagen, die sich an vergangenen, ruhigeren Zeiten orientieren möchten. Zeiten, in denen es den Menschen besser ging als heute. Zumindest glauben sie das. Man sagt, besonders der Deutsche pflege ein romantisches Verhältnis zur ursprünglichen Landwirtschaft und zu seiner »Scholle«. Milch vom regionalen Bauern erfreut sich auch deshalb so großer Beliebtheit. Dort, wo die Kartoffeln angebaut werden, ist die Welt noch in Ordnung, Mensch und Tier blühen auf. Natürlich wird das heute alles entsetzlich gestört durch Traktoren, automatische Fütterungsanlagen, Massentierhaltung und anderes, industrielles Teufelszeug.

Menschen glauben gern, einen Blick in die vorindustrielle Zeit werfen zu müssen, um die Welt zu finden, in der sie glücklich und erfüllt in einem gesunden Umfeld zu leben vermochten. Als die Hühner noch frei über den Bauernhof liefen, als man abends an der Feuerstelle saß, nach getaner Arbeit leckere Suppe aß und es eben noch keinen Fernseher gab, der das freudvolle Zusammensitzen und die ehrlichen Gespräche bei Kerzenschein störte.

Man legte sich früh zu Bett und wurde vom Hahn auf dem Mist geweckt. Mit dem Sonnenaufgang machte man sich frisch, fromm, frei wieder ans Werk.

Nur allzu gern flüchtet sich der gestresste Städter, der auf dem Weg zum Auto noch eben einen Blick auf sein Handy wirft, in diese idyllische Gedankenwelt. Da war die Welt noch in Ordnung.

> Aufstehen, wenn der Hahn kräht. Essen, was auf den Feldern wächst. Mit der Sonne zu Bett gehen. Viele wünschen sich heute wieder die »gute alte Zeit« zurück.

Zu erklären ist diese verklärte Gefühlsduselei wohl nur über drei Phänomene:

1. **Die stets einsetzende Glorifizierung der Vergangenheit:** »Früher war mehr Lametta«, sagte schon Loriot.

2. **Völlige Unkenntnis der landwirtschaftlichen Abläufe:** »Ach so, wenn man das Getreide nicht spritzt, dann kommen Schädlinge und machen die Ernte kaputt?« – »Wie? Du kannst im August nicht zur Gartenparty kommen, weil du zusehen musst, dass die Ernte reinkommt?«

3. **Große Unzufriedenheit mit der eigenen Situation:** »Ich glaube, es ist vielleicht doch nicht sinnvoll, diese Medikamente für die Verdauung einzunehmen, nur weil ich den Stress im Büro nicht mehr aushalte. Ich sollte da wohl mal etwas ändern!«

Die Realität sah indes vollständig anders aus. In der vorindustriellen Zeit wurde körperlich derart hart gearbeitet, dass es sicherlich keine Freude war. So hart, dass Bauern, wenn sie überhaupt ein höheres Alter erreicht haben, körperlich sehr beansprucht und kaputt waren. Der Rücken verschlissen, die Knie so kaputt, dass jeder Schritt schmerzte. Feierabend gab es nie, denn die Pflicht rief immer, allein um die Grundversorgung der Familie sicherzustellen. Urlaub musste leider erst noch erfunden werden.

Damals sind die Menschen an einer Lungenentzündung gestorben. Kinderlähmung, die wir heute dank Impfung nicht mehr kennen, war noch eine Volkskrankheit. Und Gesundheitsvorsorge? Oder kompetente Hilfe bei einem Magengeschwür? Hilfe beim Hüftgelenksverschleiß mit einem künstlichen Gelenk? Auch das war alles undenkbar. War das Essen denn damals tatsächlich so lecker und ursprünglich? Weit gefehlt! Die Suppe bestand in erster Linie aus Wasser. Und im Winter aß man Kohl und eingelagerte Kartoffeln. Wenn die Ernte gut lief, wohlgemerkt. Fleisch war ein Festmahl und besonderen Anlässen vorbehalten. Obst? Ja, die eingelagerten Äpfel im Keller konnten zwar spätestens im Dezember mehlig und verschrumpelt sein, aber anderes Obst war eben nicht da. Gingen sie abends müde und immer noch hungrig ins Bett, so warteten in den Strohsäcken Heerscharen von Wanzen und Flöhen auf sie. Die Momente, in denen Sie sorgenfrei und glücklich am Flussufer liegend die Sonnenstrahlen

Auszeit in der Natur: Saftige Wiesen, grasende Schafe und frische Luft – manch überarbeiteter Städter träumt sich in diese Idylle.

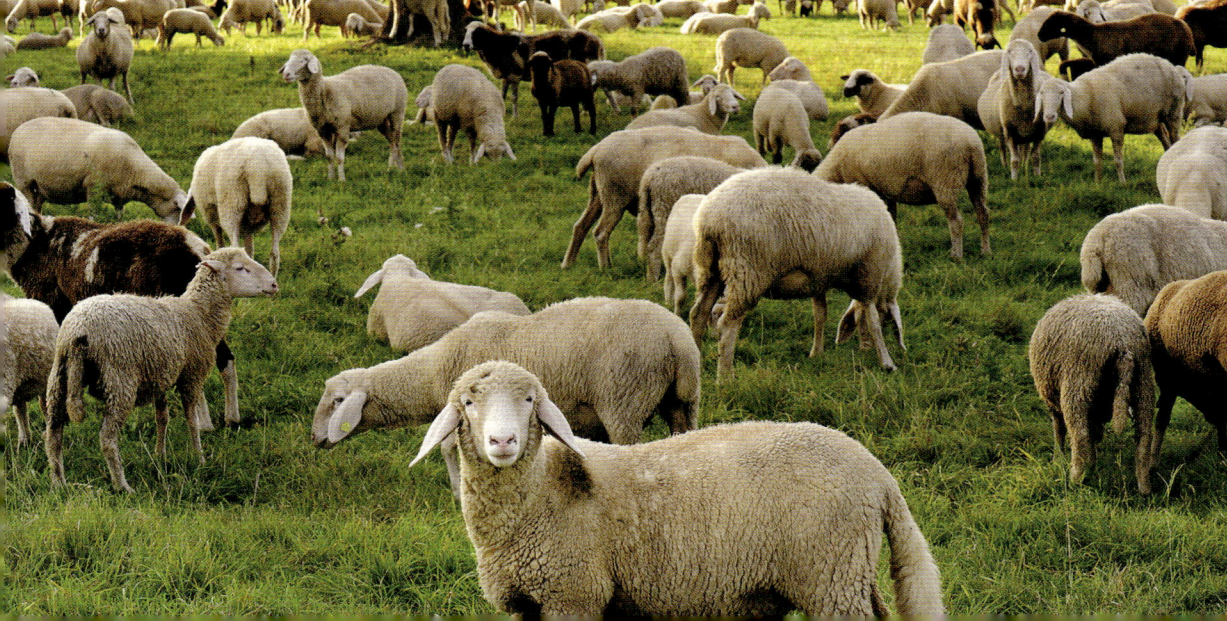

genießen konnten, die dürften sehr, sehr selten gewesen sein! Auch wenn Dichter und Literaten immer wieder solche Szenen bemühen. Aber wen wundert das? Schauen Sie sich heute in den Medien um, in Werbung und Film haben die Menschen auch alle ein glückliches Leben, genießen den Fortschritt, arbeiten in Top-Jobs und erleben gigantische Urlaube …

Das Pendeln von einem Extrem ins nächste löst das Problem eben nicht. Wenngleich niemand in Abrede stellen wird, dass Zeiten ohne Handygeklingel, ohne Facebook und übervolle Terminkalender, also mit mehr Ruhe und Besinnung, uns gutgetan haben. Nicht umsonst habe ich dieses Buch in Anlehnung an das Lied von Tim Bendzko mit der Frage »Müssen wir wirklich jeden Tag die Welt retten« eingeleitet. Die Frage ist, ob es etwas zwischen diesen beiden Extremen geben kann. Menschen, die die Weisheit des glücklichen Fischers haben, der sich mit seinem Tagesfang zufrieden gibt …

Die Parabel von der Weisheit des Fischers

Ein erfolgreicher Geschäftsmann stand am Hafen und beobachtete einen Fischer. Der Fischer war gerade damit beschäftigt, in seinem kleinen Kahn einen großen Fisch zu bearbeiten, den er zuvor gefangen hatte. Der Geschäftsmann fragte den Fischer, wie viel Zeit er brauche, um einen so großen Fang zu machen. Der Fischer antwortete ihm, er brauche dafür nur wenige Stunden. Der Geschäftsmann wunderte sich, warum der Fischer dann nicht einfach länger draußen auf dem Meer bliebe, um mehr Fische zu fangen. Aber der Fischer entgegnete, dass ein Fisch ihn und seine Familie ganze zwei Tage lang ernähre. Als der Geschäftsmann das hörte, fragte er den Fischer, was er denn sonst so den lieben langen Tag mache. »Ich? Ich genieße mein Leben! Ich schlafe bis mittags, dann gehe ich für ein paar Stunden fischen, danach spiele ich mit meinen Enkelkindern und anschließend gehe ich spazieren. Am Abend trinke ich mit Freunden zusammen Wein und spiele am Lagerfeuer Gitarre«, erzählte dieser lächelnd. Der Geschäftsmann schüttelte verständnislos den Kopf und erklärte dem Fischer, dass er alles falsch mache. »Sie müssen den ganzen Tag fischen, damit Sie mehr Geld verdienen und sich davon ein großes Boot kaufen können!«, erklärte er ihm. »Und was dann?«, fragte ihn der Fischer. Der

Geschäftsmann erläuterte ihm eifrig, dass er mit einem großen Boot noch mehr Fische fangen und von dem Gewinn dann noch mehr Boote kaufen könne, bis er eines Tages eine eigene Flotte habe. Das verstand der Fischer nicht. Daher fuhr der Geschäftsmann mit seinen Erläuterungen fort: »Dann verkaufen Sie den Fisch nicht an den Großhändler, sondern direkt an die Fabrik. Und so erhöhen Sie Ihren Gewinn, können in eine Großstadt ziehen und selbst eine Fabrik eröffnen.« Der Fischer fragte ihn, wie viel Zeit er dafür wohl brauchen werde. »Ich denke, so etwa 20 Jahre«, antwortete ihm dieser. »Und was dann?«, entgegnete der Fischer fragend. Der Geschäftsmann erklärte ihm triumphierend, dass der Fischer seine Fabrik schließlich verkaufen und ein reicher Mann werden könne. »Und was dann?«, fragte ihn der Fischer erneut. »Dann hören Sie auf zu arbeiten, ziehen in ein kleines Fischerdorf am Meer, schlafen lange aus, fischen ab und zu, bespaßen ihre Urenkel, gehen spazieren und abends trinken Sie mit Ihren Freunden Wein oder spielen am Lagerfeuer Gitarre«, sagte der Geschäftsmann und blickte in das ratlose Gesicht des Fischers.

Wie schön. Wie frei und sorgenlos muss doch dieser Fischer sein! Zumindest so lange, bis er ein Magengeschwür bekommt oder sich den Arm bricht. Der gewiefte Sozialstaatbewohner wird einwenden, dass der Fischer mit ein paar selbstgeangelten Fischen eben kein Gesundheitssystem, kein Haus und keine Rente finanzieren kann. Unsere Gesellschaft ist für solche Ideen und Gedankenspiele, die jeder Coach gern verwendet, einfach zu weit entwickelt. Die eigentliche Frage ist komplizierter. Wenn die alte, romantische Idee vom glücklichen Leben auf dem Bauernhof vor 300 Jahren schon nicht funktioniert hat und diese heute zu Zeiten einer hochtechnisierten Gesellschaft schon dreimal nicht funktionieren kann, vor allem nicht, wenn man eine Familie ernähren muss und ein Auto abbezahlen will, wie soll man dann in dieser heutigen Welt zurechtkommen? Es kann keine Lösung sein, sich gedanklich in die guten alten Zeiten zu flüchten und sie wieder herbeizusehnen. In der heutigen Zeit sind wir mehr denn je darin gefordert, unsere Einstellungen zu ändern und unsere Werte neu zu definieren. Wir brauchen Lösungsansätze für die Herausforderungen des modernen Lebens, die in der heutigen Gegenwart realistisch und umsetzbar sind.

Können wir dem Zeitdilemma entkommen?

Gibt es überhaupt einen Lebensentwurf, in dem man die Vorteile der vermeintlich guten alten, weniger hektischen Zeit mit den Vorzügen unseres modernen Lebens zu verknüpfen weiß? Quasi aller erdenklicher Komfort, perfekte Gesundheitsvorsorge, Absicherung im Alter, Ruhe und Ausgeglichenheit, Zeit für die Familie, Zufriedenheit und Glück, noch dazu Erfolg?

Diese Idee käme einem Paradigmenwechsel gleich. Denn in unserer heutigen Überflussgesellschaft geht es vor allem um die Quantität. Immer mehr. Von allem. Bis der Kalender überquillt. Wenn Sie wieder einmal in Ruhe mit Ihren Freunden zusammensitzen wollen, dann müssen Sie sich Zeit für diese wichtigen Dinge verschaffen. Ist Ihr Kalender bereits voll und spüren Sie schon die negativen Auswirkungen des Multitaskings, dann bleibt nur eines: Sie werden sich von anderen Dingen verabschieden müssen. Irgendwann hat es sich schlicht und ergreifend auspriorisiert.

Der lustige Begriff des Zeitmanagements – denn wie wollen Sie die unaufhaltsame Zeit eigentlich managen? – wurde natürlich auch längst auf dieses Dilemma ausgedehnt: Das Zeitmanagement der vierten Generation! Es zielt – quasi als Gipfel der Optimierung – nun auch auf die Sicherstellung Ihrer Ressourcen ab. Ich sage nur: Nachhaltigkeit! Ihre physische Leistungsfähigkeit und Ihre mentale Energie sind für einen ungestörten, dauerhaften Betrieb eben unverzichtbar. Sie brauchen auch Spannkraft und Luft zum Atmen, um noch bessere Zukunftsperspektiven entwickeln zu können, sich persönlich weiterzuentwickeln, produktiver zu werden und lebenslang zu lernen. Und ein intaktes soziales Umfeld ist natürlich wichtig für das psychische Wohlergehen. Die Pflege von Freunden und Familie ist somit auch unter dem Aspekt der Produktivitätssteigerung und der Bewältigung von Herausforderungen unabdingbar.

> **Zeitmanagement ist Selbstmanagement. Denn die Zeit läuft. Wir können nur unseren Umgang mit ihr und uns selbst managen.**

Die wichtigste Frage ist und bleibt: Gibt es einen Ausweg aus diesem, sich abzeichnenden Zeit-Dilemma? Und was macht uns eigentlich glücklich? Es kann und darf im Leben nicht nur um Leistungssteigerung gehen. Wenn selbst die Fahrt in den Urlaub nur noch Mittel zum Zweck ist, um produktiver werden zu können, spätestens dann sollten wir unser Leben einmal grundsätzlich überdenken. Im folgenden Kapitel möchte ich Ihnen zeigen, was uns wirklich glücklich macht, wie Sie jenseits der permanenten Perfektionierung und Leistungssteigerung nachhaltig Ihr Wohlbefinden steigern und zu einem zufriedenstellenden, gesunden Lebensstil finden.

Vor- und Nachteile der vier Zeitmanagement-Generationen nach Stephen R. Covey

Erste Generation – Gedächtnishilfen

Vorteil: Rationales, chronologisches Abarbeiten wird möglich. Dinge werden nicht vergessen.

Nachteil: Bei größeren Projekten, die parallel ablaufen, kann die Fülle der Aufgaben unübersichtlich werden.

Zweite Generation – Zeitplanung und Vorbereitung

Vorteil: Terminierungen gestatten die Verwaltung mehrerer Projekte. Aufgaben werden optimal vorbereitet und effizient erledigt.

Nachteil: Der Kalender füllt sich schnell bis aufs Letzte. Zeitfresser werden eliminiert, weil sie unproduktiv sind.

Dritte Generation – Ziele und Prioritäten

Vorteil: Aufgaben werden nach den zu erreichenden Ergebnissen geplant und priorisiert.

Nachteil: In einem übervollen Terminkalender nützt auch die beste Priorisierung nichts, es tun sich ständig neue Aufgaben auf. Die Ressourcen der Menschen werden überstrapaziert.

Vierte Generation – Sinnfrage und Work-Life-Balance

Vorteil: Es entsteht ein Gleichgewicht aus Leben und Arbeit. Eventuell unter Aufgabe überambitionierter Ziele im Beruf, sodass eine langfristige Belastbarkeit erhalten bleibt.

Nachteil: Es stellt sich die Frage, ob wir nur noch optimieren, um besser zu arbeiten?

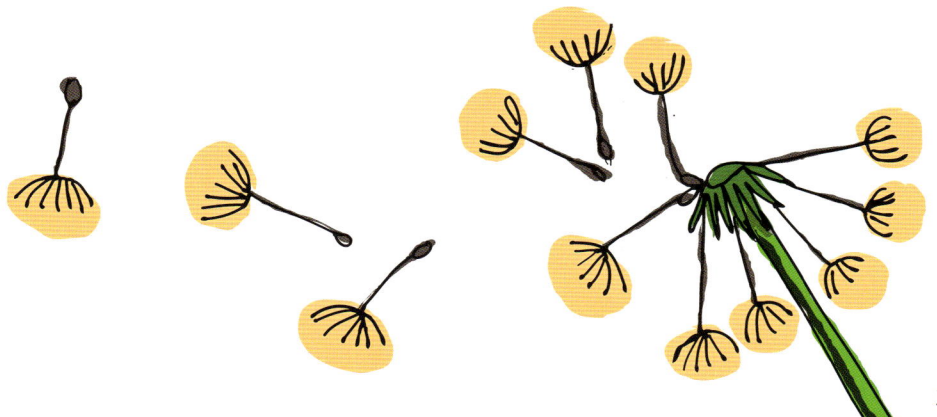

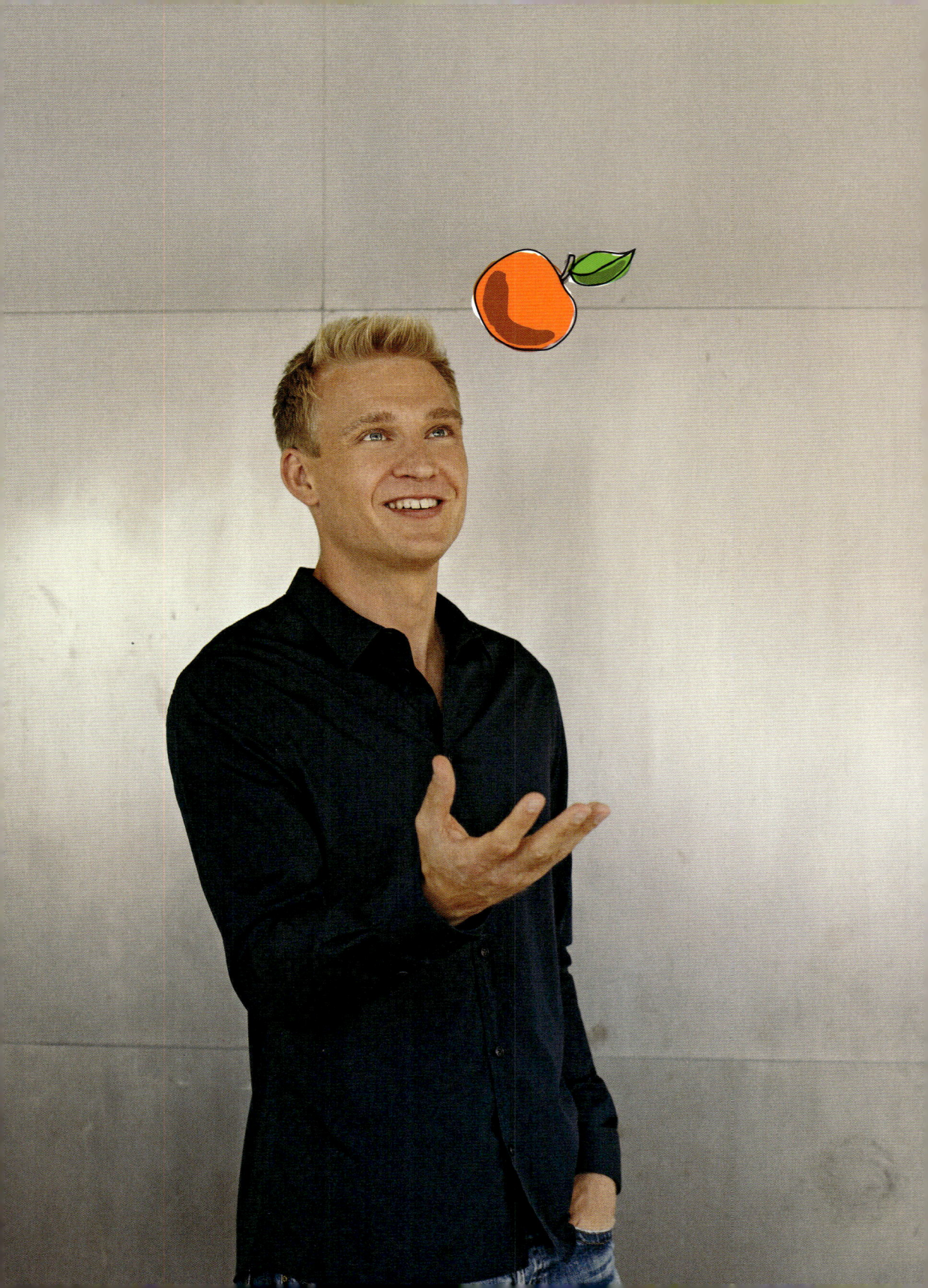

Kapitel 2
Was uns wirklich glücklich macht

Wenn wir dem Glück nur pausenlos hinterher hetzen, fallen wir eher über unsere eigenen Füße, als dass wir es einholen. Manchmal verlieren wir dabei auch das Gefühl dafür, was uns denn eigentlich glücklich macht. Was ist Glück?
Ich verrate Ihnen die wichtigsten Schritte zum Glücklichsein.

Wünschen Sie sich was!

Bevor Sie sich dem unreflektierten Diktat des Zeitmanagements hingeben, empfehle ich Ihnen, einmal innezuhalten. Machen Sie kurz das Handy, den Laptop und den Fernseher aus. Beschleicht Sie ein unangenehmes Gefühl? Werden Sie vielleicht gar nervös? Könnte etwa ein Kollege gerade eine E-Mail geschrieben haben? Oder auf Spiegel Online eine neue Nachricht erschienen sein, die für Sie zwar nicht wirklich wichtig ist, die aber trotzdem Aufmerksamkeit von Ihnen möchte? Womöglich versucht jemand Sie anzurufen und Sie sind nicht erreichbar! Vielleicht war das dringend? Um Gottes Willen! Aber halten Sie es noch ein bisschen länger aus. Na, wie ist es, wenn Sie die Welt gerade einmal nicht retten? Dreht sie sich etwa weiter? Das ist ja kaum zu fassen! Wenn die Welt in den letzten fünf Minuten sich auch ohne Ihr Zutun weitergedreht hat, dann könnten Sie eventuell weitere zehn Minuten offline riskieren, um einer wichtigen Frage nachzugehen, oder?

Urlaub und mehr Zeit für sich selbst stehen ganz oben auf der Wunschliste vieler Menschen.

Warum machen wir das denn alles überhaupt? Und was ist Ihr persönliches Ziel? Wollen Sie als Abteilungsleiterin mit dem vollsten Überstundenkonto in die Geschichte eingehen? Ach so, das war gar nicht Ihr Ziel? Sie möchten eigentlich etwas ganz anderes? Nun, dann wollen Sie wahrscheinlich einfach ein glücklicher Mensch sein. Macht ja auch Sinn: Sie setzen sich tagtäglich dafür ein, ein glückliches und zufriedenes Leben zu führen. Sie betreiben also keine Perfektionierung zum Selbstzweck, sondern Sie suchen Ihr kleines Glück im Alltag. Das klingt vernünftig. Alles andere wäre auch wirklich unsinnig. Und wie gelingt Ihnen das so? Was wünschen Sie sich denn, so aus dem Bauch heraus?

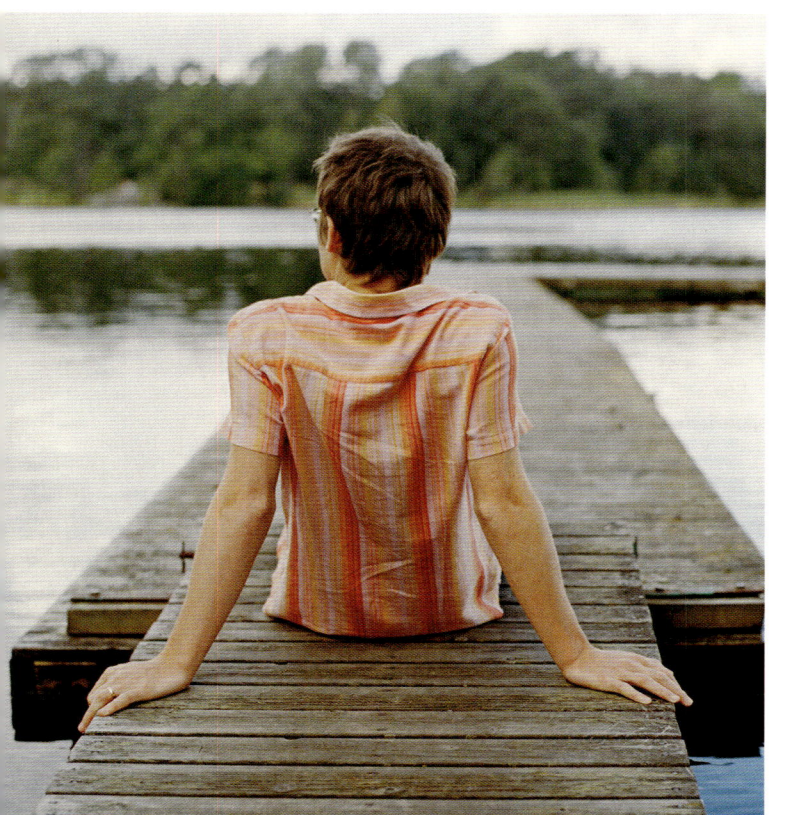

Vielleicht steht auf Ihrer Liste einer der folgenden Wünsche?

Endlich wieder Urlaub machen

Aber nicht so wie letztes Mal. In einem richtig tollen Hotel will ich sein. In der Südsee, da wo das Wasser warm und türkisblau ist. Und die Kinder keinen Terz machen. Und mit richtig tollen Erlebnissen, an die man sich noch Jahre später erinnert.

Endlich wieder Zeit für mich haben

Sie ahnen nicht, wie viel Stress ich im Büro habe! Da will ich mich einfach einmal wieder richtig entspannen. Zeit für mich selbst haben und keine Entscheidungen treffen müssen. Etwas unternehmen, ins Kino gehen oder eine unterhaltsame Sendung ansehen, in der es auch mal richtig was zu lachen gibt. Mich berieseln lassen, das ist genau das, was ich jetzt brauche.

Ein neues Auto

Darauf sparen wir jetzt schon eine ganze Weile. Das wäre viel komfortabler, schneller, schicker. Und natürlich macht es auch etwas her, wenn man ein wenig sportlicher unterwegs ist. Bei uns in der Firma fahren die Kollegen mittlerweile alle eine E-Klasse. Das würde mich wirklich zufrieden machen, wenn ich morgens auch in ein größeres und schnelleres Auto einsteigen könnte.

Endlich abnehmen und besser aussehen

Das würde ich mir wünschen. Ich glaube, ich wäre viel glücklicher, wenn endlich diese überflüssigen Pfunde verschwunden wären. Dann würde ich attraktiver aussehen, mich besser fühlen und hätte bessere Chancen beim anderen Geschlecht.

Eine neue Einrichtung für die Wohnung

Ich brauche ja nicht permanent neue Einrichtungsgegenstände, aber das Sofa haben wir jetzt schon seit unserem Einzug. Unsere Freunde haben neulich schon Witze gemacht, weil die Sitzfläche ganz abgenutzt ist. Ich wünsche mir so sehr ein neues Sofa.

Einen netteren Chef

Das macht echt alles keinen Spaß mehr! Ich will eine bessere Arbeitsstelle oder wäre wenigstens gern in einer anderen Abteilung. Dann sähe mein Leben gleich anders aus.

Wer seine Wünsche klar definieren kann, kommt der eigenen Zufriedenheit ein großes Stückchen näher.

Endlich eine Gehaltserhöhung

Wenn ich die bekäme, wäre ich gleich zufriedener. Ich habe jetzt so lange auf alles verzichtet. Urlaub, Treffen mit Freunden, Freizeit. Jetzt muss auch einmal die Kasse klingeln, damit ich mir endlich richtig was gönnen kann!

Coolere, verständnisvollere Freunde

Bei uns ist das manchmal ein bisschen spießig. Gar nicht so locker und unkompliziert, wie ich mir das wünschen würde. Irgendetwas hakt immer. Da kann man gar keine richtig tollen, ausgefallenen Sachen unternehmen. Ich weiß gar nicht, warum das nicht besser funktioniert!

Wohin diese Wünsche führen

Solche Wünsche haben Sie wahrscheinlich schon selbst gehabt, oder? Eines haben wir Menschen alle gemeinsam: Es darf eben immer etwas mehr sein. Mehr Gehalt, eine größere Wohnung, tollere Freunde, mehr Freizeit, ein größerer Fernseher, nettere Kollegen, ein luxuriöserer Urlaub. Und da man sich so vieles davon kaufen kann, ist das Geld für die meisten von uns ein nahezu universeller Glücksgarant geworden. Vom Geld kann ich mir den besseren Urlaub leisten, den schicken Sportwagen, das größere Haus, das neue Sofa, ein Stück weit bekomme ich auch Zugang zu wichtigen Menschen. Geld macht so einiges möglich.

Mehr, bessere und effizientere Arbeit führt zu mehr Geld. Müssen wir dann nicht einfach unser Zeitmanagement optimieren? Dann hätten wir mehr Geld und könnten uns das neue Auto leisten. Bestimmt hätten wir trotzdem auch noch ein wenig Freizeit, um das Ganze zu genießen. Das wäre doch genial einfach. Man müsste sich nur ein bisschen anstrengen.

Nun, aus irgendeinem Grund funktioniert das so aber nicht. Wie desaströs sich das moderne Zeitmanagement auf jeden einzelnen von uns und auf unser Zusammenleben auswirkt, das haben wir bereits in Kapitel 1: »Warum Zeitmanagement Ihnen nicht weiterhilft« (Seite 8 ff.) festgestellt. Und wir werden wohl einer Meinung sein: Glücklich macht das nicht! Aber selbst wenn Sie zum Virtuosen des Zeitmanagements würden, den Stress aushielten und die effizienteste Sachbearbeiterin aller Zeiten wären – leider kann man auch dann nicht davon ausgehen, dass Sie Ihr Glück auf diese Weise einholen würden. Womit wir uns nun der Frage nähern, was uns denn bitte – wirklich – glücklich macht.

> Mit dem materiellen Glück ergeht es einem leider oft wie mit dem Geld beim Roulette-Spiel: Wie gewonnen, so zerronnen.

Was ist Glück?

Mit den Worten fünf bekannter Philosophen und Theologen gesagt:

Glück ist …

      … der Mensch selbst. (Pico della Mirandola)

  … Zufriedenheit. (René Descartes)

        … Tugend und Tüchtigkeit. (Aristoteles)

          … die Gnade Gottes. (Martin Luther)

      … Pflicht. (Immanuel Kant)

Schlaue Leute. Vielleicht etwas zu schlau. Bemühen wir für die Definition des Wortes »Glück« doch auch einmal auf die Schnelle den DUDEN, darin steht: »Angenehme und freudige Gemütsverfassung, in der man sich befindet, wenn man in den Besitz oder Genuss von etwas kommt, was man sich gewünscht hat; Zustand der inneren Befriedigung und Hochstimmung.«
Und bei Wikipedia? Da liest man Folgendes: »Als Erfüllung menschlichen Wünschens und Strebens ist Glück ein sehr vielschichtiger Begriff, der Empfindungen vom momentanen Glücksgefühl bis zu anhaltender Glückseligkeit einschließt.«
Ach so?! Auch irgendwie eine umständliche Beschreibung für etwas, dem wir alle so eifrig hinterherrennen, oder?

Glück ist also entweder ein aktuell empfundener Zustand oder – weiter gegriffen – die Zufriedenheit mit der eigenen Existenz. Die Dinge laufen gut. Man fühlt sich wohl. Ist positiv gestimmt. Eventuell wie bei diesem Gefühl damals, als man sein Examen geschafft hatte. Oder den Führerschein vielleicht. Wie Weihnachten (als Kind wohlgemerkt). Nach der Beförderung oder – im Extremfall – wenn Sie frisch verliebt sind. Oder wie im Urlaub vor vielen Jahren und nach dem letzten Einkauf dieses super guten Fernsehers, auf den man sich schon so lange gefreut hatte.

> Was Glück ist, darüber zerbrach sich schon so mancher Philosoph seinen Kopf. Denn was wirklich glücklich macht, ist sehr individuell.

Interview

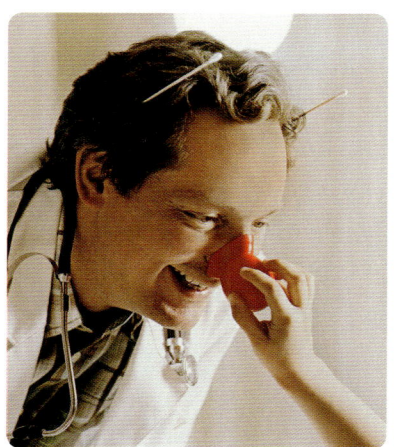

Dr. med. Eckart von Hirschhausen tourt mit seinem medizinischen Kabarettprogramm »Liebesbeweise« durch Deutschland. »Die Leber wächst mit ihren Aufgaben« und »Glück kommt selten allein« wurden Bestseller. In der ARD moderiert er »Das fantastische Quiz des Menschen« und »Frag doch mal die Maus«. Mit seiner Stiftung HUMOR HILFT HEILEN bringt er gesundes Lachen ins Krankenhaus. Im Interview spricht er über seine ganz eigene Definition von Glück …

1. Lieber Herr Kollege, es gibt viele Dinge, die dazu geeignet sind, uns glücklich zu machen, und solche, die uns unglücklich machen, aber was ist denn Glück? Wagen Sie doch bitte eine Definition für uns.

Meine aktuelle Lieblingsdefinition: Glück ist die Zeit, in der man die Zeit vergisst. Aber wenn es so eine einfache Definition gäbe, hätte ich nicht das ganze Buch »Glück kommt selten allein« darüber geschrieben: Glück ist nicht ein Gefühl, sondern es sind fünf verschiedene. Ein Kind zu zeugen oder zu bekommen, ist ein anderes Glücksgefühl als beispielsweise im Chor zu singen oder Sport zu machen, und ob einen Essen glücklich macht, hängt stark davon ab, wie hungrig man vorher war.

2. Glücklich und zufrieden macht uns ja das gute alte Hobby. Stundenlanges Fernsehen gehört wohl kaum dazu. Warum sitzen trotzdem alle vor der Glotze?

Das liegt an der leichten Verfügbarkeit. Unser Hirn kämpft immer zwischen sofortiger Belohnung und langfristigen Zielen. Meistens gewinnt der Weg des geringsten Widerstands. Auf die Fernbedienung zu drücken, ist einfacher, als sich seine Laufschuhe anzuziehen, auch wenn jeder weiß, dass man nach zwei Stunden Glotzen müde und gereizt ist, nach zwei Stunden Laufen müde und glücklich. Deshalb muss man sich motivationspsychologisch nicht auf den Beginn einer Tätigkeit konzentrieren, sondern sie vom Ende her betrachten und danach entscheiden. Aber das ist und bleibt ein täglicher Kampf mit dem inneren Schweinehund.

3. Und noch eine Gretchenfrage: Warum ist uns Geld so wichtig?

Was ist der Unterschied zwischen einem Mann mit sieben Kindern und einem Mann mit sieben Millionen? Der mit den Millionen will weitere. Geld macht nie satt, es ist nie genug. Geld macht glücklich, wenn man sehr wenig hat und damit Grundbedürfnisse sichert. Aber die meisten Leser dieses Buches werden mehr arbeiten, als ihnen guttut. Viel sinnvoller wäre es zu lernen, mit weniger Geld auszukommen und mehr Zeit zu haben, mehr zu reisen, Freunde zu treffen und sich um soziale Dinge zu kümmern. Das macht glücklich und die Anerkennung und Freude daran ist mit Geld nicht aufzuwiegen.

4. Meine Oma sagt immer: »Wo Licht ist, da ist auch Schatten.« Kann man überhaupt dauerhaft glücklich sein?

Nein. Glück ist biologisch abbaubar, um Platz zu schaffen für neues Glück. Das Gegenteil von Glück ist auch nicht Unglück, sondern Depression. Nichts gegen eine gepflegte Melancholie für zwischendurch. Aber wer dauerhaft depressiv ist, sollte schleunigst zum Facharzt, denn es gibt sehr wirkungsvolle Behandlungen.

5. Ihre Website hat das Thema Meer. Macht das Meer uns glücklicher?

Ich habe alle meine Bücher mit Blick aufs Meer zu Ende geschrieben. Andere brauchen die Berge, die Wüste oder das Strickzeug, um abzuschalten. Jedem das seine. Nur jeder sollte üben zu entspannen. Zehn Minuten Stille am Tag sind eine gute Übung. Wie genau kann man sich auf dem Trainingsportal Glück-kommt-selten-allein.de ansehen und ausprobieren.

Mehr Infos?
Weitere Informationen zu Dr. Eckart von Hirschhausen gibt es im Internet unter:
www.hirschhausen.com und **www.humorhilftheilen.de**
Mehr zum Thema Glück finden Sie in Dr. Eckart von Hirschhausens Buch:
Glück kommt selten allein. Rowohlt Verlag, 2009

Glück ist flüchtig

Man kann das Glück leider nicht festhalten. Rückblickend stellt man oft fest, dass diese Glücksmomente doch immer recht schnell vorbeigingen: die große Freude nach dem Examen. Ja, das war toll, aber nach wenigen Tagen (wenn überhaupt) stellte man fest, dass man noch immer über dieselben Straßen wandelt. Und der Müll musste auch wieder runtergebracht werden am nächsten Morgen. Auch an den neuen Fernseher hat man sich ja irgendwie schnell gewöhnt. Klar, der ist klasse. Aber ist man jetzt wirklich deutlich glücklicher, seitdem er im Wohnzimmer steht? Und ist es nicht irgendwie entlarvend, dass alle Urlaube damals so toll waren? Heute sind sie es irgendwie nicht mehr. Oder Weihnachten. War das nicht auch schon mal inniger? Früher war alles besser? Manchmal kommt einem das so vor.

Macht uns Geld glücklich?

Wenn es um das liebe Thema Geld und Glück geht, dann sind Großmutters Binsenweisheiten nicht weit: »Geld allein macht nicht glücklich« – hört man dann gern von allen und jedem. Und bestimmt wurde auch Ihnen lange genug eingeredet, dass es genauso zu sein habe. Wie bei der Partnerwahl, da geht es ja auch nicht um Aussehen oder Geldbörse, sondern – angeblich – nur um die inneren Werte. Und genauso wenig, wie man sagen dürfte, dass man seinen Partner ebenso geheiratet hat, weil er gut aussieht und »eine gute Partie« ist, dürfte man preisgeben, dass man Geld haben will, weil man glaubt, es mache glücklich. Aber ist es nicht auffallend, wie viele Menschen doch auf die Gehaltserhöhung warten (oder einen gut aussehenden Partner suchen?) …

Also, macht Geld nun glücklich? Wenn Sie im Monat endlich 300 Euro mehr ausgezahlt bekommen, dann sind Sie erst einmal glücklicher als vorher. Das ist Ihnen sicherlich auch schon aufgefallen. Ja, Geld macht Sie in diesem Moment also glücklicher.

Nicht immer rechnen oder sparen zu müssen, sich ab und zu etwas leisten zu können und Geld im Geldbeutel zu haben, das vermittelt Sicherheit.

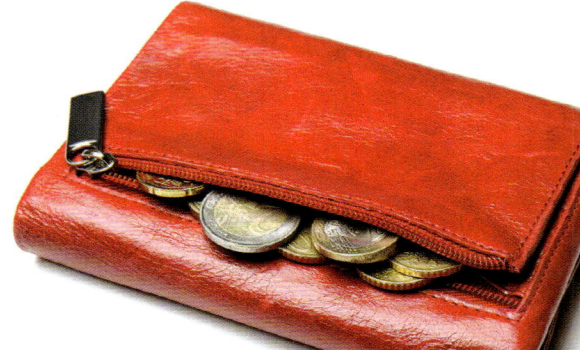

Viel Geld macht nicht automatisch glücklicher!

Das haben Fachleute in einer Untersuchung der Lebensumstände und Lebenszufriedenheit in allen EU-Staaten festgestellt. Die Studie »European Quality of Life Survey« der Europäischen Stiftung für die Verbesserung der Lebens- und Arbeitsbedingungen (Eurofound) zeigte, dass andere Faktoren, wie soziales Umfeld und Gesundheit, eine größere Rolle für Glück und Zufriedenheit im Leben spielen. Als glücklichste Europäer outeten sich bei dieser repräsentativen Befragung von mehr als 30 000 Bürgern übrigens unsere Landesnachbarn, die Dänen, und außerdem ihre finnischen Nachbarn. Ungarn und Bulgaren standen hingegen ganz am Ende der Glücksskala. Wir Deutsche lagen in Sachen Lebensglück zusammen mit Slowaken und Tschechen genau im Durchschnitt der europäischen Länder.

Nach wenigen Wochen nähert sich Ihr Glücksniveau dem vorigen Level wieder an. So auch, wenn Sie sich eine neue Handtasche, neue Schuhe oder einen schnelleren Computer gekauft haben.

Allerdings kann eine gewisse Menge Geld langfristig zu einem zufriedeneren Leben verhelfen. Dass reiche Menschen mit ihrem Leben zufriedener sind als arme, gilt aber nur bis zu einem gewissen Grenznutzen dieses Reichtums. Denn obwohl die westlichen Industrienationen zwar immer reicher werden, wird die Gesellschaft insgesamt nicht wirklich glücklicher.

Die Rechnung ist ganz simpel: Der Grenznutzen endet dort, wo Aufwand und Ertrag in keinem Verhältnis mehr stehen. Wer lediglich 200 Euro im Monat zur Verfügung hat, für den wird es in unserem Land ziemlich unkomfortabel. Es wird schwer, sich wie gewünscht zu ernähren, vernünftig zu wohnen, sich gegen Gebrechen abzusichern und im Krisenfall versorgt zu sein. Mit 2000 Euro im Monat sieht die Welt schon ganz anders aus. Es lebt sich komfortabler und dieses Gefühl der Sicherheit und Handlungsfähigkeit, ja auch ein Stück Sorglosigkeit, macht glücklicher und zufriedener. Ob einem jetzt 20 000 Euro im Monat noch zu wesentlich mehr Lebensglück verhelfen werden, darf zu Recht bezweifelt werden, denn dafür müssen Sie extrem viel arbeiten. Das raubt Ihnen Lebenszeit und somit kostbare Zeit fürs Glück. Wo liegt also der Grenznutzen? Über diese Frage kann man lange diskutieren und jeder wird sie anders

Der Grenznutzen des Geldes ist entscheidend. Glücklich sind wir nur, wenn uns Zeit dafür bleibt, den finanziellen Mehrwert auch zu genießen.

beantworten. Die größte Gefahr besteht darin, aus Gier und purer Gewöhnung an den neuen Status immer, immer mehr zu wollen. Ein Fass ohne Boden tut sich da auf. Laut amerikanischen Wissenschaftlern sorgen 58 000 Euro – ich weiß, eine Summe, von der viele träumen – im Jahr für die ideale Lebenszufriedenheit. Eine größere Summe macht uns nicht glücklicher.

Sind die Menschen in Entwicklungsländern glücklicher?

Mir persönlich fällt es schwer, an die weltweiten Surveys zu glauben, die immer wieder irgendeine bettelarme Bevölkerung einer Karibikinsel unter südlicher Sonne zu den glücklichsten Menschen der Welt machen wollen. Denn der Vergleich hinkt, und nicht nur ein bisschen. Wenn dieses Glücksbarometer eins zu eins auf uns Menschen in der privilegierten Ersten Welt zuträfe, dann könnten die ach so unglücklichen Menschen im schrecklich missmutigen Europa ja in diese Entwicklungsländer auswandern, um dort ganz, ganz glücklich zu werden.

Macht natürlich keiner. Und wie kommt das? Vielleicht ist es hier doch ganz nett? Bei Zahnschmerzen einfach mal zum Arzt gehen zu können, ist bei näherer Betrachtung eben nicht zu verachten. Oder trotz Arbeitsunfähigkeit noch etwas zum Essen im Kühlschrank zu haben, auch das ist nicht verkehrt! Ich finde diese oberflächlichen Vergleiche, die suggerieren sollen, dass wir ganz ohne Geld und soziale Absicherung glücklich sein können, scheinheilig.

Fakten zum Auswandern

Fast jeder dritte Deutsche würde am liebsten auswandern, ergab erst 2010 eine repräsentative Online-Befragung des Marktforschungsinstituts Ipsos. Ihren Wunsch wirklich in die Tat umsetzen und die Heimat verlassen, tun allerdings nur 0,125 Prozent, also ganze 100 000 Deutsche. Und von denen kommt mehr als die Hälfte irgendwann wieder zurück. Bleiben 30 Prozent, die gern gehen würden, und ganze 0,0625 Prozent, die tatsächlich woanders glücklich werden. Es scheint mir, als meckerten da einige in Anbetracht momentaner Unzufriedenheit ein bisschen und wollten damit unterstreichen beziehungsweise androhen, dass sie prinzipiell die Möglichkeit hätten und einfach auswandern könnten. Tun sie aber nicht. Wahrscheinlich lebt es sich bei uns doch gar nicht so schlecht, oder?

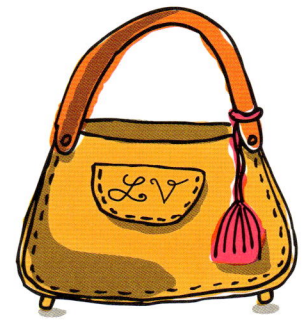

Glücklich, nur weil Nachbarn und Kollegen weniger haben?

Müssten wir unter unseren guten Lebensbedingungen in Mitteleuropa also nicht sehr glücklich sein? Eigentlich schon. Wären wir Menschen nur nicht verdammt dazu, immer etwas mehr haben zu wollen. Und so ist das auch bei Geld und Statussymbolen: Ein Monatsgehalt von 2000 Euro ist in Ordnung. Aber diese Summe macht noch etwas zufriedener, wenn der Nachbar nur 1800 Euro im Monat verdient. Die amerikanischen Soziologen Glenn Firebaugh und Laura Tach bestätigen das: »Geld macht glücklich, durch den Vergleich mit den Mitmenschen. Wer Geld hat, ist vielleicht zufrieden, aber nur wer über mehr Geld verfügt als seine Altersgenossen und Kollegen, ist wirklich glücklich.« Das bewies auch ihr soziologisches Experiment. Die von ihnen Befragten hatten die Wahl: a) Sie verdienen 60 000 Dollar im Jahr, ihre Kollegen 50 000, b) sie verdienen 80 000 Dollar im Jahr, ihre Kollegen 90 000 Dollar. Die meisten wählten Option a) und würden also auf 20 000 Dollar verzichten, nur um mehr zu verdienen als ihre Kollegen.

Ja, wir alle tragen dieses miese, kleine, charakterlose Raffzahn-Gen in uns, das einfach nur mehr haben will als die anderen. Sie haben eine Louis-Vuitton-Handtasche und Ihre Kollegin eine von H&M? Man würde das natürlich nie zugeben, aber es ist ein angenehmes Gefühl, wenn die Kollegin voller Bewunderung auf die eigene Tasche blickt. Das behalten wir natürlich für uns. Die scheinheiligste Aussage zur Louis-Vuitton-Handtasche oder der neuen Luxuskarosse ist in einem solchen Fall: »Du, Geld ist mir ja nicht so wichtig!« (Jetzt liegt möglichst viel Erstaunen und Unverständnis für die indirekte Verdächtigung, man könnte an Geld und Status interessiert sein, im Gesichtsausdruck!) »Es geht mir einfach um Selbstverwirklichung und Spaß bei der Arbeit. Der Erfolg? Ach weißt du, der kam quasi nebenbei. Das Haus? Das Auto? Gott, das haben wir uns dann mal gegönnt. Wichtig ist das aber nicht.« Na, schon einmal gehört?

Vorsicht Hamsterrad: das Bruttosozialprodukt steigt

Aber auch, wenn man sich richtig anstrengt, bis man mehr hat als die Nachbarn und die Kollegen, ist man nicht unbedingt glücklich für den Rest seines Lebens. Warum? Ganz einfach: Das Bruttosozialprodukt steigt. Was vor 20 Jahren einem großen Geldbeutel vorbehalten war, ist heute der breiten Masse zugänglich. Nehmen Sie ein Haus mit dem Luxusstandard der 1990er-Jahre. Wenn Sie heute neu bauen, dann werden Sie sich diese Ausstattung auch mit mittlerem Geldbeutel leisten können. Oder den Flachbildfernseher, den sich heute auch für kleines Geld fast jeder leisten kann.

Gekauftes Glück und Statussymbole nutzen sich ab

Wie ein Streichholz, das immer viel zu schnell heruntergebrannt ist. Beim Gehalt ist das so. Bei der neuen, größeren Wohnung auch. Beide sind erst unfassbar toll, die Freude darüber riesig, doch nach drei Monaten sind sie normal, Standard eben. Und unerträglich wird die neue Wohnung, wenn im Verlauf von zwei Jahren alle Freunde in den total hippen Stadtteil mit den sanierten Altbauwohnungen gezogen sind. Das Auto wird ebenfalls zum Inventar. Sogar ein Porsche nutzt sich im Hinblick auf das von ihm vermittelte Glücksgefühl ab, wenngleich vielleicht das erhebende Gefühl bleibt, dass nicht jeder so ein Ding fährt.

Aus dem Leben: Seegespräche

Alle vier Jahre ist es so weit: Seegesprächszeit! Das heißt, Niels anrufen, Laufschuhe und Rotwein einpacken, Handy und Computer zu Hause lassen. Kladde, Füller und die Agenda in den Koffer und ab in die Einsamkeit an den See! Dort werden dann zwei Tage lang in endlosen Gesprächen die Leitplanken fürs Leben gesetzt: Job, Sport, Hausbau, Partnerschaft – was will ich überhaupt? Warum will ich das? Was sind die Stolpersteine? Und vor allem: Wie mache ich das? Alles wird feinsäuberlich mit Füller festgehalten und erst nach eingehendster Diskussion wird das Protokoll abgezeichnet.

Niels und ich haben dort übrigens auch schon den Grenznutzen des Geldes diskutiert. Wir haben das ganz einfach gemacht: Gemeinsam sind wir unser Leben vom ersten Gehalt als Zivildienstleistende über das Studentendasein, den ersten Job bis zu den ersten Karriereschritten durchgegangen. Wir konnten beide ziemlich genau den Zeitpunkt bestimmen, ab wann zwar das Gehalt stieg, aber unser Glücksgefühl nicht mehr. Bis etwa 50 000 Euro Bruttojahresgehalt – alles super. Aber danach? Ja, ja, ich weiß, ich kann mich nicht beschweren und dennoch: Da war zwar mehr Geld da, aber primär auch mehr Arbeit – und leider nicht mehr Glück! Also warum rund um die Uhr arbeiten? Fangen wir doch an zu leben. Zum Beispiel jetzt!

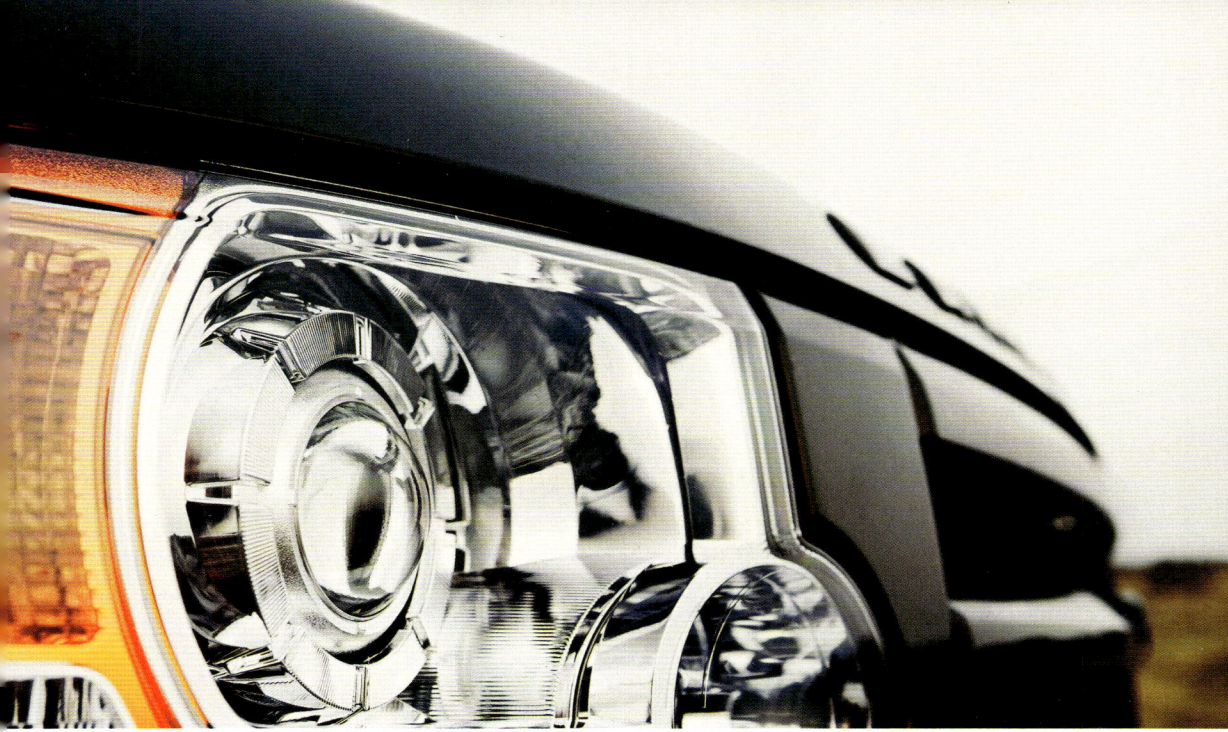

Luxus ade! Was uns wirklich glücklich macht, sind nicht große Autos und andere materielle Güter, sondern Sex, gutes Essen, Freunde, Hobbys, Sport und Natur.

Die »Seegespräche«, wie wir sie nennen, helfen auch Ihnen, im Alltag eine Richtschnur für das zu haben, was Ihnen wirklich wichtig ist und am Herzen liegt. Aber so weit sind wir jetzt noch nicht. Wie Sie Ihre eigenen Seegespräche richtig planen, das erfahren Sie in Kapitel 9: »Wecken Sie Ihre Instinkte« (Seite 317 ff.).

Vorsicht Glücksfalle!

Eine Mindestmenge an Geld macht glücklich. Basta. Aber bei der Anschaffung dieser Glücksdroge ist Vorsicht geboten:

> Wir gewöhnen uns schnell an die Annehmlichkeiten, die Geld uns bereitet, und wollen dann immer mehr.

> Der Wunsch nach mehr Geld fängt irgendwann an, Ihnen die Lebenszeit zu rauben, weil Sie immer mehr arbeiten müssen.

> Geld und die davon gekauften Statussymbole machen glücklich, wenn wir mehr haben als andere. Unangenehmerweise steigt das Bruttosozialprodukt. Die anderen schließen immer wieder auf. Sie brauchen immer mehr.

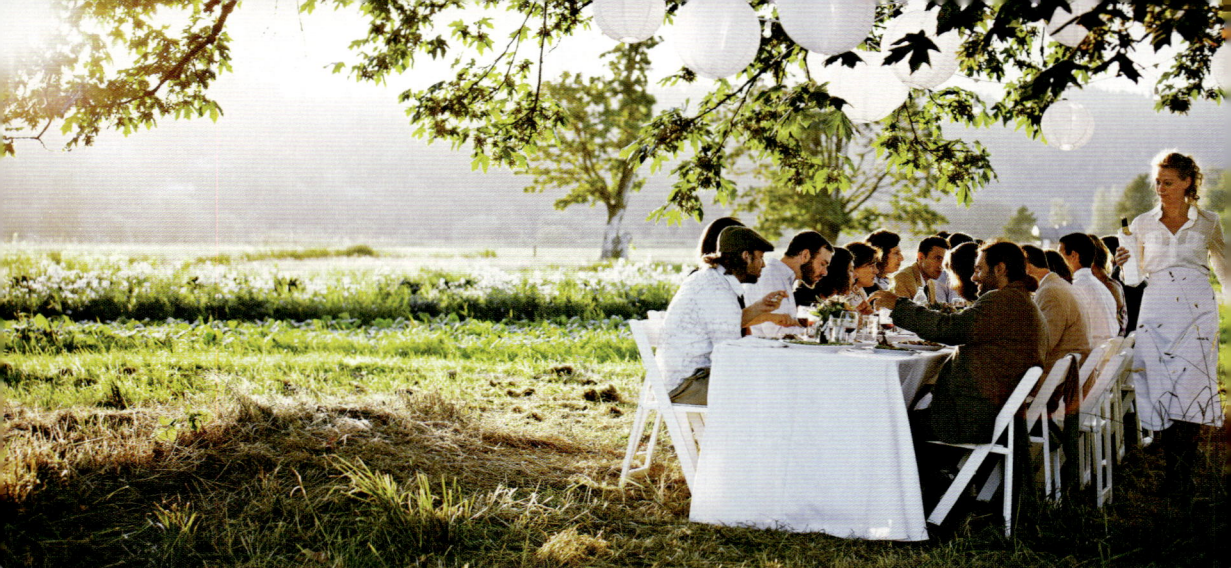

7 Dinge, die uns wirklich glücklich machen

Jahreszeiten erleben, draußen sein, gutes Essen und Freunde machen glücklich. Und zwar gleich mehrfach, wenn Sie alles kombinieren.

Es gibt Dinge, die machen Sie glücklich, ohne dass sie sich abnutzen. Klingt genial. Was das wohl sein wird? Die Louis-Vuitton-Handtasche, der Porsche, Achterbahnfahren, ein neuer Fernseher und noch dazu Sex – alles in einem? Falsch. Eher Letzteres allein. Während Glück durch materielle Güter und Konsum (Seite 245 ff.) von uns systematisch überschätzt wird, gibt es Dinge, deren Auswirkungen auf unser Glücksempfinden wir systematisch unterschätzen und deswegen vernachlässigen. Und die sind obendrein noch relativ einfach zu erreichen. Zumindest wesentlich leichter als eine Luxusvilla oder ein neuer Porsche.

1. Gutes Essen

Richtig gutes Essen macht Sie glücklich. Gern auch mal einen ganzen Abend lang. Zur Erinnerung: Wenn man in ein gutes Restaurant geht, dann nimmt man sich dafür mit Vergnügen bis zu drei Stunden Zeit. Ob Sie dabei nun an eine rustikale Pizza und viel zu viel Rotwein beim Italiener um die Ecke denken, die Sie in vollen Zügen genießen, oder an das Fünf-Gänge-Menü im Sterne-Restaurant ist relativ egal. Nur McDonald's gehört jetzt gerade nicht dazu.

2. Freunde treffen

Sie denken an das kurze Treffen im Café mit Ihrem Kumpel, bevor Sie zum nächsten Meeting mussten? Das Handy im Anschlag, um jederzeit die Mails checken zu können?

Zwar hat jeder kurz mal erzählt, was in letzter Zeit so los war, aber irgendwie hatte man doch nicht so ganz den Kopf frei. Außerdem hat er auch immer auf diesen einen Anruf gewartet. Ist irgendwie blöd, wenn man im Café sitzt und der andere telefoniert. Stopp! Nein, das meinte ich nicht! Ich meinte den Tag mit Freunden. Handys sind nicht dabei. Auch keine DVD. Sie fahren an den See, grillen. Jeder hat frei, niemand mehr einen Termin. Die Zeit plätschert dahin. Die Männer angeln und die Frauen bereiten den Salat vor. So ein, bezüglich der Nahrungszubereitung, völlig unemanzipierter Tag am See eben, an dem alle extrem viel Spaß haben und bei dem die Frage nach dem Preis des Rotweins und seiner Rebsorte sich erst gar nicht stellt. Das macht glücklich. Länger her? Schade, oder?

3. Sex haben

Vielleicht haben Sie sich das schon gedacht. Ja, Sex macht glücklich. Befragt man Menschen über den Tag verteilt zu den möglichsten und unmöglichsten Zeiten, wie glücklich sie ihre gegenwärtige Tätigkeit gerade macht, und fragt man sie beim Sex – keine Angst, der Fragende stand nicht im Schlafzimmer, so etwas geht ja heute elektronisch –, so geben die Leute ein großes Glücksempfinden an. Wer hätte das gedacht? Klar, körperliche Nähe und Sex mit Ihrem Partner wird Sie nicht für die nächsten sechs Monate zum glücklichsten Menschen unter der Sonne machen. Aber täglich glücklicher als ohne – damit gibt es also noch mal ein kleines bisschen mehr Glück.

4. Flow-Erlebnisse

Der weise Mann Mihaly Csikszentmihalyi (gesprochen: »Tschik Sent Mihali«) hat sein Lebenswerk dem Phänomen Flow gewidmet. Sie wollen wissen, wie das geht, schließlich macht es glücklich? Okay: Sie brauchen irgendeine Tätigkeit. Diese Tätigkeit braucht volle Aufmerksamkeit von Ihnen und viel Einsatz. Sie überfordert Sie aber nicht. Wesentlich ist, dass sich die Anforderungen und Ihre Fähigkeiten genau decken. Ist das der Fall, stellt sich ein Gefühl ein, das Menschen unbeschreiblich glücklich macht. Ein Tänzer kann das beim Tanzen eines schwierigen Tanzes erleben. Ein Surfer, wenn er unter maximalem Einsatz die perfekte Welle surft. Ein Modellbauer, der, versunken in seine Tätigkeit, ein schwieriges Problem löst. Auch ein Programmierer am PC kann solche Gefühle entwickeln, wenn er komplizierte Lösungen programmiert. Ob Sie nun Kitesurfen oder Briefmarken sammeln, ist egal und bleibt ganz Ihnen überlassen. Sie müssen es nur tun. Das ist wie Glück auf Rezept.

> Armbanduhren reparieren, nähen oder Gartenarbeit – für Flow-Erlebnisse ist es völlig egal, was Sie tun, solange es Sie begeistert!

5. Sport treiben

Sport macht Sie nicht nur ziemlich gesund, schlank und attraktiv, sondern auch noch glücklich. Das ist Ihnen beim letzten Versuch, sich irgendwie über Ihre Joggingrunde zu quälen, noch gar nicht aufgefallen? Wie kommt es dann, dass ich mir mit Sport stets meine Extraportion Glück abhole? Weil ich sportverrückt bin und ganz nebenbei als Laufexperte mein Geld verdiene? Nein. Die Antwort, warum mir Laufen, Schwimmen und Radfahren täglich so viel Freude bereiten (ich bin eigentlich Triathlet), und einigen von Ihnen vielleicht noch nicht, kann uns schon wieder Mihaly Csikszentmihalyi geben. Für Flow-Erlebnisse müssen Anforderungen und Fähigkeiten übereinstimmen. Bei mir funktioniert das schon. Wenn ich zehn Kilometer laufen gehe, kann ich das und es macht großen Spaß. Wenn ich nicht gut drauf bin und bei großer Hitze, nach einer langen Trainingspause, im falschen Schuh loslaufe, dann bereitet auch mir das Training keine Freude. Wir müssen für Sie also nur das richtige Trainingsprogramm finden, damit Anforderungen und Fähigkeiten übereinstimmen. Dann haben auch Sie das Flow-Gefühl beim Laufen. Ich erkläre Ihnen das ganz genau in Kapitel 6: »Bewegung und Entspannung« (Seite 184 ff.).

6. Draußen sein

Jahreszeiten erleben. Auch wenn Sie es bei der letzten Geschäftsreise auf dem Flughafen, wo jeder ferngesteuert durch sein Smartphone funktioniert, eventuell nicht bemerkt haben sollten, Sie sind auch nur ein Mensch. Und der natürliche Lebensraum unserer Spezies ist außerhalb klimatisierter Bürokomplexe. Draußen eben. Da wo Wind und Wetter sind. Wo Sie die Fische im See beobachten können und die Vögel in der Luft. Wo sich die Wolken am Himmel verändern, während Sie spazieren gehen. Vielleicht barfuß am Sandstrand. Oder durch klare Gebirgsluft wandern oder mit dem Fahrrad durch majestätische Alleen fahren. Wie gut das tut haben Sie schon fast vergessen? Um Gottes Willen. Das schützt besser gegen Depressionen als das Johanniskraut aus dem Werbefernsehen. Also, raus mit Ihnen!

7. Geben statt nehmen

Wahrscheinlich ist es das Gegenteil von der Anschaffung neuer Schuhe oder eines neuen Autos: das Ehrenamt (Kapitel 8: »Ich«, Seite 291 ff.). Sie nutzen Ihre Zeit, um anderen etwas Gutes zu tun. Egal ob im Sportverein, auf der Krankenstation oder bei anderen Menschen, die Ihre Hilfe brauchen. Andere glücklich zu machen, ist wahrscheinlich einer der einfachsten Wege, sich selbst glücklich zu machen.

Ich unterscheide dabei übrigens Ehrenamt – belassen wir es einmal bei diesem etwas anachronistisch anmutenden, aber treffenden Wort – von reiner Egopolitur und »charity via Banktransfer«. Geben macht seliger denn nehmen, das weiß auch die Spitze der Überflussgesellschaft. Aber sich erst über alle Maßen bereichert haben, um dann per Bankanweisung Gutes tun zu wollen, ist ein recht unpersönlicher Weg. Und der macht selten glücklich. Ich denke daher an persönliche und tatkräftige Unterstützung, zum Beispiel an die ehrenamtliche Mithilfe bei der Essensausgabe durch die Städtetafeln oder bei der Jugendarbeit.

> Anderen Menschen eine Freude zu machen, ist der wahrscheinlich einfachste Weg zur eigenen Zufriedenheit.

Die größten Glücksfaktoren

Die Faktoren Gesundheit und Geselligkeit haben den größten Einfluss auf das Glücksempfinden, so das Ergebnis einer Studie des Wirtschaftsforschers Bernd Raffelhüschen und der Chefin des Instituts für Demoskopie Allensbach, Renate Köcher. Dicht gefolgt von den Glücksfaktoren Ehe und Partnerschaft, Freunde, regelmäßiger Sport, ein Eigenheim sowie Zufriedenheit und Anerkennung im Beruf. Die Glücksfaktoren Arbeitsinhalt, Lob und Förderung durch Vorgesetzte stehen in ihrer Wichtigkeit noch vor dem Gehalt.

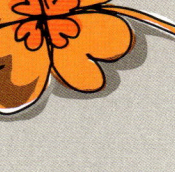

Glücksgaranten	Leere Glücks-versprechen	Glückskiller
essen und trinken mit Genuss	Porsche	permanent erreichbar sein
Geselligkeit, Zeit mit Freunden verbringen	größere Wohnung	den ganzen Tag arbeiten
Sex	neue Schuhe, neue Handtasche	keine Freizeit haben
draußen sein	größerer Fernseher	Stress
Sport und Bewegung	Gehaltserhöhung	Erwartungsdruck
Prioritäten richtig setzen	andere Stadt	Multitasking
Hobbys	Status	Überschätzung des Glücks durch materielle Güter
Selbstbestimmung	pendeln für den neuen Job	Fremdbestimmung
ehrenamtliches Engagement	»Charity via Banktransfer«	Egopolitur

Das Glück liegt in den einfachen Dingen

Es sind die einfachen Dinge, die uns glücklich machen. Zeit haben für Freunde, Partner, Familie, eine ehrenamtliche Aufgabe, ein klassisches Hobby, essen, sportliche Aktivitäten, draußen sein in der Natur und Jahreszeiten erleben, achtsam sein, tiefsinnige Gespräche führen, sich austauschen, den Moment genießen. Aber sind nicht gerade das die Dinge, für die wir immer weniger Zeit haben? Die Dinge, die dem Smartphone, dem vielen Arbeiten, der permanenten Erreichbarkeit geopfert werden? Ausgerechnet sie haben wir wegrationalisiert, damit wir mehr Geld verdienen können – um davon ein neues Auto, einen größeren Fernseher, modische Kleider oder schicke Schuhe zu kaufen. So bedienen wir ferne Bedürfnisse wie die nach Anerkennung und Status, die uns nicht dauerhaft befriedigen, obwohl wir das immer wieder gern glauben.

Das Glück hat einen Namen: die Maslow-Pyramide

Abraham H. Maslow war ein amerikanischer Psychologe. Er hat ein Motivationsstufen-modell – die sogenannte Bedürfnispyramide – entwickelt. Die Dinge, die uns antrei-ben, die physiologischen Bedürfnisse, bilden die Basis seiner Pyramide und unseres täglichen Antriebs: atmen, essen, trinken, schlafen. Ohne die Befriedigung dieser Grundbedürfnisse werden wir uns nicht um Bedürfnisse der zweiten und aller weite-ren Stufen kümmern wollen.

Die dritte Stufe der Maslow-Pyramide ist erreicht, wenn die körperlichen Bedürfnisse und auch die nach Sicherheit abgedeckt sind. Erst dann kann sich der Mensch seinen weiteren Bedürfnissen widmen und es tauchen zusätzlich die Bedürfnisse nach Liebe, Zuneigung und Zugehörigkeit auf. Erst auf Stufe vier treten die Probleme auf, die uns heute so verdammt viel beschäftigen: die Bedürfnisse nach Achtung, Anerkennung, Status, Wohlstand, Einfluss, Erfolg und Respekt. Und die Selbstverwirklichung?

> Die Maslow-Pyramide ist ein nützlicher Leitfaden für die Wichtigkeit menschlicher Bedürfnisse.

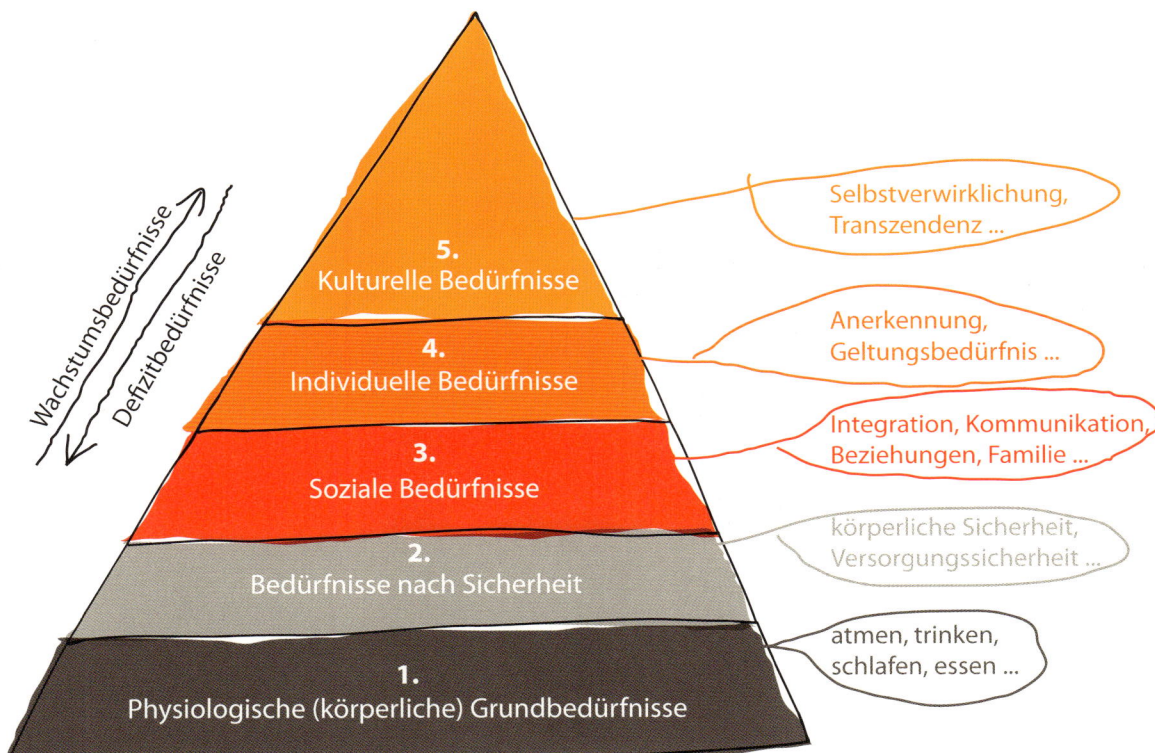

Wachstumsbedürfnisse

Defzitbedürfnisse

5. Kulturelle Bedürfnisse — Selbstverwirklichung, Transzendenz …

4. Individuelle Bedürfnisse — Anerkennung, Geltungsbedürfnis …

3. Soziale Bedürfnisse — Integration, Kommunikation, Beziehungen, Familie …

2. Bedürfnisse nach Sicherheit — körperliche Sicherheit, Versorgungssicherheit …

1. Physiologische (körperliche) Grundbedürfnisse — atmen, trinken, schlafen, essen …

Die kommt erst ganz zum Schluss. Darunter fällt das verstärkte Ausbilden unserer Individualität und die Entwicklung unserer Talente.

Warum klappt es nicht, das Glück in der Überflussgesellschaft?

Klingt verblüffend einfach, sich glücklich zu machen, oder? Trotzdem kriegen es viele nicht so recht hin. Also, warum lassen wir das mit dem größeren Auto, dem luxuriöseren Urlaub und der schicken, neuen Garderobe nicht einfach sein, machen das Handy aus und suchen uns ein Hobby oder ein Ehrenamt, kümmern uns um unsere Freunde, gehen abends laufen und danach mal wieder richtig gut essen?

Stattdessen machen wir genau das, was uns unglücklich macht. Und die Frage bleibt: Warum motiviere ich mich denn für den ganzen Stress, um erfolgreicher zu sein und mit mehr Statussymbolen zu glänzen, wenn ich am Ende doch unzufrieden bin? Und wenn Sport so dermaßen toll ist, warum will ich ihn dann nicht permanent ausüben? Warum mache ich Überstunden, statt mit meinen Freunden in ein nettes Restaurant zu gehen und den Abend zu genießen, wenn all das angeblich so viel glücklicher macht? Der Mensch strebt doch nach Glück. Bin ich, sind alle anderen so blind, dass wir uns partout ins Unglück arbeiten? Das kann doch nicht sein!

Das Sinnbild unserer Überflussgesellschaft: Welche Frau kann schon Nein zu einem neuen Paar Schuhe sagen? Doch noch mehr von allem macht auf Dauer nicht glücklich.

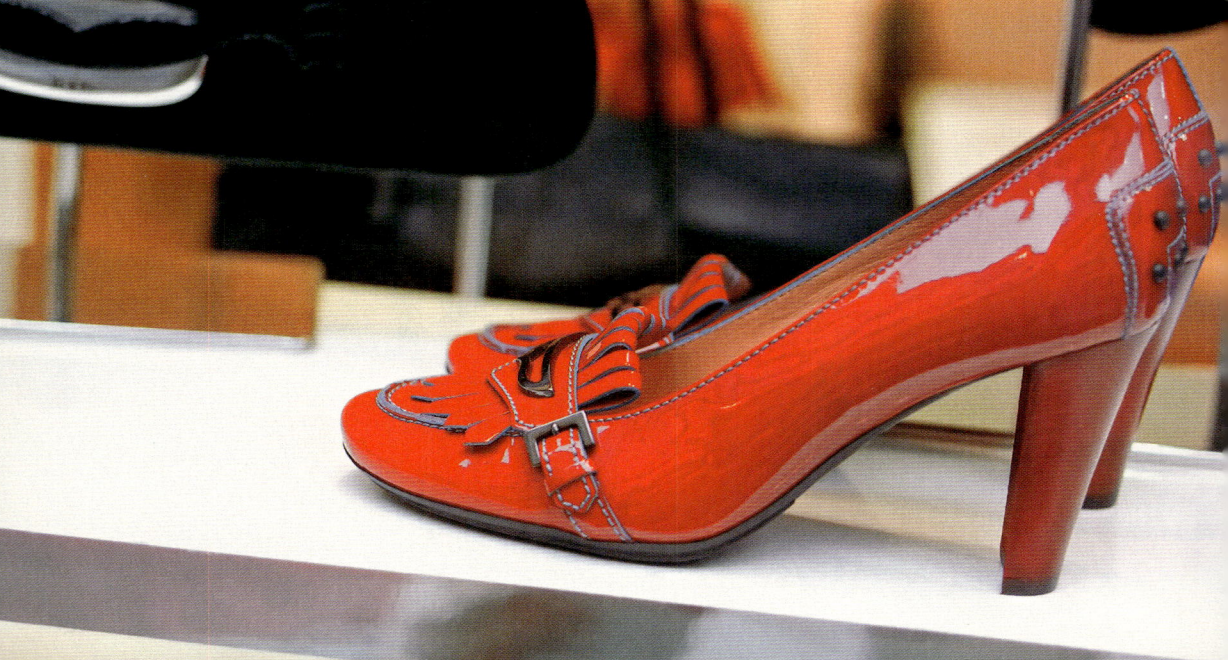

Das Hauptproblem ist die systematische Überschätzung des Glücks durch Güter. Und tatsächlich ist es auch so, dass ich – kurzfristig – glücklicher bin, wenn ich etwas mehr habe als die anderen. Und da sind wir eben wie kleine Kinder. Wenn man sie fragt, ob sie jetzt ein Bonbon haben wollen oder zwei Bonbons in zehn Minuten, dann nehmen sie das, was sie schnell kriegen können! Zusammen mit der Tatsache, dass das Glück durch Aktivitäten und soziale Interaktionen unterschätzt wird, geraten wir in eine fatale Zivilisationstretmühle. Aber warum begeben wir uns überhaupt in dieses Hamsterrad? Das wissen wir auch nach der Betrachtung der Maslow'schen Bedürfnispyramide auf Seite 55 nicht ganz genau. Wenn wir etwas zu essen haben, eine Wohnung, einen Job, vielleicht sogar noch ein schönes Auto, warum ist dann nicht irgendwann mal Schluss? Was treibt uns immer weiter hinein? Was ist so stark, dass wir uns selber schaden? Dass wir uns krank machen, auf einem offenbar ganz falschen Weg zum Glück?

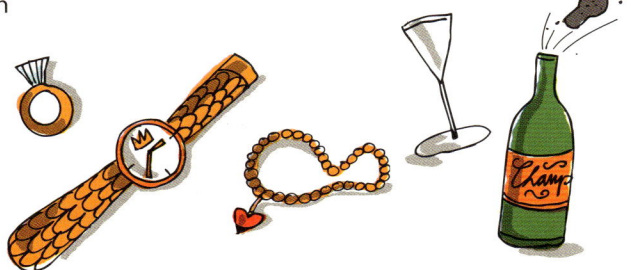

Die Kraft unserer Instinkte

Es sind Instinkte, die uns in die Zivilisationstretmühle treiben. Sie schaffen – teilweise unbewusste – Handlungsantriebe. Wir wollen überleben, uns durchsetzen und uns Vorteile sichern. Wir möchten in unserem »Rudel« instinktiv sozialen Anschluss und Akzeptanz – unter welchen Regeln das auch immer stattfinden mag. Wir suchen Macht und Anerkennung und sind bereit, Leistungen zu erbringen, um das zu erreichen. Dafür haben schon in der Steinzeit unsere Instinkte bestens funktioniert. Sie waren und sind lebensnotwendig.

Ihre Instinkte sorgen dafür, dass Sie

... essen, was Energie hat.
Ohne Nahrung würden Sie verhungern. Und zu Urzeiten war mehr Nahrung immer besser als weniger Nahrung. Wer etwas zu essen hatte, der verhungerte nicht. Dazwischen gab es in der unwirtlichen Welt nicht viel. War etwas greifbar: Rein damit!

... faul sein und Energie sparen wollen.

Wenn man die Möglichkeit hatte, auf leichtere Art und Weise von A nach B zu kommen, so war das ein Vorteil, den man instinktiv genutzt hat. Denn man wusste nie, wann es wieder etwas zu essen gab. Energieverbrauch also nur dann, wenn er unbedingt notwendig war.

... jederzeit kämpfen oder flüchten können.

Sie haben dafür sogar ein eigenes hormonelles System, das Ihnen mit Adrenalin Kampf und Flucht ermöglicht. Sie kennen es gut, wenn Sie müde die Straße entlanggehen und sich erschrecken. In Bruchteilen von Sekunden sind Sie hellwach und alarmiert. Die Muskeln sind angespannt, die Pupillen weit, der Blutdruck hoch, Sie könnten rennen oder kämpfen.

... auch unter langandauerndem Stress belastbar bleiben.

Ihr Körper erzeugt in solchen Situationen Kortisol, das in Ihrem Körper die richtige Abwehrlage erzeugt. Wer um sein Leben kämpft, der kriegt keine Erkältung. Die Stresshormone unterdrücken solche Symptome wirksam. Sie sind ausgerüstet, um instinktiv in einer feindlichen Welt zu überleben.

... an Ihren Gewohnheiten kleben und Ungewisses vermeiden.

Warum soll ich die blauen Beeren versuchen, wenn ich doch weiß, dass meine Kollegen im Rudel die roten immer gut vertragen haben? Ich bleibe lieber bei den roten. Auf diese Art und Weise Sicherheit zu erlangen, war überlebensnotwendig.

... sich durchsetzen.

Es galt das Recht des Stärkeren. Wer mehr Kraft und mehr Macht hatte, der war anderen gegenüber im Vorteil. Die Fleischtöpfe waren mit Macht eben im Zweifelsfalle leichter zu erreichen. Wer sich nicht emporkämpfen konnte oder anpassen wollte, hatte gleich verloren.

Unsere Instinkte und die modernen Lebensbedingungen

So einleuchtend diese Instinkte waren, die uns schlicht und ergreifend das Leben retten sollten, so kontraproduktiv können sie in typischen Situationen unserer modernen Lebenswelt sein. Denn Ihre Instinkte haben sich nicht verändert, Ihre Lebensbedingun-

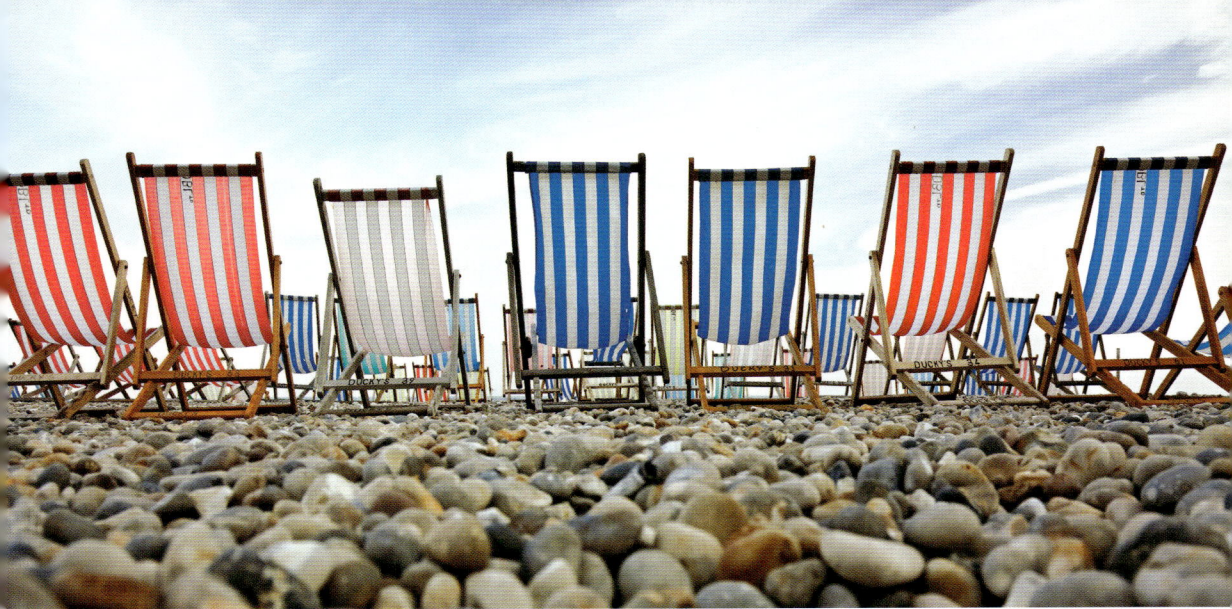

Der Energiespar-Instinkt hat Sie voll im Griff? Um dauerhaft gesund und glücklich zu sein, sollten Sie die Liegestuhl-Komfortzone hin und wieder verlassen.

gen dafür umso mehr. Und paradoxerweise sind es Lebensbedingungen, die für den Steinzeitmenschen eine Traumvorstellung gewesen sein dürften.

> Es ist immer warm genug, wir müssen nicht frieren. Ist es draußen zu kalt, drehen wir einmal an einem Hahn, um das Heizungsventil zu öffnen. Fertig.
> Es ist immer genug zu essen da. 500 Gramm Nudeln kosten heute noch 29 Cent, sind also für jeden in beliebiger Menge verfügbar. Wir sind so verwöhnt, dass wir bis zu 50 Prozent unserer Lebensmittel wegschmeißen! Das ist Irrsinn!
> Wir verbrauchen nur wenig Energie, sind unglaublich ökonomisch: Wir fahren mit dem Fahrstuhl in den zweiten Stock und mit dem Auto zum Supermarkt. Herd, Küchenmaschine und elektrischer Dosenöffner erledigen die Arbeit in der Küche.

Eigentlich klingt das toll. Allerdings führt genau dies zu gravierenden Fehlern im System. Haben Sie darüber schon einmal nachgedacht?

Ihr Körper ist so programmiert, dass er immer essen will, dass er gern viel Energie haben möchte (sicher ist sicher …). Sie haben einen **Energieaufnahme-Instinkt.** Wenn dann sehr plötzlich – bezogen auf die Dauer der Evolution – Unmengen an Essen vorhanden sind, ist das eine gefährliche Kombination. Übergewicht droht. In Deutschland ist mittlerweile jeder zweite Erwachsene übergewichtig.

Ihr Körper hat außerdem noch einen **Energiespar-Instinkt.** Warum bewegen, wenn ich nicht muss? Und dann stehen Sie – plötzlich – in einer Welt voller Fahrstühle, Rolltreppen, Autos. Supermärkte gibt es auch noch und das neue Hemd bestellen Sie im Internet, sodass der Postbote es einfach nach Hause bringt. Warum also bewegen? Ihr Körper ist aber an Bewegung, die es früher noch in großer Menge gab, angepasst! Bewegen Sie sich nicht, so werden die Muskeln schlaff, die Gelenke krank und der Rücken tut Ihnen weh.

Sie haben einen **Kampf-und-Flucht-Instinkt.** Allerdings arbeiten Sie heute nicht mehr als Jäger im Dschungel, bereit, den Hasen zu erlegen oder vor dem Säbelzahntiger zu flüchten. Sie sitzen im Büro und wenn Ihnen der Kollege so richtig quer kommt, wenn Sie ihn am liebsten erwürgen würden, dann springt das alte System an: Adrenalin. Hoher Blutdruck. Weite Pupillen. Wut. Angriff. Und was machen Sie? Sie erklären ihm – so wie Sie es im Kommunikationstraining gelernt haben –, dass das »so jetzt gerade nicht ganz in Ordnung war«. Sie verlassen den Raum, das Problem ist mehr oder weniger geklärt, aber das Adrenalin und der Blutdruck sind noch da. Stress! Würde so etwas nur einmal am Tag passieren, kein Problem. Aber auch ein permanent klingelndes Telefon, E-Mails und Termindruck können solche Reaktionen hervorrufen. Und dann wird es gefährlich. Der Nacken verspannt sich. Der Blutdruck steigt. Der Herzinfarkt droht.

Sie haben einen **Macht-Instinkt.** Sie wollen vorwärtskommen. Das war früher wichtig, um sich zu behaupten und vom Mammut nicht nur die Reste abzubekommen. Heute haben sich die Bedingungen aber pervertiert: Wir nehmen macht- und statushungrig enormen Stress, verminderte Lebensqualität und sogar eine geschädigte Gesundheit in Kauf. Nicht etwa, um etwas zu essen zu bekommen, sondern für ein größeres Haus, für den schöneren Mantel oder das modernere Smartphone.

Was Sie einst schützen sollte, macht Sie heute krank! Und wie jeder von uns weiß, haben die Instinkte verdammt viel Macht über uns. Man versucht immer wieder, der Zivilisationstretmühle zu entkommen. Mit ziemlich bescheidenem Erfolg, oder? Aus dem Hamsterrad herauszukommen ist wirklich nicht leicht. Eine relativ stumpfe Waffe ist dabei der »gute Vorsatz«. Man kann Vorsätze zu Silvester zwar fassen, oder auch zu anderen Zeitpunkten, funktionieren tun sie leider nur selten. Das sehen wir daran, dass wir die meisten unserer Überlegungen mit dem folgenden Satz einleiten:

Die Evolution hat den Menschen mit Instinkten ausgestattet, die ihm einst nützten und ihn schützten.

Ich müsste mal wieder ...

> joggen gehen.
> etwas abspecken.
> an meine Gesundheit denken.
> weniger arbeiten.
> mehr Zeit für meine Familie haben.
> weniger fernsehen.
> meinen besten Freund anrufen.
> mehr Zeit für mich haben.

Kennen Sie das? Sie kommen wie immer spät aus dem Büro, haben nur die Hälfte geschafft. Ihr Chef liegt Ihnen mit einem wichtigen Projekt in den Ohren und Sie sprinten los, um die Kinder rechtzeitig abzuholen. Dann noch einkaufen. Sie fühlen sich ausgelaugt, und als Sie abends mit Ihrem Partner vor dem Fernseher sitzen, denken Sie: Ich müsste eigentlich mal wieder Sport treiben oder etwas Aktives unternehmen. Aber es ist schon 21.30 Uhr. Ich bin hundemüde. Die Füße tun mir weh. Jetzt muss ich mir erst mal etwas gönnen nach all dem Stress. Ein Glas Rotwein wäre jetzt perfekt. Und eigentlich habe ich es ja auch verdient ...

Und am Ende zerren Ihre Instinkte Sie doch schnell in gewohnte Bahnen zurück. Und dann heißt es bei all dem Stress und bei all den Sorgen: »Ach, ich gönn mir jetzt mal wieder was.« Ein Bier, ein Glas Wein, ein Stückchen Schokolade. Oder einen Wellness-Wochenendurlaub mit Massage. Nur, das alles löst Ihr Problem nicht ... Nein, so etwas wirkt – ganz wie eine Kopfschmerztablette – nur gegen die Symptome. Der ursprüngliche Auslöser aber, der bleibt bestehen.

Was können wir tun?

Wir haben nur eine Chance. Wir müssen unsere Instinkte, die uns lenken, erkennen, verstehen und richtig nutzen. Wir dürfen Ihnen nicht passiv ausgeliefert sein. Wir müssen die guten Instinkte nutzen, um nicht unter den schlechten zu leiden – und besser zu leben. Was Sie brauchen, ist die InstinktFormel. Und die finden Sie im nächsten Kapitel: »Besser leben mit der InstinktFormel«.

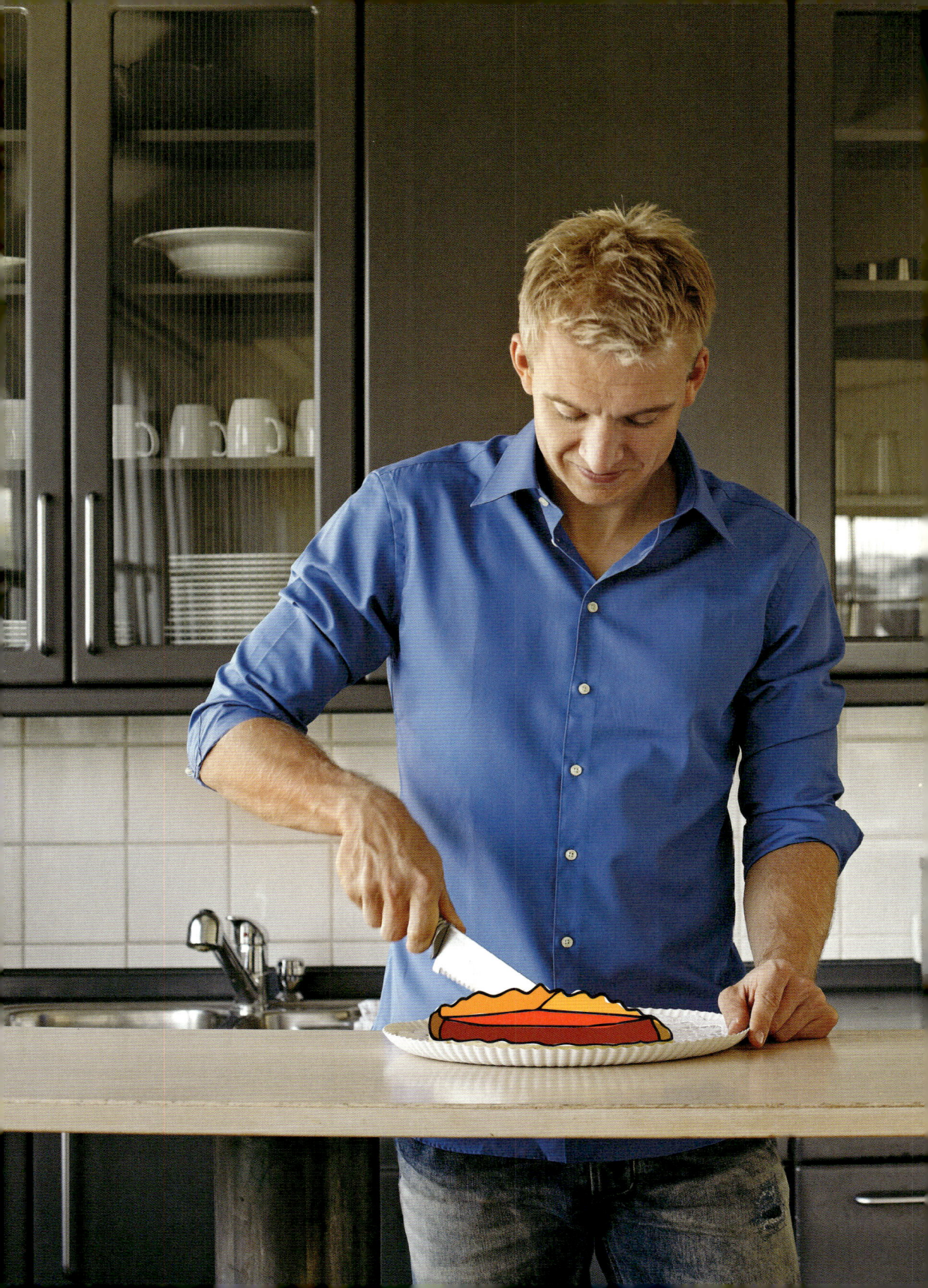

Kapitel 3

Besser leben mit der InstinktFormel

Unsere Instinkte sicherten einst unser Überleben. Einige von ihnen, die früher sinnvoll für uns waren, schaden uns unter den heutigen Lebensbedingungen. Die InstinktFormel hilft Ihnen, Ihre Instinkte besser zu verstehen. Lesen Sie in diesem Kapitel, wie Sie Ihre Instinkte mit den sechs Glücksprinzipien positiv für sich nutzen und besser leben.

Wie Sie Ihre Instinkte besser verstehen

Wer ein glückliches Leben führen möchte, der muss die richtigen Prioritäten setzen. Und das ist leichter gesagt als getan. Und wir wissen auch warum: Sie haben viele Instinkte, die unbewusste Handlungsmotive widerspiegeln oder Ihr Belohnungssystem aktivieren. Einiges scheint unpassend in unserer modernen Welt und wird sogar zum Nachteil. Sie möchten besser sein als die anderen und arbeiten deshalb mehr. Sie möchten ein luxuriöseres Leben und arbeiten deshalb noch mehr. Irgendwann arbeiten Sie so viel, so schnell und so optimiert, dass Sie Ihr eigentliches Ziel, glücklich zu leben, gar nicht mehr erreichen können. Sie lassen das Glück draußen. Mit der irrsinnigen Begründung, Sie hätten keine Zeit. Wir müssen feststellen, dass sich unter unserem gegenwärtigen Lebensstil einige Instinkte in den Vordergrund drängen. Die vier Grundinstinkte haben Sie bereits in Kapitel 2: »Was uns wirklich glücklich macht« (Seite 59 f.) kennengelernt. Diese habe ich Ihnen hier auf unsere heutige Zeit zugeschnitten und für Sie noch weiter unterschieden.

> Die lauten Instinkte zu kontrollieren und wieder mehr auf die leisen Instinkte zu hören, macht gesund und zufrieden.

Fress-Instinkt: Ich will essen, und zwar viel und energiereich.

Faulheits-Instinkt: Ich will keine Energie verschwenden.

»Mein Haus, mein Auto, mein Boot«-Instinkt: Ich will mehr darstellen als andere.

Nummer-eins-Instinkt: Ich will Erster sein und mich durchsetzen.

»Alles meins«-Instinkt: Ich will mehr!

»Ich will nichts verpassen«-Instinkt: Ich will überall mitmachen und auch dabei sein.

»Das haben wir schon immer so gemacht«-Instinkt: Ich folge meinen Gewohnheiten und will keine Veränderungen.

»Das trifft nur die anderen«-Instinkt: Mir selbst wird schon nichts passieren.

Auf die innere Stimme, die Sie an diese Instinkte erinnert, brauchen Sie gar nicht zu warten. Sie ist immer präsent. Sie treibt Sie stets an. Ich nenne diese Instinkte deshalb die lauten Instinkte. Drei davon machen uns wohl am meisten zu schaffen: der Fress-Instinkt, der Faulheits-Instinkt, der »Mein Haus, mein Auto, mein Boot«-Instinkt. Diese Instinkte sind in unserer modernen Welt fast zu sicheren Glückskillern geworden, aber wir sollten uns daran erinnern, dass Instinkte eigentlich unsere Freunde sind. Sie sichern das Überleben. Ob es auch Instinkte gibt, die uns heute noch nützlich sein können? Aber sicher!

Team-Instinkt: Ich will im Team arbeiten und Freundschaften pflegen. Wer möchte schon allein durchs Leben gehen und sich nur seiner Ellenbogen bedienen?

Familien-Instinkt: Wer lässt schon gern seine Familie allein und sitzt bis 22 Uhr im Büro, während die Kleinen zu Hause warten?

Regenerations-Instinkt: Wer würde nicht gern nach der Mittagspause für eine halbe Stunde ein Schläfchen abhalten? Ich brauche auch mal eine Pause, um mich zu erholen!

Wohlfühl-Instinkt: Ich will mich gut fühlen. Nur mit gesundem Essen und stabiler Gesundheit kann ich dauerhaft glücklich sein und leistungsstark bleiben. Wer will sich nicht wohlfühlen und gesund sein?

Bewegungs-Instinkt: »Ich muss mir mal die Beine vertreten« ist ein Satz, der nicht von ungefähr kommt. Wer braucht nicht ein Mindestmaß an Bewegung?

Gefahren-Instinkt: Ich weiß, schlechte Ernährung, Alkohol und Rauchen schaden mir. Nur mit gesundem Essen und stabiler Gesundheit kann ich dauerhaft glücklich sein. Wer möchte nicht Gefahren wie negativen Stress, Übergewicht, Zuckerkrankheit oder Krebs meiden?

Der Faulheits-Instinkt lockt viele in die Sofakissen und vor den Fernseher. Doch die »passive« Berieselung entspannt nur vermeintlich!

Harmonie-Instinkt: Ich will unangenehme Situationen, Konflikte und Ärger instinktiv vermeiden. Wer will nicht ohne Konflikte leben?

»Das erzähl ich meinen Enkeln«-Instinkt: Ich will meinen Enkeln etwas zu erzählen haben und mich selbstverwirklichen. Wer will nicht interessanten Tätigkeiten nachgehen und etwas zu berichten haben?

Beständigkeits-Instinkt: Ich will das, was ich besitze, wertschätzen und mich mit den Dingen identifizieren. Wer will nicht seine Sachen lieben?

Einziges Problem dieser uns zugewandten Instinkte: Man hört sie so schlecht! Ich nenne Sie deshalb die »leisen« Instinkte. Im Ernstfall eines Angriffs auf Ihr Leben, einer Hungersnot oder eines Krieges sind sie nicht wichtig. Essen, Erster sein, ökonomisch sein – das half beim Überleben. Schlafen, ausruhen und Salat essen mit Sicherheit nicht. Klar, dass die einen Instinkte also lauter sind als die anderen. Und sie werden auch in der heutigen Zeit noch lauter: wenn Sie angespannt sind, Druck, Ängste haben oder Anfeindungen ausgesetzt sind. Dann benimmt sich Ihr Körper, als seien Sie auf dem Kriegspfad …

> Die meisten Menschen sind nicht faul oder undiszipliniert. Oft muten sie sich schlichtweg zu viel zu.

Die drohende Kündigung.

Der Kollege wird befördert und Sie nicht.

Die schlechten Verkaufszahlen.

Der ausrastende Chef, weil der Bericht noch nicht fertig ist.

Das Haus, das noch nicht abbezahlt ist.

Das Auto, das morgens kaputtgeht.

Stress! All diese Dinge heizen Sie an. Wer denkt denn da noch an Mittagsschlaf? Und wer daran, sich die Beine zu vertreten oder einen Salat zu essen?

So bleibt keine Zeit fürs Glück!

Fakt ist: Wer glücklich sein will, der muss zuallererst runter vom Kriegspfad! Der braucht neben den Herausforderungen des Berufslebens auch Zeit für die schönen Dinge des Lebens: für Freunde, für sich selbst, für Sport und Fitness, für eine leckere und gesunde Ernährung, für Hobbys. Aber immer wieder scheitern Menschen schon an den Vorsätzen, nur Kleinigkeiten zu ändern. Die »Ich müsste mal wieder joggen gehen«-Ansagen, die sich mit einer Halbwertzeit von zwei Wochen in Luft auflösen. Sind das undisziplinierte, faule Typen?

Da habe ich mittlerweile gehörige Zweifel. Ich erlebe in meiner Praxis immer wieder Menschen, die tagtäglich Höchstleistungen vollbringen. Sie sind sehr ambitioniert in ihrem Job, geben Gas, haben eine Familie und stellen am Ende der Woche ziemlich gerädert fest, dass es wieder nicht gereicht hat für die zwei geplanten Joggingrunden. Dass das Mittagessen wieder hektisch in der Imbissbude stattfand. Diese Menschen rasen längst durchs Leben, sind aber für das, was Sie machen möchten, sei es eine vernünftige Mittagspause oder das Abendessen mit Freunden, immer noch viel zu langsam. Woher die verflixte Zeit nehmen, wenn man schon auf der Überholspur fährt?

Das Leben im Zeitraffer

Wo bleibt die Zeit? Hat die Woche zu wenig Stunden? Sind wir alle nicht schnell genug? Brauchen wir ein besseres Zeitmanagement? Betrachten wir das Leben einmal im Zeitraffer. Beginnen wir mit der Frage: Wie viele Stunden hat überhaupt eine Woche? Genau 168 Stunden sind es, die jeden Montag beginnen und am Sonntagabend enden. Viele von uns hätten wohl gern einen 30-Stunden-Tag, respektive eine 210-Stunden-Woche, aber uns bleiben nur diese 168 Stunden. Und wir müssen herausfinden, was wir mit ihnen machen.

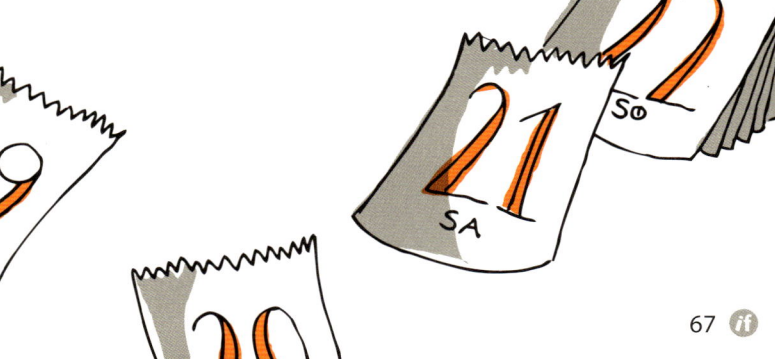

Was machen Sie den ganzen Tag über?

Arbeiten, schlafen, Wäsche waschen, essen, kochen, Post sortieren, Papierkram, die Steuererklärung machen, telefonieren, duschen, Körperpflege, Geburtstag feiern, ins Kino gehen, Freunde treffen, die Wohnung aufräumen, Lebensmittel einkaufen, etwas im Internet suchen, bei Facebook nach dem Rechten sehen, den nächsten Urlaub planen und buchen, zur Arbeit pendeln, Auto fahren, den Haushalt führen, E-Mails checken, Sport treiben, ein Geschenk kaufen, Dehnübungen, Zeit mit der Familie verbringen, Rasen mähen, Zeitung lesen, Sex haben, ein Buch lesen, mit den Kindern spielen, Konzerte besuchen, Musik hören, den Telefonanbieter wechseln, zum Zahnarzt gehen, entspannen, Fernsehen, in Meetings sitzen, DVDs ansehen, in die Kneipe gehen, Radio hören, die Post wegbringen, Pakete aus der Packstation abholen, Fußball gucken, das Auto in die Werkstatt fahren, Zähneputzen, Haare waschen, sich in einem Freizeitpark vergnügen, Reifen wechseln, den Garten pflegen, zum Arzt gehen, im Restaurant essen, an der Weihnachtsfeier teilnehmen, im Fitnessstudio trainieren, ein neues Hemd kaufen, den Keller aufräumen, in die Sauna gehen, Fußnägel schneiden, die Kontoauszüge abheften, die Kinder abholen …

Wenn man diese stattliche Liste sieht, dann verliert man zugegebenermaßen schnell den Überblick. Man ist heutzutage wirklich sehr aktiv. Deshalb ist es sinnvoll, sich einen Gesamteindruck zu verschaffen. Beginnen Sie damit, sich zunächst vor Augen zu führen, wie Ihr tägliches Leben aussieht und wie viel Zeit Sie in welche Tätigkeiten (Beispiele finden Sie oben im Kasten) investieren. Dabei hilft Ihnen das Arbeitsblatt auf der rechten Seite: Führen Sie eine Woche lang Tagebuch, in dem Sie am Abend aufschreiben, was Sie gemacht haben. Wie viel Zeit benötigen Sie für was? Worauf können Sie vielleicht verzichten? Und seien Sie dabei ehrlich zu sich selbst! Nur so finden Sie die wichtigen Dinge heraus.

Nachdem Sie sich diesen generellen Überblick über Ihre Tätigkeiten und vielleicht auch Ihre Zeitfresser verschafft haben, schauen Sie sich nun Ihre fünf Lebensbereiche an (Seite 70 f.). Die Analyse Ihres Alltags unterstützt Sie dabei herauszuarbeiten, wo es bei Ihnen wirklich hakt – zu viel zu tun im Job, zu wenig Bewegung oder kommt doch Ihr Privatleben zu kurz?

Wissen Sie, was Sie den ganzen Tag machen? Schreiben Sie es auf der nächsten Seite einmal auf und staunen Sie.

Wochentag Uhrzeit	Was machen Sie den ganzen Tag?	Wie viel Zeit investieren Sie?
MO 8–10.30 11–19 UHR 19–19.30 UHR	YOGA BÜRO EINKAUFEN	2 1/2 STUNDEN 8 STUNDEN 30 MINUTEN
DI		
MI		
DO		
FR		
SA		
SO		

1. Leistung und Beruf

Die Arbeit. Natürlich brauchen wir sie. Für den Lebensunterhalt, ein funktionierendes Sozialsystem und eine Absicherung im Alter oder bei Krankheit. Wir brauchen sie aber auch für unsere Individualisierung. Der Beruf sagt viel über die Persönlichkeit aus. Und Erfolg, Prestige und Anerkennung suchen viele in ihrem Job.

Haupttätigkeiten:

> Arbeit

> Weg zur Arbeit

> Haushalt führen, Kinderbetreuung

> Einkauf

> Post, Bank, Schriftverkehr

Eine ausgewogene Verteilung der fünf Lebensbereiche ist die Basis für ein zufriedenes, ausgeglichenes und gesundes Leben.

2. Gesundheit und Ernährung

Einkaufen, Essen zubereiten, Körperpflege, Arzttermine. Man ist, was man isst. Ohne in Ihren Körper zu investieren, können Sie keine großen Ziele verfolgen. Aber nur durch Grünzeug und Körnerkost werden Sie auch nicht glücklich. Dennoch: Ohne Gesundheit ist alles nichts.

Haupttätigkeiten:

> Körperpflege

> Duschen

> Kochen

> Essen

3. Bewegung und Entspannung

Es muss kein Marathonlauf sein. Um Gottes Willen! Aber Bewegung gehört zum Leben dazu. Wer rastet, der rostet. Und nur in einem gesunden Körper lebt ein gesunder Geist. Bewegung ist Treppensteigen, ist der Weg zum Einkaufen mit dem Fahrrad, ist Tennis spielen oder golfen. Am effektivsten ist und bleibt aber wohl die Laufrunde. Entspannung ist schlafen, meditieren, Yoga.

Haupttätigkeiten:

> Schlaf

> Sport- und Lauftraining

> Yoga und Entspannungstechniken

4. Leben und Kontakte

Freundschaften sind wichtig, und die wollen gepflegt werden. Das braucht Zeit. Und all die anderen Dinge, die Sie in Ihrem Leben machen möchten, natürlich auch: Der eine möchte mit Freunden Fußball gucken, der andere will abends lieber fernsehen. Wieder andere gehen gepflegt essen. Urlaube, Familienausflüge gehören zum Leben, aber auch das Surfen im Internet. Das Leben ist bunt und kann glücklich machen.

Haupttätigkeiten:

> Familie, Partnerschaft
>
> Freunde
>
> Medien (Internet, Fernsehen, Kino, DVD)

5. Ich

Und dann gibt es auch noch Sie. Sie ganz allein. Für sich. Ohne Rücksicht auf andere, die Erwartungen an Sie haben. Vielleicht kann man diesen Bereich nicht immer sicher vom Lebensbereich »Leben und Kontakte« oder »Bewegung und Entspannung« trennen, aber egal ob Sie shoppen gehen, sich eine Auszeit in Ihrem Lieblingscafé gönnen, ob Sie Briefmarken sammeln oder angeln – wichtig ist, dass es hier einmal nur um Sie geht. Und das Leben gewinnt durch Phasen, in denen Sie nur für sich allein etwas tun.

Haupttätigkeiten:

> Hobby
>
> Lesen
>
> Bildung und Kultur

Sorgen Sie für Entspannung und Auszeiten im Alltag – sie sind entscheidende Kraftquellen.

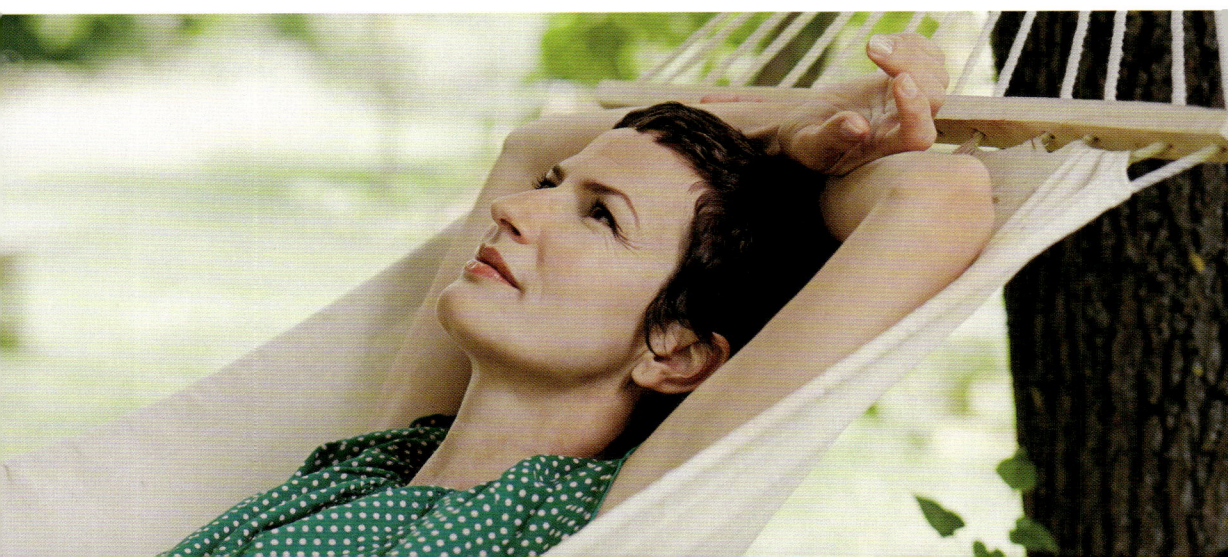

Zeitinvestition: vom Workaholic bis zum Durchschnittsmensch

Analysiert man sein Leben und ordnet die täglichen Tätigkeiten den fünf Lebensbereichen zu, so ergeben sich – je nach Lebensmodell – mitunter erstaunliche
Verteilungen. Typische Analyseergebnisse sehen so aus:

Emil Exzess, 51 – Workaholic

Emil arbeitet 80 Stunden in der Woche, zwar hat er eine Haushaltshilfe, dennoch bringt
der Job ein großes Ungleichgewicht in sein Gesamtkonzept. »Gesundheit und Ernährung« werden im Eilverfahren erledigt, ebenso wie »Bewegung und Entspannung«.
Internet und Fernsehen bleiben die letzten Freizeitbeschäftigungen. Freunde trifft er
nur selten und Zeit für den »Ich«-Bereich hat er gar nicht mehr.

Mit einer Ana-
lyse der fünf
Lebensberei-
che finden Sie
heraus, welcher
Typ Sie sind.

> **Leistung und Beruf:** 92 Stunden, 80-Stunden-Woche, Stress, Haushaltshilfe
> **Gesundheit und Ernährung:** 17 Stunden, hektisches Essen, Fertiggerichte
> **Bewegung und Entspannung:** 42 Stunden, weniger als sechs Stunden Schlaf
> pro Nacht, kein Sport
> **Leben und Kontakte:** 17 Stunden, abends wird weitergearbeitet oder ferngesehen
> **Ich:** 0 Stunden, Hobby, Müßiggang?

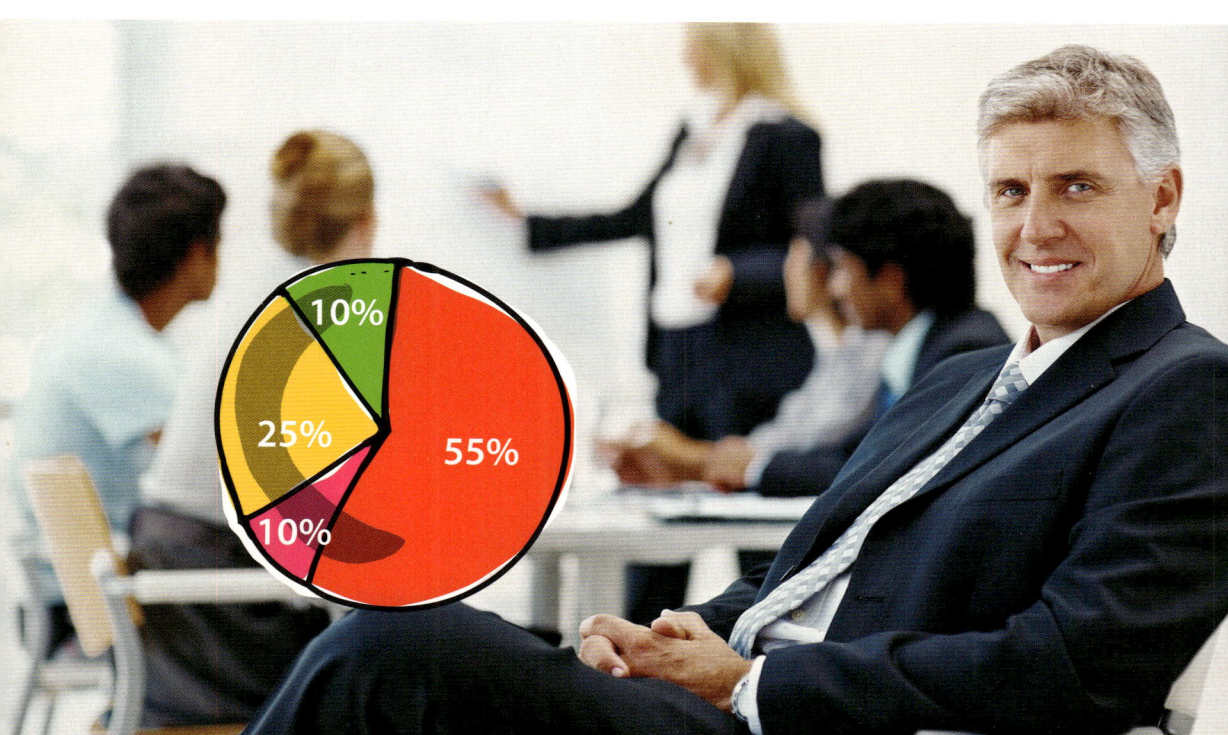

Stephanie Sorgsam, 36 – berufstätige Mutter (Teilzeitstelle)

Stephanie gibt sich alle Mühe, Familie und Beruf unter einen Hut zu bekommen. Aber selbst bei einer halben Stelle braucht Sie sehr viel Zeit für »Leistung und Beruf«, wozu man auch die Kinderbetreuung am Nachmittag und am Wochenende zählen muss. Auf die Ernährung legt sie großen Wert und kocht täglich für die Kinder. Die dafür notwendige Zeit fehlt in allen anderen Bereichen: »Bewegung und Entspannung« kommt zu kurz, sie schläft zu wenig. Und der Bereich »Leben und Kontakte« ist bis auf das abendliche Fernsehen und etwas Surfen im Internet zusammengeschmolzen. Der »Ich«-Lebensbereich? Fehlanzeige!

> **Leistung und Beruf:** 84 Stunden, Job mit 20-Stunden-Woche, Haushalt und Kinderbetreuung

> **Gesundheit und Ernährung:** 30 Stunden, kocht selbst, und zwar schnelle Gerichte für die ganze Familie

> **Bewegung und Entspannung:** 40 Stunden, zu wenig Schlaf, kein Sport

> **Leben und Kontakte:** 14 Stunden, ist fix und fertig, wenn die Kinder abends erst einmal im Bett sind

> **Ich:** 0 Stunden, Zeit für sich – bitte was?

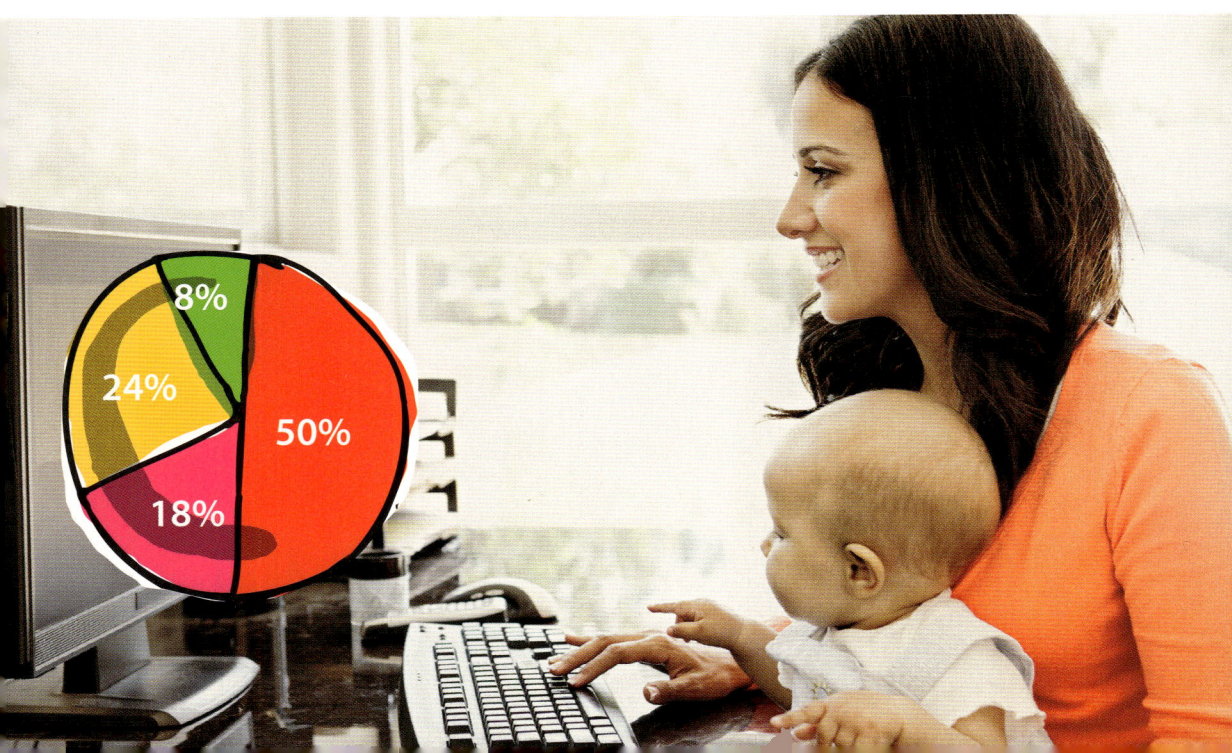

Thomas Tempo, 42 – berufstätiger Vater (Vollzeitstelle)

Thomas gibt Gas im Beruf, schließlich muss er eine Familie ernähren. Meist ist er über zehn Stunden pro Tag im Büro. Weil die Familie im Grünen wohnen wollte, muss er jeden Tag 45 Minuten zur Arbeit und zurück fahren. Wenn er es schafft, bringt er die Kinder noch zur Kita. Ansonsten betreut er sie nur an einem Nachmittag am Wochenende, damit seine Frau einmal ausspannen kann. Dennoch schnurren die Bereiche »Bewegung und Entspannung« und »Leben und Kontakte« bedrohlich zusammen. Gemeinsame Familienunternehmungen sind rar, da er viel zu selten da ist. Zeit für den »Ich«-Bereich, für sich und seine Hobby, hat er gar keine.

> **Leistung und Beruf:** 91 Stunden, 50-Stunden-Woche, langer Arbeitsweg, Familie
> **Gesundheit und Ernährung:** 20 Stunden, Essen in der Kantine, keine Zeit für Arztbesuche
> **Bewegung und Entspannung:** 42 Stunden, zu wenig Schlaf, letztes Fußballtraining vor drei Jahren
> **Leben und Kontakte:** 15 Stunden, abends Kinder, danach nur noch Sofa und endlich vor den Fernseher
> **Ich:** 0 Stunden, Wann denn? Keine Zeit!

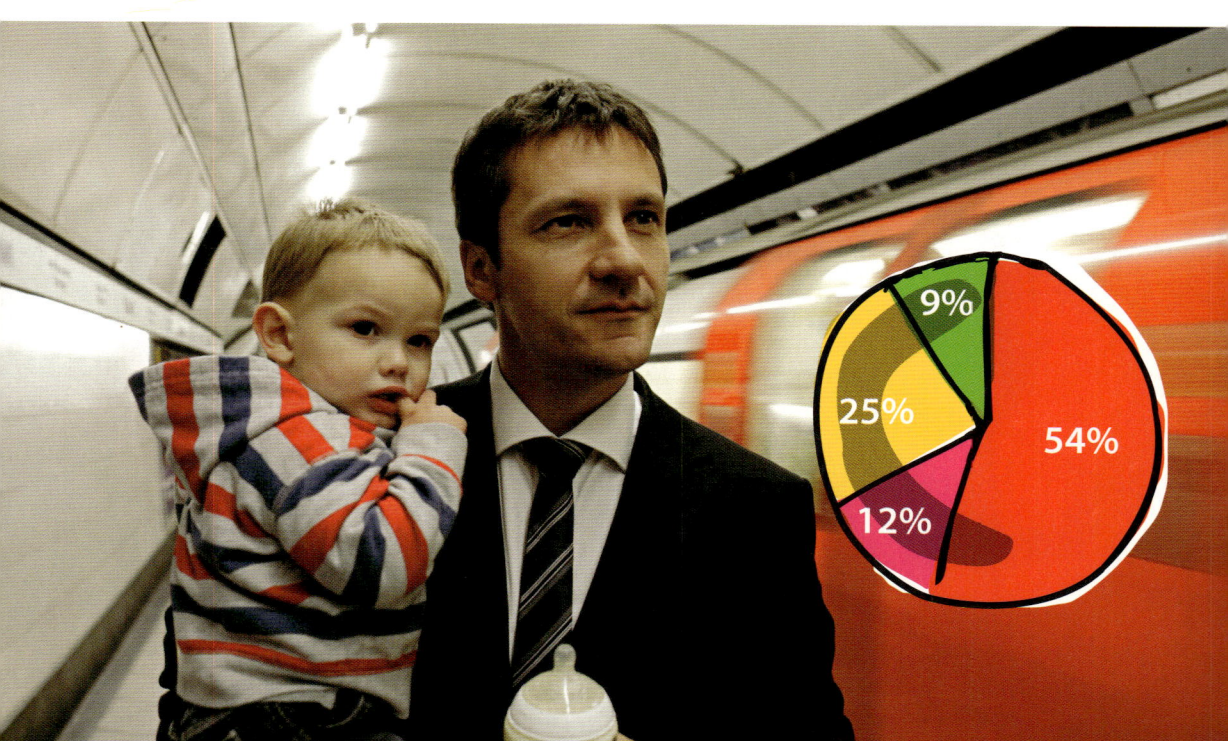

Dora Durchschnitt, 29 – Durchschnittsmensch

Dora arbeitet wie im Tarifvertrag vorgesehen 38 Stunden pro Woche. Sie lebt allein, hat keine Kinder. Auch mit dem Weg zur Arbeit und den täglichen Besorgungen sowie der Haushaltsführung macht der Bereich »Leistung und Beruf« nur 35 Prozent ihrer Lebenszeit aus. Sie schläft trotzdem nicht genug und auch die Bewegung kommt eher zu kurz. Dora will die Zeit aktiv nutzen und hat stolze 21 Prozent ihrer Lebenszeit für »Leben und Kontakte« zur Verfügung, bemerkt aber kaum, wie ein Großteil ihrer Zeit im Internet und vor dem Fernseher verschwindet. Außerdem fehlt ihr permanent das Geld für neue Kleidung und den gewünschten Urlaub. Das macht sie unzufrieden. Allerdings: Für ihr Hobby und den »Ich«-Bereich hat sie genügend Zeit.

> **Leistung und Beruf:** 59 Stunden, 38-Stunden-Woche, Haushalt, Besorgungen
> **Gesundheit und Ernährung:** 22 Stunden, wenig Geld fürs Essen, wenig Zeit für die Gesundheit
> **Bewegung und Entspannung:** 44 Stunden, zwischen sechs und sieben Stunden Schlaf pro Nacht, zu wenig Bewegung
> **Leben und Kontakte:** 35 Stunden, abends ausspannen vor dem Fernseher, Facebook
> **Ich:** 8 Stunden, viel Freizeit, shoppen, Kino

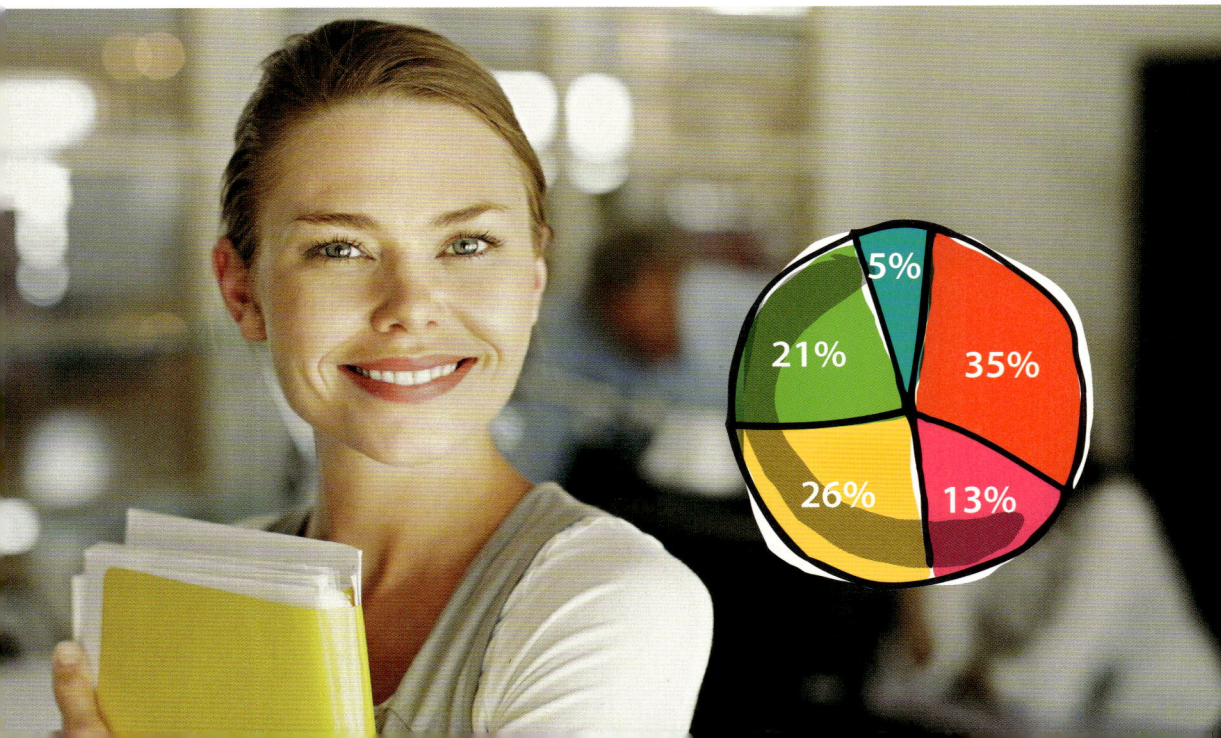

Welcher Typ sind Sie?

Nehmen Sie Ihre Aufstellung von Seite 69 und markieren Sie jeweils die Tätigkeiten, die Sie einem bestimmten Lebensbereich zuordnen, mit der dazugehörigen Farbe:

> »Leistung und Beruf« mit Rot,
> »Gesundheit und Ernährung« mit Pink,
> »Bewegung und Entspannung« mit Gelb,
> »Leben und Kontakte« mit Grün und
> »Ich« mit Türkis.

Sie sind sich nicht sicher, was zu welchem Lebensbereich gehört? Dann schauen Sie doch noch mal auf Seite 70/71 nach. Vielleicht helfen Ihnen auch die folgenden Fragen weiter:

Leistung und Beruf: Wie viel arbeite ich wirklich? Wie viel Zeit verbringe ich auf dem Weg zur Arbeit? Mit Smalltalk im Flur und Privatgesprächen?
Gesundheit und Ernährung: Gibt es Salat eigentlich nur in meinen Träumen und wie viel tue ich wirklich für meine Gesundheit?
Bewegung und Entspannung: Wie viel Stunden schlafe ich? Treibe ich genug Sport?
Leben und Kontakte: Wird dieser Bereich durch Fernsehen, Smartphone, Internet und soziale Netzwerke aufgefressen?
Ich: Was ist eigentlich mit meinem Hobby? Wie viel Zeit bleibt für mich allein?

Dann rechnen Sie für jeden Lebensbereich die Stunden zusammen, die in einer Woche anfallen. Eine Woche hat 168 Stunden, das sind also 100 Prozent. Nun können Sie einfach ausrechnen, wie viel Prozent Sie pro Woche für jeden Lebensbereich verbrauchen und damit auch, wie groß das jeweilige Kuchenstück ist. Sie sind kein begnadeter Prozent-rechner? Dann geben Sie doch Ihre Wochenstunden bequem im Internet in den »Glücks-planer« ein (www.villavitalia.de/gluecksplaner) und erstellen Sie sich Ihr persönliches Kuchendiagramm. Die ideale Zeitverteilung für Sie als »Instinkt-Mensch« sieht so aus:

Leistung und Beruf: maximal 55 Stunden
Gesundheit und Ernährung: mindestens 27 Stunden
Bewegung und Entspannung: mindestens 63 Stunden
Leben und Kontakte: mindestens 15 Stunden
Ich: mindestens 8 Stunden

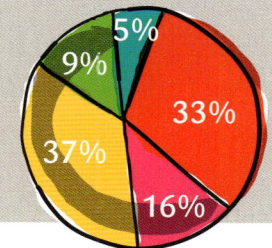

Und? Was meinen Sie? Manche Leute muten sich ganz schön was zu, oder? Die Arbeit raubt wirklich viel Zeit. Manchmal verschlingt sie alle anderen Lebensbereiche. Was noch besonders auffällt, ist der Weg zur Arbeit. Gerade der Pendler kommt damit in ein Zeitdefizit, das er kaum mehr aufholen kann. Fast alle schlafen viel zu wenig. Freizeit wird zum Großteil vor dem Fernseher oder dem Computer verbracht. Gespart wird dann einheitlich an der gesunden Ernährung, der Bewegung und vor allem der Zeit für sich selbst.

Das Leben in unserer modernen Welt ist eigenartig. Wir haben uns mit Computern, Autos und elektrischen Dosenöffnern alles immer leichter und schneller gemacht, aber irgendwie sind Lebensbedingungen entstanden, die ein bisschen lebensfeindlich sind. Auf jeden Fall sind sie glücksfeindlich, so viel haben wir schon gelernt. Dafür verbringen wir Menschen viel zu wenig Zeit mit den Dingen, die uns tatsächlich glücklich machen. Und je mehr Druck Sie haben, je mehr Stress, desto stärker nehmen die lauten Instinkte überhand. Sie haben zu viel zu tun und rennen immer schneller einem möglicherweise falschen Ziel hinterher. Und die leisen Instinkte, die hören Sie kaum noch, denn sie werden immer lauter überstimmt.

Sie glauben, dass es die leisen Instinkte gar nicht gibt?

Oh doch! Wenn Sie im Urlaub sind, im Hotel oder im Ferienhaus, egal ob in den Bergen oder an der See, stehen Sie dann auch nach sechs Stunden auf und beginnen den Tag? Ach nein? Nun, wenn genügend Schlaf so unangenehm wäre und Ihr Körper diesen partout nicht bräuchte, dann würden Sie wohl nicht länger schlafen, oder? Sie haben also einen Regenerations-Instinkt.

Und wenn Sie mal wieder Zeit mit Ihren Freunden oder der Familie verbringen, ein paar schöne gesellige Abende, denken Sie dann noch permanent an die Arbeit? Ach, das Thema ist plötzlich für ein paar Stunden ganz weit weg, Sie fühlen sich regelrecht befreit davon? Nun …

Und wenn Sie endlich mal wieder dazu kommen, sich zu bewegen, zu joggen oder ins Fitnessstudio zu gehen, fahren Sie danach zu McDonald's oder essen Sie eine Tiefkühlpizza? Oder verspüren Sie plötzlich Lust auf Fisch, Fleisch und Salat – auf hochwertiges Essen?

Und was ist mit Ruhe und Zeit für sich selbst? Dass ein Fernseher ein Kommunikationskiller ist, der uns die Zeit für Erholung oder ein schönes Buch raubt, das wird niemand

Die sechs Glücksprinzipien sind der Leuchtturm, der Sie durch Ihre fünf Lebensbereiche navigiert.

bestreiten. Sind Fernseher und Computer bei einem Stromausfall einmal nicht verfügbar, bleibt plötzlich Zeit zum Lesen, Schlafen, Reden. Auf Ihren Regenerations-Instinkt ist Verlass. Und für andere Dinge, auch wenn sich die Meldungen über sprunghafte Geburtsratenanstiege nach Stromausfällen in Metropolen (New York 1965 und 1977) als Enten entpuppt haben, bliebe ebenso Zeit – mal wieder.

Aber es ist eben nicht so einfach, die lauten Instinkte zu kontrollieren und die leisen Instinkte zu hören und sie tatsächlich so zu beachten, dass man zufriedener, gesünder, glücklicher lebt. Was haben Sie erwartet? Eine Tablette, die das kann? Ein Buch, das Sie sich unter das Kopfkissen legen, das alle Probleme für Sie löst? Zwei kleine Tipps, die ab morgen Ihr Leben verändern und Sie rundum glücklich machen? Das haben Sie nicht ernsthaft geglaubt, höchstens gehofft, und dabei schon längst geahnt, dass Sie gefordert sind. Natürlich fällt Zufriedensein leichter, wenn man extrem geringe Ansprüche hat. Einziges Problem dabei: Sie haben hohe Ansprüche an Ihr Leben. Sie wollen Erfolg im Job, wollen gesund und attraktiv bleiben, wollen es sich gut gehen lassen, mit der Familie auch mal einen eleganten Urlaub machen und nebenbei noch Zeit für Ihre Freunde und für Ihre Hobbys haben. Sodass Sie am Sonntagabend müde und zufrieden sagen: Das war eine rundum geniale Woche!

Um das hinzukriegen, ist Wissen erforderlich. Wissen und Planung. Wir werden deshalb, bevor wir Ihren Motivationsplan am Ende des Buches (Kapitel 9: »Wecken Sie Ihre Instinkte«, Seite 298 ff.) ausarbeiten, zunächst in Ruhe alle fünf Lebensbereiche mit ihren Haken und Ösen unter die Lupe nehmen. In jeweils einem Kapitel.

Die Basis, um die Grundidee für ein glückliches Leben umsetzen zu können, sind aber die sechs Glücksprinzipien. Sie sind der Leuchtturm, der Sie so durch Ihre fünf Lebensbereiche leitet, dass ihre Gestaltung für Sie einen Sinn macht. Um die lauten Instinkte zu zähmen und die leisen Instinkte wieder zu hören.

Die lauten Instinkte kontrollieren – mit den sechs Glücksprinzipien

1. Kurskontrolle: Wollen Sie das, was Sie gerade tun, wirklich?

Nützt es mir etwas auf dem Weg zu den von mir gesteckten Zielen? Diese Frage ist ganz besonders für den Lebensbereich »Leistung und Beruf« interessant. Der Beruf kann mit viel Druck das ganze Leben dominieren, sie kann genauso auch wesentlicher Teil der Selbstverwirklichung sein. Aber ebenso, wenn Sie im Urlaub vor dem Fernseher sitzen, ist die Frage nach dem richtigen Kurs mehr als durchaus berechtigt.

2. Aktivität: Handeln Sie selbst oder liefern Sie sich den Umgebungsbedingungen aus?

Die Frage nach der eigenen Aktivität ist für jeden Lebensbereich interessant. Im Job können Sie Ihr Vorankommen aktiv gestalten oder immer nur mitschwimmen. Sie können sich aktiv um Ihre Gesundheit und Ihre Ernährung kümmern oder Tabletten einnehmen und in der Kantine Currywurst mit Pommes bestellen. Sie können Ihr Leben, Ihre Kontakte und Hobbys aktiv angehen und reich gestalten.

3. Auswahl des Teiches: Wollen Sie ein großer Fisch im kleinen Teich oder kleiner Fisch im großen Teich sein?

Es gibt kleine Fische im großen Teich, deren Fähigkeiten, deren Talent, deren Macht, deren Kraft reichen nicht aus, um sich durchzusetzen. Immer kommt ein großer Fisch und düpiert den kleinen. Der große Fisch im kleinen Teich lebt hingegen sehr komfortabel, er setzt die Maßstäbe, ist kaum unter Druck und kann sich seine Welt gestalten. Die Frage, ob man sich unter Berücksichtigung seiner Fähigkeiten im richtigen Teich befindet, ist ungemein wichtig. Mit schmalem Geldbeutel im Wohnviertel der Besserverdienenden zu wohnen, dürfte auf Dauer erhebliche Frustrationen auslösen. Ob ein durchschnittlicher Arzt mit einer Privatarztpraxis im Zentrum von München glücklich wird? Es wird wohl eher eine Bauchlandung.

Warum sollte ich als mittelmäßiger Tennisspieler immer mit den Herren aus der Oberliga trainieren wollen, die mich permanent vom Platz fegen? Eigentlich logisch, aber erstaunlich viele Menschen haben große Probleme, den richtigen Teich zu finden, um ein glückliches Leben zu leben.

4. Konsumkontrolle: Müssen Sie wirklich immer alles kaufen?

Die Kontrolle des »Alles meins«-Instinkts und des »Mein Haus, mein Auto, mein Boot«-Instinkts ist schwer. Na gut, wenn Sie Millionär sind, dann gönnen Sie sich eben den Spaß, aber wenn die Mittel nicht unbegrenzt sind, und das ist meist der Fall, dann sorgt übermäßiger Konsum dafür, dass Sie viel mehr arbeiten müssen, als es Ihnen guttut, und Ihnen die Lebenszeit davonläuft. Und wenn Geld da ist, dann investieren Sie doch mal richtig: Welcher Normalverdiener würde eine Party für 2800 Euro geben, um mit seinen Freunden mal so richtig zu feiern? Niemand? Aber für das neue Auto, da sind die Mittel da. Nur dass das Auto an Wert verliert, während die Party in Ihrer Erinnerung immer weiter verzinst und das Band zwischen Ihnen und Ihren Freunden über Jahre fester geknüpft wird.

5. Selbstbeschränkung: Setzen Sie die richtigen Prioritäten und tun das Wesentliche?

Sich tagtäglich auf das Sinnvolle und Wesentliche zu beschränken, ist das größte Geschenk, das Sie sich in der modernen Zeit machen können. Lesen Sie eine Zeitung komplett, statt unzähliger Kurzmeldungen. Bestellen Sie Newsletter ab. Verwalten Sie nicht 800 Freunde bei Facebook, beschränken Sie sich auf die Menschen, die Ihnen wichtig sind. Betreiben Sie Multioptionskontrolle, indem Sie übermäßige Auswahl meiden. Sie raubt Ihnen Lebenszeit. Kein Mensch braucht es, zwischen 50 blauen Hemden auswählen zu können, wenn er ein neues sucht. Wahrscheinlich haben 30 davon ohnehin Ramschqualität und ein gutes Geschäft Ihres Vertrauens erledigt eben diese Vorauswahl durch seinen begrenzten Einkauf für Sie.

6. Nachhaltigkeit: Leben Sie über Ihre psychischen und physischen Verhältnisse?

Trägt mein Lebenskonzept auf Dauer zu meiner Zufriedenheit, Gesundheit und zu meinem persönlichen Glück bei? Vielleicht macht es Sie in diesem Moment gerade glücklich, eine Tafel Schokolade nach der anderen zu essen, ob es aber auf Dauer zu Ihrem Glück beiträgt, wenn Sie mit Übergewicht und kaputten Kniegelenken nicht mehr die Treppe hochkommen, darf bezweifelt werden. Und auch wenn es Sie gerade herausfordert, ganz viel zu arbeiten, die Welt zu retten und jede Menge Geld zu verdienen, so sollten Sie das doch sinnvollerweise in Ihrer Lebens- und Glücksbilanz berücksichtigen, denn Sie werden die Zeit nie zurückbekommen.

Unser Lebenskonzept lässt uns manchmal gar keine Zeit, das Leben so zu gestalten, dass es uns glücklich macht und gesund hält.

Was ist die InstinktFormel?

Die fünf Lebensbereiche mit den sechs Glückprinzipien so zu gestalten, dass Sie die leisen Instinkte wieder hören und die lauten Instinkte kontrollieren – das ist die Instinkt-Formel! Und das macht Sie glücklich, zufrieden und gesund.

leise

Leise Instinkte	x	6 Glücksprinzipien	=	Glück in 5 Lebensbereichen

Ein genauer Blick auf Ihre fünf Lebensbereiche

Eine grobe Übersicht haben Sie sich mit Ihrer Wochenaufstellung und den Kuchendiagrammen schon verschafft. Jetzt ist es an der Zeit, dass Sie selbst einmal prüfen, wie es bei Ihnen so läuft. Gibt es noch ein Leben neben »Leistung und Beruf«? Haben Sie genug Zeit für »Gesundheit und Ernährung«? Wie gestalten Sie »Leben und Kontakte«? Mit Facebook und vor dem Fernseher oder haben Sie Zeit für Ihre echten Freunde?

Sie spüren, da stimmt etwas nicht? Es ist ein Ungleichgewicht da? Und dem möchten Sie gern ruck, zuck entgegnen? Vermeintliches Patentrezept: »Ich müsste mal wieder joggen gehen!« oder wahlweise auch: »Ich müsste endlich etwas weniger arbeiten!« Aber diese Pläne funktionieren nicht. Nach wenigen Anläufen verheddert man sich wieder in der Unwirtlichkeit des Alltags. »Mist, ich muss noch zur Post.« – »Huch, heute ist es später geworden und ich muss noch die Kinder abholen.« – »Oh je, wir hatten ein Problem mit dem neuen Projekt, da müssen wir jetzt alle noch mal für drei Wochen richtig ran.«

Ich gehe davon aus, Sie sind weder faul noch undiszipliniert, und sage Ihnen: Ihr Lebenskonzept gibt Ihnen gar keine Zeit, Ihr Leben so zu gestalten, wie Sie es gern hätten. Sie können dem nur entgegentreten, indem Sie sich Ihr Leben genau anschauen und so organisieren, dass die Dinge, die Ihnen wichtig sind, auch die nötige Zeit bekommen. Dafür müssen Sie aber die Prioritäten richtig setzen.

Es ist sinnvoll, sich nicht nur gedanklich mit den eigenen Wünschen und Glücksfaktoren im Leben zu beschäftigen. Sie auch schriftlich zu notieren, unterstützt Sie bei der praktischen Umsetzung.

Eine Anleitung bekommen Sie nun ganz ausführlich auf den nächsten Seiten. Wir nehmen dort die einzelnen Lebensbereiche genau unter die Lupe. Wie wirkt sich eine 70-Stunden-Arbeitswoche auf Ihre anderen Lebensbereiche aus? Werden Sie am Ende Ihres Lebens bedauern, nicht genug im Büro oder nicht genug bei Ihren Kindern gewesen zu sein? Macht eine Tiefkühlpizza am Abend Sie wirklich zufrieden? Reichen fünf Stunden Schlaf aus, um gut durch den Tag zu kommen? Muss man, wie der Durchschnitt der Bevölkerung, drei Stunden am Tag fernsehen und eine Stunde im Internet surfen? Macht Sie das glücklich?

Vertiefen werden wir das Ganze in den nächsten Kapiteln zu den einzelnen Lebensbereichen – und wir beginnen, nach dem Selbsttest, mit dem Bereich, der wohl bei den meisten Menschen die meisten Stunden frisst: »Leistung und Beruf«.

Selbstanalyse: »Was macht mich wirklich glücklich?«

Sie sind latent unzufrieden mit Ihrem Leben, wissen aber nicht so ganz genau, warum? Sie wollen etwas daran ändern, wissen aber nicht wie? Ihre lauten Instinkte funken Ihnen immer wieder dazwischen? Dann stellen Sie sich selbst die hier aufgeführten Fragen und beantworten Sie Schritt für Schritt, was Sie in Ihren Leben gern verbessern und ändern möchten – und wie Sie Ihrem Glück auf die Spur kommen.

Wie zufrieden oder unzufrieden bin ich beruflich und privat mit den folgenden Aspekten meines Lebens?

Beruflich:

Aufgabe	☐ sehr	☐ einigermaßen	☐ gar nicht
Firma/Unternehmen	☐ sehr	☐ einigermaßen	☐ gar nicht
Vorgesetzter	☐ sehr	☐ einigermaßen	☐ gar nicht
Team	☐ sehr	☐ einigermaßen	☐ gar nicht
Arbeitszeiten	☐ sehr	☐ einigermaßen	☐ gar nicht
Arbeitsweg	☐ sehr	☐ einigermaßen	☐ gar nicht
Selbstbestimmung	☐ sehr	☐ einigermaßen	☐ gar nicht
Position	☐ sehr	☐ einigermaßen	☐ gar nicht
Perspektiven	☐ sehr	☐ einigermaßen	☐ gar nicht
Gehalt	☐ sehr	☐ einigermaßen	☐ gar nicht
Anerkennung	☐ sehr	☐ einigermaßen	☐ gar nicht

Privat:

Freizeit	☐ sehr	☐ einigermaßen	☐ gar nicht
Freunde	☐ sehr	☐ einigermaßen	☐ gar nicht
Partnerschaft	☐ sehr	☐ einigermaßen	☐ gar nicht
Familie	☐ sehr	☐ einigermaßen	☐ gar nicht
Hobbys	☐ sehr	☐ einigermaßen	☐ gar nicht
Sport	☐ sehr	☐ einigermaßen	☐ gar nicht
Ernährung	☐ sehr	☐ einigermaßen	☐ gar nicht
Zeit für mich	☐ sehr	☐ einigermaßen	☐ gar nicht
Soziales Engagement	☐ sehr	☐ einigermaßen	☐ gar nicht

Markieren Sie Ihre Bewertungen:

»Sehr« mit GRÜN und »gar nicht« mit ROT. Welche Farbe überwiegt? Wie viel haben Sie mit Grün und Rot angekreuzt? Die Verbesserung der »roten« Aspekte in Ihrem Leben hat Priorität.

Welche meiner lauten Instinkte sind am lautesten?
Wie äußert sich das in meinem Leben?

_____

_____

_____

_____

_____

_____

_____

Was stört mich besonders? Womit will ich nicht länger leben? Was
möchte ich gern ändern?

_____

_____

_____

_____

_____

_____

_____

_____

Welcher der leisen Instinkte ist bisher zu leise in meinem Leben und wie kann ich es schaffen, mehr auf ihn zu hören?

_____

_____

_____

_____

_____

_____

_____

Wie können mir die sechs Glücksprinzipien bei der Umsetzung neuer Gewohnheiten und Verhaltensweisen helfen?

_____

_____

_____

_____

_____

_____

_____

_____

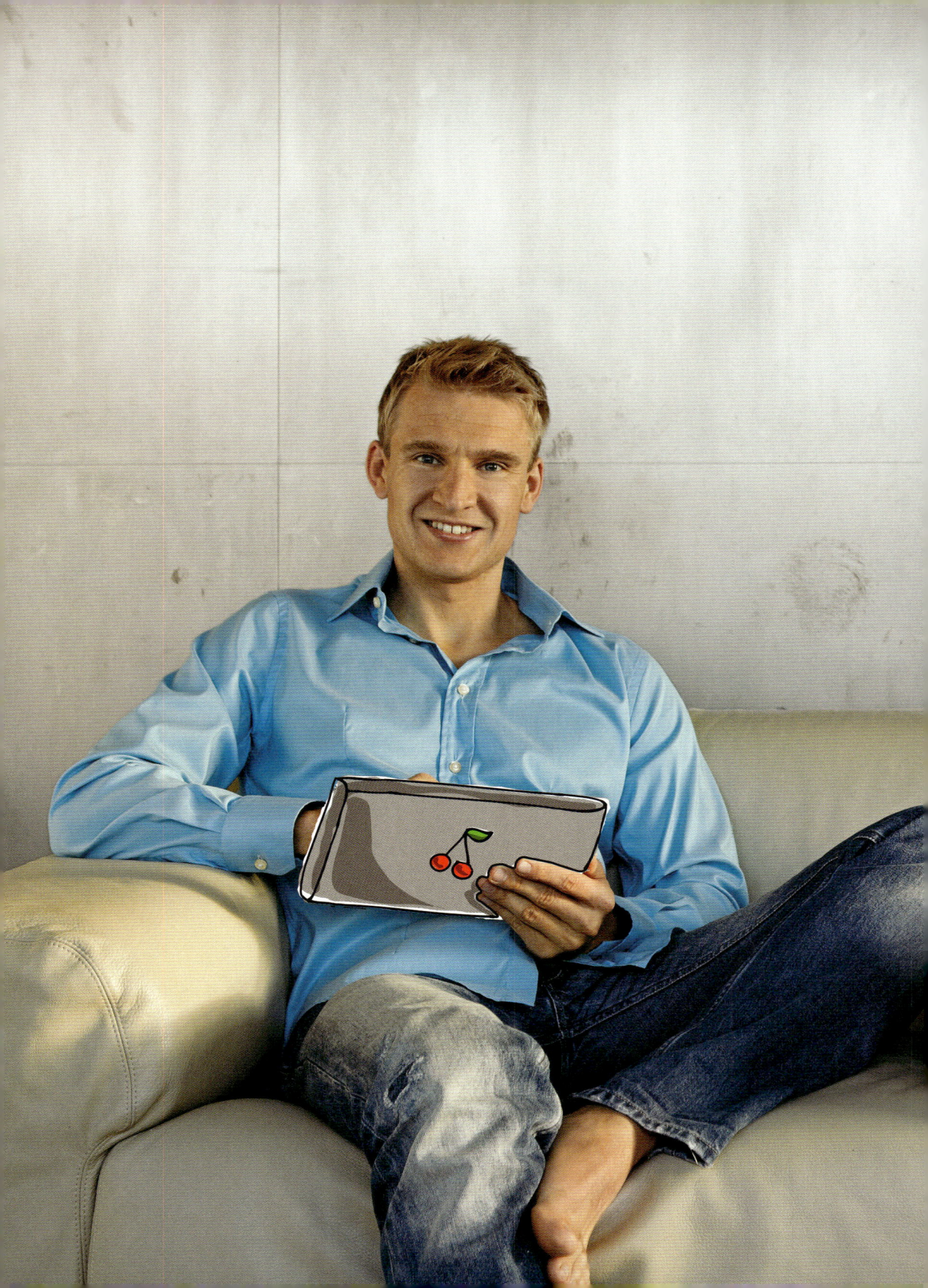

Kapitel 4
Leistung und Beruf

Das waren noch Zeiten, als wir Rechnungen von Hand schrieben, uns nur einer Sache gleichzeitig widmeten und es noch keinen Mailverkehr gab. Inzwischen werden wir immer schneller, besser, effizienter. Leider bleibt dabei eines auf der Strecke: Wir Menschen selbst und unsere Bedürfnisse. Lesen Sie in diesem Kapitel, wie Sie trotz Arbeitsverdichtung und Prozessoptimierung in der heutigen Zeit leistungsfähig bleiben und im Datendschungel überleben.

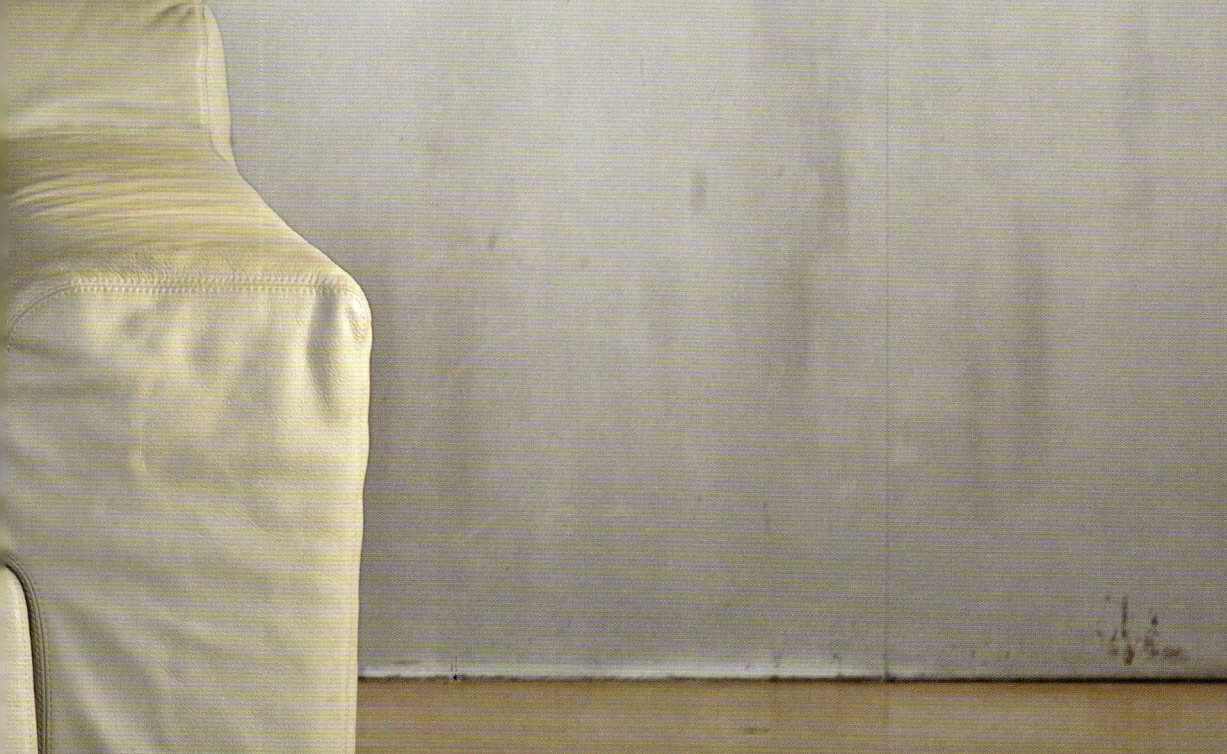

Was sind die lauten Instinkte und was machen sie mit uns?

> Nummer-eins-Instinkt: Ich will im Beruf Erster, leistungsstärker und erfolgreicher sein, um mich durchzusetzen und von den anderen abzuheben.

> »Mein Haus, mein Auto, mein Boot«-Instinkt: Ich will finanziell besser gestellt sein und mehr darstellen als andere.

> »Alles meins«-Instinkt: Ich will mehr Erfolg haben und Karriere machen – für mehr Gehalt und einen höheren Status.

Was sind die leisen Instinkte und wie helfen sie uns?

> Team-Instinkt: Ich könnte im Team und gemeinsam mit anderen beruflich mehr erreichen und bessere Ergebnisse erzielen, statt im Alleingang.

> Regenerations-Instinkt: Ich brauche zwischendurch auch mal eine Pause und Auszeiten, um mich zu erholen und Kräfte zu tanken.

> Harmonie-Instinkt: Ich fühle mich unwohl und will unangenehme Situationen (Stress, Konkurrenz, Konflikte, Überlastung) instinktiv vermeiden.

Typische Probleme

> Zeitmanagement nimmt Ihnen die Kreativität, Ihr ganzer Tag ist durchgetaktet.

> Sie verlieren den Einfluss auf Ihr Tun, andere bestimmen über Sie.

> Sie verbringen den Großteil Ihrer Lebenszeit mit diesem Lebensbereich.

Welche Glücksprinzipien Ihnen helfen

> Kurskontrolle: Wollen Sie für die Karriere und für mehr Geld auf Zeit für sich selbst, Ihre Hobbys und die Familie verzichten? Legen Sie klare Ziele für sich fest.

> Auswahl des Teiches: Es muss nicht unbedingt zwingend die Karriereleiter sein. Entscheidend ist, dass Ihre berufliche Tätigkeit Ihnen Freude bereitet.

> Aktivität: Handeln Sie aktiv und ergreifen Sie die Initiative! Treffen Sie Entscheidungen für sich selbst und tun Sie die richtigen Dinge, um Ihre Ziele zu erreichen.

Die besten Tipps

> Setzen Sie die drei Freunde Pareto, Eisenhower und Smartphone zu Ihrem Nutzen ein: nicht um sich zu hetzen, sondern um sich besser zu organisieren.

> Bekämpfen Sie das um sich greifende Multitasking.

> Schaffen Sie sich Raum für Erholung, zum Faul- und Kreativsein.

Wie sich die modernen Arbeitsbedingungen auf uns auswirken

Eigentlich sollte alles leichter werden. Während man früher die Ware nach einem Gespräch über den Ladentisch verkaufte, Rechnungen mit der Hand schrieb und abheftete, nachdem man das Geld in die Kasse gelegt hatte, geht heute eigentlich alles vollautomatisch. Die Ware wird online bestellt, die Rechnung wird automatisch erstellt, die Bezahlung erfolgt elektronisch mit der »Sofortüberweisung« und die EDV überwacht nur noch den Zahlungseingang. In anderen Jobs ist es nicht anders. Die Arbeit im Medizinsektor hat sich ebenfalls kolossal gewandelt. Röntgenbilder suchen? Sind im PC. Abwarten, bis der Kollege nachmittags zur Besprechung kommt? Ist per Handy erreichbar. Bis die Laborwerte da sind, erst mal einen Kaffee trinken? Sind in Windeseile am PC abrufbar. Die Patienten mit einer handschriftlichen Kurzanweisung heimschicken? Nein, den kompletten Brief gibt es sofort.

Alles geht schneller, alles geht effizienter. Der moderne Verkäufer und der moderne Arzt müssten eigentlich im Schlaraffenland leben. Statt Röntgenbilder zu suchen, könnte man ja mal in Ruhe mit den Kollegen quatschen. Statt die Rechnung mit der Hand zu schreiben, könnte man – der Zeitersparnis sei Dank – früher nach Hause gehen und das Leben genießen. Nichts da! Stattdessen ist das exakte Gegenteil eingetreten. Wir arbeiten dank all der Erleichterungen, Automatisierungen und Optimierungen nicht weniger, sondern mehr. Und wenn schon nicht von der absoluten Arbeitszeit her, dann aber auf jeden Fall, was die Arbeitsintensität angeht. Arbeitsverdichtung, Mehrproduktion und Prozessoptimierung machen mehr Waren und mehr Dienstleistungen für mehr Menschen verfügbar. Vor 50 Jahren hatte noch nicht jeder ein Auto, eine Waschmaschine, einen Urlaub auf Mallorca, einen Kreuzbandersatz nach der Knieverletzung oder Obst und Gemüse aus aller Welt zum Schnäppchenpreis. Wir leben in einem Land, wo Milch und Honig fließen, haben uns aber überaus schnell daran gewöhnt. Was bleibt? Die Risiken und die Nebenwirkungen.

> Zunehmend mehr Arbeitnehmer fehlen immer häufiger wegen psychischer Erkrankungen am Arbeitsplatz.

Risiken und Nebenwirkungen

In den letzten Jahren haben psychische Erkrankungen beängstigend zugenommen. Über zwei Millionen Deutsche leiden körperlich oder seelisch unter ihrer Arbeit, so die neuesten Zahlen des Statistischen Bundesamts. Nur wenige Betroffene sprechen persönlich darüber, das ist klar. Es kann aber jeden erwischen. Wie kommt das?

Der enormen Arbeitsverdichtung, in der eine Sachbearbeiterin das Pensum schaffen soll, das früher einmal drei Sachbearbeiter schafften, folgt unweigerlich Stress. Zwar haben wir Instrumente, die uns schneller machen sollen, aber wenn wir E-Mail und Instant-Messenger dazu nutzen, uns an unsere Leistungsgrenze zu treiben, dann wird der Stress sogar größer als in der analogen Zeit, in der man noch akzeptierte, dass Dinge ihre Zeit dauern.

Die Schwelle von der Arbeitsverdichtung zum Multitasking ist klein. Ich leiste schon 100 Prozent, ich brauche aber noch mehr Leistung. Okay, dann schreibe ich eben die E-Mail, während ich in der Besprechung sitze (und kriege nur die Hälfte mit) oder versuche, diverse Telefonate zu führen, während ich eine Produktbeschreibung verfassen möchte (was natürlich kaum gelingt). Der Stress kann so ins Unermessliche steigen und psychische sowie physische Folgen nach sich ziehen.

Aber unsere Arbeit wird auch monotoner. Durch die zunehmende Spezialisierung in unserer hochentwickelten Welt ist man nur noch ein kleines Rad im Getriebe. Sie arbeiten mit großer Wahrscheinlichkeit an einem winzigen Ausschnitt des großen Ganzen. Sie können nur noch im Netzwerk etwas bewegen. Offiziell sind wir alle ganz glückliche, moderne Netzwerker. Aber jeder ist auch ein bisschen Einzelkämpfer und mag seine Unabhängigkeit. Würden Sie nicht hin und wieder auch gern etwas allein fertigstellen, unabhängig etwas bearbeiten, bis es fertig ist? Einmal nicht von 25 Wenn und Aber abhängig sein? Aber das Computernetzwerk mit 1000 Arbeitsplätzen, das Sie mit betreuen, ist eben keine Axt, und ein Kernspintomograph, an dem Sie mit entwickeln, ist kein Tonkrug – die Zeiten der Manufaktur sind vorbei. Die Arbeit wird durch diese immer feinere Aufgliederung und die technischen Hilfsmittel immer weiter entmenschlicht, man rückt dabei leider auch vom Produkt ab.

Warum sind Chirurgen so glücklich?
Auch in Zeiten hoher Arbeitsverdichtung und großer Belastung im Beruf sind Chirurgen besonders glückliche Menschen. Sie arbeiten für die Dauer einer Operation sehr eigenverantwortlich und haben immer ein absehbares Ziel vor Augen: das Operationsende mit dem Wundverschluss. Und einem Patienten, dem es danach besser geht als zuvor – zumindest meistens. Das ist wie Tonkrüge anfertigen im Hightech-Zeitalter, und das macht sehr, sehr zufrieden.

Machen Sie eine Smartphone- und Blackberry-Pause!

Immer erreichbar zu sein, ist belastend. Deswegen haben bei Volkswagen auch die Blackberrys der Mitarbeiter Feierabend. Das hat der VW-Betriebsrat Anfang 2012 in einer Betriebsvereinbarung zum Schutz der Belegschaft vor übermäßigem Stress durchgesetzt. Nach Feierabend werden bei VW nun keine E-Mails mehr an die Firmen-Blackberrys verschickt. Endlich wird dem Wahnsinn etwas Einhalt geboten! Doch leider ist es nicht ganz so einfach: Denn nur weil ich abends um 22 Uhr nicht arbeite, heißt das nicht, dass ich weniger arbeite. Und für Spätarbeiter wie mich, die lieber von 17 bis 20 Uhr bei der Familie sind, und danach noch mal ihre E-Mails checken, ist diese Lösung nicht flexibel genug. Ich begrüße es dennoch, dass das Bewusstsein für Stressreduktion und Auszeiten wächst. Und dass gerade auch in großen Konzernen aktiv gehandelt und die Verantwortung für Burn-out-Prophylaxe übernommen wird.

Wann macht Arbeit Spaß?

Aber es ist nicht so, dass jedermann völlig frustriert zur Arbeit geht. Nach einer Studie der Universität von Chicago, für die mehr als 27 000 Frauen und Männer aus allen Berufsgruppen befragt wurden, sind diejenigen am zufriedensten, die anderen Menschen helfen oder sie pflegen – und deren Arbeit ein hohes Maß an Selbstverwirklichung, Kreativität und Flexibilität zulässt. Ob nun Hebammen, Schreiner oder KFZ-Mechaniker – wenn der Beruf den eigenen Neigungen entspricht, kann jeder darin glücklich werden. Bestimmt gibt es auch für Sie Dinge, die Sie als positiv an Ihrem Job wahrnehmen: Vielleicht gefällt Ihnen die Tätigkeit als solche? Oder Sie freuen sich über das Lob des Kunden oder Ihres Chefs für das ausgearbeitete Angebot? Sie schätzen die Präsentationen vor den Abteilungsmitarbeitern? Oder die kleinen Freuden des Alltags, wie zum Beispiel die Büroorganisation? Ebenso kann der Mikrokosmos Arbeit mit den lustigen und grimmigen Kollegen und dem sich daraus ergebenden Miteinander angenehm sein. Manchmal macht es eben richtig Spaß! Dazu tragen Wertschätzung Ihrer Tätigkeit und auch Flexibilität auf Ihrer Arbeitsstelle bei. Wer nachmittags mal früher Schluss machen kann, weil die Sonne scheint, und die Arbeit einfach am nächsten Abend nachholen kann, der hat auch in modernen Zeiten ein befriedigendes Gefühl der Selbstbestimmung und ist in der Lage, vorübergehend auch gut mit einem etwas höheren Arbeitspensum zu leben.

Es gibt Energieräuber im Job und Energiequellen, die mehr Energie geben als sie kosten.

Energieräuber im Job = Glückskiller	Energiequellen im Job = Glücksbringer
› Zeitdruck	› Wertschätzung
› hocheffizientes Arbeiten	› Flexibilität
› hohe fachliche Anforderungen	› Gleitzeit
› Störungen des Betriebsklimas	› Einfluss- und Gestaltungs-
› ungünstige Arbeitszeiten (Schichtdienst)	möglichkeiten
› unergonomischer Arbeitsplatz	› positiver Kontakt zu Kollegen und soziale Bindungen
› permanente Erreichbarkeit	› Erfolgserlebnisse
› überhöhte Erwartungen durch die Vorgesetzten	› Pausen und Regenerationszeiten
› körperliche Belastung durch die Tätigkeit	› Übereinstimmung von Erwartungen der Führung und Bewältigungsmöglichkeiten

Wenn dagegen die Energieräuber im Job überhandnehmen, buchen Sie von Ihrem Energiekonto mehr ab, als Sie einzahlen. Das kann auf Dauer nicht gut gehen. Dann bereitet die Arbeit keine Freude mehr. Dann droht die Überlastung. Sie geraten in einen Strudel aus immer mehr Arbeit und zu wenig Erholung. Die Zeichen sind dafür gerade am Anfang diffus und vage und alles andere als eindeutig. Das sind die ersten Warnzeichen für ein Burn-out (nach Professor Burisch):

> nicht abschalten können
> Beschränkung sozialer Kontakte auf Kunden/Klienten
> Hyperaktivität
> Gefühl der Unentbehrlichkeit
> Gefühl, immer erreichbar sein zu müssen
> Gefühl, nie Zeit zu haben
> Reizbarkeit
> Neigung zu Mehrarbeit
> Müdigkeit
> Mehrarbeit für gewohnte Leistung erforderlich

Was ist ein Burn-out?

Wie soll man auf Basis so unklarer Beschreibungen eine Diagnose stellen? Das Syndrom ist mittlerweile bei rund 60 Berufen und Personengruppen beschrieben worden. Burn-out ist heute irgendwie eine Modeerkrankung geworden, oder? Man weiß manchmal wirklich nicht mehr, ob jemand, der sich einfach mal schlapp fühlt, nur übertreibt oder aber wirklich ein ernst zu nehmendes Problem hat. Neulich erzählte mir auch mein Fischhändler, er »hätte am Wochenende ein Burn-out gehabt«. Ich fragte, ob er einen grippalen Infekt oder eine starke Erkältung hatte. »Nein, das war Burn-out!«, sagte er am Montag, als es ihm offenkundig schon wieder gut ging. Womit wir bei der Frage wären, was denn nun bitte ein Burn-out ist. Darüber sind sich noch nicht einmal die Mediziner einig.

Ich habe die zurzeit beste Definition dieses mysteriösen, modernen Krankheitsbildes bei den Autoren Schaufeli und Enzmann entdeckt, die Burn-out als einen »dauerhaft negativen, arbeitsbezogenen Seelenzustand« bezeichnen. Dieser ist in erster Linie von Erschöpfung gekennzeichnet, begleitet von Unruhezuständen, Nervosität, Anspannung und Gereiztheit. Die Betroffenen beklagen häufig auch, dass sie weniger motiviert und weniger effektiv sind. Der psychische Zustand bei Burn-out kann von körperlichen Reaktionen wie Schlaflosigkeit, Herzkreislaufproblemen und Kopfschmerzen begleitet werden. Und er ist, so Schaufeli und Enzmann, Resultat »einer Fehlpassung von persönlichen Zielen und Berufsrealität.« Die eigene Zielsetzung entpuppt sich als unrealistisch. Burn-out entwickelt sich nach und nach und genau deswegen kann er auch lange unbemerkt bleiben. Natürlich ist eine solche Definition nicht endgültig, sie entwickelt sich weiter, im gleichen Maß wie Ursachenforschung und Behandlungsmethoden voranschreiten. Eine aktuelle niederländische Definition sieht Burn-out zum Beispiel als eine langdauernde Fehlbelastung an, die mindestens sechs Monate mit Symptomen wie Erschöpfung und Müdigkeit einhergeht, verortet aber den Grund dieser Fehlbelastungen nicht zwingend im Berufsleben.

Demzufolge hatte mein Fischhändler also offenbar nur eine starke Erschöpfung nach einer harten Arbeitswoche und glücklicherweise kein Burn-out. Was aber passiert genau beim richtigen Burn-out? Was ist ein Burn-out? Natürlich kann so ein Prozess bei jedem anders ablaufen, es gibt mittlerweile diverse Modelle dazu. Eine gute Idee vermittelt auch heute noch das zwölfstufige Burn-out-Modell des Psychoanalytikers und »Burn-out-Entdeckers« Herbert J. Freudenberg, der dieses bereits 1974 vorstellte.

Burn-out hat viele Gesichter. Mindestens ebenso vielfältig sind die Gründe für das emotionale Ausbrennen.

Die 12 Phasen des Burn-outs

1. Zwang, sich selbst und seinen Mitmenschen etwas zu beweisen
2. starke Leistungsorientierung, um übersteigerte Erwartungen zu erfüllen
3. Überlastung und gleichzeitig Vernachlässigen persönlicher Bedürfnisse und des sozialen Netzwerks
4. Verbergen und Ignorieren innerer Konflikte und Schwierigkeiten
5. Selbstzweifel und Hinterfragen einst wichtiger Aspekte des Lebens (Hobbys, Freunde)
6. Verneinung zunehmender Schwierigkeiten, steigende Intoleranz und Missachtung anderer
7. Isolierung und Begrenzung sozialer Kontakte auf ein Mindestmaß
8. auffällige Wesens- und Verhaltensänderungen, sich verstärkende Ängstlichkeit und mangelndes Selbstwertgefühl
9. Persönlichkeitsverlust durch fehlenden Kontakt zu sich selbst und zu anderen, zunehmend »mechanistisches« Leben
10. innere Leere, Verzweiflung und Überspielen dieser Gefühle durch extremes Sexual- und Essverhalten sowie Alkohol- und Drogenkonsum
11. Symptome einer Depression: Apathie, Pessimismus, Erschöpfung, Perspektivlosigkeit
12. Suizidgedanken, Drohen eines psychischen und auch körperlichen Total-Zusammenbruchs

Aktives und passives Burn-out

Aufgrund des obigen Modells, das zeigt, wie sich jemand sprichwörtlich kaputt arbeitet, denkt jeder noch heute beim Wort »Burn-out« an einen Workaholic, der viel zu viel arbeitet. Man denkt an Karrieristen, die sich antreiben, bis sie nicht mehr können. Diese Menschen gibt es, aber Vorsicht: Sie sind nicht die einzigen Überlastungsgefährdeten. Der deutsche Burn-out-Experte Matthias Burisch unterscheidet das aktive vom passiven Burn-out. Der »Selbstverbrenner« (aktives Burn-out) treibt sich selbst an, weil er aufgrund der auf der nächsten Seite genannten Persönlichkeitseigenschaften extrem viel von sich erwartet. Ein passives Burn-out kann auch dann entstehen, wenn eine Persönlichkeit, die nicht zum aktiven Ausbrennen neigt, unter sehr belastenden Arbeitsbedingungen arbeiten muss (und diese unter Umständen nicht verlassen kann). Natürlich sind Mischformen überaus häufig.

Burn-out heißt nicht immer, sich kaputt zu arbeiten, es kann auch ohne 80-Stunden-Woche kommen.

Aktives Burn-out
»Selbstverbrenner«

Passives Burn-out
»Opfer der Umstände«

Innere/persönliche Faktoren

> Idealismus
> Dynamik, Zielstrebigkeit
> Machtstreben
> Wunsch nach Anerkennung
> Definition der Persönlichkeit über Leistung
> Wunsch, etwas Besonderes zu sein (als Zeichen des mangelhaften Selbstvertrauens)
> Unfähigkeit, nein zu sagen
> Kompromissunfähigkeit
> Perfektionismus
> »Meine Weltsicht ist die einzig richtige«

Äußere Faktoren

> Arbeitsüberlastung
> Wertekonflikte
> Schlechte Arbeitsbedingungen
> Mobbing
> Ungerechtigkeit
> ungenügende Belohnung
> Mangel an Einfluss und Kontrolle auf den Arbeitsprozess
> Kollegen/Chef, die einen mit Arbeit überhäufen
> Zusagen/Versprechungen, die nicht eingehalten werden
> Arbeitslosigkeit, Unmöglichkeit eine neue Stelle zu finden
> Überbeförderung und Unterbeförderung

Mischformen
durch innere und äußere
Faktoren ausgelöst

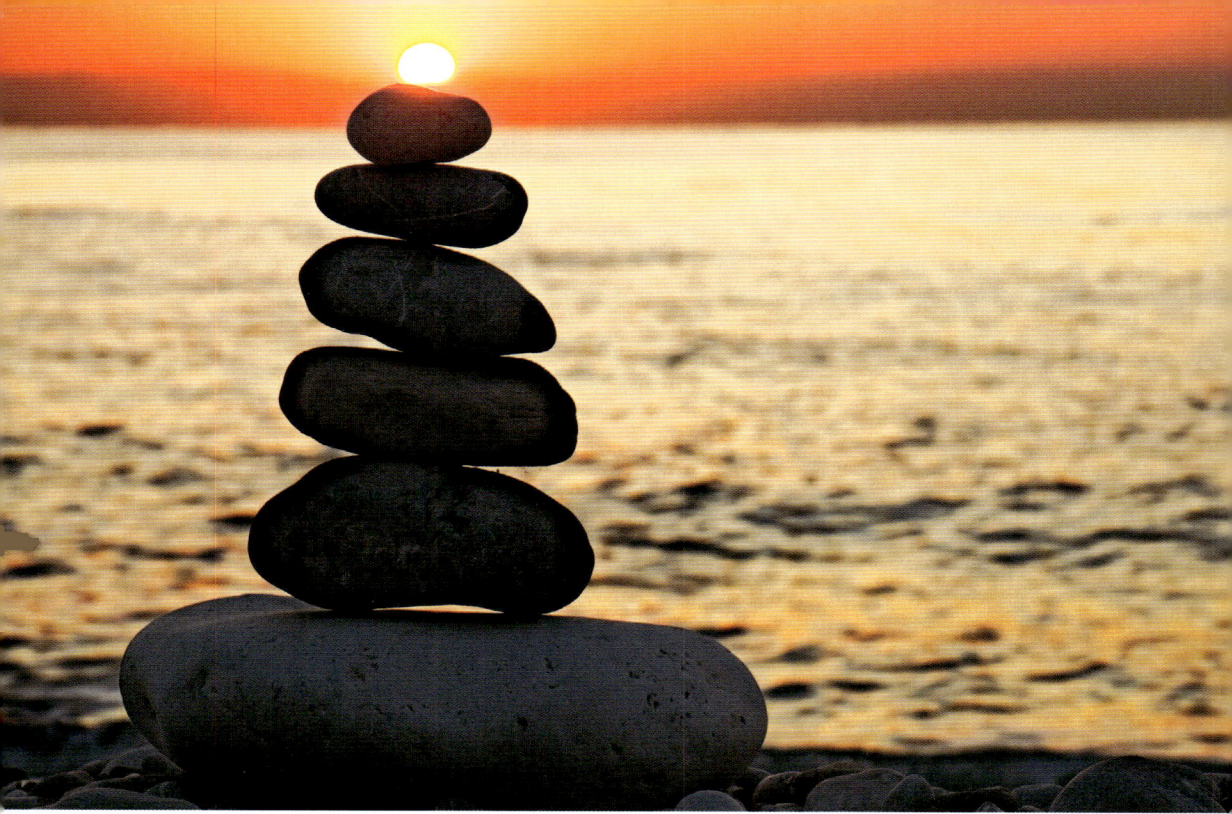

Finden Sie zu Ihrer inneren Balance: Im Stress kommt der Mensch nicht mehr zur Ruhe – gönnen Sie sich unbedingt ausgiebige Auszeiten, in der Natur, Zeit für sich selbst, mit Dingen, die Sie gerne tun und die Sie entspannen.

Unter der Überlastung leidet übrigens auch Ihr Körper. Laut Professor Matthias Burisch reagieren Sie und Ihr Körper wie folgt auf Burn-out:

> häufige Infekte, schwaches Immunsystem
> Schlafstörungen
> Herzrasen, Herzklopfen
> Bluthochdruck
> Engegefühl in der Brust
> Muskelverspannungen
> Nackenschmerzen
> nervöse Ticks
> Verdauungsbeschwerden
> Übelkeit
> Gewichtszunahme oder -abnahme
> Alkohol/Drogenmissbrauch

Zwar existiert keine verbindliche Definition für Burn-out, aber es gibt sehr deutliche Anzeichen für Überlastung.

Erste Hilfe bei Burn-out

Wo hört Erschöpfung auf und ab wann spricht man von einem Burn-out?

Bei ersten Anzeichen von Erschöpfung, Müdigkeit und leichter Überlastung hilft Ihnen dieses Buch, sich innerhalb Ihrer Lebensbereiche neu zu orientieren und diese sinnvoll zu gestalten. Aber die Grenzen zum Burn-out sind fließend.

Unbedingt zum Arzt gehen sollten Sie, wenn …

> Sie sich pausenlos von allem – auch von Routineaufgaben – überfordert fühlen.

> Sie stets müde und kraftlos sind, auch nach ausreichend Schlaf.

> Sie überhaupt nicht mehr abschalten und entspannen können.

> körperliche und psychische Symptome Sie so stark beeinträchtigen (Herzrasen, Unkonzentriertheit, Schlaflosigkeit, Blackouts), dass Sie Ihrem Alltag nicht mehr effektiv, leistungsstark und effizient nachgehen können.

> Ihr »schlechter« Zustand über mehrere Wochen anhält.

> Sie starke Verzweiflung und Ausweglosigkeit empfinden.

> auch nach längerer Ruhephase keine Besserung eintritt.

> Sie selbst das Gefühl haben, allein nicht mehr da rauszukommen und Hilfe zu brauchen.

> Sie Selbstmordgedanken haben.

Generell gilt: Vertrauen Sie sich lieber früher als später einem Arzt an, um auf Nummer sicher zu gehen und um Spätfolgen vorzubauen.

Weiterführende Internetlinks (nähere Definition und Symptome, Adressen von Kliniken und Therapeuten):

> www.hilfe-bei-burnout.de

> www.burn-out-forum.de

> www.burnout-syndrom-hilfe.eu

> www.burnout-institut.eu

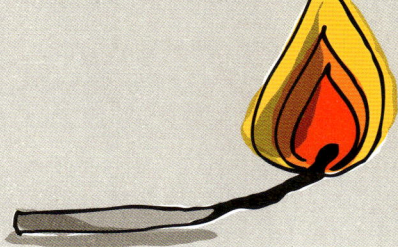

Interview

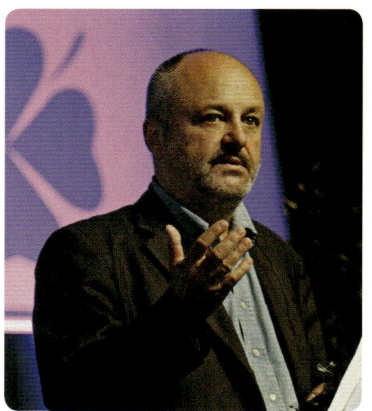

Matthias Burisch war Professor für Psychologie an der Universität Hamburg. Er wurde besonders durch seine wissenschaftlichen Studien und bahnbrechenden Untersuchungen zum Burn-out-Syndrom bekannt. Als Trainer und Coach berät er bis heute Führungskräfte und Organisationen zur Burn-out-Prophylaxe. Im Interview verrät er, warum er Anrufbeantworter liebt und seinen Urlaub immer in »Funklöchern« verbringt.

1. Herr Professor Burisch, das Burn-out-Syndrom ist heute unwahrscheinlich präsent. Sind tatsächlich zunehmend mehr Menschen davon betroffen?

Umfragen deuten darauf hin, dass sich die Zahl der Betroffenen in den letzten Jahren tatsächlich sogar verringert hat. Ich hätte auf den umgekehrten Trend gewettet, schließlich hat sich in den Arbeits- und Lebensbedingungen, zum Beispiel durch die Wirtschaftskrise, etliches verschlechtert. Vielleicht spiegelt sich in der augenblicklich sehr heftigen Mediendiskussion vor allem das Missbehagen vieler Arbeitnehmer wider, die unter anderem durch die »Agenda 2010« heute real weniger verdienen als noch vor zehn Jahren.

2. Sie schreiben, dass auch Thomas Buddenbrook aus »Die Buddenbrooks« von Thomas Mann ein Burn-out hatte. Dieser lebte im 19. Jahrhundert ohne Handy, Computer und Telefon. Wie konnte er denn da ein Burn-out erleiden?

Die Informationsflut durch die modernen Kommunikationsmedien ist ja nur einer von sehr vielen Faktoren, die einem das Leben zur Last machen können. Und auch nur denjenigen Menschen, für die sie eben eine Last sind. Viele Junge suchen genau diese »volle Dröhnung«, sind permanent online und immer telefonisch erreichbar. Um sich wichtig, gebraucht und vernetzt zu fühlen. Ältere wollen nach der Arbeit eher ihre Ruhe haben. Sie empfinden es als Belastung, dann noch kommunizieren zu müssen, beispielsweise weil der Chef Rufbereitschaft angeordnet hat. Bei denen ist das dann unfreiwillig, es kann einen Burn-out-Prozess vom »passiven« Typ

beschleunigen. Handy, E-Mail und Internet, das hat mit Burn-out nur indirekt zu tun – über den Zwischeneffekt, dass kaum noch jemand über sich selbst nachdenkt, was aber dringend Not täte. Thomas Buddenbrook war ein Ausbrenner vom »aktiven« Typ. Er hätte sich in seinem Status als wohlhabender, hochgeachteter Kaufmann und Senator kommod einrichten können. Aber er wollte immer mehr, konnte sich mit dem Erreichtem nie zufrieden geben. Und er konnte, mangels Studium, in seiner Heimatstadt nicht Bürgermeister werden. An der Erkenntnis, dass es ab Mitte vierzig nicht weiter aufwärts ginge, so meine Deutung: Daran rieb er sich auf.

3. Einige Hausärzte sagen überlasteten Patienten: »Ihnen droht das Burn-out. Suchen Sie sich unbedingt ein Hobby.« Würden Sie auch dazu raten?
Unbedingt! Aber nur als ein Bestandteil von etwas, was ich »Lebensanreicherung« nenne. Und wer überlastet ist, muss zu allererst einmal Entlastung finden, dauerhaft. »Mein Gott, ich muss zum Sprachkurs, zum Gitarrenunterricht, zum Sport; wie soll ich das alles unter einen Hut kriegen!« – das würde die Sache nur verschärfen.

4. Sie sind ein gefragter Experte, das schafft man gemeinhin nicht mit einer 35-Stunden-Woche. Sind Sie im Urlaub online oder gehen Sie offline?
Seit es Handys und E-Mail gibt, habe ich beharrlich darauf geachtet, nirgends so unentbehrlich zu werden, dass ich permanent erreichbar sein muss. Mein Handy ist immer aus, ich benutze es nur zum Anrufen. Hinter meinen Festnetznummern stehen Anrufbeantworter, die ich regelmäßig abfrage. Im Urlaub aber nicht. Den verbringe ich normalerweise in Funklöchern. Wenn das Wetter schlecht ist, fahre ich vielleicht einmal pro Woche zu einem Internetcafé und reagiere auf das, was interessant ist. In Stress artet das praktisch nie aus. Sollte ich von diesem Prinzip einmal abweichen, werde ich die Öffentlichkeit auf keinen Fall mit einem Betroffenheitsbestseller behelligen!

Mehr Infos?
Im Internet unter: **www.burnout-institut.eu**
Buchtipp: Prof. Matthias Burisch: **Das Burnout-Syndrom. Theorie der inneren Erschöpfung.** Springer Verlag, 2010

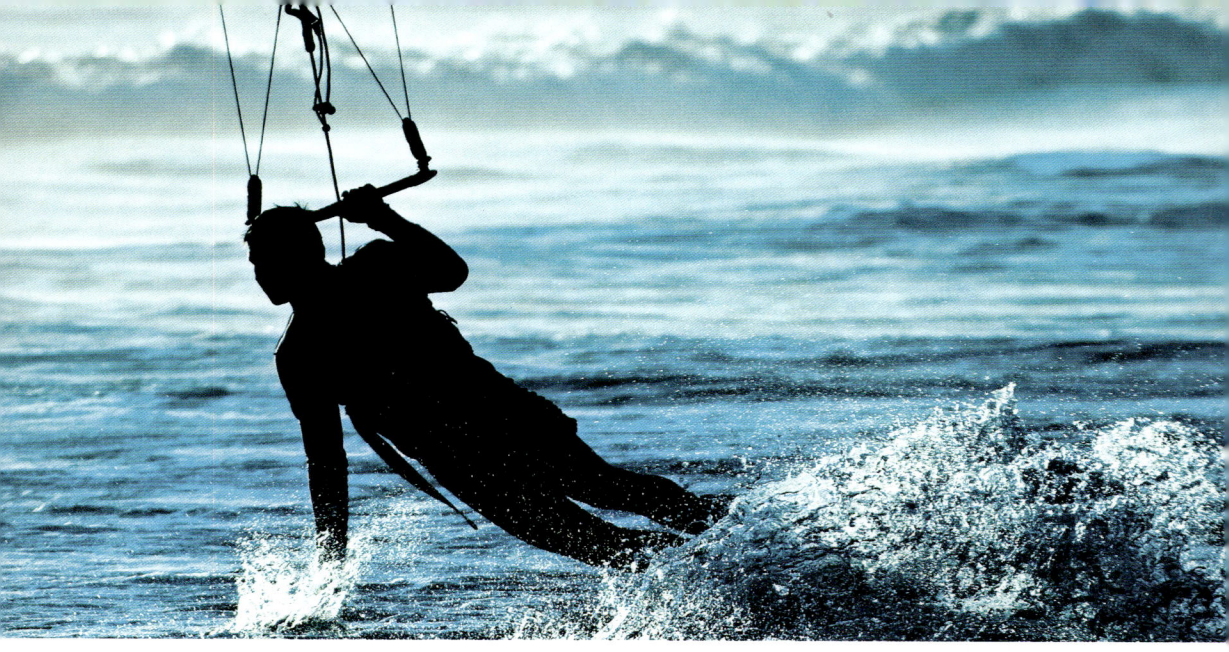

Egal ob Kitesurfen oder Gärtnern – Hobbys und Aktivitäten, die uns Flow-Erlebnisse schenken, geben Energie. Sie machen glücklich und zufrieden.

Wie Sie die richtigen Ziele setzen

Wenn man sich das alles so ansieht, fragt man sich, wie man in dieser Welt glücklich und zufrieden arbeiten soll. Sollte man sich vielleicht besser der gesamten »bösen« Zivilisation entsagen und Schafe züchten? Zurück zur Natur und auf dem Biobauernhof glücklich werden? Das dürfte für die meisten schwierig werden und es ist wohl auch nur dann komfortabel, wenn Sie das als Vorstandsvorsitzender mit 23 Millionen Euro auf dem Konto als Ausstiegsszenario machen. So kann man sich auch noch den Zahnarzt leisten, wenn man in der schönen Wildnis mal eine dicke Backe kriegt. Nein, eine ernst zu nehmende Lösung ist das nicht. Und wissen Sie, was das Beste ist? Wir brauchen sie auch gar nicht.

Flow statt Schafe züchten

Unsere Arbeitswelt ist weiß Gott kein einziges Jammertal. Im Gegenteil. Es gibt auch Flow im Job! Sie erinnern sich: Das extrem befriedigende Flow-Gefühl stellt sich ein, wenn Sie engagiert Ihren Tätigkeiten nachgehen, sich Anforderungen und Fähigkeiten dabei aber die Waage halten (Seite 51 f.). Dieses Gefühl ist keineswegs auf Joggen, Modellbau, Kitesurfen und Klavierspielen beschränkt. So etwas kann auch bei der Arbeit entstehen. Das sollte es idealerweise sogar!

Die Kunst des modernen Selbstmanagements

Wenn Sie als Anwältin an einem kniffeligen Fall arbeiten, wenn Sie in Ihrem Büro gerade eine Akte nach der anderen »wie am Schnürchen« abarbeiten, wenn genau so viele Kunden von Ihnen bedient werden wollen, dass es richtig flutscht. Und eben nicht wesentlich zu viel (sodass Stress und Überforderung entstehen) oder zu wenig (sodass sich Unterforderung und Langeweile einstellen) passiert. So befriedigend ein solches Glücksgefühl bei der Arbeit sein kann, so sehr kann man auch davon abhängig werden. Es gibt Menschen, die empfinden aufgrund der Herausforderungen in der Arbeitswelt mehr Flow und mehr Glück bei der Arbeit als daheim. Fernsehen macht eben nicht so glücklich, wie bei der Arbeit erfolgreich Probleme zu lösen.

Hierin liegt aber durchaus auch eine Gefahr, wenn die Arbeit immer mehr Spaß macht und Sie Ihre Regeneration in anderen Lebensbereichen nicht beachten, dann kann sich auch aus der einst beglückenden Arbeit eine Burn-out-Falle entwickeln.

Sie können also auch unter modernen Arbeitsbedingungen glücklich arbeiten, wenn Sie es geschickt anpacken. Und das fängt mit der richtigen Einstellung sowie Zielsetzung an – und natürlich dem passenden Selbstmanagement.

> Gewusst wie: Sie können auch unter modernen Arbeitsbedingungen glücklich arbeiten.

Finden Sie das richtige Pensum

Zum einen: So wenig wie möglich arbeiten zu wollen, ist nur scheinbar eine Lösung. Denn die Arbeit nur als lästiges Mittel zum Zweck zu verstehen, bringt gar nichts. Dafür verbringen Sie viel zu viel Zeit damit. Und 35 Stunden genervt zu arbeiten, ist sicherlich belastender als 50 Stunden mit regelmäßigen Flow-Erlebnissen. Zum anderen: Extrem viel zu arbeiten, um damit irgendwann abrupt aufzuhören, ist auch nicht sonderlich weise. Bestimmt kennen Sie Menschen mit dem Lebensziel, jetzt mal für die nächsten 20 Jahre richtig zu schuften, um dann mit 50 nicht mehr arbeiten zu müssen. Und? Wie viele schaffen das wirklich? Ziemlich wenige. Und wenn sie es schaffen würden, was hätten sie gewonnen? Die besten Jahre Ihres Lebens opfern sie der Arbeit, und im höheren Alter vermissen sie das glückliche Gefühl, gebraucht zu werden und im Flow zu arbeiten. Permanente Freizeit ist auch kein Geschenk, so viel ist sicher!

Wählen Sie den richtigen Teich

Es muss also nicht exzessiv viel, aber auch keineswegs extrem wenig Arbeit sein, um glücklich zu sein. Entscheidend ist, dass Ihnen diese Tätigkeit Freude bereitet. Und wenn Sie sich schon Gedanken über Ihren Job machen, bedenken Sie dabei die Regel vom »großen und kleinen Teich«. Sie müssen sich nicht immer mit den Allerbesten messen. Warum kann es nicht einfach mal genug sein? Es ist immer auch eine Frage Ihrer Einstellung, und an der können Sie arbeiten. Wissen Sie, was Sie antreibt, was Sie wollen und was Sie bereit sind, dafür zu investieren und aufzugeben? Sie müssen als erfahrener Sachbearbeiter doch nicht zwingend Abteilungsleiter werden, wenn Ihnen das vielleicht gar nicht liegt. Als guter Rechtsanwalt müssen Sie auch nicht unbedingt eine Kanzlei im Zentrum von München eröffnen. Entspannen wir uns doch mal ein bisschen. Sie denken jetzt vielleicht, der Marquardt hat gut reden, ich bin froh, dass ich überhaupt einen Job habe. Wenn Sie glauben, ich nähme Ihre Ängste und Bedenken nicht ernst, dann liegen Sie falsch. Ganz im Gegenteil. Aber wovon ich felsenfest überzeugt bin, ist: Wer etwas verändern will, der kann es. Und wenn Ihr Leidensdruck eines Tages zu groß wird, dann – das wette ich mit Ihnen – werden Sie eine Alternative finden …

Achten Sie auf Freude und Flow

Achten Sie auf Ihre Freude an der Tätigkeit und auf die Bedingungen: Kollegen und Vorgesetzte, die Ihre Arbeit schätzen, sind mehr wert als 200 Euro mehr Gehalt. Das Arbeiten im Rahmen Ihrer Fähigkeiten verschafft Ihnen Erfolgserlebnisse, Sie erleben Flow! Flexible Arbeitszeiten ermöglichen Ihnen, Familie, Freizeit und Arbeit unter einen Hut zu bekommen. Wer damit gut umgehen kann, kann sein Leben wirklich toll gestalten. Eine Tätigkeit, bei der Sie Gestaltungsmöglichkeiten und Einfluss haben und Anerkennung bekommen, gibt Ihnen etwas von diesem ursprünglichen Gefühl des Arbeitens und Schaffens zurück. Zwar wird es sich nicht ganz so anfühlen, als wenn Sie einen Tonkrug getöpfert und gebrannt haben, aber die Prozesse in einem Unternehmen mitzugestalten, lässt Sie zufriedener nach Hause gehen. Klar, so richtig tolle Traumjobs liegen nun nicht gerade auf der Straße, aber es finden sich immer Mittel und Wege, das Berufsleben noch besser zu gestalten, damit es Sie zufrieden macht. Mit ziemlich großer Wahrscheinlichkeit profitieren auch Ihre Kollegen von Ihren Verbesserungsvorschlägen. Haben Sie schon einmal darüber nachgedacht, das mit Ihrem Vorgesetzten einfach zwanglos zu besprechen?

Seien Sie ein Leuchtturm, keine Boje

Und zu guter Letzt: Sich in der Hoffnung auf mehr Anerkennung und mehr Geld zu Tode zu qualifizieren und Jahre seines Lebens in der Abendschule zu verbringen, kann auch nicht die Lösung sein. Sich weiterentwickeln. Ja! Sich fortbilden, auch in der Freizeit. Ja! Aber wer wird denn eigentlich befördert? Der, der immer fleißig alles abarbeitet? Der zu allem »Ja und Amen« sagt, die Aktenstapel auf seinem Schreibtisch geräuschlos verschwinden lässt und in den Besprechungen sorgsam das Protokoll führt? Sie brauchen schon einen sehr eigenartigen Chef, wenn er Sie so in eine Schlüsselposition versetzen soll. Also, wer setzt sich durch? Jemand, der ein Leuchtturm ist, mit Weitblick und Lotsenfunktion. Wenn Sie die Karriereleiter

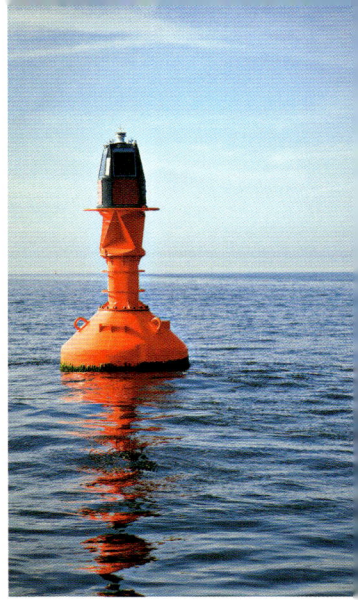

hoch wollen, dann müssen Sie, so komisch das klingt, lernen, die Details zu ignorieren! Blicken Sie weit, kümmern Sie sich um das große Ganze und zeigen Sie, dass Sie den Weg kennen. Setzen Sie sich ab von den vor sich hin dümpelnden Bojen, die nur der kurzfristigen Orientierung im Nebel dienen, von Schiffen angefahren werden und die über das Wellental nicht hinausblicken können. Könnte eine Boje schreiben, würde sie in den Besprechungen das Protokoll schreiben. Die Boje wird auch dadurch nicht zum Leuchtturm, dass sie ein TÜV-geprüftes, ISO-zertifiziertes Sonderdiplom mit Sternchen als »BWL-Professional-IHK-Wirt« abgelegt hat.

Wer will schon eine Boje sein, wenn man wie der Leuchtturm einen großen Weitblick haben kann?

Seien Sie aktiv und tun Sie die richtigen Dinge

Setzen Sie die richtigen Prioritäten und beschränken Sie sich auf das Wesentliche. Wenn Sie für sich geklärt haben, wo Sie hin wollen, dann ist vielleicht auch schon ein wesentlicher Schritt dahingehend getan, dass Sie nicht unnötig viel Zeit im Lebensbereich »Leistung und Beruf« verbringen. Und die Zeit, die Sie dort verbringen, ist hoffentlich Glücksbringer und nicht Glückskiller. So werden Sie effektiv. Effektiv bedeutet, die richtigen Dinge tun, um sein Ziel zu erreichen. Das ist schon die halbe Miete. Aber in einem Umfeld des Wettbewerbs und der Marktwirtschaft sind Sie umzingelt von Menschen, die sich stets verbessern wollen. Diese Menschen folgen – wie Sie – nur ihrem Instinkt. Das hat zur Folge, dass das Bruttosozialprodukt und das Arbeitstempo in der modernen Welt steigen. Sie werden also mit der alten Schreibmaschine an einem modernen Arbeitsplatz kaum mehr mithalten können. Sie haben zwei Möglichkeiten: mitspielen oder Schafe züchten.

Der richtige Umgang mit Energieräubern und Zeitfressern

Egal ob festangestellt oder selbstständig, Sie werden stets ein Stück weit von anderen abhängig sein. Vor allem, wenn Sie im Team arbeiten, Sie selbst anderen zuarbeiten oder Aufgaben an andere delegieren. Ihr ausgeklügeltes Selbstmanagement wird auf die Probe gestellt. Hier sind ein paar einfache Strategien, wie Sie den Umgang mit diesen Energieräubern stressfrei managen können:

Zeitfresser und Energieräuber	Wie Sie entgegenwirken
Kollegen, die stets mit Ihnen Smalltalk halten wollen, Sie in Ihrem Arbeitsfluss unterbrechen und aufhalten.	Weisen Sie freundlich darauf hin, dass Sie zu tun haben und man sich beim Mittagessen unterhalten könne.
Teampartner, die nicht auf den Punkt kommen, sich verzetteln oder Verständnisprobleme mit der Aufgabenstellung und Arbeitsausführung haben.	Klare Kommunikation ist alles! Das spart Zeit und Arbeitsaufwand, wenn etwaige Verständnisprobleme im Vorfeld direkt geklärt und aus dem Weg geräumt werden. Fragen Sie höflich, aber bestimmt beim Teampartner nach, was das Ziel und die Aufgabenstellung sind und wo es hakt.
Wenn Kollegen sich nicht an vorgegebene Zeitpläne halten und Material und Informationen, die Sie benötigen, nicht rechtzeitig liefern.	Geben Sie die Zeitplanung und etwaige Fristen rechtzeitig bekannt. Machen Sie auf die Wichtigkeit und Dringlichkeit aufmerksam. Bauen Sie einen zeitlichen Puffer ein, von dem nur Sie selbst wissen. So gibt es keine bitterbösen Überraschungen.
Wenn Mitarbeiter schlechte Arbeit leisten und Arbeitsaufträge mangelhaft bis gar nicht erfüllen.	Spielen Sie den Ball wieder zurück, weisen Sie konstruktiv auf die Fehlerquellen und mangelnden Ausführungen hin und geben Sie eine erneute Überarbeitung in Auftrag.

Warum Effizienz in Maßen glücklich macht

Ich gehe davon aus, dass Sie sich fürs Mitspielen entschieden haben, da ich die unkomfortablen Auswirkungen des Schafezüchtens schon erläutert habe. Und deshalb müssen Sie Ihre Effizienz steigern. Sonst sind die anderen schneller und besser.

> **Der Unterschied zwischen Effektivität und Effizienz:
> Wenn Sie effektiv sind, tun Sie die richtigen Dinge.
> Sind Sie effizient, tun Sie die Dinge richtig.**

Das bedeutet für Sie, die Dinge ökonomisch zu erledigen. Sie wären lieber etwas faul und ein wenig ineffizient? Vielleicht auf den ersten Blick, weil man Druck und Stress natürlich vermeiden möchte. Aber wenn Sie genau hinsehen, bemerken Sie, dass Ihnen gerade die Dinge bei der Arbeit viel Freude machen, die Ihnen besonders flüssig von der Hand gehen. Effizienz und Effektivität machen Spaß und glücklich.

Die Kunst des modernen Selbstmanagements der vierten Generation ist es, alle fünf Lebensbereiche (und nicht nur den ersten!) so zu entwickeln, das man ein glückliches Leben führen kann, ohne seine Ressourcen überzustrapazieren. Dabei hilft uns das Gesamtkonzept der InstinktFormel. Noch sind wir aber im ersten Lebensbereich und um diesen so zu gestalten, dass Ihr Leben rund läuft, kommen Sie an den Selbstmanagement-Instrumenten der ersten drei Generationen nicht vorbei (Seite 15 ff.). Wichtig ist, dass Sie diese Instrumente zur Mehrung Ihres Glücks und zur Steigerung Ihrer Zufriedenheit einsetzen müssen und nicht zum Selbstzweck oder um das Letzte aus sich herauszuholen. Deshalb gibt es Punkte, an denen Sie innehalten sollten. Wer dort übertreibt, der wird überorganisiert. Er wird nicht glücklicher, sondern sogar unglücklicher.

> Effizient ist nicht gleich effektiv. Alle fünf Lebensbereiche entfalten, ohne sich zu überfordern – das macht glücklich.

Effizient mit moderner Office Software

Post-its, Aufgabenlisten, Kalender, Deadlines – fast niemand hat heute noch einen linearen Arbeitsfluss und bearbeitet immer emsig wie eine Biene das, was gerade auf seinen Schreibtisch kommt. Nein, da sind wir heute einen Schritt weiter. Wir müssen viele Dinge gleichzeitig verwalten und parallel bearbeiten. Eine moderne Office Software, wie Outlook Exchange, reicht, um sich das effektive Arbeitsumfeld zu schaffen, das Sie heute brauchen. Und wer nicht »nine to five« arbeitet, der wird so einen orga-

Projektab-
schluss, Kino
oder Sport:
Es ist sinnvoll,
auch kleine
Termine in
einen Kalender
einzutragen.

nisatorischen Alleskönner wahrscheinlich auch in seiner Freizeit nutzen. Es funktioniert fantastisch: Der Kollege fragt für Dienstagabend um 18 Uhr für eine Besprechung
an. Ein kurzer Blick: Da sind Sie aber zum Sport verabredet! Gut dass Sie einen Kalender haben, mit dem Sie immer den Überblick behalten. Ihre Aufgaben (neudeutsch:
»To-do-Liste«), können Sie damit spielend verwalten und sich jederzeit Erinnerungen
terminieren. Ihre Mails sind auch im System und die Kontakte haben Sie immer sorgfältig in einem elektronischen Verzeichnis zur Hand. Anders als bei analogen Alternativen
ist auch noch alles durch eine Sicherungskopie (auf dem Server) vor Verlust geschützt.
Machen Sie das mal mit einem Filofax … Alles in einem also, und mittlerweile können
Sie so etwas dank Exchange ja auch von mobilen Endgeräten bedienen. Ihre Freundin
will Ihnen abends ihre neue Telefonnummer geben? Kein Problem. Kurz ins Smartphone eingetragen und wann immer Sie sie anrufen wollen oder im Büro ihre Nummer
suchen: Sie sind immer auf dem aktuellen Stand.

In Ruhe telefonieren: mit Termin!

Ich bin ein großer Freund davon, auch Telefonate in den Kalender einzutragen.
Warum? Weil Telefonate meine Zeit beanspruchen. Wenn ich mit jemandem
etwas in Ruhe erörtern will, dann muss ich dafür 15 bis 45 Minuten einplanen.
Wenn ich das nicht getan habe, habe ich dafür unter Umständen keine Zeit.
Mein Gesprächspartner erwartet dies aber zu Recht. Ich möchte ihn nicht ent-
täuschen und mich nicht stressen! Telefonate auf Termin – eine herrliche Sache!

Wer das nicht nutzt, der verplempert tatsächlich Zeit, dennoch ist der effiziente Umgang mit diesen Möglichkeiten nicht immer leicht. Einerseits ist es sinnvoll, auch für
kleinere Termine einen Eintrag zu machen. Und wie Sie im Kapitel 6: »Bewegung und
Entspannung« (Seite 184 ff.) lesen werden, ist es besonders sinnvoll, dort auch seine
Sporttermine einzutragen, damit sie verbindlich werden. Aber das Abendessen mit Ihrem Partner, kommt das auch mit einer Zeitspanne von 1:45 Stunden in den Kalender?
Spätestens hier stoßen wir an die erste Grenze zur Überorganisation.

Sind Sie eher der Zetteltyp oder mögen Sie es elektronisch?

Stilvoll ist er schon, der klassische Kalender mit dem Füllfederhalter, und wenn Sie
damit in Ihrem Job alles gut organisieren können, ist das sicherlich optimal. Aber bei

wem ist das noch so? Die Kollegen können den Kalender nicht einsehen. Telefonnummern müssen Sie durchstreichen, wenn sie sich ändern, um diese dann auf dem Handy, dem Computer zu Hause und im Büro zu ändern. Und E-Mails und Dokumente können Sie im analogen Kalender auch nicht mitnehmen. Ich glaube, es gibt heute keine Alternative mehr zur elektronischen Datenverarbeitung. Aber dennoch habe ich immer eine Kladde dabei. Das habe ich von den Kreativen gelernt. Einfach die Gedanken und Ideen aufmalen oder -kritzeln, wenn eine kreative Phase einsetzt.

Was dann davon weiterverarbeitet wird, fließt in meine Mindmaps und damit irgendwann auch in meine elektronische Aufgabenliste, zu der ich jederzeit Zugriff habe.

Leben Sie nicht für Ihren Kalender

Achten Sie unbedingt auf unverplante Zeiten und Offline-Zeiten. Etwa 40 Prozent Ihrer Tageszeit sollte frei bleiben. Pufferzeit für die verpasste Straßenbahn, den Stau, den Plausch mit dem Kollegen, das unerwartete Telefonat, die Möglichkeit zum Nachdenken und zum Entwickeln von Kreativität. So sinnvoll es also ist, wesentliche Dinge in den Kalender einzutragen, um ein Gefühl für die lediglich 24 zur Verfügung stehenden Stunden zu bekommen, so wichtig ist auch die Flexibilität. Sie leben doch nicht für Ihren Kalender! Es wird Ihnen sehr viel Lebensqualität vermitteln, wenn Sie an

Mindmaps für größere Zukunftspläne

Es entlastet Ihren Kopf, wenn Sie Ihre Pläne und Ideen aufschreiben. Aber all die Dinge, die Sie sich sehr langfristig vornehmen oder die Sie auch nur vielleicht vorhaben, können Ihre Aufgabenliste unglaublich verstopfen. Was tun? Ich nutze für langfristige Strukturplanungen stets eine sogenannte Mindmap. In diesen »Gedanken-Landkarten« können Sie Themenkreise und Verweise bilden. Außerdem lässt sich alles in Baumdiagrammen ablegen, zwischen denen man die Inhalte nach Belieben hin und her schieben kann. Informationen stehen nicht wie in einem Text nur untereinander, sondern können mehrdimensional verwaltet werden. Meine Mindmap pflege ich monatlich und wenn Projekte konkreter werden oder mit einer Deadline versehen werden sollen, dann ziehe ich Sie rüber in meine Aufgabenliste. So habe ich nie mehr als 20 Aufgaben in meiner Liste und stets den Überblick über alle meine kurz-, aber auch meine langfristigen Projekte.

einem Mittwochabend mal gar nichts im Kalender stehen haben und die spontane Einladung eines Kollegen zum Abendessen annehmen können. Achten Sie unbedingt darauf, dass Ihr Zeitplan so etwas zulässt.

Lassen Sie Ihre Kreativität aufleben

Zu viel Selbstmanagement mit durchgeplanten Tagen und einem Leben nach der Uhr bremst außerdem Ihre Ideen und Ihre Kreativität. Ein großes Problem, denn von Ideen und kreativen Lösungsansätzen leben nicht nur Künstler und Designer, sondern auch Sachbearbeiter, Geschäftsführer oder Teamassistenten. Wir sind keine fleißigen Arbeitsbienen mehr, sondern müssen Prozesse gestalten und Lösungen finden. Das Gehirn braucht dafür auch einmal einen Moment Leerlauf. Wenn ich ein Buch schreibe, dann benötige ich zahlreiche Wochen, die ich mir nur dafür frei nehme. Und glauben Sie bitte nicht, dass ich durcharbeite. Mal kommt abends eine Idee, mal morgens. Und manchmal sitze ich einfach nur da und warte auf den richtigen Einfall.

Gute Planung ist eine Gratwanderung

Gute Planung ist also eine Gratwanderung zwischen Unter- und Überorganisation. Die Mitte treffen Sie, wenn Ihnen Ihre Planung als Sprungbrett dient, um Ihre fünf Lebensbereiche zu entfalten, und nicht etwa zur permanenten, zeitlichen Optimierung Ihres gesamten Lebens. Die Planung soll Ihnen Freiräume verschaffen und nicht Ihre Kreativität unterdrücken.

Wie Sie zur Ruhe kommen

Schließen Sie aktiv und ganz bewusst überflüssige Kommunikationskanäle. So behalten Sie die Kontrolle und werden nicht mehr gehetzt.

> **Chatfunktionen von Facebook und anderen sozialen Netzwerken deaktivieren:** Mal ehrlich: Wann werden hier wichtige Dinge ausgetauscht? Lassen Sie sich nicht von jedem Blödsinn ablenken!

> **Instant-Messenger und Skype abstellen** (sofern Sie Letzteres nicht für eine Konferenz benötigen)**:** Instant-Messenger sind Gift für einen guten Arbeitsprozess. Wer hat das Recht, Sie jederzeit ungefragt zu unterbrechen? Keiner!

- **Anklopf-Funktion Ihres Telefons deaktivieren:** Warum sollen Sie sich stressen? Wenn besetzt ist, dann ruft der andere schon noch mal an. Sie können eben nicht mit zwei Menschen auf einmal sprechen. Punkt!
- **Mailbox abstellen:** Wer unbedingt eine Nachricht hinterlassen will, kann eine SMS schreiben oder mailen. Interessanterweise sind die Dinge dann meist doch nicht so dringend. Es werden also gar keine anderen Wege bemüht und Sie kommen nicht mehr in die lästige Pflicht, andere zurückrufen zu müssen!

Konzentrieren Sie sich stattdessen auf die folgenden Kommunikationswege, die Sie hervorragend kontrollieren können.

- **Postweg:** Ganz klassisch. Hier können Sie entscheiden, wann Sie reagieren (oder auch nicht).
- **E-Mail/SMS:** Bequem und schnell, wenn es tatsächlich schnell gehen soll. Wichtig: Alarmtöne ausmachen! Sie entscheiden, wann Sie reagieren.
- **Telefon:** Seien Sie immer nur auf einem Gerät erreichbar. Im Büro und zu Hause machen Sie das Handy einfach aus. So klingeln nie zwei Telefone auf einmal, was überflüssigen Stress verursacht.

> Nach einer Unterbrechung braucht das menschliche Gehirn ungefähr fünf Minuten, um den verlorenen Faden wieder aufzunehmen.

Übrigens werden Sie so auch effizienter. Denn Sie vermeiden den Sägezahn-Effekt, der dafür sorgt, dass Sie sich nach jeder Unterbrechung, die Sie während einer konzentrierten Arbeit erfahren, neu ins Thema einarbeiten müssen.

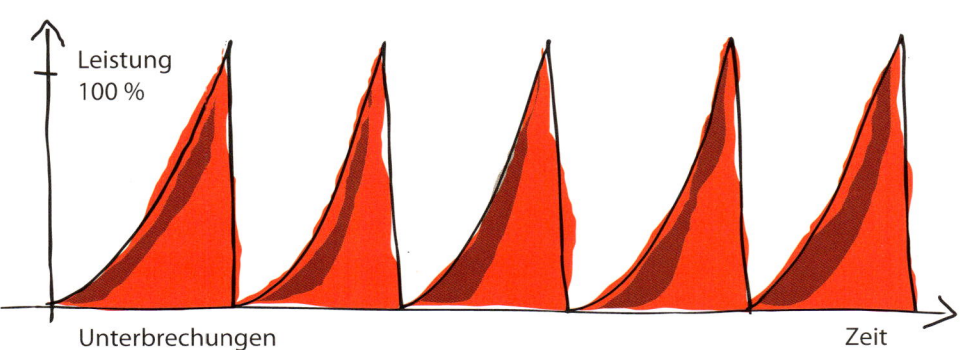

Der Sägezahn-Effekt: Wer bei seiner Tätigkeit unterbrochen wird, dessen Arbeitsleistung sinkt zunächst drama-tisch ab. Nach der Unterbrechnug baut sich die Arbeitsleistung nur zögerlich wieder auf. So gleicht Ihre Leistungs-fähigkeit bei mehrfachen Unterbrechungen einem Sägezahnmuster.

Sinnvolle Erleichterung	Sinnlose Informationsflut	Was können Sie selbst tun?
E-Mails: Niemand wird bestreiten, dass diese praktisch sind, wenn man sie nicht alle fünf Minuten kontrolliert.	Warnsignal und Symbol beim Eingang einer E-Mail oder Instant Message. Sie verursachen einen Sägezahn-Effekt.	Alarmierungen (Symbol und Ton) in den Einstellungen des Mailprogramms deaktivieren.
Smartphone mit Push-Mail: Nichts spricht dagegen, unterwegs arbeiten zu können.	Das Smartphone permanent eingeschaltet lassen und aus Langeweile YouTube-Videos gucken.	Telefon beim Sport, beim Essen und in der Freizeit konsequent abstellen.
Skype: Videokonferenzen können lange Reisen ersparen. Das schont Ihr Zeitbudget, Ihren Geldbeutel und die Umwelt.	Mit Skype permanent online sein und permanent angechattet werden.	Skype aus der »Auto-Start-Liste« des Computers entfernen und nur für Konferenzen starten.
Facebook: Man kann sich hier wirklich mit Freunden austauschen. Aber passen Sie auf, dass Facebook nicht zum Zeitvernichter wird.	Permanent bei Facebook online sein und angechattet werden. Vorsicht Sägezahn-Effekt!	Facebook nur zum gezielten Orientieren im Bekanntenkreis nutzen, nicht permanent dort online sein.
Exchange: Alle Termine, Kontakte und E-Mails verfügbar zu haben und mit allen vernetzt zu sein, ist praktisch.	Überflüssige Newsletter. Entscheiden Sie genau, wann Sie von wem etwas wissen möchten. Nicht überinformieren!	Exchange pflegen, Newsletter und anderen Datenmüll konsequent von sich fernhalten und abbestellen.

Die gerade genannten Maßnahmen sind eine wirksame Soforthilfe für jedermann, aber für die optimale Umsetzung Ihrer Aufgaben und Projekte sind Leuchtturmqualitäten wichtig. Zum Leuchtturm wird man nicht durch braves Abarbeiten seiner To-do-Listen, sondern durch Überblick und kluge Entscheidungen. Bei mir haben es zwei Prinzipien zur täglichen Anwendung gebracht: die von Eisenhower und von Pareto. Sie haben wenig Zeit für Schnickschnack und überflüssige Empfehlungen, die in der Praxis nichts taugen? Dann machen Sie sich jetzt mit diesen Prinzipien vertraut.

Das Eisenhower-Prinzip

Vom ehemaligen Präsidenten der Vereinigten Staaten, Dwight David Eisenhower, ist eine Matrix überliefert, die bei der täglichen Sortierung von Aufgaben behilflich ist. Er unterscheidet sinnvollerweise die wichtigen Dinge von den Unwichtigen und die dringenden Dinge von denen, die nicht dringend sind. Leider gelingt uns diese banale Unterscheidung im Alltag oftmals nicht. Da verwechselt man dringend gern mit wichtig. Das kennen Sie bestimmt auch: Sie arbeiten an einem wichtigen Projekt, das große Auswirkungen auf die weitere Entwicklung Ihrer Abteilung hat. Dann werden Sie wegen einer »ganz dringenden Sache« vom Kollegen unterbrochen. Schnell muss man sich besprechen, um dann festzustellen: Ja, das war dringend, aber leider völlig unwichtig. Man hätte Nein sagen sollen.

Und dann gibt es noch unsere Neigung, den unliebsamen, schwierigen, großen Aufgaben auszuweichen. Viele Menschen haben es darin zu einigem Talent gebracht. Warum an der komplexen Abteilungsentwicklung arbeiten, wenn man doch ganz gemütlich dringende E-Mails beantworten kann? Ja, sie sind dringend, nur leider nicht wichtig. Wer die Dringlichkeit über die Wichtigkeit stellt, der wird niemals große Entwicklungsschritte machen – weder beruflich noch privat. Denn auch privat ist es vielleicht dringend, den Rasen zu mähen oder einem entfernten Bekannten bei etwas zu helfen, aber eventuell ist es weitaus wichtiger, dass Sie sich um Ihre Gesundheit kümmern und endlich die Laufrunde in Angriff nehmen. Also, setzen Sie Prioritäten. Das Eisenhower-Prinzip wird Ihnen ein treuer, manchmal auch erinnernder Begleiter sein.

> Mit dem Eisenhower-Prinzip lassen sich wichtige von unwichtigen sowie eilige von nicht eiligen Dingen in der Arbeitsorganisation unterscheiden.

Wenn Sie sich nach dem Eisenhower-Prinzip organisieren, gewinnen Sie Zeit für die schönen Dinge des Lebens.

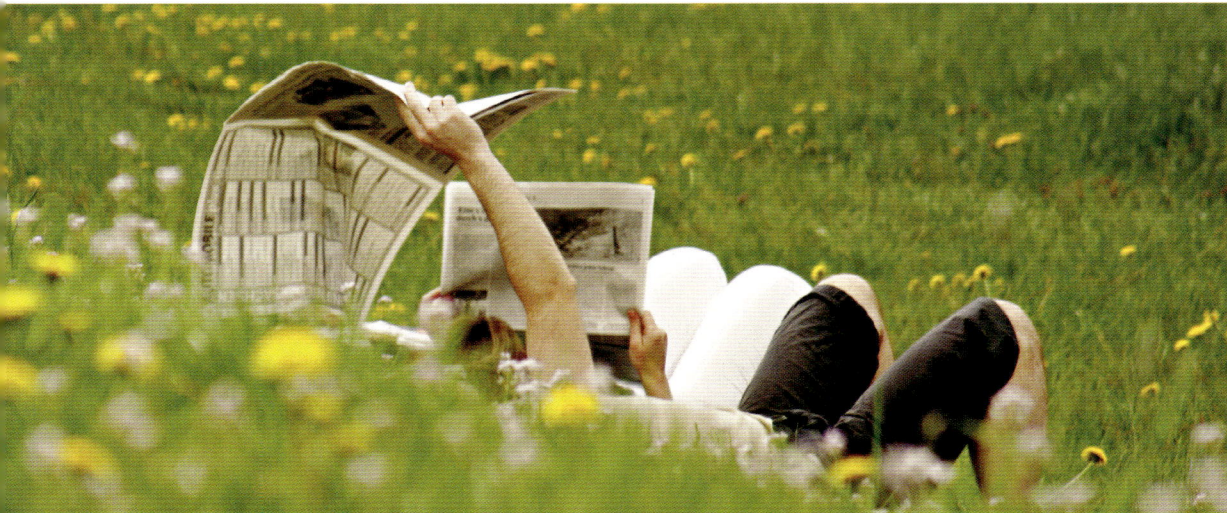

Das Eisenhower-Prinzip

	dringend	nicht dringend
wichtig	> echte Krisen (die Ware kann nicht ausgeliefert werden) > Ihr Kind ist krank, Sie können nicht zur Arbeit > wesentliche Projekte, deren Deadlines für den Arbeitsfluss bindend sind	> neue Ziele entwickeln > sich selber neu ausrichten > echte Erholung
Lösung:	**sofort erledigen**	**Zeit dafür einplanen**
unwichtig	> Anrufe und Unterbrechungen aus dem Tagesgeschäft > diverse E-Mails und SMS > schlecht vorbereitete Besprechungen	> Triviales, Geschäftigkeit > Newsletter > Facebook > Wurfsendungen > viele Anrufe > Vermeidungsakitivitäten
Lösung:	**delegieren, kanalisieren und wenig Zeit dafür aufbringen**	**Mülleimer, ignorieren**

Sie sind nicht der Präsident der Vereinigten Staaten?

Gerade unwichtige Dinge sollten Sie so oft wie möglich delegieren. Schön, sagen Sie, Sie haben aber gar kein Team, an das Sie delegieren können. Es ist hilfreich, sich einmal kritisch selbst zu fragen: Gibt es tatsächlich keinen Kollegen, der die Aufgabe übernehmen könnte? Keinen Werkstudenten oder Auszubildenden, den Sie beauftragen können? Oder ist es vielleicht so, dass Sie die Aufgaben gar nicht delegieren möchten? Sehr viele Menschen bekommen das Gefühl eines Kontrollverlustes, wenn Sie andere mit Aufgaben betrauen. Sie fragen sich »Macht der das auch richtig?« oder »Hätte ich das nicht selbst besser und schneller gekonnt?«. Prüfen Sie also, ob Sie nicht delegieren können oder nicht wollen. Wenn Sie wirklich delegieren wollen und keinen Stab von Bediensteten haben, wie der Präsident der Vereinigten Staaten, dann bleibt Ihnen nur das knallharte Kanalisieren dieser unwichtigen Dinge.

> Mehr als 70 Prozent der Anrufe erledigen sich bei Unerreichbarkeit von selbst.
> E-Mails checken Sie zweimal am Tag und nicht sofort. Auch hier erledigt sich vieles von selbst, wie man bei den Mails mit 15 Empfängern im CC sieht, die man im Urlaub erhalten hat. Am Ende ging auch alles ohne Sie!
> Alles Wichtige aus Besprechungen kann Ihnen ein Kollege meist in fünf Minuten zusammenfassen. Kein Beinbruch, wenn Sie einmal nicht dabei sind.

Aber auch außerhalb des Berufs, beispielswiese innerhalb der Familie, können Sie Aufgaben verteilen. So können die Kinder ab einem gewissen Alter Verantwortung für den Abwasch oder die Wäsche übernehmen. Und wer sehr eingespannt ist: auch eine Haushalts- oder Gartenhilfe kann Ihnen wichtige Lebenszeit zurückgeben. Sie werden sich daran gewöhnen, Lebenszeit und Lebensfreude gegen Geld zu tauschen. Sie können nicht alles selbst machen, der »Alles meins«-Instinkt macht Sie ansonsten krank!

Das Pareto-Prinzip

Das Pareto-Prinzip geht auf den Italiener Vilfredo Pareto zurück. Es besagt, dass 80 Prozent der Ergebnisse in 20 Prozent der Zeit erreicht werden. Die verbleibenden 20 Prozent des Gesamtergebnisses verursachen hingegen 80 Prozent der Arbeit. Das Prinzip lässt sich auf viele Bereiche des Lebens anwenden. Wahrscheinlich …

> erzielen Sie oder Ihre Firma 80 Prozent des Gewinns mit 20 Prozent der Kunden.
> können Sie 80 Prozent Ihrer nächsten Präsentation in 20 Prozent der Zeit fertigstellen.
> verbringen Sie 80 Prozent Ihrer Zeit mit 20 Prozent Ihrer Freunde.

Vilfredo Pareto, der italienische Ökonom, entdeckte die so entscheidende Konzentration auf das Wesentliche.

Die wesentlichen Dinge, die »großen Fische« sind wichtig. Wer sich im Kleinklein verliert, der verschwendet Zeit und Energie.

Aus dem Leben: Pareto und ich

Ich habe das Pareto-Prinzip als junger Student kennengelernt. Mein erstes Examen habe ich von Ehrgeiz zerfressen abgelegt. Eine »Eins« vor dem Komma im medizinischen Physikum war wahrlich kein Spaziergang. Dafür habe ich allerdings auch monatelang ununterbrochen gelernt. Gut ging es mir dabei nicht. Mit dieser Arbeitshaltung gestaltete ich auch meine ersten Präsentationen und Vorträge für medizinische Schulungen, die ich neben meinem Studium durchführte. Ich habe ohne Probleme zwei Wochen an einem Vortrag mit 70 Charts gesessen – immer gab es noch etwas zu verbessern. Als ich dann das erste Mal von Herrn Pareto las, wusste ich, dass er Menschen wie mich gemeint haben muss. Ich spürte, dass es so nicht weitergehen konnte. Ich musste mich aber immer wieder zwingen, meinen Perfektionismus zu bremsen. Der erste Schritt war wohl zu erkennen, dass ein Rechtschreibfehler in einer Präsentation kein Staatsverbrechen ist und dass das Publikum, solange es nur ein Fehler ist, entspannt darüber hinwegsieht. Das hilft allerdings nur bedingt, wenn man selbst nicht entspannt darüber hinwegsehen kann. Ich habe Jahre dafür gebraucht. Aber am Ende spart es tatsächlich sehr viel Zeit, wenn Sie sich den einen Rechtschreibfehler gestatten.

Ob privat oder im Beruf, das Pareto-Prinzip hilft in allen Lebenslagen.

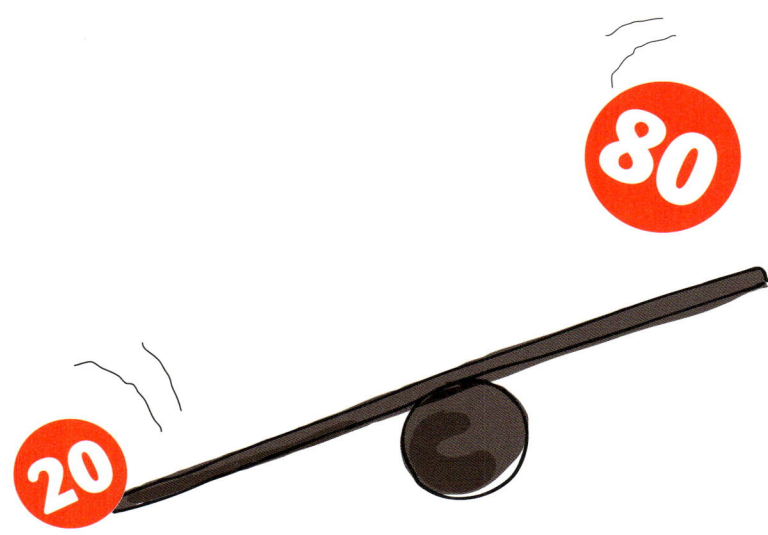

Wer beginnt, sich mit dem Pareto-Prinzip auseinanderzusetzen, der beginnt auch eine Gratwanderung, denn Pareto meinte natürlich nicht, dass Sie schlampige Arbeit abliefern sollen. Das Gegenteil ist der Fall. Am besten suchen Sie den sinnvollen Einsatz für ein gutes Ergebnis und versuchen gleichzeitig, den maximalen Einsatz für ein unangemessen optimiertes Ergebnis zu vermeiden. Mit viel Aufwand den letzten Rechtschreibfehler in jeder E-Mail oder jeder Präsentation zu suchen, kostet überflüssige Zeit. Den letzten Rechtschreibfehler im Bewerbungsschreiben zu finden, macht da schon mehr Sinn!

Aus dem Leben: Geld gegen Zeit tauschen

Zu viel Arbeit raubt uns Lebenszeit. Eigentlich weiß das jeder, aber unser lauter Nummer-eins-Instinkt (»Ich will Erster sein und mich durchsetzen.«) und unser »Alles meins«-Instinkt (»Ich will mehr.«) sorgen leider sehr zuverlässig dafür, dass wir unsere wahren Bedürfnisse ignorieren, um noch mehr Geld zu verdienen. Manch einer findet aus dieser Spirale nie heraus. Einige schon. Bezeichnenderweise kenne ich in meinem Umfeld nur zwei Menschen, die Zeit gegen Geld getauscht haben: ein talentierter Jurist, der Richter wurde, anstatt viel Geld in der Wirtschaft zu verdienen. Klingt einfach, benötigt aber extremes Selbstbewusstsein in einer Welt, die in Euro rechnet und nicht in Lebenszeit. Nun, er rechnet in Lebenszeit und ich habe jemanden, mit dem ich um 16 Uhr zum Radtraining aufbrechen kann, wenn das Wetter gut ist. Der andere ist ein erfolgreicher IT-Experte, der nach Jahren zeitaufwendiger Auslandseinsätze und unzähligen abgesagten Einladungen in seiner Heimatstadt die Priorität wieder mehr auf sein Privatleben gelegt hat. Für etwas weniger Geld arbeitet er jetzt in einem Job, den er morgens mit dem Fahrrad erreichen kann. Er hat viele, viele Stunden mehr Zeit, was in unserer Gesellschaft nicht viel zählt, und weniger Geld, wofür er sich oft rechtfertigen muss. Vielleicht auch vor sich selbst. Aber er hat es geschafft und freut sich über seine neue Lebensqualität.
Ich will ganz ehrlich sein: Ich habe mittlerweile wesentlich mehr Respekt vor erfolgreichen und glücklichen Downshiftern als vor reichen und gestressten Karrieristen!

Schenken Sie sich jeden Tag eine Stunde Zeit

Dass Ihre Lebensplanung und Ihre Zeit für die Dinge, die Sie gern machen möchten, mit Ihrem Arbeitspensum zu tun haben, das ist klar. Was vielen gar nicht auffällt, ist allerdings, dass sie täglich eine Stunde Lebenszeit, unter Umständen sogar noch mehr, dazugewinnen könnten. Ohne Multitasking-Blödsinn und ohne Stress, sondern ganz entspannt. Zeit zum Zeitunglesen, Joggen, Essenkochen oder um auf den Wochenmarkt zu gehen – was immer Sie wollen. Wie das geht? Wohnen Sie am richtigen Ort! An wenigen anderen Stellen Ihrer Lebensplanung können Sie mit so wenig Aufwand dauerhaft so viel erreichen.

Wer jeden Tag eine Stunde zu seiner Arbeitsstelle pendelt, der sitzt wahrscheinlich zwei Stunden pro Tag im Auto. Das muss man sich mal auf der Zunge zergehen lassen. Zwei Stunden Ihrer Lebenszeit! Jeden Tag! Insgesamt zehn Stunden pro Arbeitswoche! Und das, obwohl Sie sonst um jede freie Minute kämpfen. Das ist Wahnsinn! Und in Anbetracht Ihres endlichen Zeitbudgets (und nebenbei auch Ihres endlichen Lebens) klingt es wie Hohn, wenn jemand vorrechnet, dass die Wohnung an einem weiter entfernten Ort abzüglich der Kosten fürs Auto 200 Euro billiger ist. Auch hier lohnt

Pendeln kann krank machen!

Berufspendler pendeln im Durchschnitt drei Stunden jeden Tag, so das Ergebnis einer Untersuchung der Forschungsstelle Psychotherapie. Die Forscher untersuchten dabei die zusätzlichen Belastungen, denen die Pendler im täglichen Leben ausgesetzt sind. Ihre Forschungen ergaben, dass Männer hauptsächlich wegen besserer Karrierechancen, höherer Gehälter, Hauskauf oder dem Schulort ihrer Kinder pendeln. Frauen, die pendeln, sind vorwiegend kinderlos und ledig. Als am meisten belastend erleben die Befragten lange Umsteige- und auch Wartezeiten. Wie die Wissenschaftler herausfanden, sind vor allem schlafen, lesen, lernen oder arbeiten während der Fahrt psychische Schutzfaktoren für Pendler. Als weniger positiv für die psychische Gesundheit stellten sich Unterhalten und Musikhören heraus. Ebenfalls ein Problem: Besonders Fernpendler müssen aufgrund von Zeitmangel auch auf medizinisch notwendige Therapien verzichten.

sich unbedingt die Rechnung, ob circa 40 Stunden Zeiteinsatz im Monat diesen Gewinn von 200 Euro rechtfertigen.

Pendler werden doppelt bestraft

Zum einen verlieren sie Unmengen an Zeit, zum anderen sind sie gezwungen, diese körperlich passiv zu verbringen. Sie verbringen jeden Tag zwei Stunden im Auto oder im besten Fall im Zug und müssen dann – um gesund und fit zu bleiben – abends noch eine Stunde Bewegung einplanen. Natürlich gelingt das kaum, weil sie eigentlich keine Zeit haben.

Berufspendler leiden häufiger an psychosomatischen Beschwerden, darauf verweisen führende Ärzte und Psychologen. Die Liste der typischen Probleme und körperlichen Beschwerden von Pendlern ist mehr als lang: verkürzte Schlafdauer, Kopfschmerzen, Verspannungen, Magen-Darm-Beschwerden, Ängste sowie Bluthochdruck, Arthrose, grippale Infekte und Zahnprobleme. Hinzu kommen Müdigkeit, Stress und Konzentrationsmangel. Das wirkt sich negativ sowohl auf die Arbeitsmotivation als auch auf die Produktivität aus.

> Auf dem Land zu wohnen hat seine Vorzüge, aber die negativen Folgen durch tägliches Pendeln werden häufig unterschätzt.

Wie glücklich sind dagegen diejenigen, die ihre Arbeitsstelle in zehn bis zwanzig Minuten mit dem Rad erreichen können. Sie können zwei Fliegen mit einer Klappe schlagen: Sie sparen Zeit und können den Weg zur Arbeit auch noch auf Ihrem Bewegungskonto verbuchen. So haben Sie etwas für Ihre Gesundheit getan und gleich noch mehr Zeit gewonnen.

Warum so weit weg vom Arbeitsplatz?

Wir rennen auf der Suche nach dem perfekten Eigenheim einem idealisierten Bild hinterher. Individuell, frei, idyllisch, natürlich – wer möchte das nicht? Der tiefe Wunsch nach ländlicher Idylle und Häuslichkeit täuscht über die negativen Seiten einer solchen Entscheidung hinweg: Wir unterschätzen das Unglück, das uns stundenlanges Pendeln beschert. »Ich nehme das Pendeln in Kauf. Schließlich bin ich froh, dass ich diese Stelle überhaupt ergattert habe!«, sagen Sie jetzt vielleicht. Aber wenn Sie eben nicht damit leben können, jeden Tag stundenlang im Auto zu sitzen, dann besteht Handlungsbedarf. Ich bin mir sicher, Sie werden eine Lösung finden, wenn Sie an der Situation wirklich langfristig etwas ändern möchten. Und wenn auch vielleicht nicht sofort, so doch womöglich auf lange Sicht.

Pro: aufs Land ziehen	Contra: aufs Land ziehen
günstige Immobilienpreise	großer Zeit- und Kosteneinsatz fürs Pendeln
mehr Platz, größere Grundstücke	keine Infrastruktur für die Dinge des täglichen Bedarfs, die mit dem Rad zu erreichen wären
kein Parkplatzproblem	alle Wege werden mit dem Auto erledigt
bessere Umgebung für Kinder, intensiveres soziales Netzwerk (weniger, aber engere Freundschaften und Bekanntschaften)	»Taxifahren« für die Kinder, kleineres soziales Netzwerk im direkten Umfeld
mehr Ruhe, weniger Hektik	geringeres kulturelles Angebot, weniger Abwechslung
echte Freunde, gute und vertraute Nachbarschaft	durchs Pendeln weniger Zeit für Freunde, Familie, Hobbys und Sport
weniger Menschen, weniger Konkurrenz und seltener Warten/Anstehen	keine Lebensmittelfachgeschäfte, geringe Auswahl, nur noch Discounter
bessere Luft	Umweltverschmutzung durch hohes Verkehrsaufkommen
höherer Freizeitwert	Freizeit und körperliche Fitness leiden

Trauen Sie sich Veränderungen zu!

Sie haben schon eine Wohnung? Sie haben schon ein Haus? Sie können daran nichts mehr ändern? Aber wieso eigentlich nicht? Irgendwann sind Sie auch dort einmal eingezogen. Veränderungen sind also immer möglich. Und wenn Sie nach reiflicher

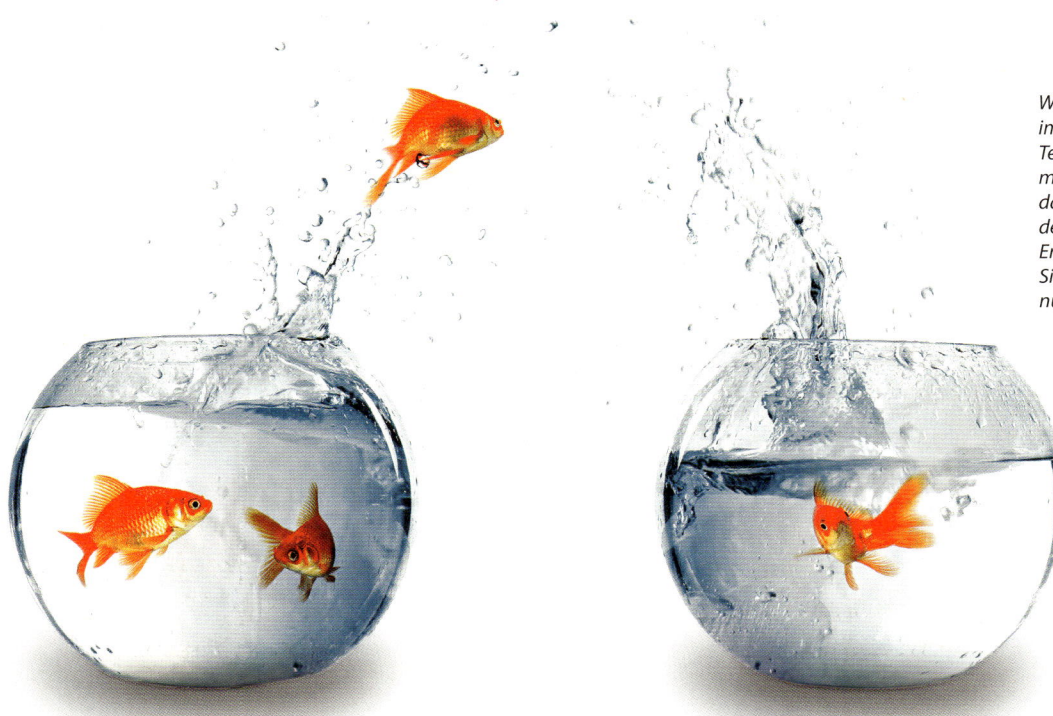

Wenn Sie nicht im richtigen Teich schwimmen, können Sie das jederzeit ändern. Es ist Ihre Entscheidung: Sie müssen sie nur treffen.

Überlegung feststellen, dass sich durch Ihre gegenwärtige Wohnsituation handfeste Nachteile ergeben, dann sollten Sie auch erwägen, diesen entgegenzuwirken. Das Hauptproblem sind eben unser Faulheits- und »Das haben wir schon immer so gemacht«-Instinkt (Seite 64). Veränderungen zu meiden, war einst ein Überlebensvorteil. Heute kann das zum Überlebensnachteil werden, zum Beispiel wenn man jeden Tag zwei Stunden im Auto sitzt, dadurch übergewichtig und krank wird und keine Zeit für seine Familie hat. Und all das nur, weil man meint, man könne seinen Wohnort nicht verändern.

Leistung und Beruf ist ein wichtiger Bereich in unserem täglichen Leben. Immerhin verbringen Sie bei einem Acht-Stunden-Tag mindestens ein Drittel Ihrer Zeit mit der Arbeit! Wenn Sie möchten, machen Sie zum Abschluss noch die folgende Selbstanalyse für Ihren Lebensbereich »Leistung und Beruf«, damit Sie die Inhalte dieses Kapitels in Ihrem Alltag noch leichter in die Praxis umsetzen können. Wie Sie spätestens aus den Kapiteln 2: »Was uns wirklich glücklich macht« (Seite 36 ff.) und 3: »Besser leben mit der InstinktFormel« (Seite 62 ff.) wissen, gibt es darüber hinaus auch in anderen Lebensbereichen noch viel mehr zu erleben. Wie Sie es schaffen, auch diese nicht aus den Augen zu verlieren, das erfahren Sie in den nächsten Kapiteln.

Veränderungen sind immer möglich. Wer mit seiner gegenwärtigen Situation unzufrieden ist, sollte sie ändern.

Selbstanalyse für den Lebensbereich »Leistung und Beruf«

Am besten Sie nehmen sich Block und Stift, damit Sie Ihre Gedanken und Ergebnisse gleich festhalten können – oder Sie notieren sie sich hier.

Inwiefern machen mir die drei lauten Instinkte, die typisch für diesen Lebensbereich sind, besonders zu schaffen?

> Nummer-eins-Instinkt: Worin will ich mich persönlich mit meinen Fähigkeiten beruflich durchsetzen und Erster sein? Was schürt meinen eigenen Ehrgeiz?

_____

> »Mein Haus, mein Auto, mein Boot«-Instinkt: Inwiefern will ich mehr darstellen? In was »besser« sein als meine Kollegen? Was schürt mein Konkurrenzdenken?

_____

> »Alles meins«-Instinkt: Wovon will ich mehr?

_____

Wie können mich die leisen Instinkte bei Veränderungen, die ich mir wünsche, unterstützen?

> Team-Instinkt: Wie kann ich besser mit anderen zusammenarbeiten?

_____

> Regenerations-Instinkt: Wie schaffe ich es, Auszeiten in meinem Arbeitsalltag einzubauen?

_____

> Harmonie-Instinkt: Wie kann ich mit unangenehmen Situationen angemessen umgehen?

_____

Setze ich die in diesem Bereich relevanten Glücksprinzipien für mich um?

> Kurskontrolle: Weiß ich, was ich will? Verfolge ich meine Ziele? Oder lebe ich das Leben, das andere von mir erwarten?

> Auswahl des Teiches: Bin ich im richtigen Teich? Wie zufrieden bin ich? Will ich das, was ich mache, wirklich? Was kann ich ändern? Vielleicht downshiften oder weniger arbeiten?

> Aktivität: Handle ich aktiv oder reagiere ich nur auf meine Außenwelt? Wo kann ich mir mehr Selbstbestimmung »erkämpfen«?

Fünf Anregungen, wie Sie den Lebensbereich »Leistung und Beruf« nach Ihren Wünschen sinnvoll gestalten:

1. Analysieren Sie diesen Lebensbereich: Wo liegen hier Ihre typischen Zeitfresser?
2. Überlegen Sie: Was bringt Sie in den begehrten Flow? Und wie können Sie diese Tätigkeiten vermehrt fördern?
3. Machen Sie nur eine Sache, und zwar richtig, statt viele gleichzeitig (kein Multitasking).
4. Reservieren Sie Offline-Zeiten in Ihrem Kalender, in denen Sie beruflich nicht erreichbar sind. (Ja, Ihre Firma wird es überstehen und nicht gleich bankrottgehen.)
5. Lassen Sie Neues im Berufsalltag zur regelmäßigen Gewohnheit werden. Vielleicht nutzen Sie neue Arbeitstechniken und optimieren Ihre Büroorganisation? Wie wäre es mit regelmäßigen kurzen Team-Meetings statt Marathon-Sitzungen? Oder rufen Sie zum Beispiel Ihre E-Mails zukünftig nur noch zu bestimmten, festen Zeiten ab?

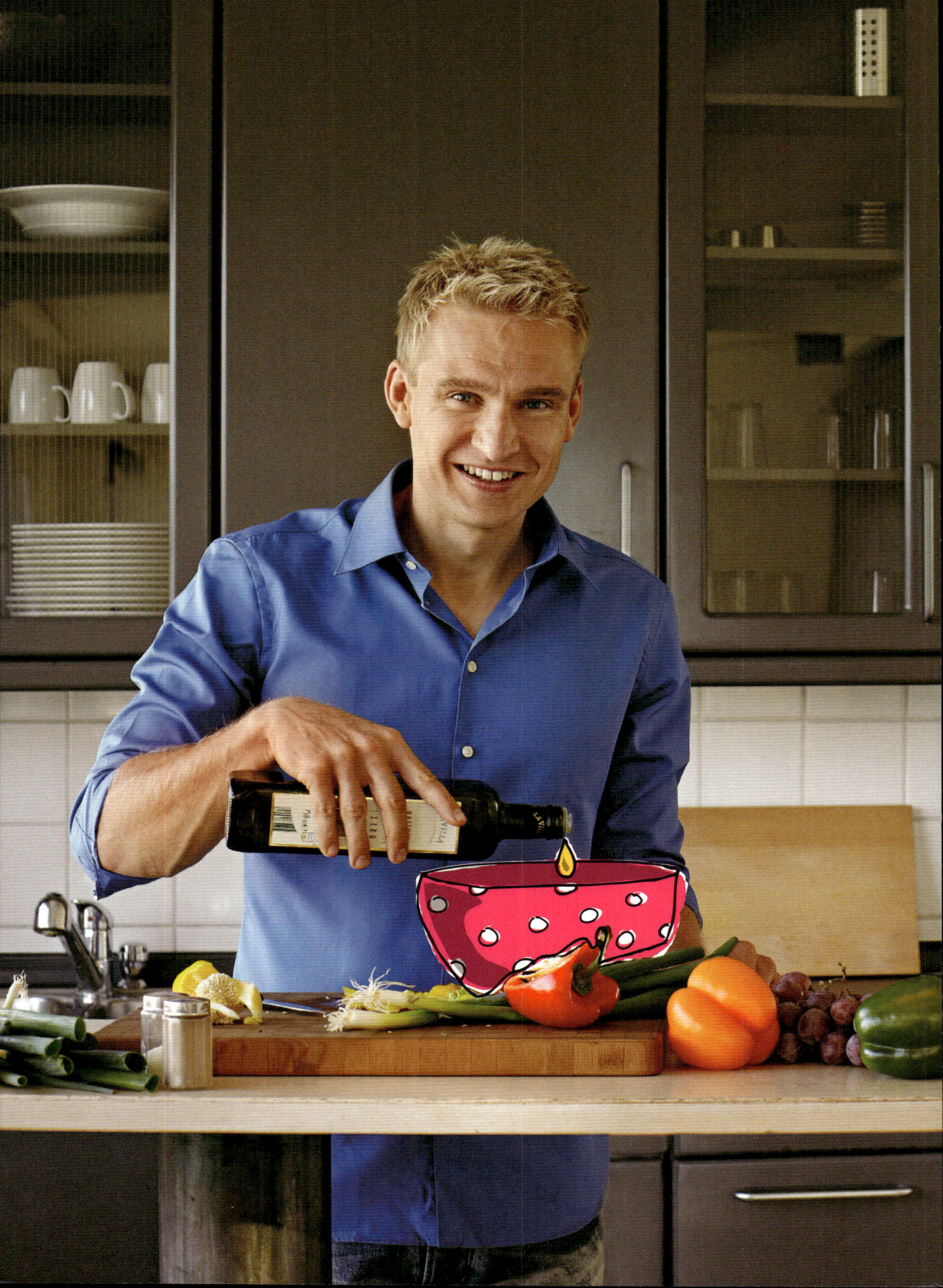

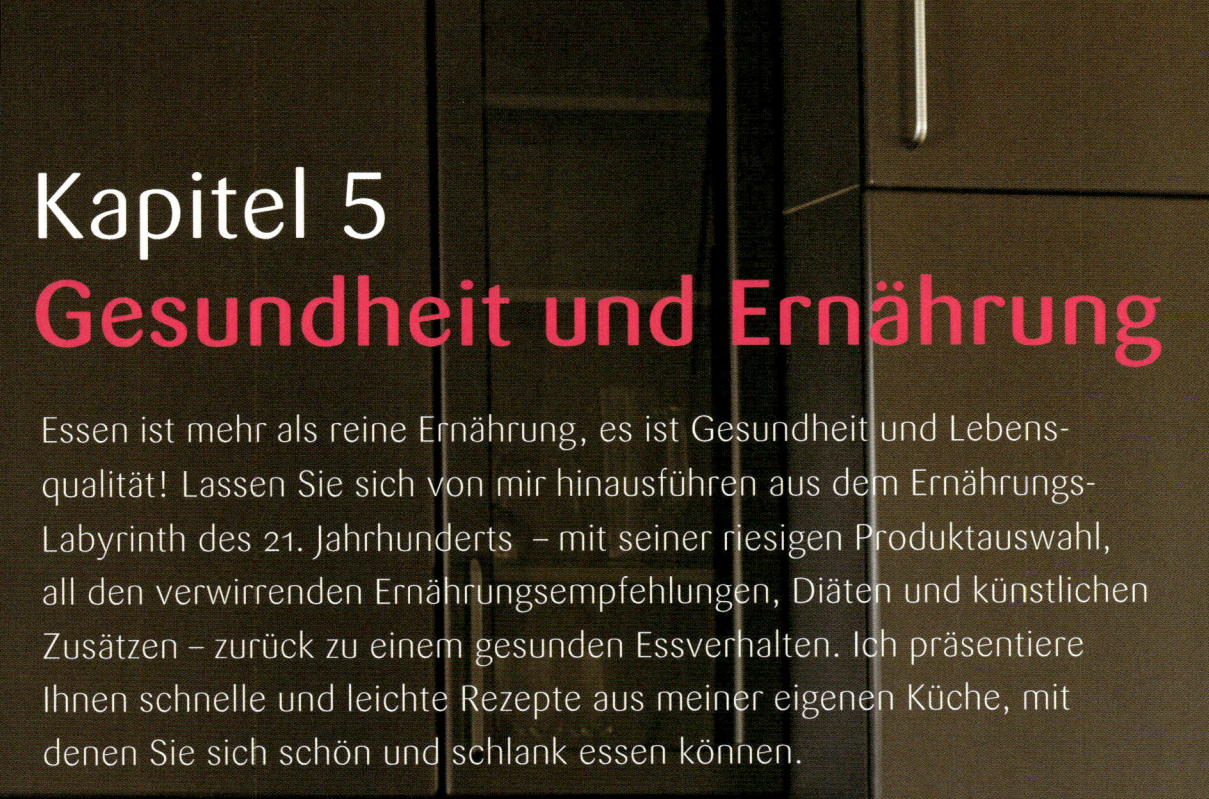

Kapitel 5
Gesundheit und Ernährung

Essen ist mehr als reine Ernährung, es ist Gesundheit und Lebensqualität! Lassen Sie sich von mir hinausführen aus dem Ernährungs-
Labyrinth des 21. Jahrhunderts – mit seiner riesigen Produktauswahl,
all den verwirrenden Ernährungsempfehlungen, Diäten und künstlichen
Zusätzen – zurück zu einem gesunden Essverhalten. Ich präsentiere
Ihnen schnelle und leichte Rezepte aus meiner eigenen Küche, mit
denen Sie sich schön und schlank essen können.

Was sind die lauten Instinkte und was machen sie mit uns?

> Faulheits-Instinkt: Ich möchte Energie sparen und mich wenig anstrengen.

> Fress-Instinkt: Ich will essen. Viel, energiereich und jetzt sofort!

> »Das trifft nur die anderen«-Instinkt: Meine eigene Gesundheit ist nicht gefährdet, mir selbst wird schon nichts passieren.

Was sind die leisen Instinkte und wie helfen sie uns?

> Gefahren-Instinkt: Schlechte Ernährung schadet mir, macht mich krank und dick! Jeder erlebt früher oder später diese Schrecksekunde …

> Wohlfühl-Instinkt: Ich will mich in meinem Körper wohlfühlen. Nur dann kann ich dauerhaft glücklich sein und leistungsstark bleiben.

Typische Probleme

> Gegessen wird zwischendurch.

> Schlechte Ernährung und Stress machen dick.

> Industrielle Fertignahrung schadet der Gesundheit.

Welche Glücksprinzipien Ihnen helfen

> Selbstbeschränkung: Stellen Sie an Bürotagen Ihre Ernährung um und passen Sie sich mit dem Essen an Sporttagen an Ihr Training an.

> Aktivität: Achten Sie aktiv auf Ihre Ernährung und Ihre Gesundheit! Halten Sie sich an die Five-a-Day-Regel, legen Sie sich eine Obst- und Gemüseschale zu und kaufen Sie frische Lebensmittel ein.

> Nachhaltigkeit: Nutzen Sie neue Essgewohnheiten dauerhaft. Die richtige Auswahl macht es – auch, falls Sie einen Notstopp bei McDonald´s einlegen.

Die besten Tipps

> Vermeiden Sie extreme Ernährungsformen, eine ausgewogene Ernährung ist schon die halbe Miete.

> Wer ganze Mahlzeiten auslässt, isst am Ende meistens mehr, weil die große Hungerattacke droht. Planen Sie daher regelmäßige Mahlzeiten ein.

> Verwenden Sie natürliche und frische Lebensmittel.

> Kochen Sie selbst, dann wissen Sie auch, was genau und in welcher Menge in Ihren Kochtopf wandert.

Gesundheit durch Ernährung

Gesund ernähren? Das würde ich ja gern! Aber mir kommt da leider immer einiges dazwischen: »Mein Chef macht Stress, mein Kind ist krank und wir wollten nächste Woche in den Urlaub. Wie soll ich mich da noch um meine Gesundheit und meine Ernährung kümmern? Wie soll das denn bitte funktionieren? Außerdem haben wir eine entsetzliche Kantine in der Firma, da kann man sich gar nicht gesund ernähren!« Ja, im täglichen Leben drängt sich stets allerlei in den Vordergrund, das erst einmal wichtiger scheint. Ich verstehe das sehr gut. Oder glauben Sie, ich nage im Schichtdienst auf der Intensivstation nachts um 4.45 Uhr am Salatblatt und habe eine Kalorientabelle dabei? Oder ich konsumiere ausschließlich Vollkornnudeln und alkoholfreien Rotwein? Mit Sicherheit nicht. Insofern haben Sie bitte keine Angst vor diesem Kapitel. Es könnte anders kommen, als Sie denken.

> Mit ausgewogener Ernährung lassen sich Übergewicht, Herzinfarkt, Schlaganfall und Diabetes vorbeugen.

Dennoch ist das Thema Ernährung wichtig! Und ich kann Ihnen auch knallharte Argumente geben, warum das so ist. Der wesentliche Grund kommt allerdings weniger aus der Medizin, er stammt aus dem täglichen Leben. Gelernt habe ich ihn in einem Radtrainingslager von meinem Freund Niels (ja, der von den Seegesprächen auf Seite 48). Wir philosophierten auf dem Weg zum Einkaufen besorgt über unsere potenzielle Gewichtszunahme in den nächsten 50 Jahren, die es zu verhindern galt. Unsere Argumente, warum wir uns nicht dick und rund fressen dürften, waren indes ziemlich unterschiedlich. Ich führte ins Feld, dass man somit nicht nur Übergewicht, sondern auch Herzinfarkt, Schlaganfall und Zuckerkrankheit vorbeugen könne – logisch, wer will das schon. Wir sind viel zu lebenshungrig, um uns einem solchen Schicksal zu ergeben. Niels, von Beruf Designer, hatte aber ein weitaus gewichtigeres Argument. Er sagte: »Mal ehrlich, Gesundheit hin oder her. Du kannst dir einiges erlauben, aber nicht, Scheiße auszusehen!« Wumms. Ich glaube, damit hat Niels das primäre Ziel der meisten Menschen viel ehrlicher erfasst als ich.

Denn Hand aufs Herz: Wer will sich wirklich beim Kauf eines Anzugs mit der Frage auseinandersetzen müssen, ob er einen Bauchschnitt (Gürtel auf dem Bierbauch) oder einen Tiefbundschnitt (Gürtel unter dem Bierbauch) benötigt? Dass es diese Unterscheidung überhaupt gibt, habe ich entsetzt in einer »Modebeilage« des Ärzteblatts gelesen. Ich persönlich will das nicht, denn ein knalleng geschnittener Anzug sieht auf einem sportlichen Körper einfach besser aus. Allen Moppel-Ich-Mutmacherbüchern zum Trotz: Das gilt ebenso für enge Jeans bei Frauen – und wenn Sie tief in sich hineinhören, werden Sie mir wahrscheinlich zustimmen, dass diese ohne Hüftgold, Rettungsringe und Speckröllchen über dem Hosenbund wesentlich schicker wirken. Ich gebe zu, das ist wahrlich ein besseres Argument als Krankheitsprophylaxe. Aber Niels' Konzept ist noch aus einem anderen Grund genial, denn wer gut aussehen will, muss nicht nur schlank sein. Nur wer richtig isst und sich die wichtigen Vitalstoffe zuführt und wer dabei die notwendige Fitness hat, der ist attraktiv, leistungsfähig und dadurch auch erfolgreich.

Den Beweis erlebten wir eines Jahres eher zufällig bei den Seegesprächen. Beim morgendlichen Lauf am See kamen uns auf dem Rückweg im Wald diverse Spaziergänger entgegen. Als ich sie sah, schoss mir durch den Kopf: »Oh je, die sehen aber krank aus!« Ich wollte Niels aber nicht mit meinen ärztlichen Beobachtungen belästigen. Minuten später stellte Niels selbst gänzlich unärztlich fest: »Mensch, die sehen ja alle so fertig aus hier, das gibt es ja gar nicht!« Erst als wir wieder im Haus am See waren, erfuhren wir, dass es in der Nähe des Waldes eine Reha-Klinik für Herz-Kreislauf-Krankheiten gab. Pardon, attraktiv macht das nicht. Doch das Wichtigste ist: Ein Großteil dieser Krankheiten ist vermeidbar.

Wie steht es um Ihr Gewicht?

Gut, denken Sie, Sie tragen zwar keine knallengen Kleider mehr, finden sich aber trotzdem figürlich ganz in Ordnung? Natürlich ist das eigene Wohlfühlgewicht ausschlaggebend. Dennoch bleibt die Frage, was nun ein einwandfreies Gewicht ist.
Das ermitteln Sie am besten mit dem Body-Mass-Index, dem BMI. Dafür teilen Sie Ihr Körpergewicht durch Ihre Körpergröße (in Metern) zum Quadrat.

Der Body-Mass-Index (BMI) ist ein wichtiger Gradmesser für Ihr Gewicht. Liegt er unter einem Wert von 25, so haben Sie Ihr Idealgewicht.

$$BMI = \frac{\text{Körpergewicht (kg)}}{\text{Körpergröße (m)}^2}$$

Dabei sollten Sie idealerweise einen Wert von weniger als 25 erhalten. Für solche schwierigen Rechenoperationen gibt es neben Taschenrechnern zur Erleichterung auch diese einfache Tabelle:

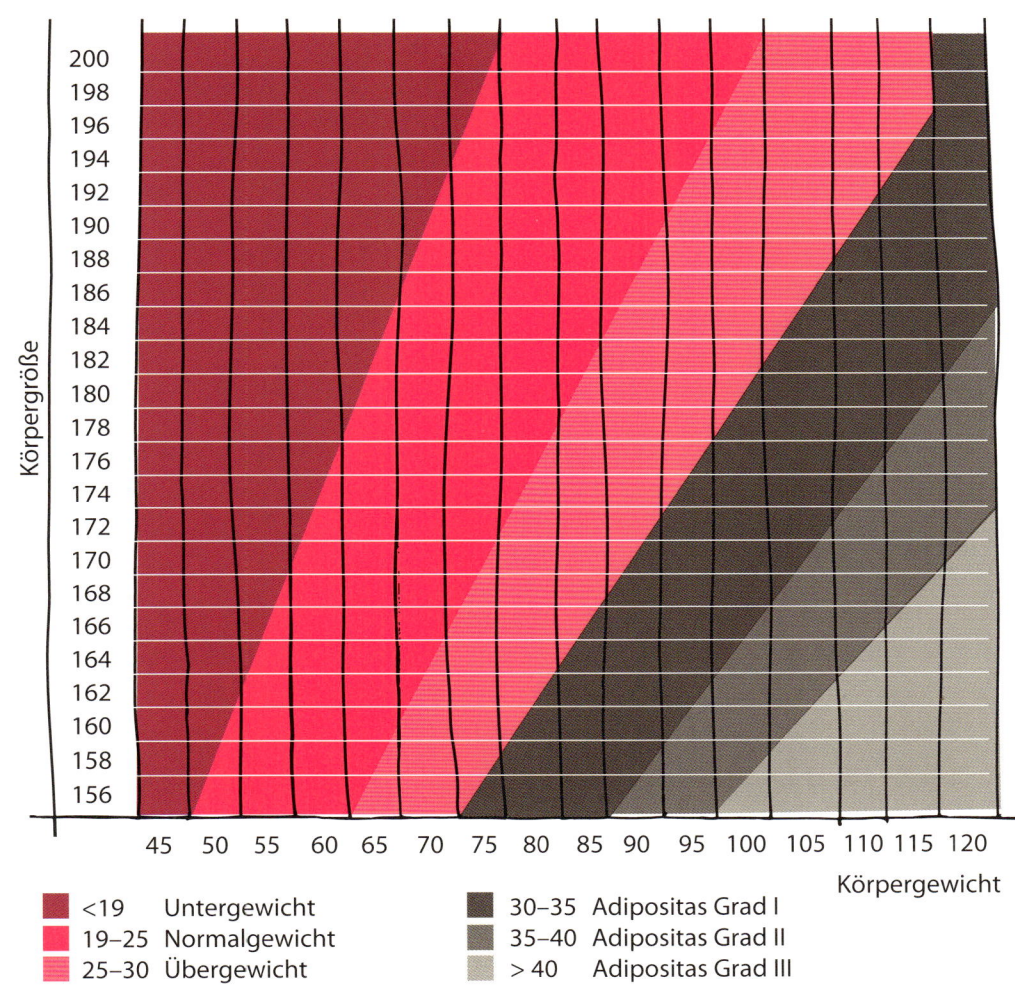

■ <19 Untergewicht	■ 30–35 Adipositas Grad I
■ 19–25 Normalgewicht	■ 35–40 Adipositas Grad II
■ 25–30 Übergewicht	■ > 40 Adipositas Grad III

Mit Hilfe dieser Tabelle können Sie Ihren Body-Mass-Index (BMI) ganz einfach ermitteln. Suchen Sie in der waagerechten unteren Leiste nach Ihrem Gewicht und in der senkrechten Leiste links nach Ihrer Körpergröße. Die Farblegende zeigt Ihnen an, was derjenige Bereich bedeutet.

Wenn Sie 75 Kilo wiegen und 1,70 Meter groß sind, dann haben Sie einen BMI von 26. Damit ist die Grenze also überschritten. Ihr Hausarzt, der auch BMI-Werte von 30 und mehr gewohnt ist – hier spricht man nicht mehr von Übergewicht, sondern bereits von Fettsucht (Adipositas) – würde dazu vielleicht sagen: »Noch ganz in Ordnung.« Auf Dauer wird das aber nicht gut enden. Ich rate Ihnen: Halten Sie Ihren BMI unter 25. Sie fühlen sich wohler, sehen besser aus und verhindern damit Krankheiten wie etwa Herzinfarkt oder Schlaganfall.

Wie gut sind Sie in Form?

So viel zum Gewicht. Jetzt zur Fitness. Wer die Einkaufstüten in den dritten Stock tragen kann, ohne schweißüberströmt mit einem Puls von 180 oben anzukommen, der macht definitiv einen souveräneren Eindruck. Es wird außerdem niemand bestreiten oder leugnen wollen, dass ein Rock über schlanken, wohlgeformten Beinen bei Frauen und ein weißes Hemd bei Männern mit sportlichem Kreuz und Bizeps einfach besser aussehen. So viel zu den optischen Argumenten. Zusätzlich gilt: Menschen, die fit und sportlich sind, leben auch länger!

Wie fit jemand ist, kann man in einer sportmedizinischen Praxis herausfinden. Beim Gehen und Laufen auf dem Laufband wird gemessen, wie viel Sauerstoff der Proband unter Belastung aufnehmen kann. Wer richtig fit ist, viele Muskeln und ein leistungsfähiges Herz hat, der atmet beim Laufen in der Minute drei bis vier Liter reinen Sauerstoff, um damit Fette und Kohlenhydrate zu verbrennen (also etwa 50 Milliliter pro Kilogramm Körpergewicht). Richtige Verbrennungsmaschinen sind das. Das Phänomen kennen Sie: Ihr Ofen brennt eben umso besser, je mehr Luftsauerstoff er ziehen kann. Ihr Körper macht es genauso. Wer dagegen schlapp ist, atmet bei voller Belastung gerade einmal zwei Liter Sauerstoff (das entspricht nur 30 Millilitern Sauerstoff je Kilogramm Körpergewicht) und kann demnach auch nicht viel Fett verbrennen. Rennt er trotzdem nachts zum Kühlschrank, liebt es fettig und deftig, so ist Übergewicht vorprogrammiert und dadurch resultierende Krankheiten sind nur eine Frage der Zeit. Also zusammengefasst: Wer einen fitten Körper hat, der viel Sauerstoff transportieren kann und somit ein guter Verbrenner ist, der ist auch schlanker und gesünder. Oder ganz knapp als kurze Formel formuliert:

> Der menschliche Organismus funktioniert ähnlich wie ein Kamin: Je mehr Luftsauerstoff reinkommt, desto besser wird verbrannt.

$$\text{Viel Sauerstoffaufnahme} = \text{fit} = \text{gesund}$$

Sind Sie eine Verbrennungsmaschine?

Ob Sie eine Verbrennungsmaschine sind, können Sie ganz leicht herausfinden. Die Größe, die uns dafür interessiert, ist Ihre Sauerstoffaufnahmekapazität (VO_2max). Wenn Sie diesen Wert nicht exakt beim Arzt messen lassen möchten, so können Sie ihn auch mit einem einfachen Test selbst bestimmen: Gehen Sie auf den Sportplatz, traben Sie zehn Minuten locker, um sich aufzuwärmen, starten Sie Ihre Stoppuhr und laufen Sie zwölf Minuten, so schnell Sie können. Eine Runde sind 400 Meter. Wie viel Meter schaffen Sie? 1600, 1900, 2200 Meter oder mehr? Was das bedeutet, können Sie der Tabelle auf den folgenden Seiten entnehmen. Oder Sie berechnen Ihre aufgenommene Sauerstoffmenge ganz einfach wie folgt: Ziehen Sie von der zurückgelegten Strecke in Metern den Wert 504,9 ab und teilen Sie durch 44,73. Herauskommt die VO_2max in ml/kg/min, die Sie ebenso mit der Tabelle vergleichen können.

Wenn Sie 2000 Meter zurückgelegt haben, ergeben sich 33 Milliliter pro Kilogramm Körpergewicht. Bei Ihnen ist das so? Dann haben Sie ein relativ niedriges Risiko für Herz-Kreislauf-Krankheiten. Damit es noch besser und so richtig gut wird, sollten Sie aber noch etwas trainieren. Idealerweise verbrennen Sie unter Höchstleitung mit jedem Kilogramm Körpergewicht 40 Milliliter Sauerstoff in der Minute. Also insgesamt etwa drei Liter pro Minute. Dann ist Ihr Körper fit und Ihr Risiko zuzunehmen, deutlich geringer! Zu meinen besten Zeiten als Leistungssportler und Student habe ich knapp 70 Milliliter pro Kilogramm Körpergewicht, also über fünf Liter Sauerstoff in der Minute, aus der Luft aufgenommen. Heute, mit Familie und Beruf, trainiere ich natürlich weniger. Trotzdem halte ich den Wert bei 50 bis 60 Milliliter pro Minute. Der Sauerstoffaufnahmewert ist nicht nur ein Marker für Ihre Fitness, sondern auch ein Indikator für Ihre Gesundheit. Wie Sie Ihre Sauerstoffaufnahme am effektivsten steigern, erkläre ich Ihnen in Kapitel 6: »Bewegung und Entspannung« (Seite 184 ff.).

Sind Sie rundum gesund?

Widmen wir uns nach den für uns alle entscheidenden Punkten – also gut auszusehen und ohne Atemnot in den vierten Stock zu kommen – noch ein paar weiteren, wichtigen Tatsachen. Hatten Sie schon einmal ein Gerstenkorn am Auge? Diese kleine Entzündung am Augenlid ist keine große Sache, aber die Lebensqualität ist dahin. Denn es ist sehr unangenehm und fühlt sich an, als wäre Sand im Auge. Wenn Sie das schon einmal hatten, waren Sie sicherlich binnen weniger Stunden beim Arzt, oder? Volkskrankheiten, wie Bluthochdruck und Übergewicht, sind das exakte Gegenteil des Gerstenkorns. Sie tun nicht weh, aber sie führen unvermeidlich zu Krankheiten, wie Zuckerkrankheit, Herzinfarkt oder Schlaganfall. Ich weiß, Sie bekommen natürlich nie eine dieser Krankheiten, weil bei Ihnen alles ganz anders ist. Dass Sie sich quasi für immun halten, ist eine sinnvolle Leistung Ihres Gehirns, um trotz unangenehmer Wahrheiten möglichst fröhlich zu bleiben. Nun gut, da 50 Prozent der Bevölkerung von Übergewicht betroffen sind (einer der Hauptrisikofaktoren für die oben genannten Krankheiten), könnte es ja Ihren Nachbarn betreffen.

Cooper-Test

Männer			25–35 Jahre	
Status	**Typ**	**VO$_2$max in ml/kg/min**	**m im 12-min-Te**	
besorgniserregend	Herzkranker	< 20	< 1400	
schlecht	Couchpotato	20–24	1400–157	
ganz okay	Fahrstuhlfahrer	25–33	1623–198	
okay	Durchschnittsbürger	34–42	2026–238	
gut	Gelegenheitssportler	43–50	2428–274	
sehr gut	Freizeitläufer	51–60	2786–318	
ausgezeichnet	Leistungssportler	61–70	3233–363	
exzellent	Kaderathlet	71–80	3681–408	
weltspitze	Spitzenathlet	> 80	> 4083	

Frauen			25–35 Jahre	
Status	**Typ**	**VO$_2$max in ml/kg/min**	**m im 12-min-Te**	
besorgniserregend	Herzkranker	< 18	< 1310	
schlecht	Couchpotato	18–24	1355–157	
ganz okay	Fahrstuhlfahrer	25–30	1578–184	
okay	Durchschnittsbürger	31–37	1892–216	
gut	Gelegenheitssportler	38–48	2205–265	
sehr gut	Freizeitläufer	49–53	2652–287	
ausgezeichnet	Leistungssportler	54–62	2920–327	
exzellent	Kaderathlet	63–70	3323–363	
weltspitze	Spitzenathlet	> 70	> 3636	

35–45 Jahre		45–55 Jahre		55–65 Jahre	
VO_2max in ml/kg/min	m im 12-min-Test	VO_2max in ml/kg/min	m im 12-min-Test	VO_2max in ml/kg/min	m im 12-min-Test
< 18	< 1310	< 16	< 1221	< 14	< 1131
18–22	1310–1471	16–19	1221–1364	14–17	1131–1256
23–30	1511–1833	20–26	1400–1686	18–23	1288–1538
31–38	1874–2196	27–34	1722–2008	24–29	1569–1820
39–45	2236–2518	35–40	2044–2294	30–35	1851–2070
46–54	2558–2920	41–48	2330–2652	36–42	2102–2384
55–63	2961–3323	49–56	2688–3010	43–49	2415–2697
64–72	3363–3725	57–64	3046–3368	50–56	2728–3010
> 72	> 3725	> 64	> 3368	> 56	> 3010

35–45 Jahre		45–55 Jahre		55–65 Jahre	
VO_2max in ml/kg/min	m im 12-min-Test	VO_2max in ml/kg/min	m im 12-min-Test	VO_2max in ml/kg/min	m im 12-min-Test
< 16	< 1230	< 14	< 1149	< 13	< 1068
16–22	1270–1471	14–19	1185–1364	13–17	1100–1256
23–27	1471–1713	20–24	1364–1578	18–21	1256–1444
28–33	1753–1994	25–30	1614–1829	22–26	1476–1663
34–43	2035–2437	31–38	1865–2223	27–34	1695–2008
44–48	2437–2639	39–42	2223–2401	35–37	2008–2164
49–56	2679–3001	43–50	2437–2724	38–43	2196–2446
57–63	3041–3323	51–56	2759–3010	44–49	2477–2697
> 63	> 3323	> 56	> 3010	> 49	> 2697

Sprechen wir also einmal über Ihren Nachbarn. Ihnen ist auch schon aufgefallen, dass der ganz schön zugelegt hat? Er raucht außerdem? Sport treibt er überhaupt nicht? Sicherlich würden Sie Ihrem Nachbarn raten, einmal zum Hausarzt zu gehen, um sich durchchecken zu lassen. Sonst erleidet er am Ende noch einen Herzinfarkt!

Sie denken, bei Ihnen sei das etwas anderes? Schließlich waren Sie vor 23 Jahren im Tischtennisverein einer der Besten! Dann kamen die Ausbildung und der Job. Und danach: Hausbau und Kinder. Natürlich haben Sie in den letzten Jahren etwas zugelegt und waren eigentlich gar nicht mehr beim Training. Aber Sie finden, dass Sie die Fitness vom Tischtennis über die Jahre gut konserviert haben. Also ist das doch ein völlig anderer Sachverhalt als bei Ihrem Nachbarn. Ja, ja, ich verstehe. Wir reden also besser weiter über Ihren Nachbarn.

Nicht nur die Fitness, sondern auch die Ernährung hat Einfluss auf eine gute Gesundheit.

»Es ist alles in Ordnung, Schatz!«

Wenn Ihr Nachbar dann zum Hausarzt geht, kann allerdings Erstaunliches passieren! Ihr total überarbeiteter, unsportlicher, 44-jähriger Nachbar kommt trotz deutlichem Bierbauch freudig vom Arzt zurück und sagt zu seiner Frau: »Kein Problem, Schatz, es ist alles in Ordnung!« Das Blutbild und das Belastungs-EKG waren in Ordnung und damit droht kein unmittelbarer Herzinfarkt. Die Sache mit dem Gewicht sei zwar nicht gerade optimal und er müsste auch aufhören zu rauchen, aber das wusste er eigentlich schon vorher.

Als Arzt möchte ich an dieser Stelle anmerken, dass Risikofaktoren, die vor der Untersuchung schon bekannt waren, leider auch nach der Untersuchung noch Risikofaktoren bleiben. Und es werden meistens noch weitere Aspekte unter den Tisch gekehrt: die Magentabletten, die Ihr Nachbar regelmäßig gegen Sodbrennen einnimmt, die zwei großen Gläser Wein jeden Abend, der immense Stress in der Arbeit, die Tatsache, dass er seit Jahren keinen Sport gemacht hat.

Dabei sind diese Dinge so wichtig! Denn Gesundheit ist mehr als Blutwerte anzeigen können. Bei einer Befragung des Instituts für Demoskopie in Allensbach gaben übrigens 89 Prozent der Deutschen an, dass sie an erster Stelle eine gute Gesundheit glücklich macht. Dagegen senkt nichts die Lebensqualität so stark wie eine gestörte

Gesundheit! Ganz vorn mit dabei sind Stress- und Wohlstandskrankheiten. Sie sind wahre Glückskiller – schon lange bevor schlimme Dinge wie ein Infarkt drohen. Sie schleichen sich in Ihr Leben (nicht nur in das Ihres Nachbarn!), rauben Ihnen ein Stück Ihrer wertvollen Lebensqualität und teilen Ihnen so mit, dass etwas nicht stimmt. Also, wenn Sie das nächste Mal wieder über Ihren Nachbarn nachdenken und sich um dessen Gesundheit sorgen, prüfen Sie gleich mit, wie es eigentlich um Ihre eigene steht und wie es Ihnen geht.

Die häufigsten Stresserkrankungen

Da wir im Zeitalter der Hightech-Medizin leben, denken viele, dass es für jedes gesundheitliche Problem einen Blutwert geben muss. Dem ist aber nicht so. Gerade bei Stresserkrankungen ist die moderne, schnelle Schulmedizin oft überfordert. Wenn eine junge Frau von quälenden Magenschmerzen berichtet, wird eine Magenspiegelung gemacht, Blutwerte und Zuckerunverträglichkeit werden getestet. Und am Ende bleibt oft Ratlosigkeit, weil nichts dabei herauskommt. Dass die Probleme eine psychosomatische Ursache haben können, dass die Arbeit oder der Chef einem »auf den Magen schlagen« und dass die Regenerationszeiten zu kurz sind, wird leider nur am Rande thematisiert. »Bei Ihnen ist alles in Ordnung« heißt es dann, und doch ist nichts in Ordnung. »Haben Sie gerade Stress?«, wird manchmal noch nachgefragt und bestätigend genickt. Auch wenn Ärzte also körperlich nichts finden, ergeben sich sehr wohl individuelle Konsequenzen. Für Betroffene gehen Stresssymptome fast immer mit einer gravierenden Beschneidung der persönlichen Lebensqualität einher. Männer haben diese psychosomatischen Ventile ebenso wie Frauen. Nacken-, Kopf- und Rückenschmerzen können genauso wie Herzstolpern bei beiden Geschlechtern Alarmsignale sein und Folgen haben – auch wenn der Arzt mit technischen Untersuchungsmethoden erst einmal »nichts findet«!

Kopf- und Nackenschmerzen

Sie entstehen durch Verspannungen im Nackenbereich, durch permanentes Starren auf den Bildschirm in der falschen Sitzposition. Dazu kommen noch Stress und Hektik. Ihr Körper geht in eine Kampfposition, so als wären Sie in Gefahr. Instinktiv ziehen Sie die Schulterblätter zusammen und die Nackenmuskulatur wird steinhart.

Mit Austern und Zitronen gegen Erkältung

Stress macht auch anfällig für Infekte. Eine Erkältung hat Sie mal wieder so richtig erwischt? Sie frieren, der Kopf dröhnt, die Glieder schmerzen und die Nase läuft? Und Sie wollen unbedingt wieder so schnell wie möglich fit werden? Es gibt wenige Dinge, die nachweislich helfen, aber Zink ist eines davon. Und vom Vitamin C glaubt man es wenigstens.

Was tun? Große Mengen Zink befinden sich in der Auster. Erkältet haben Sie also einen Grund, mal wieder bei Ihrem Fischhändler vorbeizuschauen. Ordentlich Zitronensaft dazu, und Sie haben auch gleich Vitamin C dabei.

Sie mögen weder Austern noch Zitronen? Das ist natürlich bitter. So bleibt Ihnen wohl nur der Gang in die Apotheke, um die guten Sachen in Tablettenform zu kaufen. Ein Gramm Vitamin C am Tag darf es schon sein. Und zehn Milligramm Zink werden Ihnen ebenfalls guttun. So viel schaffe ich mit Austern und Zitronen zwar nicht, aber wahrscheinlich ist bei solchen Therapien ohnehin der Kopf entscheidend!

Sodbrennen

Wer Stress hat, der bildet mehr Magensäure. Wenn dann noch fettige Speisen dazukommen und der Mageneingang sich nicht sicher verschließt, schwappt die Säure aus dem Magen in die Speiseröhre. Ein quälendes Brennen entsteht. Wir das zum Dauerzustand, schädigt es die Speiseröhre.

Schlaflosigkeit

Wer seine Probleme mit nach Hause nimmt und nicht mehr abschalten kann, nimmt die Sorgen auch mit ins Bett. Hier rauben sie vielen Menschen den Schlaf. Schlafstörungen gehören, laut Robert Koch Institut, zu den häufigsten gesundheitlichen Beschwerden in der Bevölkerung. Umfragen zufolge leiden über 25 Prozent der erwachsenen Deutschen unter Schlafstörungen und finden einfach keine Nachtruhe mehr. Und das wirkt sich natürlich auch auf das Wohlbefinden aus.

Herzstolpern

Wenn große Last auf der Psyche liegt, wenn Sie sich immer wieder zu viel abverlangen und Ihr Körper nicht mehr zur Ruhe kommt, arbeitet Ihr Stressnerv derart stark, dass das Herz anfangen kann zu stolpern. Meist findet man bei jungen Menschen keine Ursache für dieses lästige Problem – außer Stress!

Die häufigsten Wohlstandskrankheiten

Das moderne Schlaraffenland, in dem wir leben, hat körperliche Konsequenzen. Statt Treppen zu steigen, können wir bequem mit dem Aufzug fahren, viele Supermärkte haben ein eigenes Parkhaus, in dem Sie stressfrei Ihr Auto parken können, statt das Einkaufen mit dem Fahrrad oder zu Fuß zu erledigen. Und Fertiggerichte nehmen Ihnen sogar das Kochen ab. Auf diese Weise wird nicht nur die Bewegung, sondern auch die bewusste Ernährung in unserem Alltag schleichend und unbemerkt auf ein Minimum reduziert. Der Faulheits-Instinkt hat uns voll im Griff, was auch gesundheitliche Folgen mit sich bringt und zu Wohlstandkrankheiten führen kann.

Übergewicht

Mehr als 50 Prozent der Erwachsenen in Deutschland leiden unter einem zu hohen Gewicht. Die Ursachen sind zu wenig Bewegung und zu viel, vorwiegend unausgewogenes Essen. Unzählige Folgekrankheiten, wie Kniegelenksverschleiß und Herzinfarkt, machen Übergewicht zum neuen Gesundheitsproblem Nummer eins.

Bluthochdruck

Wer gesund ist, hat Blutdruckwerte von 120/80 mmHg. Steigt der Wert durch Bewegungsmangel und zu viel salzreiches, fettes Essen dauerhaft auf über 140/90 mmHg, so werden sämtliche Gefäße des Körpers langfristig geschädigt. Die Deutsche Hochdruckliga empfiehlt als täglich aufgenommene Menge maximal sechs Gramm Salz pro Tag.

Zuckerkrankheit (Diabetes mellitus)

Mittlerweile leiden schon etwa fünf Prozent der Bevölkerung an der Zuckerkrankheit und man rechnet damit, dass es in den nächsten Jahren zehn Prozent und mehr werden. Durch Übergewicht und Bewegungsmangel wird der Zucker aus der Nahrung nicht verbrannt, sondern schädigt die Gefäße. Das kann schlimme Folgen haben: Erblindung, Herzinfarkt, Schlaganfall, Nierenversagen, gefolgt von einer Blutwäsche …

Was macht der Arzt beim Check-up?

1. Anamnese

Ihr Arzt fragt Sie nach Beschwerden, Vorerkrankungen, aber auch nach Ihren Lebens-
gewohnheiten: Ob Sie Sport treiben, ob Sie rauchen, wie Sie sich ernähren und wie es
um Ihre Arbeits- und Stressbelastung steht.

2. Messung von Körpergewicht, Körperfettanteil und Blutdruck

Diese Messwerte lassen sich unkompliziert und schnell erheben und Übergewicht
sowie Bluthochdruck einfach erkennen. Idealerweise macht der Körperfettanteil bei
Männern weniger als 20 Prozent und bei Frauen weniger als 25 Prozent aus.

3. Labormessungen für Zucker und Cholesterin

Eine einfache Blutabnahme reicht, um Gefäßkiller wie erhöhte Cholesterin- und
Zuckerwerte festzustellen. Die Cholesterinwerte sollten insgesamt unter 200 mg/dl
liegen, wobei man sinnvollerweise das Verhältnis des guten (HDL-)Cholesterins
zum schlechten (LDL-)Cholesterin betrachtet. Die Zuckerwerte sollten nüchtern bei
80 mg/dl liegen.

4. Belastungs-EKG und Spiroergometrie

Durch die körperliche Betätigung auf dem Fahrrad oder Laufband lässt sich ein EKG
bei Belastung ableiten, das eine Herzkranzgefäßverengung anzeigen kann. Die Atem-
gasanalyse misst genau, wie fit Sie sind und wie gut Ihr Fettstoffwechsel in Takt ist.

Bedenken Sie, dass auch bei Menschen, die Raubbau an Ihrer Gesundheit treiben,
zunächst keine auffälligen Werte entstehen. Wer seit zehn Jahren raucht, Übergewicht
hat, keinen Sport treibt, zu viel Alkohol trinkt und jeden Tag zwölf Stunden arbeitet,
der wird möglicherweise sogar viele Jahre vom Arzt hören: »Es
ist alles in Ordnung.« Ich sage: noch! Denn zum Zeitpunkt
der Untersuchung waren zwar die technischen Werte in
Ordnung, aber nicht die Gesundheit!

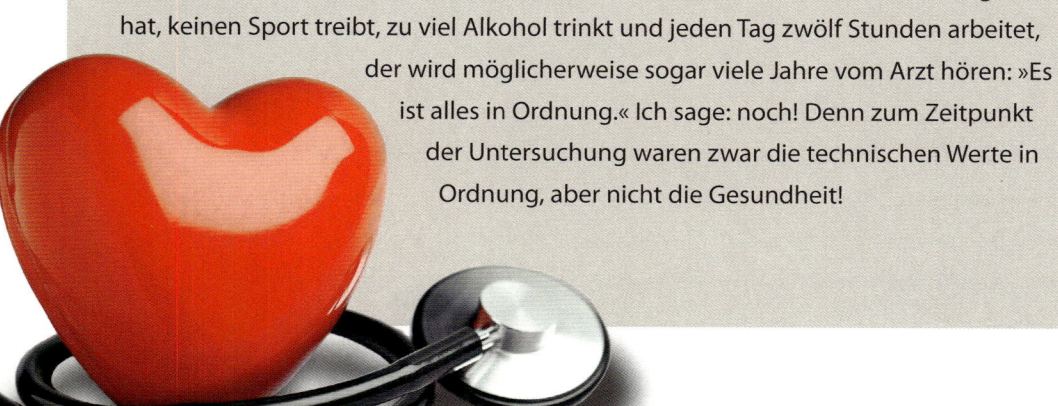

Niels würde sagen, dass all diese Stress- und Wohlstandskrankheiten »schrecklich un-sexy« sind. Sie lassen uns alt aussehen und überhaupt nicht locker und souverän wirken. Ich würde hinzufügen: Sie sind Alarmsignale! Und alle zwölf Monate beim Arzt vorstellig zu werden, um sich anhand eines Belastungs-EKGs bescheinigen zu lassen, dass »alles in Ordnung ist«, bis der Arzt eines Tages sagt »Hoppla, jetzt ist es aber nicht mehr in Ordnung, Sie stehen kurz vor dem Infarkt!«, ist natürlich erstens Blödsinn und zweitens gefährlich. Und deswegen ist es wichtig zu handeln. Und zwar jetzt! Den besten Therapeuten gegen Stress- und Wohlstandskrankheiten kennen Sie übrigens bereits: Das sind Sie selbst! Was Sie für Ihre gute Gesundheit brauchen, ist Bewegung, die wir im nächsten Kapitel besprechen, und die richtige Ernährung. Inklusive Rotwein und mit Nachtisch.

Das InstinktFormel-Ernährungskonzept

Warum Sie der perfekte Therapeut sind? Nun, wenn Sie nach Lektüre des vierten Kapi-tels Ihren Lebensbereich »Leistung und Beruf« entstresst haben, hat es wer gemacht? Sie! Bei der Ernährung ist es genauso: Wer entscheidet, was Sie morgen frühstücken werden? Sie! Damit Sie wissen, was künftig auf den Tisch gehört, müssen wir aber zunächst Licht ins Dunkel der Ernährungswirren bringen. An den Mittagstischen deutscher Kantinen werden oft die abstrusesten Ernährungstheorien ausgetauscht: Ob Eier- oder Kohldiät, nichts scheint unmöglich. Und dass man besser weniger Fleisch essen sollte, wird immer wieder aufs Neue diskutiert. Aber das ist alles nichts gegen die Kartoffeldiskussion. Des Deutschen liebste Knolle ist für viele quasi ein Heiligtum. Für sie ist die Kartoffel das perfekte Nahrungsmittel. Andere bezeichnen sie hingegen als Dickmacher. Ja, wie denn nun? Wie verrückt viele beim Thema Abnehmen werden, kann man auch auf Google nachvollziehen: Ich habe mir einmal den Spaß gemacht und beliebige Grundnahrungsmittel bei Google eingetippt, und um das Wort »Diät« ergänzt. Es gibt wirklich alle Diäten: Kartoffel-, Karotten-, Fleisch-(!), Brot-, Joghurt-, Nudel-, Käse-Diät … Und um es gleich vorwegzunehmen, ich pflege fast alle diese Lebensmittel zu essen, aber nicht ausschließlich! Dauerhaft schlank werden Sie nicht dadurch, dass Sie sich für sechs Wochen allein von Eiern, Kohl oder Karotten ernähren. Natürlich wollen Sie trotzdem primär eines wissen: Was macht denn nun dick? Die eindeutige Antwort lautet: zu viel Energie! Sie können sich mit beinahe jedem

Lebensmittel dick essen. Nehmen wir den Apfel. Wenn Sie davon 60 Stück am Tag essen, sind das 3000 Kalorien. Das sind mehr als die etwa 2000 Kalorien, die Sie am Tag verbrauchen. Sie werden zunehmen! Genauso gut wäre es möglich, mit Tiramisu abzunehmen. Wenn Sie jeden Tag maximal fünf Portionen à 100 Gramm essen, liefern Ihnen diese »nur« 1500 Kalorien, also 500 Kalorien weniger als Sie benötigen – die Pfunde werden purzeln. Das gefällt Ihnen? Dann sollten wir zusammen vielleicht eine Tiramisu-Diät für ein Frauenmagazin entwerfen.

Beide Fälle sind natürlich extrem unwahrscheinlich, denn niemand isst 60 Äpfel pro Tag. Diese bestehen zum Großteil aus Wasser, das Volumen wäre viel zu groß. Nach sechs Äpfeln fühlen Sie sich bereits randvoll. Weil das so ist, werden Sie mit Äpfeln viel besser abnehmen können, als zuzunehmen. Und mit Tiramisu ist es genau umgekehrt: Die wenigsten stoppen nach einer kleinen 100-Gramm-Portion, die bereits unanständig viele Kalorien enthält. So kann man damit hervorragend zunehmen und eben nur theoretisch abnehmen.

Schwer zu glauben: Aber wenn Sie jeden Tag 60 Äpfel äßen, nähmen Sie mit Sicherheit auch zu.

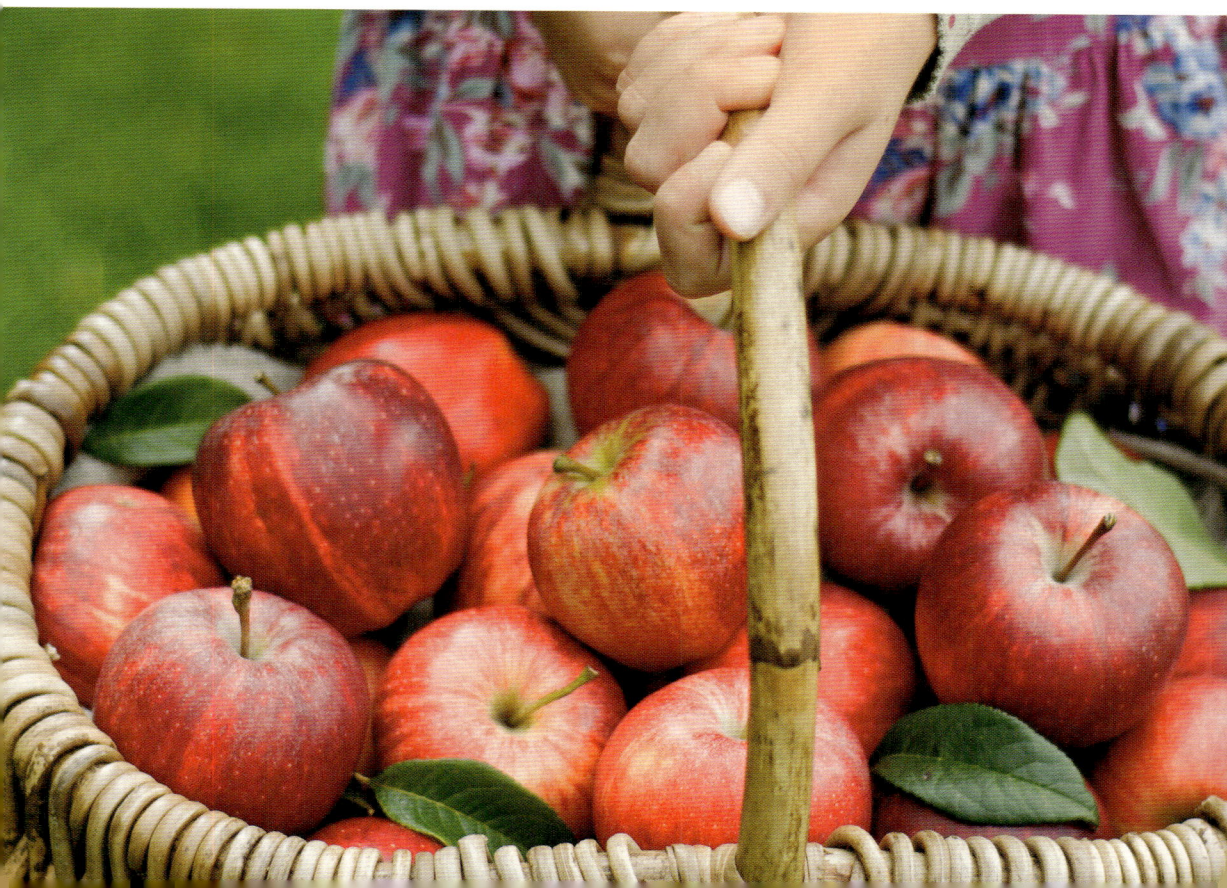

Die Energiebilanz

Sie wissen ja, wie das auf Ihrem Bankkonto läuft: Wenn Sie mehr einzahlen, als Sie abheben, füllt sich das Konto. Buchen Sie mehr ab, als Sie einzahlen, wird der Kontostand immer geringer. Mit Ihren Fettreserven ist es genauso. Üblicherweise verbrauchen Sie etwa 1500 Kalorien pro Tag für die Grundfunktionen (Grundumsatz) Ihres Körpers. Also Energie, die für Stoffwechsel, Atmen, Verdauungsarbeit, Herzschlag und andere Notwendigkeiten benötigt wird. Dazu kommt ein mehr oder weniger großer Arbeitsumsatz, der für körperliche Aktivitäten gebraucht wird. Bei üblicher Büroarbeit verbraucht eine 70 Kilogramm schwere Person insgesamt etwa 2100 Kalorien. Wenn Sie nun ein zünftiges Mittagsmenü bei McDonald's zu sich nehmen, haben Sie schnell 1300 Kalorien auf der Haben-Seite. Dazu noch die Flasche Coca Cola im Büro (1 Liter = 420 Kalorien) und die Tiefkühlpizza (800 Kalorien) zum Feierabend. Schneller als Sie schauen können, nehmen Sie so 2500 Kalorien zu sich. Das sind 400 Extra-Kalorien, die Sie in etwa 50 Gramm Fettgewebe speichern werden. Ach, nur 50 Gramm denken Sie? Aufgepasst! Ein Monat hat 30 Tage. Auf diesem Weg können Sie in einem Monat schnell mal ein Kilo zulegen! Ob die Energie nun aus Pommes oder aus Vollkornbrot stammt, ist für die Energiebilanz egal (nicht aber für Ihre Vitalstoffbilanz!).

Zum erfolgreichen Abnehmen gibt es nur zwei Wege: weniger essen, was eher mäßig populär ist, oder mehr Energie verbrauchen. Haben Sie eine Idee, welche Tätigkeiten Ihnen dabei helfen und welche nicht?
(Alle Angaben in der folgenden Aufzählung sind ungefähre Angaben für eine Person von 70 Kilogramm Körpergewicht.)

Bringt nichts!		Bringt was!	
einmal zum Kopierer gehen	6	30 Minuten Laufen (10 km/h)	380
30 Minuten Hausarbeit	32	30 Minuten Fitnesstraining	280
10 Minuten telefonieren	17	30 Minuten Rad fahren (15–20 km/h)	208
60 Minuten fernsehen	69	30 Minuten Walking	200
30 Minuten Sex	50	60 Minuten spazierengehen	120

Was essen Sie denn da? Ihre drei Energielieferanten: Kohlenhydrate, Eiweiß und Fett

Das kleine Gedankenspiel zum Thema Äpfel und Tiramisu ist wichtig, denn es erklärt, dass für unser Körpergewicht die Energiemenge entscheidend ist und nicht, ob diese aus Fetten, Eiweißen oder Kohlenhydraten stammt. Kaum zu glauben, wo doch ein Teil Ihrer Arbeitskollegen beim Essen jedes Gramm Fett zu vermeiden versucht, während die anderen einen großen Bogen um Kohlenhydrate machen. Der Nächste schwört darauf, sich permanent mit Eiweiß zu versorgen, weil das schlank machen soll. Und wieder andere wissen noch nicht einmal, was in einer Kartoffel überhaupt drin ist. Das schauen wir uns jetzt einmal genauer an:

Kohlenhydrate – Zucker – Carbs: die Fakten

1. Als Kohlenhydrate bezeichnet man unterschiedliche Formen des Zuckers. Haushaltszucker zum Beispiel. Und auch Fruchtzucker schmeckt »zuckersüß«. Die längerkettigen Zucker, zu denen auch Stärke zählt, werden in Ihrem Körper, wie alle anderen Zucker auch, zu Traubenzucker (enthalten in Dextro Energen) abgebaut.

2. Ihr Körper kann Zucker in der Leber und in der Muskulatur speichern und bei Bedarf zur Energiebereitstellung nutzen. Ein Gramm Kohlenhydrate liefert uns 4,1 Kilokalorien (kcal) Energie.

3. Essen Sie Zucker oder Stärke, so schüttet der Körper Insulin aus, um den Zucker in die Muskulatur einzuschleusen. Hierdurch wird der Fettabbau begrenzt, da ja Zucker zur Verbrennung bereitsteht. Insulin macht müde und ist verantwortlich für die Müdigkeit nach dem Mittagessen. Von Ärzten gern auch »Fressnarkose« genannt.

4. Zucker wird bei körperlicher Aktivität, besonders bei großer Anstrengung, verbrannt. Für die Muskeln ist er ein Turbotreibstoff, der in kurzer Zeit viel Energie bereitstellt. Deshalb lieben Ausdauersportler alle Zuckerarten.

5. Überschüssig aufgenommener Zucker wird in Fett umgewandelt und als solches auf den Hüften oder anderswo abgelagert, um Energie zu speichern.

> Zucker ist ein Turbotreibstoff für die Muskeln. Ausdauersportler lieben ihn deshalb, weil er dem Körper in kurzer Zeit viel Energie bereitstellt.

Fast reine Kohlenhydratlieferanten sind:

❯ alle Mehlprodukte (Nudeln, Brot, Cornflakes, Müsli), sie bestehen aus Stärke

❯ Kartoffeln und Reis, sie bestehen ebenfalls zum Großteil aus Stärke

❯ Honig, gleicht bis auf die Geschmacksbegleitstoffe dem Haushaltszucker

❯ Haushaltszucker, egal ob in Kaffee, in Joghurt oder in Pudding

Fett: die Fakten

1. Als Fette bezeichnet man die unterschiedlichsten Fettsäuren. Diese sind entweder fest, wie bei der Butter, oder flüssig, wie bei Ölen.

2. Fette sind mit 9,1 Kilokalorien pro Gramm ein idealer Energielieferant und daher auch ein toller Energiespeicher. Auf Ihrer Hüfte!

3. Gänzlich unwichtig ist die Energiespeicherung aber nicht. Sie hilft, den Körper in Mangelzeiten zu versorgen, und wärmt ihn im Winter.

4. Fette brauchen viel Sauerstoff, um verbrannt zu werden. Sie sind der Dieseltreibstoff für unseren Körper: Auf niedriger Leistungsstufe wird damit stundenlang Energie bereitgestellt.

5. Fette sind die Träger vieler Geschmacksstoffe und sorgen dafür, dass zum Beispiel Nudeln mit Soße schmackhafter sind, als Nudeln ohne Soße.

6. Fette ermöglichen die Aufnahme der fettlöslichen Vitamine A, D, E und K.

Fast reine Fettlieferanten sind:

> Butter, neben etwas Wasser voller Fettsäuren
> Öle, voller Fettsäuren

Eiweiß: die Fakten

1. Eiweiß besteht aus 20 Aminosäuren. In unterschiedlicher Kombination stellen sie die Baustoffe für den gesamten Körper dar.

2. Eiweiß ist der Grundstoff für die Botenstoffe des Nervensystems.

3. Ein Gramm Eiweiß liefert zwar mit 4,1 Kilokalorien so viel Energie wie Zucker (und damit halb so viel wie das Fett), aber Eiweiß wird kompliziert verstoffwechselt, weshalb zehn Prozent der Energie in Form von Wärme verpuffen (Thermogenese). Beim Verwerten von Eiweiß verbrennt der Körper also Extrakalorien.

4. Eiweiß ist am Muskelaufbau beteiligt und deshalb der beste Ernährungsfreund der Sportler.

5. Eiweiß sättigt hervorragend und ist deshalb bei Menschen »auf Diät« sehr beliebt.

Gute Eiweißlieferanten sind:

> mageres Fleisch und Fisch
> Eier
> Soja

Eiweiß hält lange satt und ist ein Turbo für den Stoffwechsel, dank Thermogenese. Es macht also schlank.

Zurück in die Realität

Wenn Sie Ihren Kühlschrank öffnen, tun Sie das in der Regel nicht, um sich zu ernähren, sondern um zu essen. Ich für meinen Teil habe dabei erstens keine Kalorientabelle in der Hand und zweitens soll das Ganze auch noch schmecken. Deshalb nehme ich mir auch nicht 45 Gramm Butter, um meinen Fettbedarf zu stillen, und dazu 140 Gramm Mehl, weil ich gerade vom Laufen komme und Kohlenhydrate brauche.

Essen ist also nur zum Teil ernähren. Es ist ein Stück Lebensqualität, das viel mit unserer Gesundheit zu tun hat. Natürlich haben viele Lebensmittel sehr gemischte Nährstoffanteile. Um Ihnen das bildlich zu veranschaulichen, habe ich für Sie auf der nächsten Seite eine Auswahl an Lebensmitteln in Kuchendiagrammen zusammengestellt.

Wie Sie an den Kuchendiagrammen unschwer erkennen können, sind die Nährstoffe in unseren Lebensmitteln kunterbunt verteilt. Es ist also gar nicht so einfach, eine vermeintlich ideale Nährstoffkombination zu erreichen. Besinnt man sich allerdings auf die Zutatenliste eines Marmorkuchens, der Butter, Mehl und Eier enthält, so wird einem schnell klar, dass wohl vorwiegend Fett (aus der Butter), Kohlenhydrate (aus dem Mehl) und Eiweiß (aus den Eiern) darin enthalten sein werden.

Viele Menschen beschäftigen sich tagein, tagaus damit, ob Sie jetzt besser weniger Fett oder weniger Kohlenhydrate essen sollen. Dafür gibt es tolle Namen: Man nennt es dann »Low-Fat-Diät« oder »Low-Carb-Diät«. Wie kommt man überhaupt auf die Idee, in seiner Ernährung bestimmte Nährstoffe einfach wegzulassen oder stark zu reduzieren?

> **Sich nach einer Nährwerttabelle zu ernähren, ist fast unmöglich, schmeckt nicht und geht auf Kosten der Lebensqualität.**

Die Idee von Low Fat ist relativ leicht erklärt

Fette liefern viel Energie und wenig Volumen. Sehr leicht essen Sie davon sehr viel. Wie beim Tiramisu, der im Wesentlichen aus Mascarpone mit einem Fettanteil von 80 Prozent in der Trockenmasse besteht. Oder Kartoffelchips. Ruck, zuck ist eine Tüte weg und der Fettanteil war extrem hoch. So nehmen Sie schnell viel zu viel Energie auf und die landet in Form von Fett auf Ihren Hüften. Die Logik hinter Low Fat lautet also: Wer Fett spart, der spart automatisch Energiedichte. Ganz falsch ist die Idee nicht. Wer sich jetzt allerdings pausenlos von (fettfreien, aber zuckerreichen) Gummibärchen und (fettreduziertem, aber zuckerreichem) Joghurt ernährt, der bekommt das Fett dann durch den hohen Kohlenhydratanteil auf die Rippen. Denn der liefert ebenfalls überschüssige Energie und die wandelt ihr Körper schwuppdiwupp in Hüftgold um.

Marmorkuchen

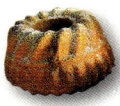

Marmorkuchen ist eine kompakte Energiebombe: Er besteht zur Hälfte aus Kohlenhydraten, liefert wenig Eiweiß und dafür eine dreimal so hohe Portion Fett.

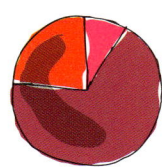

■ Eiweiß: 5,5 g
■ Kohlenhydrate: 48,9 g
■ Fett: 16,7 g
Kalorien- und Nährwertangaben beziehen sich auf:
100 g, Kalorien (kcal): 368

Käsebrot

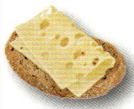

Der Klassiker unter den Frühstücksbroten. Eiweiß- und Fettanteil durch den Käse sind ausgeglichen. Der Kohlenhydratanteil durch das Brot ist sehr hoch.

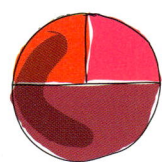

■ Eiweiß: 9,1 g
■ Kohlenhydrate: 19 g
■ Fett: 9,2 g
Kalorien- und Nährwertangaben beziehen sich auf:
25 g Käse/50 g Brot, Kalorien (kcal): 196

Currywurst

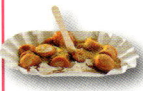

Currywurst ist beliebt, aber sie ist eine Fettbombe. Zusammen mit dem hohen Eiweißanteil im Fleisch macht sie dafür lange satt.

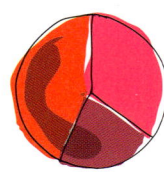

■ Eiweiß: 25,6 g
■ Kohlenhydrate: 15 g
■ Fett: 30,8 g
Kalorien- und Nährwertangaben beziehen sich auf:
200 g, Kalorien (kcal): 440

Kartoffelchips

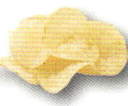

Hüftgold pur! Eine Tüte deckt den gesamten Tagesbedarf an Fett und über zwei Drittel des täglichen Kalorienbedarfs.

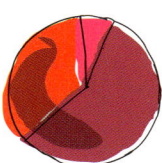

■ Eiweiß: 5,5 g
■ Kohlenhydrate: 53,5 g
■ Fett: 35 g
Kalorien- und Nährwertangaben beziehen sich auf:
100 g, Kalorien (kcal): 551

Croissant mit Marmelade

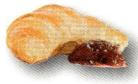

Croissant mit Marmelade lieber in Maßen genießen. Der Kohlenhydratanteil ist extrem hoch. Zusammen mit den (schlechten) Fetten eine kleine Kalorienbombe.

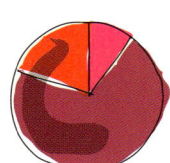

■ Eiweiß: 6,7 g
■ Kohlenhydrate: 56 g
■ Fett: 14,5 g
Kalorien- und Nährwertangaben beziehen sich auf:
75 g Croissant/25 g Marmelade, Kalorien (kcal): 381

Obstsalat

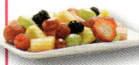

Obstsalat liefert sehr viel Kohlenhydrate, wenig Fett und einen hohen Wasseranteil. Da der Eiweißanteil gering ist, hält er pur leider nicht ganz so lange satt.

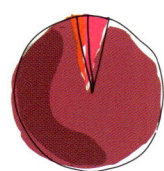

■ Eiweiß: 1,4 g
■ Kohlenhydrate: 39 g
■ Fett: 0,5 g
Kalorien- und Nährwertangaben beziehen sich auf:
200 g Obstsalat, Kalorien (kcal): 174

Zudem führen die vermehrt zugeführten Kohlenhydrate zu einer verstärkten Insulin-ausschüttung. Insulin hemmt wiederum den Fettabbau und fördert die Speicherung von Zucker in Form von Fett, was natürlich auch nicht optimal zum Abnehmen passt.

Low Carb verfolgt eine andere Idee …

Solange der Körper kein Insulin ausschüttet, verbrennt er vornehmlich Fett. Essen Sie Kohlenhydrate, zum Beispiel einen Teller Kartoffeln beim Mittagessen, dann schütten Sie Insulin aus: Das macht erstens müde (»Fressnarkose«), zweitens wird der Zucker in die Zellen geschleust und drittens wird die Fettverbrennung gestoppt. Das ist Fakt und nicht wegzudiskutieren. Wer jetzt also keine Kohlenhydrate mehr isst, der stellt seinen Körper auf Fettverbrennung um. Führt man aber statt Nudelsalat und Apfelsaftschorle große Mengen Sahnequark und Butter zu, so steigt nun wiederum die Energiezufuhr, was Sie eben auch nicht schlanker werden lässt. Ein Problem dabei: Körperlich aktive Menschen, die zum Beispiel joggen gehen, laufen mit leeren Kohlenhydratspeichern und sind nicht leistungsfähig, wenn Sie keinerlei Zuckerzufuhr haben. Die Folge: Zwar klappt das Joggen und Treppensteigen in den vierten Stock, aber Sie fühlen sich elend und sind so schwach, dass Sie fast aus den Latschen kippen. Auch im Büro bei der Arbeit fühlen Sie sich leistungsschwach. Außerdem sorgt der Zuckermangel für Heißhungerattacken. Warum die Kollegen damit trotzdem in Windeseile zwei Kilo abgenommen haben? Ganz einfach: Leeren sich in den ersten Tagen die Kohlenhydratspeicher in den Muskeln, so verschwindet auch das mit dem Zucker gebundene Wasser, und Sie nehmen in wenigen Tagen zwei Kilo Wasser ab.

Die Unterschiede der Low-Carb-Diäten

Atkins-Diät: Eine radikale Eingrenzung der Kohlenhydrate zugunsten einer eiweiß- und fettreichen Ernährung wird zu Diätzwecken eingesetzt.

Montignac-Methode: Lebensmittel mit hohem glykämischen Index (Maß dafür, wie schnell Zucker ins Blut gelangt) werden gemieden.

Glyx-Diät: Auch hier dreht sich alles um den glykämischen Index, der möglichst klein sein sollte.

Logi-Methode: Neben dem glykämischen Index wird auch die Menge des zugeführten Zuckers reduziert. Der Eiweiß- und Fettanteil ist hingegen erhöht. Ziel ist es, Blutzucker- und Insulinspiegel konstant zu halten.

Ernährungsregeln, die Ihr Leben leichter machen

Beide Ideen, Low Fat und Low Carb, klingen zuallererst nicht schlecht, offenbaren aber bei näherer Betrachtung ihre Schwächen. Und bisher haben wir noch nicht über das weitaus größte Problem solcher Diäten gesprochen: Kein Mensch hält das ewig aus! Nach einer Zeit des Verzichtens auf Kohlenhydrate kommt irgendwann zwangsläufig der Weg zum Bäcker. Und da essen Sie dann nicht eine Scheibe Vollkornbrot, sondern einen halbe Platte Streuselkuchen. Und wer wochenlang auf Fett verzichtet hat, findet sich irgendwann unweigerlich an der Wurstbude wieder. Da gönnt man sich dann Currywurst mit Pommes, statt eines Filetsteaks. Ruck, zuck sind die Pfunde wieder drauf und ein paar neue noch dazu. Dieses Phänomen nennt sich Jo-Jo-Effekt. Ich habe eine bessere Lösung für Sie … Machen Sie einen Bogen um die Diätexzesse.

Auf die Energiedichte kommt es an: Je wasserreicher und fettärmer ein Lebensmittel, desto geringer die Energiedichte und umso besser für die schlanke Linie.

Die Wissenschaft und der gesunde Menschenverstand sagen uns Folgendes:

1. Achten Sie auf die zugeführte Energiemenge, weniger auf die Nährstoffkombination.
2. Wählen Sie oft Lebensmittel mit geringer Energiedichte (Gemüse, Obst, mageres Fleisch). So essen Sie nicht zu viel Energie!
3. Essen Sie und »ernähren« Sie sich nicht. Das Ziel: eine ausgewogene Mischkost!

Hohe Energiedichte > 400 kcal/100 g	Niedrige Energiedichte < 100 kcal/100 g
Schokolade (Vollmilch)	gemischter Salat (ohne Dressing)
Tiramisu, Torte	Obst (Ananas, Apfel, Orange)
geröstete Erdnüsse	Gemüse (Tomate, Salatgurke, Lauch)
Sahne-Eiscreme	Buttermilch, Naturjoghurt, Magerquark
Donuts	Reiswaffeln
Pizza	Gewürzgurke, grüne Oliven
Schokoladencreme-Brotaufstrich	körniger Frischkäse

Wie Sie gute und schlechte Kohlenhydrate und Fette unterscheiden

Wie sieht eine »ausgewogene Mischkost« denn nun idealerweise aus? Currywurst mit Pommes ist ja in gewisser Hinsicht auch eine Mischkost: Kartoffeln, Fleisch, Soße. Fertig ist die Eins-a-Mischkost. Nicht ganz, denn Fette sind nicht gleich Fette und Kohlenhydrate nicht gleich Kohlenhydrate.

Gute und schlechte Kohlenhydrate: Werden Sie nicht zum Mastschwein
Es gibt kurze (Haushaltszucker) und lange Zuckerketten (Stärke). Am Ende landen alle Zuckerarten in unserer Blutbahn und werden in den Muskeln verbrannt oder auf den Hüften in Form von Fett eingelagert. Kurzkettiger Zucker steht schnell zur Verfügung (Sie erinnern sich, deswegen ist er bei den Sportlern so beliebt). Sie kennen das: Wenn Sie ausgehungert und unterzuckert sind, dann wirkt eine Coca Cola, die randvoll mit Haushaltszucker ist (106 Gramm pro Liter!), binnen Minuten wahre Wunder. Das gibt einen Energie- und Insulinflash. Haushaltszucker, egal ob im Kaffee, in der Cola, im Kuchen oder in Gummibärchen, ist also in Maßen zu genießen. Der langkettige Zucker, also Stärke in Getreide, Mais und Kartoffeln, ist leider genauso schnell im Blut. Teilweise sogar noch schneller. Deshalb ist Mais ein beliebtes Schweinemastmittel: viele Kohlenhydrate, viel Insulin, viel Fettaufbau! Damit Sie nicht zum Mastschwein werden, sollte die Stärke möglichst langsam in Ihr Blut übergehen. Hierfür ist ein großer Ballaststoffanteil wichtig, also: Vollkorn- statt Weißmehl und Cornflakes mit Weizenkleieanteil. Auch die Zubereitung spielt eine Rolle. Wenn Sie Spaghetti matschig-weich kochen, landet der Zucker schneller in Ihrem Blut, als wenn Sie sie al dente, also mit Biss, verzehren. Das ist übrigens auch der Grund, warum die arme Kartoffel in der Low-Carb-Fraktion so einen schlechten Ruf bekommen hat. Denn sie ist voller Stärke. Wenn man die Kartoffel weich kocht, stellt sie Ihrem Körper sehr schnell sehr große Mengen Zucker zur Verfügung. Vorsicht, Schweinemastgefahr!

Die Regeln für Kohlenhydrate
> Kohlenhydratreiche Mahlzeiten idealerweise vor oder nach körperlicher Aktivität verzehren. So kann Ihr Körper den Zucker verbrennen, statt ihn einzulagern!
> Vollkorn statt Weißmehl. Auf diese Weise geht der Zucker langsamer ins Blut, Sie haben mehr Ballaststoffe und mehr Mineralstoffe.
> Schimpfen Sie nicht so viel auf die arme Kartoffel, sie enthält sehr gute Aminosäuren. Kochen Sie sie einfach nicht so weich und essen Sie sie am besten nicht jeden Tag.

Fitmacher	Krankmacher
(Vollkorn-)Nudeln al dente	Croissant
Müsli, Obst, Beeren und Früchte	Kuchen
Gemüse	Fertigpizza
dunkle Zartbitterschokolade	Gummibärchen
Produkte aus Vollkornmehl, wie Vollkornbrot	Produkte aus Weißmehl, wie Weißbrot

Gute und schlechte Fette: Transfette sind Körperverletzung!

Mit den Kohlenhydraten bringt man sich so schnell nicht um. Mit Fetten geht das wesentlich besser. Aber nicht mit allen, denn es gibt unterschiedliche Fette. Deshalb müssen wir sie uns genauer ansehen.

Gesättigte Fettsäuren

Sie sind in tierischen Fetten enthalten, also in Milch, Butter, Käse und auch im Fleisch. Gesättigte Fettsäuren sind die schwarzen Schafe unter den Fetten. Isst man zu viel davon, stehen sie unter Verdacht, Dickdarmkrebs auszulösen.

Einfach ungesättigte Fettsäuren

Sie mögen es gerne fettig? Dann stammen größere Mengen Fett auf Ihrem Teller besser aus der Olive oder der Avocado. Darin sind einfach ungesättigte Fettsäuren enthalten, die Ihre Gesundheit schützen! Aber damit sind wir noch lange nicht am Ende der Fette angelangt.

Omega-3- und Omega-6-Fettsäuren

Weitere Fette, die wir gern mögen, sind die ungesättigten Fettsäuren. Aber schon wieder müssen wir genauer hinsehen. Es gibt nämlich Omega-3- und Omega-6-Fettsäuren. Beide sind wichtig, doch ihr Verhältnis ist entscheidend für unsere Gesundheit. In unserer üblichen westlichen Zivilisationskost bekommen wir stets zu viel Omega 6 aus billigen Pflanzenölen (Mais-, Sonnenblumen- und Distelöl). Diese werden überall dort verarbeitet, wo Sie garantiert nicht damit rechnen. Zum Beispiel in eingelegten Tomaten, im Rührkuchen, in Keksen, in der Tiefkühlpizza … Omega-3-Fettsäuren sind hingegen viel zu selten auf unserem Teller. Sie stecken vor allem in Seefisch. Auch in

Wildfleisch und bestimmten Ölen (Oliven-, Raps-, Hanf-, Lein-, Kürbiskern-, Traubenkern- und Walnussöl) finden wir die wichtigen Omega-3-Fettsäuren. Idealerweise kommen auf eine Omega-3-Fettsäure nur zwei bis drei Omega-6-Fettsäuren. Und nicht zwölf, wie heute üblich!

Produkte aus einer Kombination kurzkettiger Zucker und billiger, gehärteter Transfette sind gesundheitsschädlich.

Transfette

So weit, so gut. Das große Sorgenkind kommt aber erst noch: die Transfette. Sie entstehen bei industriellen Verarbeitungsprozessen (gehärtete Fette!) und bei hohen Temperaturen in der Friteuse. Diese Fette müssen Sie meiden, sie schmecken widerlich, sind krebserregend und leisten der Zuckerkrankheit Vorschub. Die Bäckertheke ist voll von Fetten, die wir nicht wollen. Zu Zeiten der Massenproduktion werden billigste

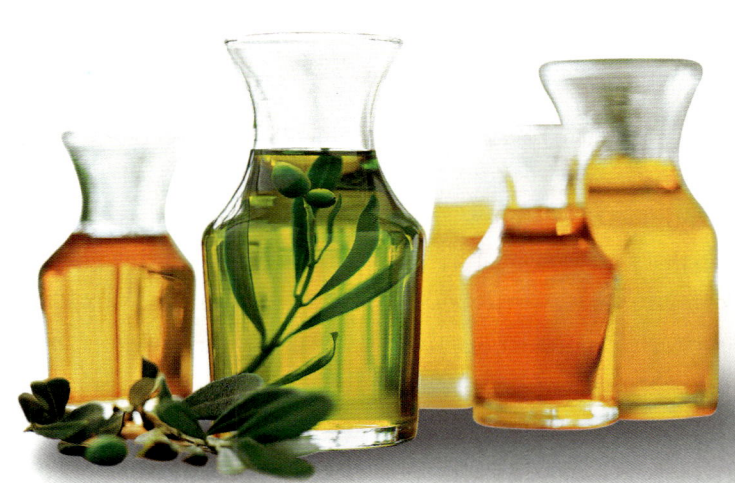

Die richtigen Fette und Öle sind ein wichtiger Bestandteil Ihrer gesunden Ernährung.

Omega-6-Fettsäuren und zahlreiche, gehärtete Fette (auch im Croissant) eingesetzt. Das Croissant schmeckt dann nur noch aufgrund von künstlichen Aromastoffen nach Butter und enthält in Wahrheit billige und schlechte Transfette. Ich sage deshalb immer: Der Tod lauert in der Bäckertheke!

Die Regeln für Fette

> Verwenden Sie Omega-3-reiche Öle, statt Omega-6-reicher Öle.
> Kaufen Sie einfaches Vollkornbrot. Machen Sie einen Bogen um Transfett-Schnell-Backshops.
> Vermeiden Sie gehärtete Fette. Transfettgeschwängerte Tiefkühlpizza ist reine Körperverletzung.
> Essen Sie nichts Frittiertes.
> Meiden Sie Fertignahrung. Die darin enthaltenen Fette, die meistens nicht exakt ausgewiesen sind, sind stets von der schlechtesten Sorte.
> Schimpfen Sie nicht so viel auf die Butter. Sie ist ein natürliches Lebensmittel und in Maßen genossen eine tolle Sache
> Verwenden Sie zum Braten und Erhitzen nur Öle mit hohem Rauchpunkt, wie zum Beispiel Traubenkernöl.

Fitmacher	Krankmacher
Omega-3-Fettsäuren in: Oliven-, Raps-, Walnuss-, Hanf-, Kürbiskern-, Kokos- und Leinöl (zum starken Erhitzen und Braten Traubenkernöl)	zu viele Omega-6-Fettsäuren, wie zum Beispiel Distel-, Sonnenblumen- und Maisöl
Avocados	gehärtete Fette und Transfette
Mandeln	Frittiertes
Walnüsse	Fertignahrung

Essen Sie Eiweiß – denn es gibt nur gutes Eiweiß!

Jetzt wird es wirklich einfach. Denn Eiweiß ist eine tolle Sache! Die 20 Aminosäuren kommen in unterschiedlichen Lebensmitteln zwar unterschiedlich häufig vor, aber der Mischkost sei Dank, dass wir darauf gar nicht achten müssen, solange wir keine Bodybuilder sind.

Da Eiweiß auch noch hervorragend sättigt, bin ich ein großer Freund davon! Ein reiner Eiweißträger ist mageres Fleisch, das neben 21 Gramm Eiweiß nur 4 Gramm Fett je 100 Gramm liefert. Fische sind auch ideal. Zum hohen Eiweißanteil kommen automatisch die guten Omega-3-Fettsäuren. Mit Fisch und Fleisch haben Sie also gute Eiweißlieferanten. Wenn Sie rein vegetarisch leben: Hülsenfrüchte (Bohnen, Erbsen, Linsen) sind ebenfalls sehr gute Eiweißlieferanten. Auch die Kartoffel in Kombination mit Eiern liefert bestes Eiweiß. Nur sind hier leider keine gesunden Omega-3-Fettsäuren enthalten wie im Fisch.

Fitmacher	Krankmacher
mageres Fleisch	Gibt es nur in Kombination mit schlechten Fetten, wie zum Beispiel bei Currywurst, fetter Wurst (Salami), oder billigem Analogkäse.
(See-)Fisch	
Hülsenfrüchte (Bohnen, Erbsen, Linsen)	
Kartoffeln, kombiniert mit Eiern	
Magerquark	
Walnüsse	

Warum Sie zwei Ernährungspyramiden brauchen

Sie fragen sich, wie Sie die Informationen nun in Form einer Mischkost unter einen Hut kriegen sollen? Ganz einfach: Sie denken an die oben genannten Nahrungsmittel und haben vor Ihrem geistigen Auge eine Ernährungspyramide. Genauer gesagt: zwei passende Pyramiden, die neuesten Erkenntnissen entsprechen. Je nachdem, ob Sie am Tag körperlich aktiv sind oder nicht, sollten Sie sich an der richtigen Pyramide orientieren. Ich zeige Ihnen eine Pyramide für den Bürotag: Hier ist der Kohlenhydratanteil verringert – weniger Zucker, weniger Insulin, weniger Schweinemast, weniger Bauch. An den Tagen, an denen Sie Sport treiben, kommen Sie damit nicht weit. Haben Sie schon einmal nach einem Zehn-Kilometer-Dauerlauf einen griechischen Salat (also kohlenhydratarm) gegessen? Und wie war es? Genau – nach spätestens zwei Stunden kommt der Heißhunger und Sie würden für einen Schokoriegel nachts eine Tankstelle überfallen. Dann doch besser einen Teller Nudeln zum Abendessen, der enthält Kohlenhyrate, aber keine Transfette. Es gibt also für die Sporttage eine Pyramide mit mehr Kohlenhydraten in der Basis. Ganz einfach, wenn man weiß wie!

Die Pyramide für Bürotage ohne Sport

An Bürotagen ohne viel Bewegung bilden Obst und Gemüse die Basis. Sie liefern wenig Energie, dafür Vitalstoffe und viel Wasser. Dazu gibt es gute Omega-3-Öle. Die zweite Stufe macht Sie satt, und zwar ohne Schweinemasteffekt: hervorragende Eiweißträger wie Nüsse, magere Milchprodukte, Fisch und Fleisch.

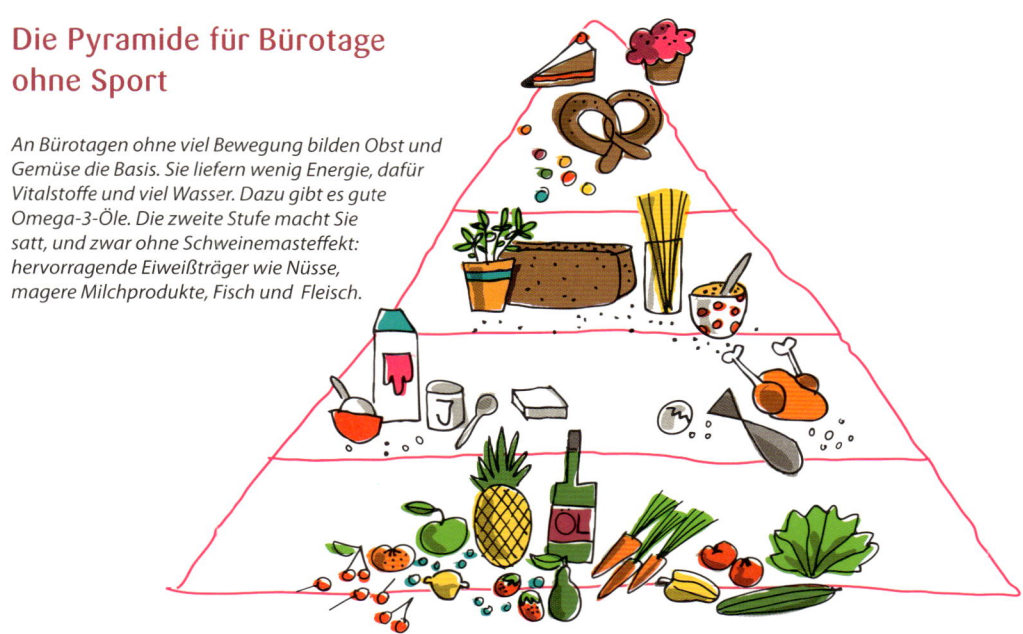

Die Pyramide für Bürotage mit sportlichem Training

An sportlichen Tagen finden sich neben Obst und Gemüse sowie den guten Omega-3-Ölen auch Vollkornprodukte als Kohlenhydratlieferanten in der Basis der Pyramide. So kommt nach dem Sport kein Heißhunger auf und Sie regenerieren schneller.

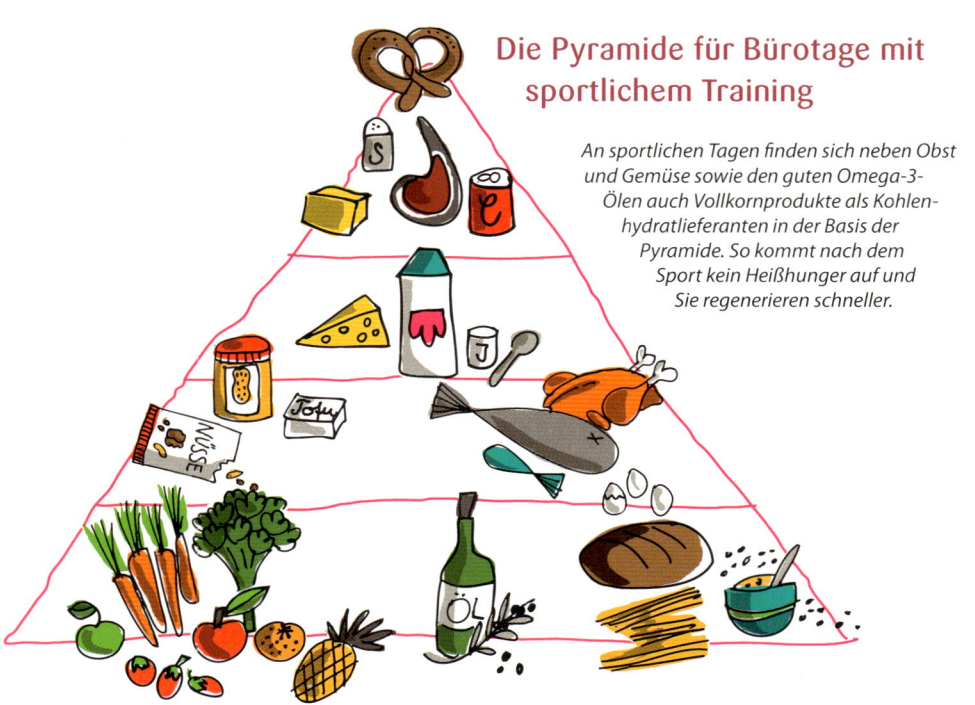

Aus dem Leben: meine Diäten im Training

Als Triathlet kann man, wie in vielen Ausdauerdisziplinen, eigentlich nicht leicht genug sein. So habe ich während meiner Leistungssportzeit allerlei Ernährungsextreme durchexerziert. Früher wie heute war und ist die Standard-Diät des Ausdauersportlers die Low-Fat-Diät, also viele Kohlenhydrate und wenig Fett. Damit habe auch ich mich früher schlank gehalten und meinen Körperfettanteil zeitweise auf fast schon bedenkliche 4,8 Prozent reduziert.

Es war schrecklich: entrahmte Milch (0,3 Prozent Fett), niemals Kuchen, niemals Butter oder Margarine, jede Soße ohne Sahne oder Crème fraîche. Ich habe sogar Pizza ohne Käse bestellt. Schlank war ich, krank aber auch. Ich trainierte eigentlich nur von einem Infekt zum nächsten. Irgendwann drang auch zu den Triathleten durch, dass Fette nicht nur schlecht sind. Also gab es fortan Olivenöl und andere gute Sachen. Als ich dann für einen Wettkampf mein Gewicht wieder reduzieren wollte, verbrachte ich ein (ohnehin sehr belastendes) Höhentrainingslager unter Low-Carb-Diät. Wenn Low Fat schon schrecklich ist, so ist Low Carb für einen Sportler die Hölle: Durch die Unterversorgung mit Brennstoff für intensive Muskelarbeit regeneriert man kaum, bringt keine volle Leistung und »verbrennt sich selbst«. Denn es wird auch viel körpereigenes Eiweiß verstoffwechselt. Ich verlor vier Kilo und war sechs Wochen nach dem Trainingslager noch immer so erschöpft, dass der Wettkampf ausfiel.

Und auch heute ist es noch so: Wenn ich nach dem Training nur einen Nizzasalat esse, dann bin ich bestimmt zwei Stunden lang schlanker (man verliert mit den Kohlenhydraten auch das gebundene Wasser) und verbrenne Fett im »Nachbrenneffekt« (weil die Zuckerspeicher leer sind). Das hilft mir allerdings nichts, wenn nach spätestens drei Stunden der Heißhunger dafür sorgt, dass ich zwei Stück Kuchen oder maßlos Schokolade verschlinge.

Ich stehe doch nicht am Ende der Nahrungskette, um mir dann eine Salatplatte zu bestellen!

Viele Menschen denken bei gesunder Ernährung als erstes an Fleischverzicht. Führende Krebsforscher gehen heute auch tatsächlich davon aus, dass ein überhöhter Konsum von rotem Fleisch (mehr als 500 Gramm pro Woche) Darmkrebs begünstigt. Jeden Tag ein Pfund Gehacktes ist also tatsächlich nicht gesund. Andererseits ist ein Steak ein hervorragender Lieferant für diverse Spurenelemente, wie Zink und Eisen, an denen es Vegetariern oft mangelt. Heute gibt es aber noch andere Aspekte, die zum Vegetarismus führen. Der moralische Aspekt, da Fleischkonsum fast zwangsläufig auch mit Massentierhaltung einhergeht. Es sei denn, man kauft beim Biobauern und verzichtet in der Kantine sowie an anderen Orten auf Fleisch, dessen Herkunft man nicht kennt. Zuletzt bleibt der ökologische Aspekt: Bei der Mast der Tiere werden enorme Weideflächen, viel Getreide und große Mengen Wasser benötigt, außerdem werden dabei Treibhausgase produziert. Das ist sicher ein zusätzlicher Grund, den Fleischkonsum zu reduzieren.

Was halten Sie davon: Wählen Sie doch den Mittelweg und essen Sie nur noch zweimal pro Woche Fleisch, das aber aus biologischer Landwirtschaft stammt. Das kann ein idealer Kompromiss sein. Für Ihren Genuss, für Ihre Gesundheit, für die Tiere und nicht zuletzt auch für unsere Umwelt.

Da möchte man Schwein sein: Auf Biobauernhöfen werden Tiere artgerecht gehalten.

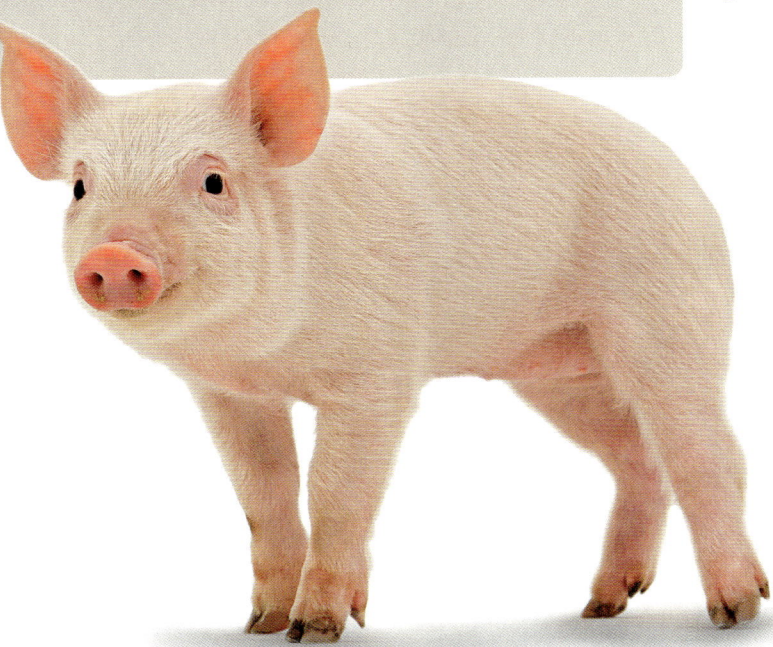

Wie Sie im Fast-Food-Restaurant überleben

Sind Sie regelmäßig auf Reisen? Dann kennen Sie sicher diesen Moment: Sie sind um 21.30 Uhr noch auf der Autobahn oder mit der Bahn unterwegs. Ein Gasthof für gepflegte Speisen in Autobahnnähe oder auf dem Bahnhof: Fehlanzeige! Was bleibt? Das rettende Ufer mit den goldenen Bögen. Erleichternd ist das nicht wirklich, ist es doch nachweislich so, dass regelmäßiger Konsum von Fast-Food zu Übergewicht führt. Das liegt primär daran, dass Fast-Food dazu verleitet, besonders viel zu essen. Nur interessiert Sie das nicht die Bohne, wenn Sie mit einem Loch im Bauch nachts irgendetwas zu essen haben wollen. Machen wir also das Beste daraus. Ich zeige Ihnen anhand eines Beispiels, wie das geht: Ich bin nach einem Kongress einst mit Geschäftspartnern zu besagter Uhrzeit am rettenden Ufer einer Autobahn gelandet.

Der Hunger war groß, die Bestellung meines Geschäftspartners auch:

> Doppel-Cheeseburger
> Big Mac
> kleine Portion Pommes
> mittlere Coca Cola
> McSundae Eisbecher

Ich hatte auch großen Hunger, bestellte aber wie folgt:

> Gartensalat
> zwei Filet-o-Fish ohne Soße (Das machen die, wenn man darum bittet!)
> Wasser
> Fruchttüte

Ein Teammitglied zückte sein Smartphone und erstellte eine Nährstoffbilanz dieser beiden Menüs. Mein Geschäftspartner fiel fast vom Stuhl. Er hatte 1890 Kalorien gegessen! Fast seinen kompletten Tagesbedarf! Meine Mahlzeit beschränkte sich auf 745 Kalorien, wobei der Verzicht auf die schlechte, fette Soße dabei noch gar nicht abgezogen war. Natürlich bekommen Sie im Schnellrestaurant kein ideales Essen, vor allem auch wegen des hohen Salzgehalts der Speisen. Aber wenn das die Ausnahme bleibt und Sie die richtigen Speisen wählen, kann man auch dort gut überleben.

Im Menükalkulator werden folgende Werte angezeigt

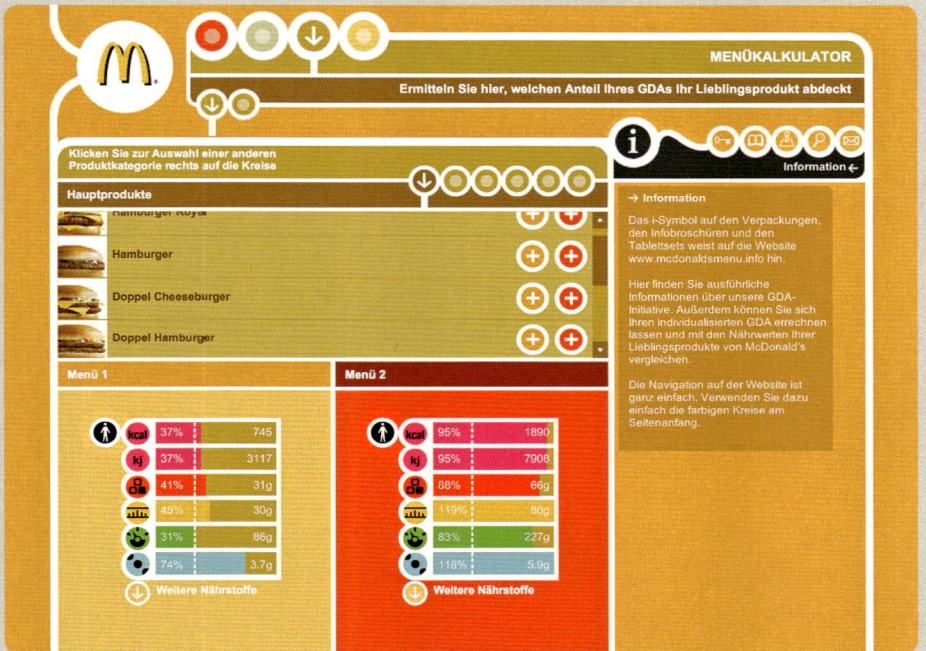

> Kalorien
> Eiweiß
> Fett
> Kohlenhydrate
> Zucker (ein Kohlenhydrat)
> Salz
> gesättigte Fettsäuren
> Ballaststoffe

Auch bei McDonald's kann man ab und zu guten Gewissens essen gehen. Wie viele Kalorien Sie sich dort mit den verschiedenen Menüs einverleiben, können Sie mit Hilfe des Onlinerechners unter www.mcdonaldsmenu.info ganz einfach herausfinden.

Richtig essen fängt mit dem richtigen Einkaufen an

Es ist ja logisch. Sie können zu Hause nur das essen, was Sie einkaufen. Deshalb kommt dem Einkaufen eine besondere Bedeutung zu. Im Supermarkt betrachte ich nur zu gern, welche Lebensmittel die Kunden vor und nach mir auf das Laufband an der Kasse legen. Das sagt mehr über deren Ernährungsgewohnheiten aus, als alles andere. Wer H-Milch, Tiefkühlpizza, Coca Cola, abgepacktes Weißbrot und Marmelade auf das Band legt, der dürfte sich schwer tun, daraus zu Hause eine gesunde Ernährung zu basteln. Damit das bei Ihnen besser klappt, müssen Sie nur einige wenige Dinge beachten …

Nehmen Sie am Eingang zwei Einkaufskörbe

Kaufen Sie auch oft gehetzt und in letzter Minute oder noch schnell nach der Arbeit ein? Dass keiner mehr Zeit hat, das wissen auch die Verkaufsmanager großer Supermarktketten. Zuallererst werden Sie deshalb gebremst und emotional eingefangen: mit frischen Waren in der Obst- und Gemüseabteilung. Hier muss man aussuchen, wiegen, eintüten. Das dauert und entschleunigt Sie für einen ausführlicheren Einkauf – so die Idee. Einziges Problem für mich dabei: In meinem Einkaufskorb liegen dann ganz unten Tomaten, Gurken, Äpfel und Erdbeeren. Und das sind alles relativ druckempfindliche Waren. Später muss ich noch die schwere Milchtüte und die Flasche Olivenöl auf die Tomaten packen. Völlig unpraktisch. Also, bevor Sie bei langen Stapelaktionen scheitern: Nehmen Sie einfach zwei Einkaufskörbe! Einen für Obst und Gemüse, den anderen für den Rest.

Geben Sie viel Geld aus

Nehmen Sie genug Geld mit. Wussten Sie, dass in den 1960er-Jahren noch 40 Prozent des Nettoeinkommens für Nahrungsmittel ausgegeben wurden? Ein stattlicher Anteil. Heute sind es nur noch rund 13 Prozent des Nettoeinkommens! Wir kriegen immer mehr Essen für immer weniger Geld. Natürlich ist parallel dazu die Nahrungsmittelqualität gesunken und gute Waren haben nach wie vor ihren Preis. Und wenn Sie der Meinung sind, das lohne sich nicht, schlage ich Ihnen vor, noch mal in Kapitel 2: »Was uns wirklich glücklich macht« (Seite 36 ff.) nachzulesen. Essen gehört definitiv dazu! Also, trauen Sie sich, ab und zu einmal Geld an der Fischtheke auszugeben. Kaufen Sie lieber weniger und dafür qualitativ hochwertige Produkte. Greifen Sie zum Beispiel zum besten Olivenöl. Gutes Essen ist gesund und schenkt Ihnen Glücksgefühle!

Gute Ernährung fängt beim Einkauf an: In Ihren Einkaufskorb gehören qualitativ hochwertige, natürliche und frische Produkte.

Kaufen Sie natürlich und frisch ein

Sie wollen natürlich und frisch einkaufen und essen? Das ist wesentlich leichter, als viele denken. Verzichten Sie auf künstliche Konservierungs-, Farb- und Aromastoffe sowie auf Emulgatoren. Sie sind in den Zutatenlisten auf dem Etikett aufgeführt. Sollen diese Dinge in Ihrem Einkaufskorb nicht vorkommen, müssen Sie sich nur für zwei Wochen die Mühe machen und nachlesen, was in Ihrem Joghurt (und anderen Lebensmitteln) eigentlich drin ist. Und wenn der Joghurt statt Erdbeeren jede Menge Zucker und Aromastoffe enthält, was leider sehr wahrscheinlich ist, kaufen Sie doch einfach naturbelassenen Joghurt und eine Schale frische Erdbeeren. Außerhalb der Saison sind auch tiefgefrorene Beerenmischung möglich oder Sie nehmen einen großen Löffel selbstgemachte Erdbeermarmelade. Das ist wirklich keineswegs ein Zauberwerk!

Eine ausgewogene Ernährung ist schon die halbe Miete.

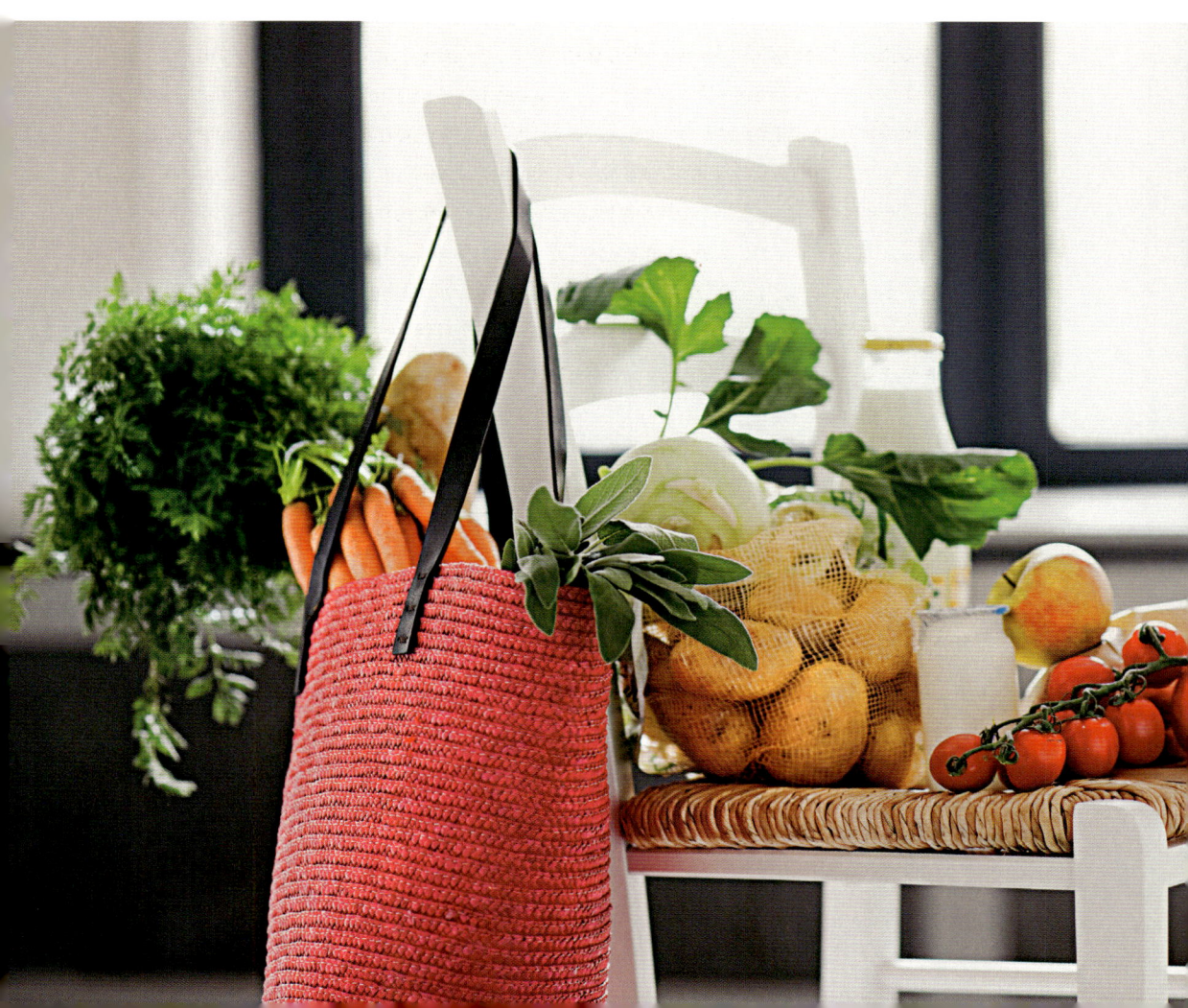

Vermeiden Sie die Multioptionstretmühle

Die Möglichkeit, aus vielen unterschiedlichen Angeboten auswählen zu können, ist Segen und Fluch unserer Marktwirtschaft zugleich. Ein klassisches Beispiel: der Müslikauf. Wenn es nur Früchtemüsli gäbe, wäre das Einkaufen schnell erledigt. Wenn Sie aber, so wie ich, Früchtemüsli nicht ausstehen können, werden Sie damit nicht glücklich. Dann sind Sie dankbar für etwas mehr Auswahl. Bei zusätzlich Beeren- und Schokoladenmüsli können Sie das Angebot noch leicht überblicken und sich Ihre Lieblingssorte auswählen. Toll! Nur leider kann der Mensch selten aufhören und will immer mehr (dieses Phänomen kennen Sie schon vom »Alles meins«-Instinkt aus dem Kapitel 3: »Besser leben mit der InstinktFormel«, Seite 64). So haben wir heutzutage mittlerweile bis zu 40 Sorten Müsli in manchem Supermarktregal und können uns zwischen all den exotischen Geschmacksneuheiten, wie Apfel-Zimt, Honig-Erdnuss oder Nuss-Krokant, nicht mehr entscheiden. Zu viel Auswahl macht unglücklich und kostet Zeit.

Ich gehe gern in den Bioladen, weil dort in vielerlei Hinsicht die Qualität immer noch höher und die Auswahl kleiner ist. Das ist mir lieber und ich muss mich nicht mit 40 Müslisorten auseinandersetzen, die mit künstlichen Aromen und anderen unbekannten Stoffen versetzt sind, sondern kann bequem zwischen einigen Sorten aussuchen, in denen das drin ist, was außen auf der Packung steht.

> **Je größer die Auswahl im Supermarkt, desto schwerer fällt die Entscheidung beim Einkaufen.**

Bio ist nicht gleich gesund!

Bio gilt als Aushängeschild für die Qualität des Essens. Aber auch die frischesten, biologisch produzierten Produkte ändern nichts daran, dass letztlich Ihre Auswahl der richtigen Lebensmittel entscheidend für Ihre Gesundheit ist. Ein Speiseöl mit den falschen Fettsäuren wird dadurch, dass es biologisch produziert wurde, nicht unbedingt zum besseren Lebensmittel. Viele Verbraucher kennen sich mit den Inhaltsstoffen Ihrer Nahrung nicht genau aus. Und manche lügen sich in die eigene Tasche, was sich am großen Absatz von biologisch produzierten Süßigkeiten zeigt. Immer wieder sehe ich Menschen in den Bioladen kommen, die dort nichts kaufen außer Keksen, Waffeln und Schokolade. Die Idee dahinter ist, dass biologische Lebensmittel ja gesünder sind. Also kaufen Sie die eigentlich ungesunden Lebensmittel eben dort. Was natürlich ausgemachter Blödsinn ist. Ein Keks oder eine Tafel Schokolade aus dem Bioladen bleiben ein Keks und eine Schokolade – ob Bio oder nicht.

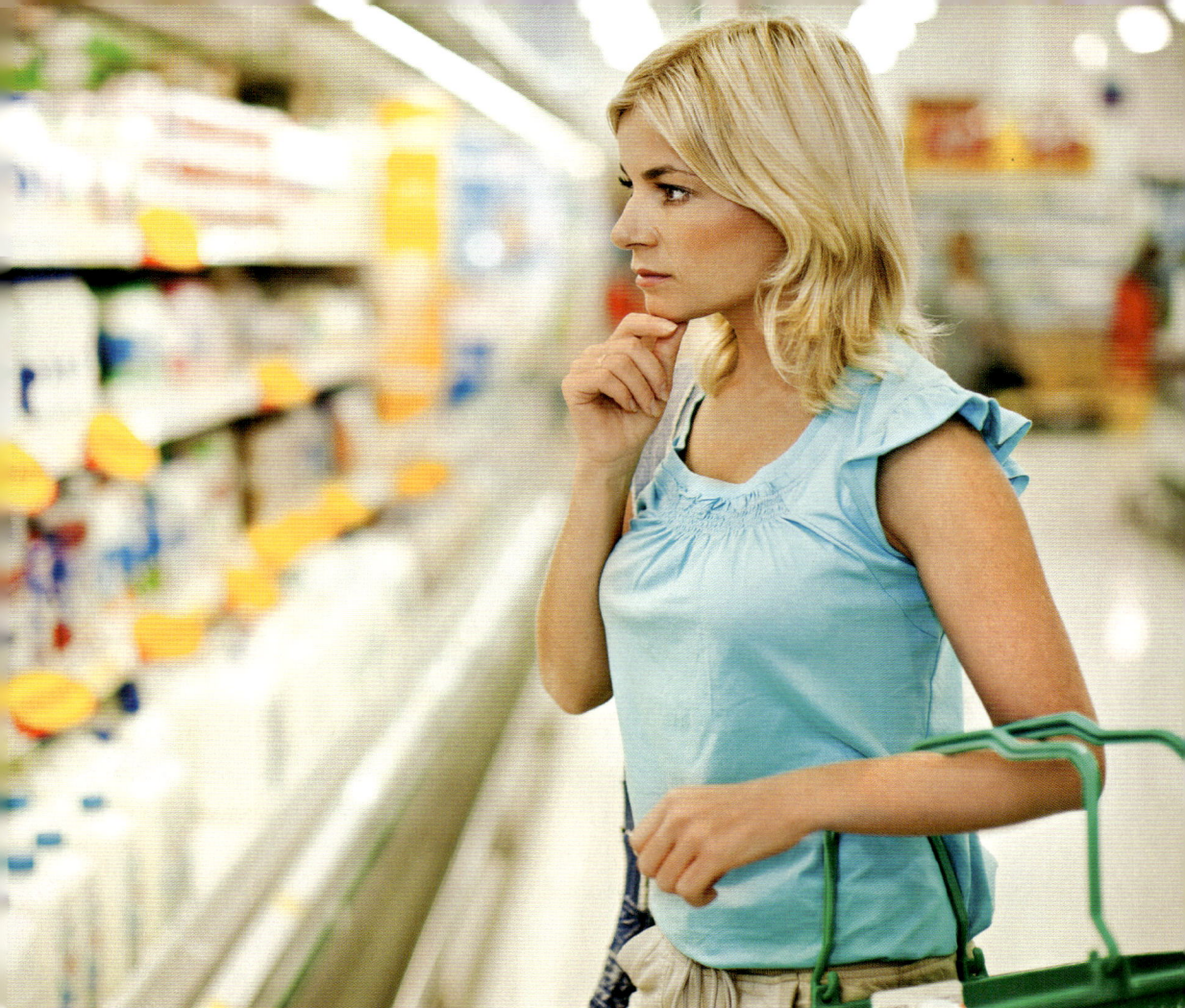

Wer die Wahl hat, hat die Qual: Gehen Sie lieber zum Bioladen, dort ist das Sortiment zwar kleiner, aber feiner.

Ich empfehle wirklich: Probieren Sie das einmal aus. Sie werden feststellen, dass kein Mensch diese erdrückende Auswahl braucht.

Kaufen Sie beim Spezialisten

Ihr Fisch- oder Fleischhändler ist (fast) so wichtig wie Ihr Ehepartner! Sie glauben gar nicht, was es wert ist, gute Lebensmittel bei Menschen zu kaufen, zu denen Sie einen persönlichen Kontakt pflegen. Bei ihnen bekommen Sie nur die beste Ware, können sich nebenbei auch einmal für fünf Minuten über das Wetter unterhalten und werden außerdem auch einmal zu neuen, bisher unversuchten Produkten animiert. Ohne meinen Fischhändler hätte ich niemals Kingklip-Filet probiert. Es hat sich gelohnt!

Rezepte aus Dr. Marquardts Küche – einfach, lecker und gesund

Gleich zu Beginn möchte ich eines klarstellen: Ich bin kein Koch. Und auch wenn sich meine Gäste, die bereits bei mir aßen, bisher nicht beschwert haben, benutze ich im Alltag keine Kochbücher. Ich mache es wie andere auch: Ich überlege, welche Lebensmittel im Haus sind und worauf ich Hunger habe, dann koche ich einfach drauf los. Was einmal mehr zeigt, wie wichtig es ist, die richtigen Dinge vorrätig zu haben!

Frühstück

Die meisten Menschen frühstücken leider wie Rentner im Krankenhaus. Wissen Sie, was die morgens auf dem Tablett haben? Zwei Scheiben Graubrot, Margarine, Marmelade und Kaffee. Was? Das kennen Sie auch von sich selbst? Dann machen Sie es ab jetzt besser!

Ein gesundes Frühstück zuzubereiten, ist nämlich denkbar einfach. Und etwas Obst und Nüsse werden Sie bestimmt daheim haben …

Five a Day – schon beim Frühstück

Die von der Weltgesundheitsorganisation (WHO) im Jahr 2007 gestartete Kampagne »Five a Day« macht sicherlich Sinn. Sie forderte dazu auf, täglich fünf Stück Obst zu essen. Bei Beeren oder Ähnlichem galt eine Handvoll als ein Stück. Die Gründe sind sonnenklar: Obst hat viele Vitamine und macht gesund. Es hat eine geringe Energiedichte und hält schlank. Und dann sind darin auch noch die sogenannten sekundären Pflanzenstoffe enthalten, die Krankheiten vorbeugen. Wie schafft man das? Ganz einfach:

1. Obstschale anschaffen, an prominenter Stelle in der Küche aufstellen und mit jedem Einkauf wieder auffüllen. Man isst nur das Obst, das eingekauft wurde. Und man isst die Schokolade nicht, die nicht eingekauft wurde.

2. Jeden Tag Obstsalat zum Frühstück. So haben Sie einen Großteil der fünf Stück Obst meist schon zum Frühstück verspeist. Denken Sie daran: Lieber mehr Obst und dafür weniger Müsli in die Schüssel.

Der größte Fehler beim gesunden Frühstück

Jeder möchte gern gesund frühstücken. Aber viele kennen sich nicht aus. Sie kaufen ein billiges Müsli, das zu 90 Prozent aus Getreideflocken besteht, und essen davon eine ganze Schüssel mit etwas H-Milch. Sie würgen diese Pampe runter, weil sie glauben, es sei gesund. Was für ein Blödsinn! Das sind fast pure Kohlenhydrate. Das ist quasi Schweinemast für Ökos. Machen Sie es besser: Essen Sie Obst mit Nüssen und etwas (!) Müsli und nicht nur Müsli! Und bitte nehmen Sie frische Milch. Alles andere ist wirklich eine Zumutung!

Obstsalat mit Nüssen

Legen Sie sich eine Obstschale zu (meine hat einen Durchmesser von stolzen 60 Zentimetern!), die Sie immer wieder auffüllen – mit Obst, das Sie gerade kaufen können und mögen. Erste Amtshandlung am Morgen: Obstsalat machen. Dafür braucht kein Mensch ein Rezept.

Dazu gibt's Nüsse, Kerne und Samen. Schon wieder ganz einfach. Kaufen Sie am besten regelmäßig größere Mengen an Nüssen, Kernen und Samen ein, damit Sie immer etwas im Haus haben. Wählen Sie einfach unter dem großen Angebot das aus, was Sie gern mögen. Wal- oder Pekannüsse, Kürbis- oder Sonnenblumenkerne ... Ganz, wie Sie wollen. Wenn Sie viel Zeit haben, dann hacken Sie diese und rösten sie in der Bratpfanne (ohne Fett) auf mittlerer Temperatur leicht an. Drehen Sie den Herd nicht zu stark auf, damit nichts verbrennt. Sind die Nüsse angeröstet, nehmen Sie sie von der Herdplatte, lassen einen Teelöffel Honig darüber laufen und geben die karamelisierten Nüsse anschließend über Ihren Obstsalat. Schmeckt genial und ist gesund.

Es ist Montagmorgen und Sie haben keine Zeit? Dann verteilen Sie die Nüsse einfach so über den Obstsalat, ohne sie zu rösten.

Wenn Sie möchten, geben Sie auch etwas Müsli dazu. Wichtig ist, dass Sie viel Obstsalat mit wenig Müsli essen und nicht umgekehrt. Ein bis drei Esslöffel Müsli reichen völlig aus. Holen Sie sich die Energie lieber über Obst und Nüsse!

Und was gibt es dazu? Milch, Quark, Joghurt oder auch Saft. Bei Milchprodukten verwenden Sie am besten frische Milch oder frischen Joghurt mit mittlerem Fettanteil (1,5 Prozent). Zu viel Fett muss nicht sein, aber die fettfreien Milchprodukte schmecken nicht sonderlich gut. Außer Magerquark, der geht immer und ist ein erstklassiger Eiweißlieferant.

1. Kleine Müslikunde

Der Blick auf die Packung lohnt sich auch beim Müsli. Geldausgeben übrigens auch. Denn billige Müslis sind oft einfache, wenig schmackhafte Getreidemischungen oder aber – bei Früchtemüslis – ein Meer aus Rosinen. So lassen wir uns nicht abspeisen. Die interessanten Inhaltsstoffe des Müslis sind getrocknete Früchte und Beeren sowie Nüsse und Kerne. Je mehr davon und je weniger Rosinen und Getreide im Müsli enthalten sind, desto besser! Ganz wichtig ist es, beim Müslikauf nicht in die Zucker- oder Transfettfalle zu tappen. Knusper- und Schokomüslis sind hierbei besonders gefährlich. Zucker und Fette haben im Müsli nichts zu suchen!

2. Kleine Milchkunde

Es ist ein Stück Lebensqualität, seine Nahrung frisch zuzubereiten. Aber wenn Sie nicht genau darauf achten, dann werden Sie heute schnell an der Nase herumgeführt. Wissen Sie zum Beispiel, was »länger frische Milch« ist? Es gibt vier Arten von Milch zu kaufen, wobei im Handel immer öfter die mit großer Hitze behandelte »länger frische« Milch unter dem Prädikat frische Milch gehandelt wird, da keine eindeutige Kennzeichnungspflicht besteht.

Milchsorte	Rohmilch	frische Milch	länger frische Milch	H-Milch
Hitzebehandlung	keine	pasteurisiert (15–30 Sek. auf 72–75 °C)	Dampfinjektion auf 127 °C, Mikrofiltrierung	für wenige Sekunden auf bis zu 143 °C
Homogenisierung	keine	oft, aber nicht immer homogenisiert	meist homogenisiert	homogenisiert
Haltbarkeit	zwei Tage im Kühlschrank	etwa eine Woche im Kühlschrank	etwa 2–3 Wochen im Kühlschrank	mehrere Monate bei Raumtemperatur

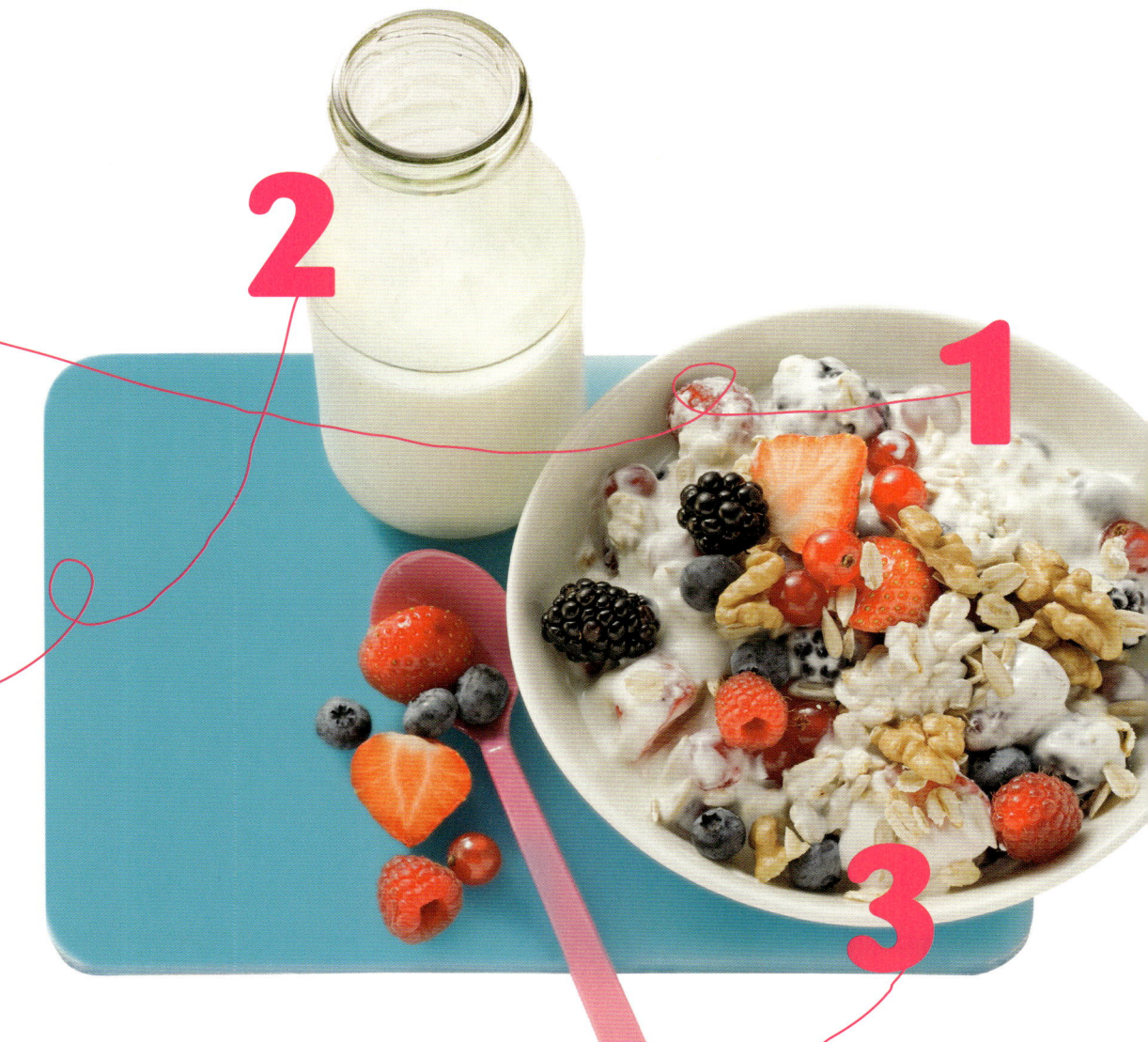

3. Kleine Nusskunde

Nüsse sind Fitmacher. Sie enthalten gesunde Fettsäuren und außerdem Magnesium, Vitamin E, Folsäure und Kalium sowie wichtige Eiweiße. Und das alles, ohne den Körper mit zu viel schnellen Kohlenhydraten zu belasten. Wer außerdem regelmäßig Nüsse isst, leidet 30 Prozent seltener an Herz-Kreislauf-Erkrankungen! Übrigens: Die meisten Kerne, die wir essen, stammen von Pflanzen, die botanisch nicht zu den Nüssen gehören. Wal-, Para-, Pekan- und Haselnüsse haben den höchsten Anteil an mehrfach ungesättigten Fettsäuren. Verwenden Sie auch öfter einmal Mandeln, Pistazien oder Cashewkerne.

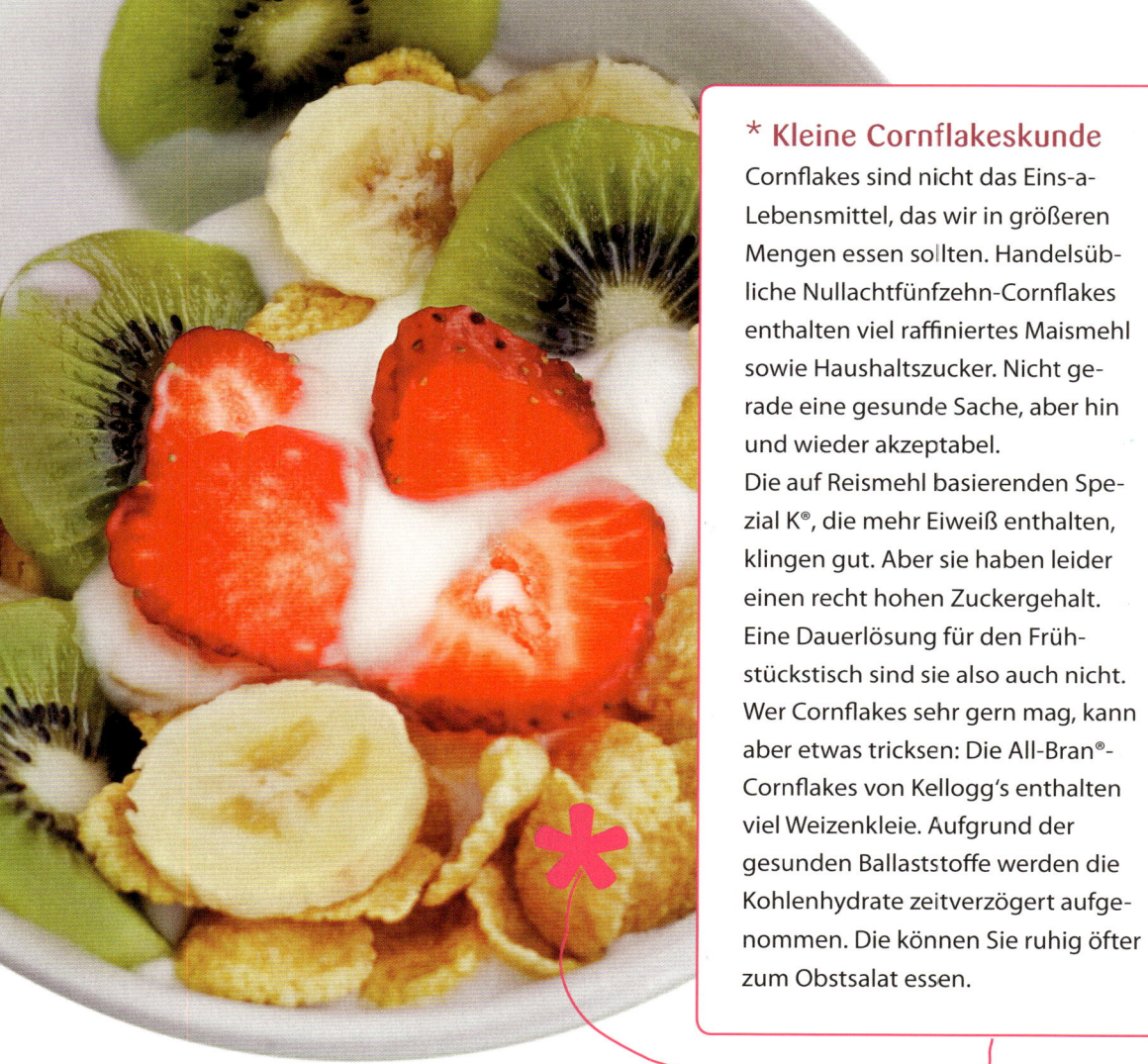

* Kleine Cornflakeskunde

Cornflakes sind nicht das Eins-a-Lebensmittel, das wir in größeren Mengen essen sollten. Handelsübliche Nullachtfünfzehn-Cornflakes enthalten viel raffiniertes Maismehl sowie Haushaltszucker. Nicht gerade eine gesunde Sache, aber hin und wieder akzeptabel.

Die auf Reismehl basierenden Spezial K®, die mehr Eiweiß enthalten, klingen gut. Aber sie haben leider einen recht hohen Zuckergehalt. Eine Dauerlösung für den Frühstückstisch sind sie also auch nicht. Wer Cornflakes sehr gern mag, kann aber etwas tricksen: Die All-Bran®-Cornflakes von Kellogg's enthalten viel Weizenkleie. Aufgrund der gesunden Ballaststoffe werden die Kohlenhydrate zeitverzögert aufgenommen. Die können Sie ruhig öfter zum Obstsalat essen.

Erdbeeren und Bananen mit Cornflakes

Nicht ganz so gesund wie Obstalat mit Nüssen, aber ein ziemlicher Favorit von mir: Cornflakes mit Erdbeeren und Banane. Obst schneiden, eine Handvoll Cornflakes darübergeben und zum Schluss in frischer Milch oder Joghurt verrühren. Sie können natürlich auch anderes Obst verwenden, wie wäre es mit Kiwi? Achten Sie wieder darauf, dass Sie viel Obst mit wenig Cornflakes essen. Denn Cornflakes haben einen ordentlichen Stärkeanteil. Cornflakes mit hohem Weizenkleieanteil und Vollkornflakes mit viel Ballaststoffen sind ebenso eine Alternative wie Flakes aus Reis, die zwar besonders viel Eiweiß, aber leider auch genauso viel Stärke enthalten.

Vollkornbrot mit Frischkäse

Es muss unbedingt Brot sein? Bitte sehr! Dann kaufen Sie sich aber ein richtiges Vollkornbrot und nicht ein Mischbrot mit ein paar wenigen Körnern zur Zierde oben drauf. Wie Sie herausfinden, ob Ihr Brot gut ist? Wenn es keine Zusätze hat und Sie viel kauen müssen! Und der Frischkäse? Ich empfehle Ihnen den körnigen Hüttenkäse mit wenig Fett und viel Eiweiß. Einmal mit der Pfeffer- und Salzmühle drüber, Schnittlauch von der Fensterbank nehmen, hacken, draufstreuen – fertig!

Und wenn Sie Ihr Frühstücksbrot hin und wieder mit Butter und Marmelade bestreichen wollen, ist das vielleicht nicht die beste Lösung (Vorsicht: Rentnerkrankenhausfrühstück), aber gelegentlich genossen vollkommen in Ordnung. Und manchmal ja auch sehr lecker!

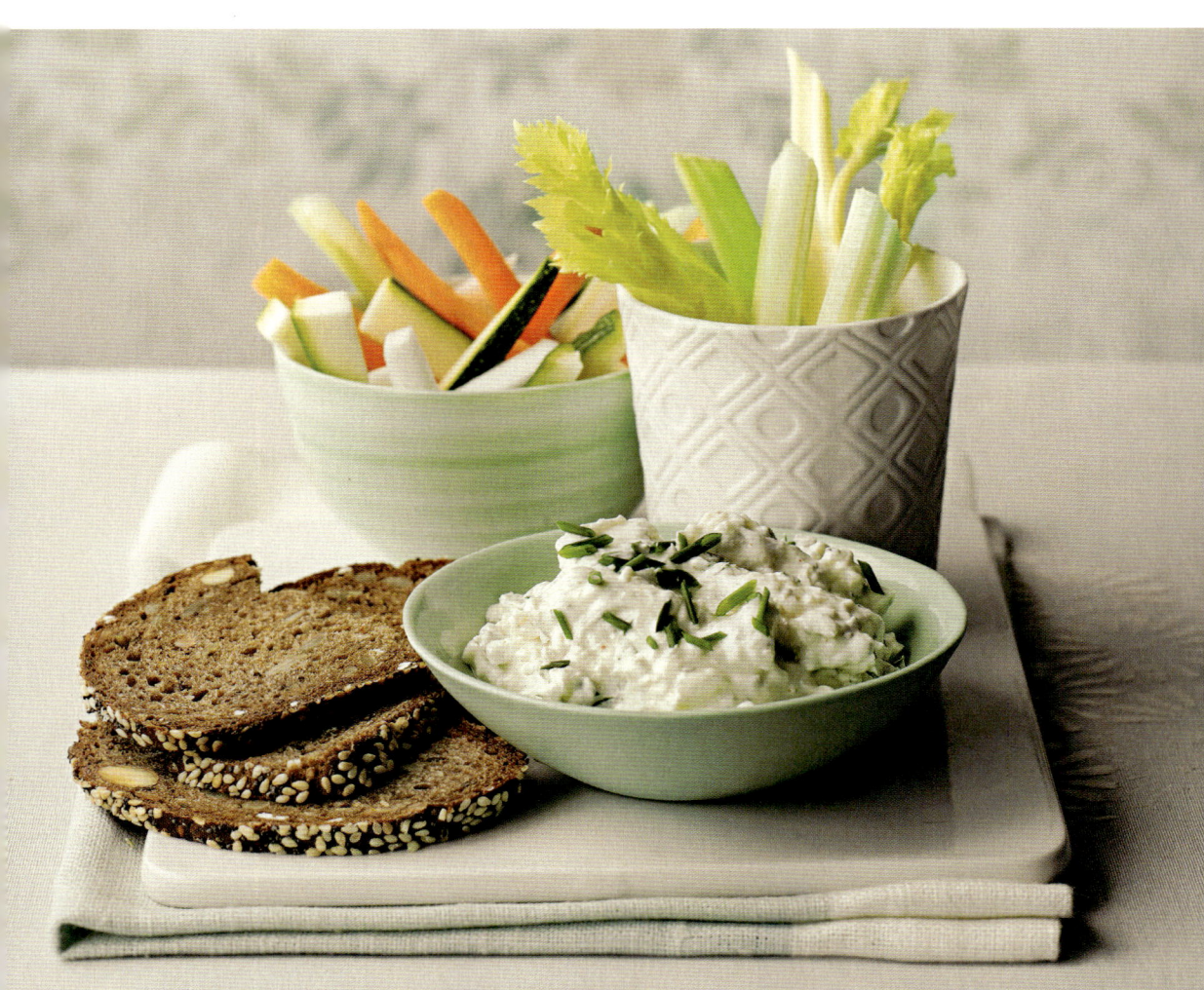

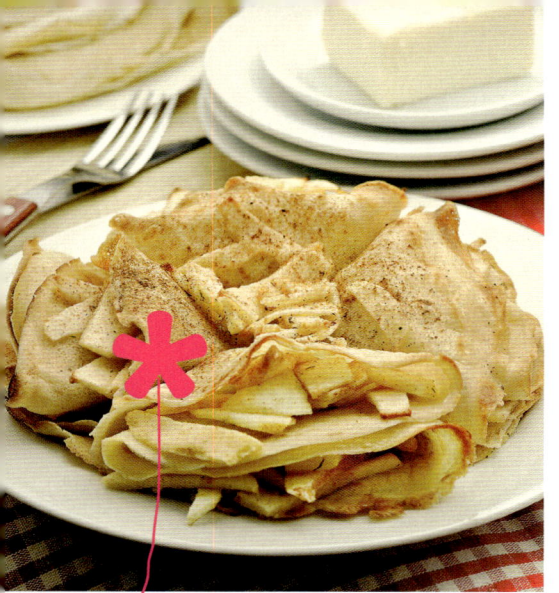

Pfannkuchen mit Äpfeln und ganz viel Ei!

Es ist Wochenende und Sie wollen ein ausgiebiges Frühstück zelebrieren? Nichts leichter als das. Mit Pfannkuchen, die kann eigentlich jeder. Nur trennt sich hier schon ein wenig die Spreu vom Weizen. Warum? Wegen des Eischnees. Erste Aufgabe für drei bis vier Pfannkuchen: Trennen Sie vier Eier und schlagen Sie das Eiweiß zu Eischnee. Den brauchen Sie, damit die Pfannkuchen nachher schön locker werden. Das Eigelb vermengen Sie mit 200 Gramm 1050er-Weizenmehl, 200 Millilitern Milch und einer Prise Salz. Nehmen Sie dafür den Mixer und rühren Sie den Teig schön glatt. Jetzt heben Sie den Eischnee mit einem Löffel (nicht mit dem Mixer!) vorsichtig unter den Teig. Dann etwas Rapsöl in die Pfanne geben und erhitzen. Nun verteilen Sie eine Kelle des Teigs in der Pfanne und eine kleine Handvoll kleingeschnittener Äpfel im flüssigen Teig. Backen, wenden, wieder backen. Fertig!

* Kleine Mehlkunde

Es gibt verschiedene Weizenmehlsorten, die weniger oder stärker verarbeitet und daher mehr oder weniger reich an Mineralien, Vitaminen und Ballaststoffen sind. Je höher die Zahl der Typenbezeichnung, umso höher ist der Mineralstoffanteil. 100 Gramm 405er-Mehl enthalten 405 Milligramm Mineralstoffe, bei 1050er-Mehl sind es 1050 Milligramm Mineralstoffe.

Type 405: Das ist das klassische und gängigste Haushalts- und Kuchenmehl mit geringem Mineralstoffanteil, dafür aber guten Backeigenschaften (hohes Bindevermögen).

Type 550: Diese etwas dunklere Mehltype ist meistens in Weiß- und Toastbroten sowie Brötchen mit goldbrauner Kruste enthalten.

Type 1050 (und höher): Ein dunkles und mineralstoffhaltigeres Mehl mit höherem Schalenanteil.

Vollkornmehl: Es enthält alle Bestandteile des ganzen Korns und hat den höchsten Gehalt an Mineralstoffen. Vollkornmehl hat daher keine Typenbezeichnung und unterscheidet sich von den Auszugsmehlen durch seinen Feinheitsgrad.

Rührei mit Kräutern

Auch Rührei geht ganz einfach: vier Eier über einer Schüssel aufschlagen, einen Schuss Milch und eine Prise Pfeffer und Salz dazugeben. Das Ganze mit einer Gabel aufschlagen. Dann stellen Sie die Pfanne auf den Herd, geben einen Esslöffel Rapsöl hinein, erhitzen es und verteilen die Eier aus der Schüssel in die Pfanne. Braten, fertig. Idealerweise streuen Sie noch frische Kräuter darüber, Sie können aber auch wunderbar Kräuter aus dem Tiefkühlfach nehmen. Es steht Ihnen natürlich frei, auch noch andere Zutaten zu ergänzen: Wie wäre es zum Beispiel mit etwas Herzhaftem wie geräucherter Forelle?

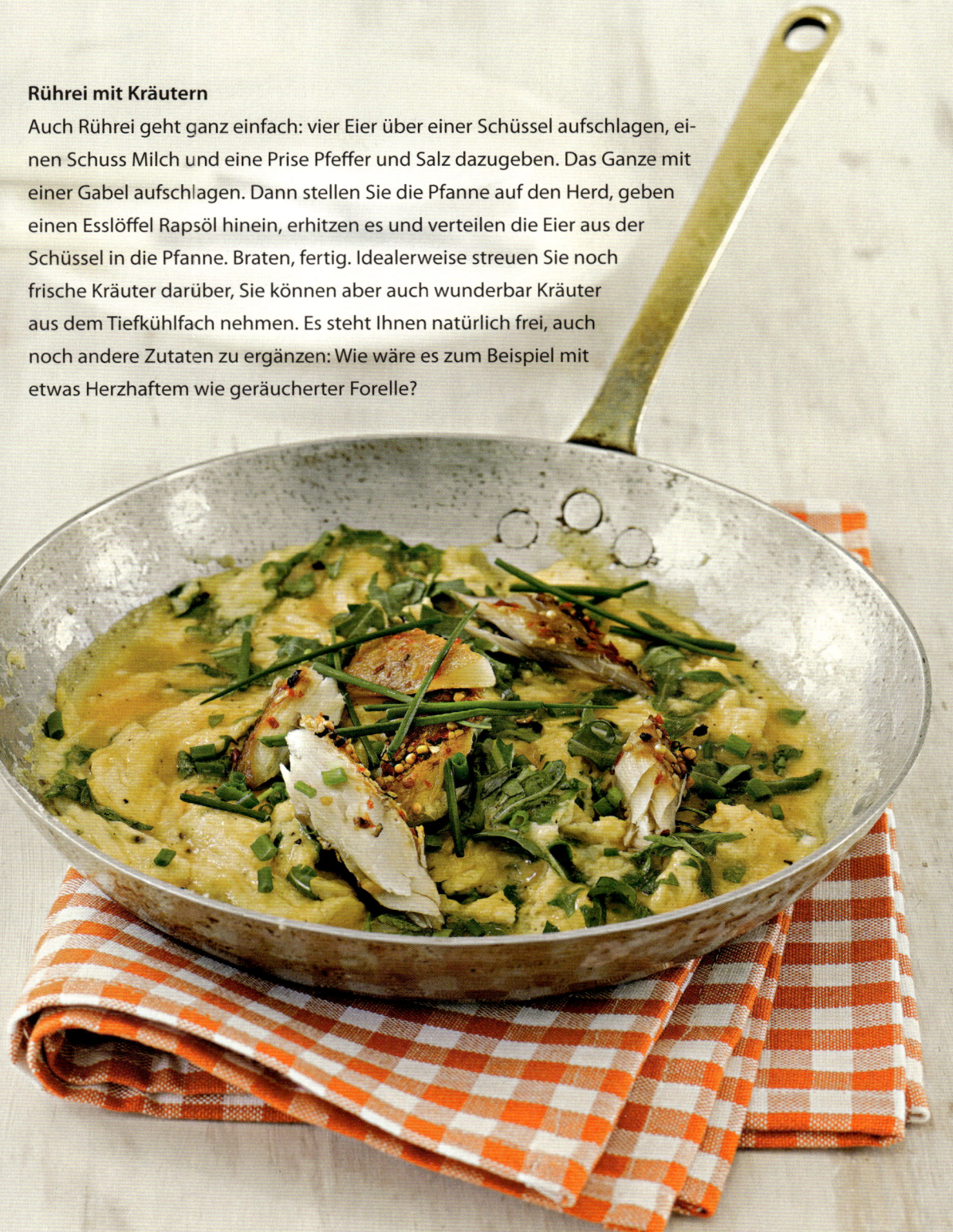

Mittagessen

Das Mittagessen findet oft in der Kantine statt. Nicht die optimale Voraussetzung für eine gesunde Ernährung? Nicht unbedingt! Auch in einer Kantine kann man sich gesund ernähren. Sie müssen nur wissen wie.

1. Salat

Was brauchen wir als Erstes? Richtig, einen Salat. Das Gemüse enthält viele Vitamine, Vitalstoffe und gesunde sekundäre Pflanzenstoffe. Nehmen Sie nicht die fertigen Dressings mit hohem Fettanteil aus schlechten Ölen. Machen Sie Ihr Dressing lieber selbst! Nehmen Sie sich einfach Olivenöl, Essig sowie Pfeffer und Salz.

2. Fisch oder Fleisch

Belassen Sie es nicht beim Salat, sonst tigern Sie eine Stunde später wie ferngesteuert zum Süßigkeiten-Automaten. Denken Sie daran, Sie brauchen eine vollständige Mahlzeit. Als Nächstes muss ein Eiweißlieferant her. Der sättigt und macht nicht so müde: Ideal wäre ein Stück Fisch, aber bitte nichts Frittiertes und keine panierten, fetttriefenden Sachen. Gedünstet wäre ideal. Alternativ ist auch ein Stück Fleisch eine gute Wahl, aber essen Sie das maximal zweimal pro Woche und achten Sie auch hier auf eine schonende Zubereitung – ohne Friteuse und Panade.

3. Beilage

Jetzt kommt noch Gemüse dazu. So viel und was immer Sie mögen. Gemüse macht fit, schlank und lässt Sie – mit etwas Glück – uralt werden.

4. Kohlenhydrate

Gerade wenn Sie am Vormittag joggen waren oder das für den Abend planen, brauchen Sie ein paar Kohlenhydrate. Nudeln und Reis wären gut, hin und wieder auch eine Kartoffel. Aber bitte kein Püree, das mit Sahne angereichert wurde. Greifen Sie bei den Kohlenhydraten nur sparsam zu, dann gibt es auch keine Fressnarkose nach der Mittagspause.

5. Nachtisch

Ganz wichtig! Essen Sie immer eine ganze Mahlzeit. Gönnen Sie sich also auch einen kleinen Nachtisch. Wenn Sie Kaffee mögen, so wäre ein Espresso ideal. Ich esse meist ein Stück edle Schokolade. Problematisch sind fette Creme- und Quarkspeisen sowie süße Teilchen vom Backshop, denn sie enthalten neben dem Zucker jede Menge Transfette.

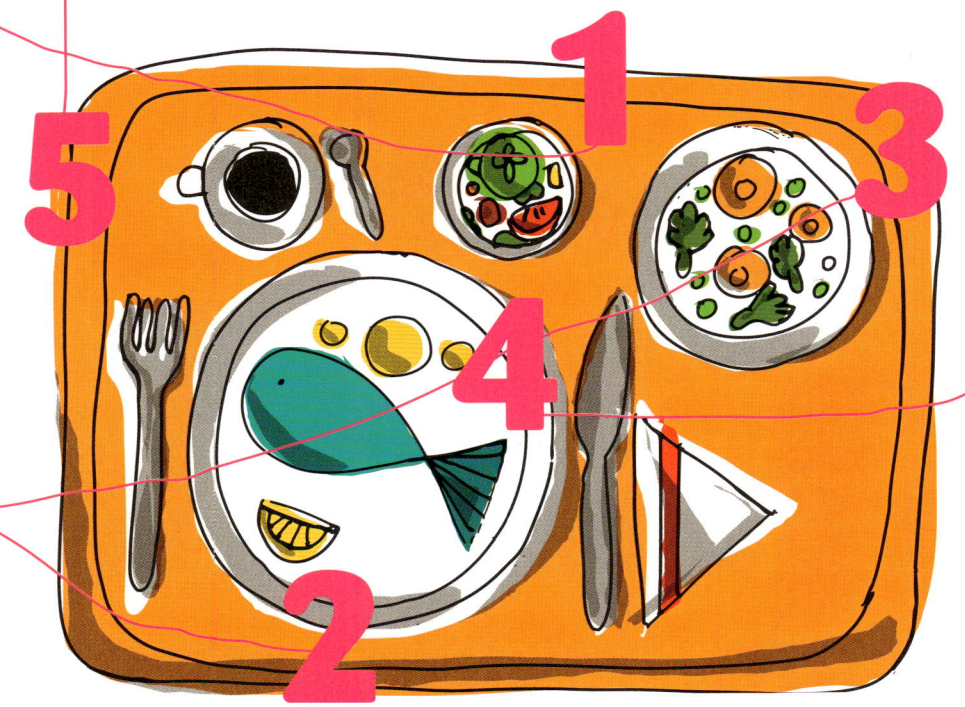

Für zwischendurch

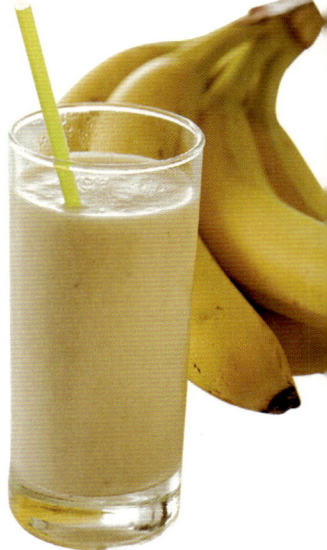

Bananenmilch

Fertige Bananenmilch enthält eine Menge Zutaten: Farbstoffe, Aromastoffe, Stabilisatoren ... Ich brauche für meine Bananenmilch nur Banen und Milch. Der Trick dabei: Die reife Banane zunächst nur mit 50 Milliliter Milch mixen, bis die Banane ein homogener Brei ist, dann erst die restliche Milch zufügen. Mixt man sofort alles zusammen, gibt es nervige Stückchen in der Milch. Zucker oder Eigelb? Das muss doch nicht sein!

Sashimi

Sushi ist genial. Viel frischer Fisch und super lecker. Das Problem dabei: Es macht echt Arbeit. Aber für den kurzen Snack zwischendurch erfand der Japaner ja zum Glück Sashimi. Ein Stück frischen Fisch in Sushiqualität (also ganz, ganz frisch!) vom Fischhändler holen, aufschneiden, etwas Sojasoße und Wasabi dazu. Fertig ist der perfekte Nachmittagsnack für Fortgeschrittene!

Gesunde Süßigkeiten und Knabbereien

Wussten Sie, dass Marzipan früher nur in Apotheken verkauft werden durfte? Wenn Sie mich fragen, zu Recht. Denn gutes Marzipan (Edelmarzipan) besteht hauptsächlich aus Mandeln, nur zu einem geringen Anteil aus Zucker und einer Idee Rosenwasser. Anders die Billigmarzipane: Sie bestehen aus viel Zucker, Aprikosen- statt Mandelkernen und jeder Menge Aromastoffen. Also Augen auf beim Marzipankauf im Supermarktregal! Wenn Sie naschen wollen, dann greifen Sie zu Edelmarzipan! Die Mandeln im Edelmarzipan sind ideale Lieferanten von einfach ungesättigten Fettsäuren und bis auf Zucker gibt es keine relevanten Zusätze. So ist Edelmarzipan der Mercedes unter den Süßigkeiten und besser als jeder Schokoriegel! Wenn Sie die natürliche Variante bevorzugen: Eine Handvoll Mandeln (oder andere Nüsse) und ein Stück Obst eignen sich natürlich auch immer ganz hervorragend als kleiner Snack für zwischendurch.

Abendessen

Salat

Wahrscheinlich gibt es Tausende von Salatrezepte, aber im Alltag habe ich keine Muße, diese zu lesen. Gehen wir das Ganze doch mal pragmatisch an: Kaufen Sie den Salat oder die Salatmischung, die Sie mögen. Waschen und Kleinschneiden kriegen Sie hin. Tomaten passen genauso wie Zwiebeln und Gurken meistens ziemlich gut. Und wenn Sie davon etwas nicht mögen, lassen Sie es einfach weg. Vielleicht noch einen Mozzarella in kleine Stücke schneiden, eine Handvoll Oliven und einen kleingeschnittenen Apfel dazu (wenn Ihnen das lieber ist, stattdessen gern eine Orange oder Himbeeren). Wie Sie wollen. Kreativität schadet nicht. Ich gebe über meinen Salat immer gern ein paar geröstete Sonnenblumenkerne.

Womit wir dann auch schon beim Dressing angekommen sind: Balsamico- oder Apfelessig mit Olivenöl zu mischen, ist kein Zaubertrick. Mein Tipp: Geben Sie für die besondere Geschmacksnote einen Teelöffel süßen Senf hinzu (oder, wenn der nicht da ist, normalen Senf und etwas Honig). Dann noch Pfeffer und Salz, fertig. Guten Appetit!

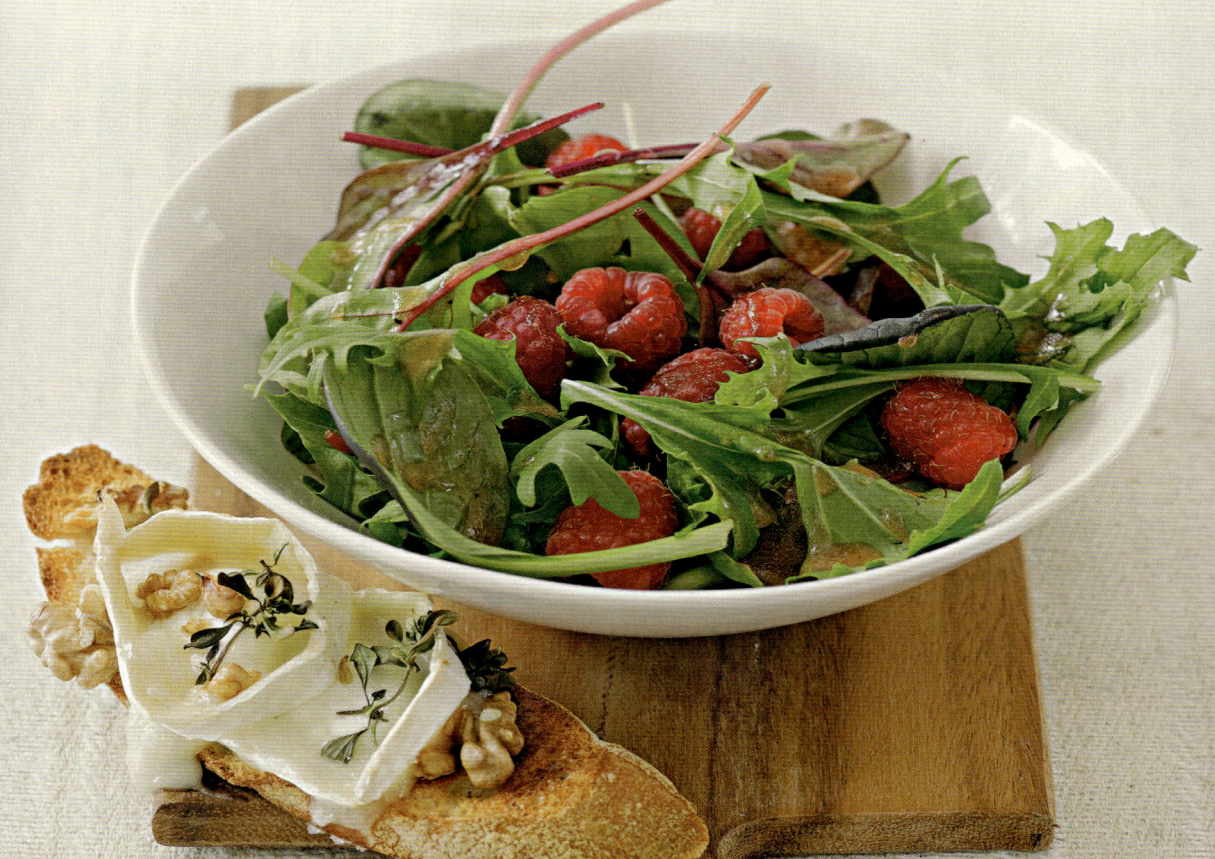

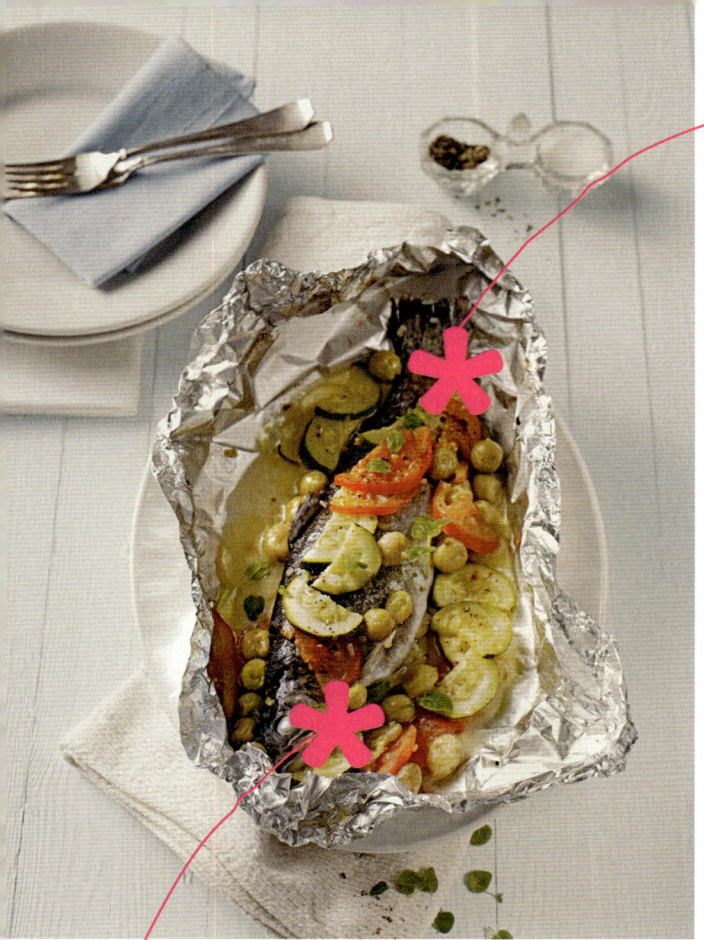

Fisch in Folie gedünstet

Ich habe inzwischen etwas Übung und mache einen frischen Fisch genauso schnell wie andere eine Tiefkühlpizza. Ich möchte Ihnen erklären, wie das geht, damit Sie es nachmachen können. Es ist ganz einfach. Frischen (ausgenommenen) Fisch vom Fischhändler mitnehmen. Forelle, Dorade oder Wolfsbarsch sind ideal. Ausspülen und auf ein Stück Alufolie legen, Pfeffer und Salz in den Bauch des Fisches sowie einen Schuss Olivenöl dazugeben. Kräuter aus dem Tiefkühlfach nehmen und in den Fisch stopfen, anschließend die Folie schließen. Die Zubereitung dauert keine fünf Minuten. Nun kommt der Fisch bei 160 Grad für 20 bis 25 Minuten in den Ofen (je nach Fischgröße). Der Fisch muss nach der Garzeit gut von der Mittelgräte abzulösen sein, dann ist er perfekt gegart – saftig und nicht trocken. Ganz ehrlich: Viel schneller sind Sie mit einer Tiefkühlpizza auch nicht.

* Kleine Fischkunde

Fisch ist ein perfekter Eiweiß- und Omega-3-Fettsäurelieferant. Achten Sie auf Kaltwasserfische, sie enthalten mehr Omega-3-Fettsäuren:

> Makrele   (26 g/kg)
> Hering   (17 g/kg)
> Thunfisch   (16 g/kg)
> Sardine   (16 g/kg)
> Lachs   (10 g/kg)

* Woran Sie frischen Fisch erkennen

Die besten Tipps von meinem Fischhändler:

> Frischer Fisch riecht nicht »fischig«. Sie können den Geruch an den Kiemen kontrollieren.
> Die Gräten stecken fest im Fleisch.
> Die Augen sollten rund, glänzend, klar und prall gewölbt sein.
> Die Kiemen, genauer die Kiemenblätter, sind leuchtend rot, keinesfalls gräulich oder schwarz.
> Die Haut sollte feucht und glänzend sein. Auf leichten Druck bilden sich keine bleibenden Dellen.

Am wichtigsten ist: Fischkauf ist Vertrauenssache. Lernen Sie Ihren Fischhändler kennen und fragen Sie ihn, wann er frische Ware bekommt. Wenn Sie einmal einen nicht so guten Fisch bekommen haben, sprechen Sie ihn höflich darauf an. Er wird schnell merken, dass man Ihnen besser nur optimale Ware verkauft. Wenn Sie Stammkunde werden, zahlt es sich für Sie und auch für ihn aus!

Gebratenes Steak

Nun, ich lebe fleischlos und esse nur Fisch, insofern kümmert sich meine Frau um die Fleischsteaks. Ich selbst bereite stattdessen gern Thunfischsteaks zu, das geht so: Nehmen Sie ein Öl, das man hoch erhitzen kann (am besten Traubenkernöl, das bis zu 190 Grad erhitzt werden kann, ohne zu verrauchen, Seite 149). Herd richtig heiß machen, (Thunfisch-)Steak in die Pfanne gleiten lassen. Eine Minute von der einen, eine Minute von der anderen Seite braten – fertig. Jetzt dürfen Sie noch nach Belieben Ihren Pfeffer- und Salzstreuer bedienen! Mehr braucht es wirklich nicht.

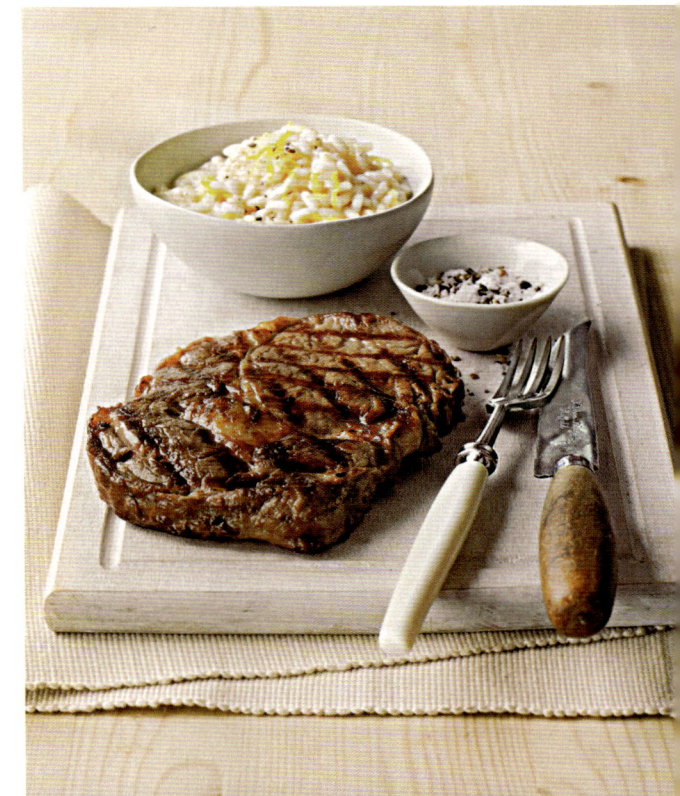

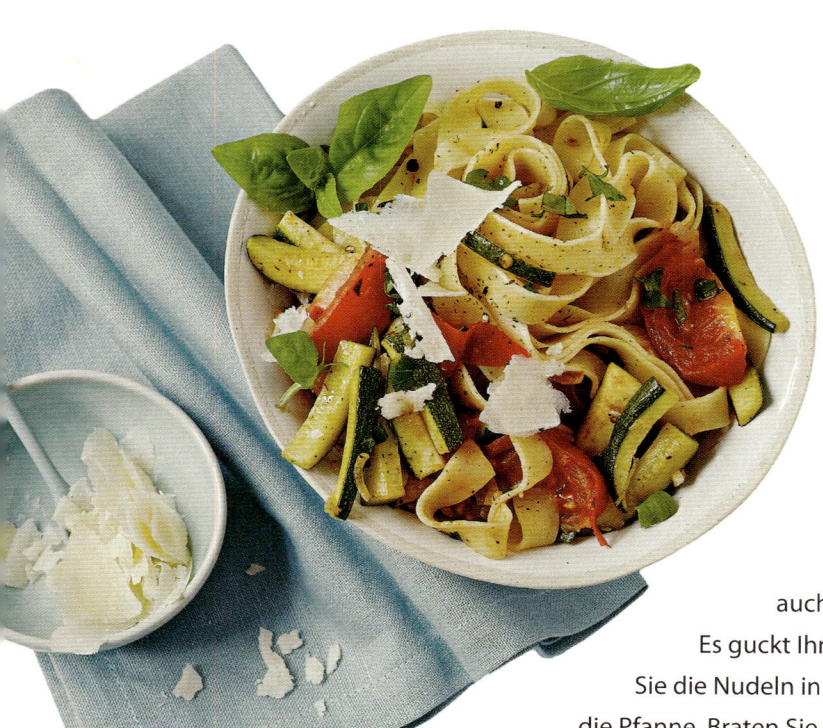

Nudeln mit Gemüse

Das ist eines meiner Standardgerichte. Setzen Sie Nudelwasser auf. Bis es kocht, können Sie schon einmal das Gemüse schneiden. Welches bleibt Ihnen überlassen, je nachdem, was Sie gerade zu Hause haben, zum Beispiel Karotten, Zucchini und Pilze. Vielleicht auch Auberginen oder Tomaten. Es guckt Ihnen ja niemand zu. Geben Sie die Nudeln in den Topf und das Gemüse in die Pfanne. Braten Sie es mit einem Schuss Olivenöl vorsichtig an. Schmecken Sie das Gemüse dann noch mit Pfeffer, Salz und getrockneten italienischen Kräutern aus Ihrem Küchenschrank ab. Nun vermischen Sie das Ganze mit den fertigen (also al dente) Nudeln. Wenn Sie möchten, können Sie noch etwas frischen Parmesan darüberreiben.

Vollkornbrot mit Avocado-Creme

Avocados (»die Butter der Südsee«) sind reich an einfach ungesättigten Fettsäuren und daher als Brotaufstrich ideal. Wenn ich faul bin, schneide ich die Avocado in Scheiben oder schmiere sie (je nach Reifegrad) aufs Brot. Dann streue ich noch Pfeffer und Salz darüber. Fertig. Wenn ich Zeit und Lust habe, mache ich aus zwei Avocados, einer Knoblauchzehe, sechs Esslöffeln Olivenöl, Pfeffer und Salz im Mixer eine Creme, streiche sie aufs Brot und belege es noch mit (gepulten) Nordsee-Krabben. Ein Traum!

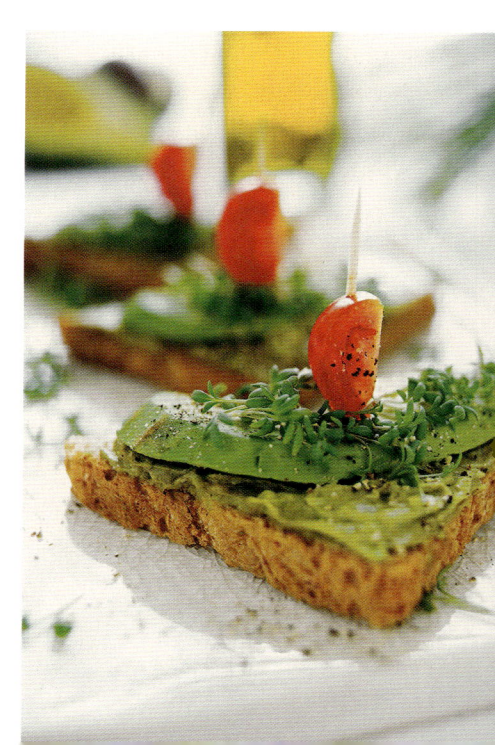

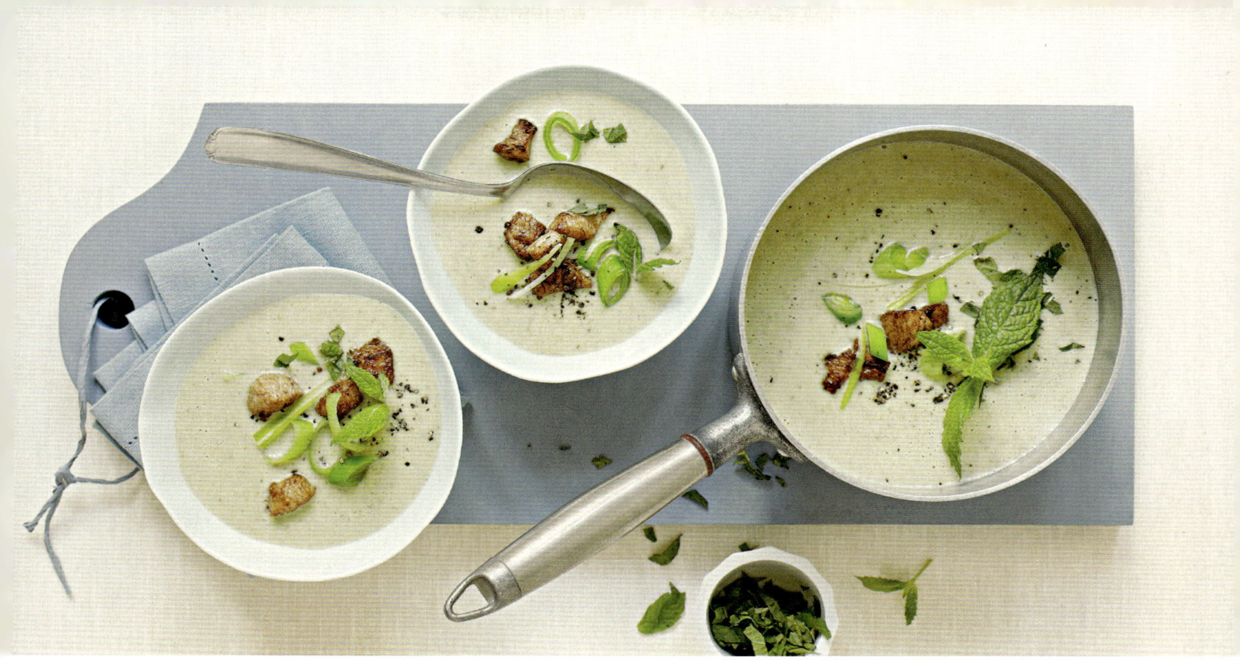

Lauch-Creme-Suppe

Diese Suppe ist einfach: Reinigen Sie drei Lauchstangen und schneiden Sie sie klein. Geben Sie in einen großen Topf noch drei große Kartoffeln und zwei Zwiebeln dazu und gießen Sie alles mit etwa einem Liter Wasser auf. Nach 30 Minuten Köcheln auf mittlerer Temperatur zerkleinern Sie das Gemüse mit einem Pürierstab, bis es eine cremige Suppe ist. Wenn Ihnen der »Brei« zu fest ist, gießen Sie etwas Wasser nach. Nun können Sie die Suppe mit Pfeffer, Salz und einigen wenigen (!) Tropfen Tabasco würzen. Rund wird der Geschmack mit einem Löffel Crème fraîche oder, für Gesundheitsapostel wie mich, mit etwas Olivenöl. So eine Suppe essen Sie natürlich nicht an einem Abend auf. Stellen Sie den Topf auf den kalten Balkon oder in den Keller und wärmen Sie an den nächsten Abenden einen Teller auf, wenn Sie Lust darauf haben. Die Suppe wird nach ein paar Tagen geschmacklich eher besser, nicht schlechter.

Wohlfühlnachtisch nicht vergessen!

Auf gar keinen Fall sollen Sie einen Heißhunger am Abend bekommen. Bei mir stehen Biokakao und Marzipan auf der Nachtischliste. Gern auch mal ein Honigbrot (mit Imkerhonig), was ich ja sonst nicht esse. Und im Restaurant bestelle ich immer die Klassiker: Crème brulée oder Tiramisu, beim Notfallbesuch im McDonald's die Fruchttüte. Gefährlich wird es bei mir, wenn Schokolade im Haus ist. Die muss dann immer dran glauben. Also am besten keine kaufen oder eben nur selten.

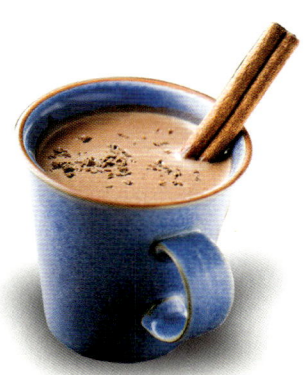

Nehmen Sie sich Zeit zum Essen

Wissen Sie, wie viel Zeit wir Deutsche laut Statistik angeblich pro Tag mit dem Essen verbringen? Eine Stunde und 40 Minuten. Das wäre natürlich toll: 20 Minuten fürs Frühstück, 30 Minuten fürs Mittagessen und 50 Minuten fürs Abendessen. Wenn das nur der Realität entspräche! Ich weiß ja nicht, wie das bei Ihnen ist, aber ein Großteil meiner Kollegen frühstückt überhaupt nicht, und wenn doch, dann flott im Stehen zwischendurch. Die Mittagspause findet oft genug im Akkord statt. Ein Chirurg in unserem Krankenhaus hält den Rekord für ein komplettes Mittagessen (Schnitzel und Beilagen): in zwei Minuten und 30 Sekunden. Der Stress macht erfinderisch. Solch ein Verhalten ist natürlich weder gesund noch entspannt. Wer das Essen nur noch nebenbei in sich hineinstopft, isst auch viel öfter unkontrolliert. Dann ist Übergewicht nur eine Frage der Zeit. Deshalb: Planen Sie Zeit fürs Essen ein. Wenn Sie die eine Stunde und 40 Minuten täglich tatsächlich schaffen, dann sind Sie auf einem sehr guten Weg!

> Wer sein Schnitzel in 2:30 Minuten herunter schlingt wird schneller übergewichtig und kriegt oft Magenprobleme. Nehmen Sie sich Zeit zum Essen!

Weshalb Gourmets keinen Heißhunger haben

Heißhungerattacken sind etwas Schreckliches, sie machen jede gesunde Ernährung zunichte. Was hilft der gesündeste Speiseplan, bei dem Sie immer auf irgendetwas verzichten, um dann drei Stunden später eine ganze Tafel Schokolade zu verdrücken? Der einfachste Trick gegen Heißhunger: Essen Sie immer eine komplette Mahlzeit. Also eine kleine Vorspeise (Suppe oder Salat), ein Hauptgericht Ihres Geschmacks und dann eben auch einen Nachtisch. Wenn Sie mir meinen Becher (Bio-)Kakao nach dem Abendessen vorenthalten, dann werde ich zum Wiesel. Ich suche irgendwann die ganze Wohnung nach Schokolade ab. Und wehe, ich finde dann etwas … Stattdessen lieber gesittet einen kleinen Nachtisch essen, dann bleibt der Heißhunger aus!

Vorsicht Instinkt-Falle: Warum der Obstkorb immer voll und der Keksteller immer leer ist …

Sie kennen das sicherlich auch von Sitzungen, Tagungen oder Seminaren in Hotels: Morgens werden nebst Kaffee und Tee auch ein Obstkorb sowie ein Teller mit Keksen, Kuchen und süßen Teilchen bereitgestellt. Am Nachmittag ist der Obstkorb immer voll und der Keksteller abgegrast. Da kann man lange lamentieren, aber: Sie stecken in der Instinkt-Falle! Vor die Wahl gestellt, entscheidet sich Ihr Körper immer für »schnelle Energie« (Fress-Instinkt, Seite 64), also für die süßen Sachen. Außerdem ist er faul (Faulheits-Instinkt , Seite 64). Warum eine Kiwi schälen, sich die Finger schmutzig machen und womöglich das Hemd versauen, wenn ich mir auch einfach einen Keks nehmen kann? Am besten dagegen helfen würde natürlich, gar keine Kekse zu bestellen. Denn wenn keine Kekse da sind, können Sie auch keine essen. Nur liegt das eben nicht immer im eigenen Ermessen. Sind also doch Kekse da, so hilft Ihnen Folgendes:

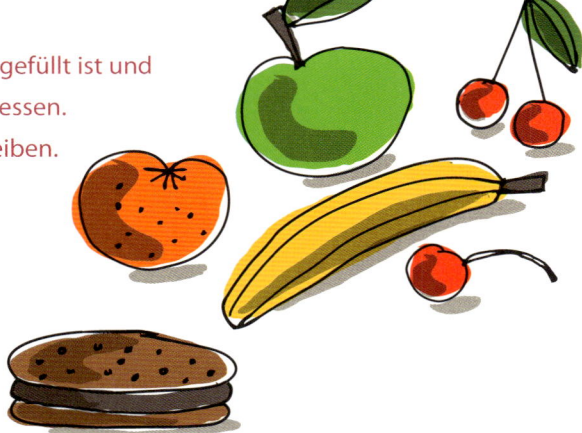

> Essen Sie vollständige Hauptmahlzeiten, damit der Heißhunger ausbleibt.
> Trinken Sie viel Wasser, damit der Magen gefüllt ist und Sie nicht aus Langeweile oder Müdigkeit essen.
> Sorry, Sie müssen tapfer sein und hart bleiben.

Ich kann Sie trösten: Meine eigene Disziplin versagt trotz aller Maßnahmen in etwa 50 Prozent der Seminare am Keksteller. Wenn es also mal wieder nicht klappt, fühlen Sie sich nicht schlecht. Gehen Sie am nächsten Morgen einfach joggen und trainieren Sie sich den Keks wieder ab. Mehr dazu erfahren Sie in Kapitel 6: »Bewegung und Entspannung« (Seite 184 ff.).

Gutes Wasser für Sie

Wir haben bislang nur über das Essen gesprochen. Das Trinken ist aber genauso wichtig. Wer regelmäßig trinkt, bleibt fit, wach und leistungsfähig. Außerdem bremst regelmäßiges Trinken den Hunger, weil der Magen dabei stets etwas gefüllt wird. Manche Menschen können ihr Durstgefühl gar nicht mehr richtig einschätzen und verwechseln Durst mit Hunger. Sie essen also, wenn sie durstig sind. Und das führt langfristig zu Hüftgold. Gewöhnen Sie sich deshalb an, im Tagesverlauf, vor allem im Büro, regelmäßig zu trinken. Sie müssen nicht gleich zum Wasserbüffel werden, der immer eine Wasserflasche bei sich trägt! Es ist aber sicherlich sinnvoll, besonders bei der Arbeit, sich das Wasser so zu platzieren, dass Sie überblicken können, wie viel Sie schon getrunken haben. Denn 1,5 Liter am Tag sollten es mindestens sein.

An normalen Tagen ohne körperliche Belastung oder starkes Schwitzen ist es ausreichend, 1,5 Liter zu trinken – am besten gutes Mineralwasser.

Exzesse können Sie dabei getrost vergessen. Wenn für Sie 1,5 Liter ausreichen, um Kopfschmerzen, Müdigkeit und Austrocknungsfalten zu vermeiden, dann sind vier Liter nicht zwangsläufig besser. Irgendwann rennen Sie eben nur noch permanent auf die Toilette, gewonnen haben Sie dadurch nichts. Bleiben wir also bei etwa 1,5 Litern am Tag, außer Sie sind extremen körperlichen Belastungen ausgesetzt, waren in der Sauna oder es herrscht enorme Sommerhitze.

Es macht einen großen Unterschied, wovon Sie zwei Liter am Tag trinken. Es gibt stark mineralstoffhaltige Mineralwässer und solche, die arm sind an Magnesium und Kalzium. Wie Sie der Tabelle auf der gegenüberliegenden Seite entnehmen können, sind die Unterschiede gewaltig. Da wir im täglichen Leben alle zu viel und nicht etwa zu wenig Salz (Natriumchlorid) zu uns nehmen, sollte das Mineralwasser zwar Mineralstoffe bieten, aber idealerweise einen mäßigen Natrium- und Chloridanteil. Dafür einen möglichst hohen Anteil an Magnesium und Kalzium. Im Hinblick auf einen gesunden Kochsalzhaushalt, ist ein Mineralwasser wie folgt optimal zusammengesetzt:

> Natrium: unter 200 Milligramm pro Liter
> Chlorid: unter 300 Milligramm pro Liter
> Kalzium: mehr als 200 Milligramm pro Liter
> Magnesium: mehr als 100 Milligramm pro Liter

Leitungswasser kann eine Alternative sein, es hat in Deutschland Trinkwasserqualität und unterliegt zum Teil strengeren Schadstoffgrenzen und Kontrollen als Mineralwasser. Informationen zur Wasserqualität und den Richtlinien der Trinkwasserverordnung finden Sie im Internet unter: http://www.dvgw.de

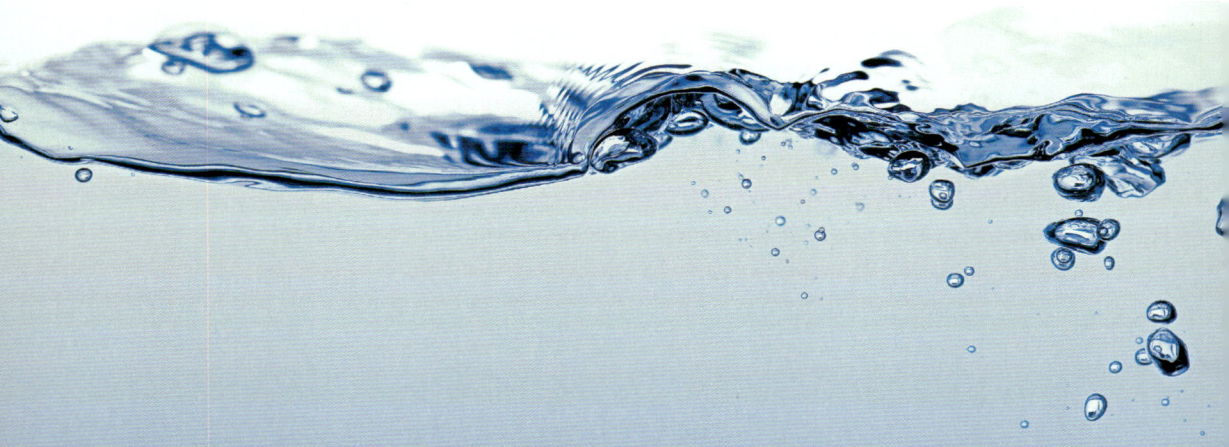

Trinken Sie sich fit – mit dem richtigen Wasser

Wasser	Nat-rium (Na⁺)	Kalium (K⁺)	Mag-nesium (Mg₂⁺)	Kal-zium (Ca₂⁺)	Chlorid (Cl⁻)	Hydro-gencar-bonat (HCO₃⁻)	Sili-zium (SiO₂⁻)
Apollinaris	470	30	120	90	130	1800	100
Evian	6,5	1	26	80	6,8	360	15
Gerolsteiner	118	11	108	348	40	1816	38
Heppinger	481	27	199	150	k. A.	k. A.	k. A.
San Pellegrino	39	2,2	52,2	209	61,1	241,9	9,1
Staatl. Fachingen	564	16,1	59,2	98,7	139	1846	k. A.
St. Leonard	6,3	1,6	26	96	12,2	406	k. A.
Vio	11	k. A.	6	43	18	150	k. A.
Vittel	7,7	k. A.	20	94	k. A.	248	k. A.
Volvic	11,6	6,2	8	11,5	13,5	71	31,7

Alle Angaben in Milligramm pro Liter (mg/l). Gerolsteiner und San Pellegrino schneiden mit guten Natrium-, Kalzium-, Chlorid- und Magnesiumwerten in dieser Übersicht insgesamt am besten ab. Manche der anderen Wässer gießen Sie lieber ins Bügeleisen ...

Warum kaufen insbesondere Frauen hauptsächlich die mineralstoffarmen Wässer und verzichten damit auf eine gute und wichtige Mineralstoffquelle? Die Kohlensäure nimmt den mineralstoffhaltigen Wässern den harten, salzigen Geschmack. Lässt man die Kohlensäure weg, schmeckt das Mineralwasser sehr hart, was vor allem Frauen oft unangenehm finden. Stille, mineralstoffarme Wässer schmecken hingegen nach nichts, weil auch nichts drin ist. Sie sind weich wie Regenwasser, weil sie wenig gelöste Mineralien enthalten. Mit ihnen können Sie also bestenfalls Ihr Bügeleisen befüllen, damit es nicht verkalkt. Aber trinken sollten Sie ein Wasser, das Ihnen Mineralien liefert. So haben Sie auch mehr Magnesium für Nerven und Muskulatur (nächtliche Waden-krämpfe!) und Kalzium für die Knochen.

Es muss nicht immer Wasser sein?

Sie können nicht tagein, tagaus immer nur Wasser trinken? Kein Problem! Natürlich gibt es auch andere Möglichkeiten, seinen Durst zu stillen. Hier finden Sie gute und schlechte Alternativen und Durstlöscher:

Ideale Durstlöscher	kcal/ 500 ml	Ungeeignete Durstlöscher	kcal/ 500 ml
mineralstoffhaltiges Wasser	0	Softdrinks (Limonaden, Eistee, Coca Cola oder Fruchtsäfte)	250
Wasser mit einem Spritzer Zitronensaft	fast 0	Milch (3,5 % Fett)	320
Tee (ungesüßt)	0	Kaffee (schwarz)	3
alkoholfreies Weißbier	120	Bier	215
Weinschorle	175	Wein, Sekt	400
dünne Saftschorlen	125	Pina Colada (Cocktail)	445

Saftschorlen sind eine gute Alternative, wenn Sie Durst und mal keine Lust auf pures Wasser haben.

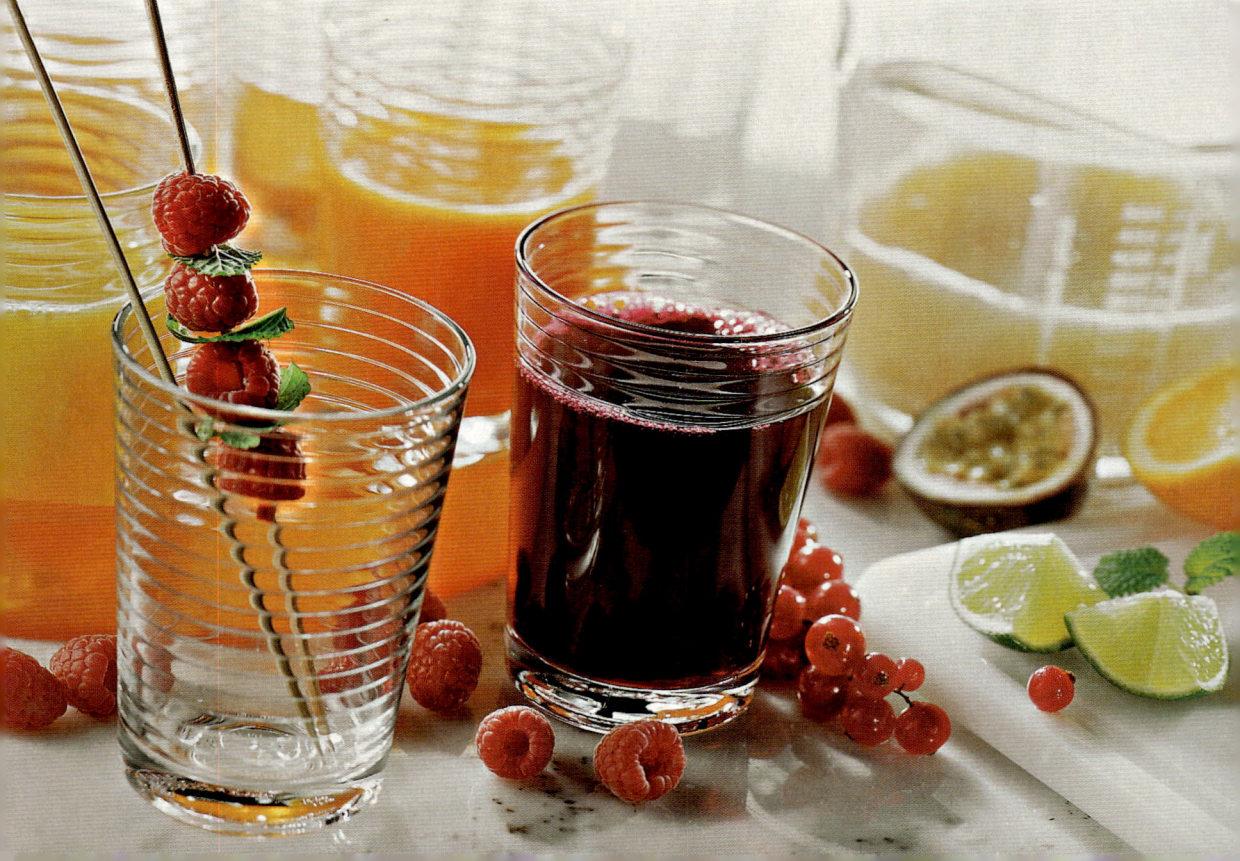

Warum die Summe aller Laster nicht gleich ist: Rotwein und Nikotin im Vergleich

Jeder hat so seine Laster, und man sollte diese sinnvoll auswählen. Wenn Sie Ärzte, egal welcher Fachrichtung, fragen, was eigentlich das geeignetste Mittel ist, sich zu ruinieren, wird die Antwort »Rauchen« sein. Die diversen Erkrankungen (Lungenerkrankungen, Lungenkrebs, Speiseröhrenkrebs) senken die Lebenserwartung erheblich. Sie wollen 80 Jahre alt werden? Gut. Ihre Chance liegt bei fast 60 Prozent, wenn Sie nicht rauchen. Für Raucher liegt sie nur bei etwas über 20 Prozent. Abgesehen davon stimmt auch der soziale Impaktfaktor vom Rauchen längst nicht mehr. Neuere Zahlen beweisen: Die Oberschicht raucht nicht mehr. Rauchen ist, anders als noch vor 50 Jahren, zum Unterschichtenphänomen geworden.

Da sieht es mit dem Rotwein ganz anders aus. Geringe Mengen Wein haben einen herzschützenden Effekt. Allerdings wird dieser positive Effekt bei großzügigem Verzehr durch ein erhöhtes Krebsrisiko, zum Beispiel im Bereich der Speiseröhre, hinfällig. Und auch die Leber wird belastet. Ob Sie nun Rotwein trinken sollen oder nicht? Wahrscheinlich wäre es am besten, darauf zu verzichten. Wenn Sie aber in Maßen trinken (ein Achtel Liter Wein für die Damen und ein Viertel Liter Wein für die Herren pro Tag), dann sind die Risiken gering und Sie schützen obendrein Ihr Herz. Wenn schon ein Laster, dann bitte Rotwein statt Zigarette!

Haben Sie Lust bekommen auf eine gesunde Ernährung? Das ist gut so. Fangen Sie am besten gleich an. Sie werden schnell feststellen, dass eine Umstellung gar nicht so schwer ist. Wenn Sie erst einmal die richtigen Lebensmittel zu Hause haben, kommen Sie auch nicht ständig in Versuchung, Süßigkeiten zu naschen.

Aber nur mit einer besseren Ernährung – das wissen wir doch alle – ist noch keiner schlank geblieben. Denn spätestens bei der nächsten Geburtstagfeier oder wenn die Weihnachtskekse wieder auf dem Tisch stehen, will man doch nicht als einziger eine gedünstete Karotte auf dem Teller haben, oder? Wie Sie trotz Sonntagstorte und Festtagsschmaus gesund und schlank bleiben, dafür gibt es ein einfaches Patentrezept: Bewegung! Aber machen Sie es richtig. Wie, das zeige ich Ihnen im nächsten Kapitel »Bewegung und Entspannung«.

Selbstanalyse für den Lebensbereich »Gesundheit und Ernährung«

Am besten Sie nehmen sich Block und Stift, damit Sie Ihre Gedanken und Ergebnisse gleich festhalten können – oder Sie notieren sie sich hier.

Inwiefern machen mir die drei lauten Instinkte, die typisch für diesen Lebensbereich sind, besonders zu schaffen?

> Faulheits-Instinkt: In welchen Momenten will ich Energie sparen und mich körperlich nicht anstrengen?

_____

> Fress-Instinkt: Wann und wie schlägt er in meinem Leben besonders zu?

_____

> »Das trifft nur die anderen«-Instinkt: Bei welchen Dingen denke ich, dass sie mich selbst nichts angehen und nur die anderen treffen?

_____

Wie können mich die leisen Instinkte bei Veränderungen, die ich mir wünsche, unterstützen?

> Gefahren-Instinkt: Wie kann ich besser darauf achten, dass ich die Warnsignale meines Körpers frühzeitig wahrnehme?

_____

> Wohlfühl-Instinkt: Wie kann ich dafür sorgen, dass ich mich in meinem Körper wohlfühle und gesund bin?

_____

Setze ich die in diesem Bereich relevanten Glücksprinzipien für mich um?

> Selbstbeschränkung: Achte ich auf meine Ernährung? Wie ernähre ich mich im Alltag? Wo betrüge ich mich selbst?

_____

> Aktivität: Kümmere ich mich aktiv um meine Gesundheit? Was trage ich zu einem gesunden Lebensstil selbst bei und wo übernehme ich Eigenverantwortung?

_____

> Nachhaltigkeit: Achte ich schon beim Einkauf immer auf die richtige Auswahl? Greife ich beim Essen zu gesunden Alternativen? Esse ich Süßigkeiten und Co. in Maßen?

_____

Fünf Anregungen, wie Sie den Lebensbereich »Gesundheit und Ernährung« nach Ihren Wünschen sinnvoll gestalten:

1. Analysieren Sie diesen Lebensbereich: Worin sind Sie hier so richtig »faul« und/oder maßlos? Was motiviert Sie?
2. Überlegen Sie: Wie oft kochen Sie selbst? Was könnten Sie noch ändern, welche ungesunden Lebensmittel zum Beispiel gegen gesündere austauschen?
3. Erkundigen Sie sich öfter nach der Herkunft Ihrer Produkte und informieren Sie sich, welche Zutaten, Nährwerte und Mengenangaben enthalten sind.
4. Trinken Sie jeden Tag ausreichend – und zwar das Richtige (also Wasser, Tee, verdünnte Saftschorlen)!
5. Verbannen Sie nach und nach alle ungesunden Lebensmittel und Ihren großen Süßigkeitenvorrat. Okay, ein paar ausgewählte Naschereien können Sie behalten. Doch wie wäre es zusätzlich mit einer Öko-Kiste? Damit haben Sie nicht nur immer frische Lebensmittel der Saison daheim, sondern unterstützen auch die regionale Landwirtschaft.

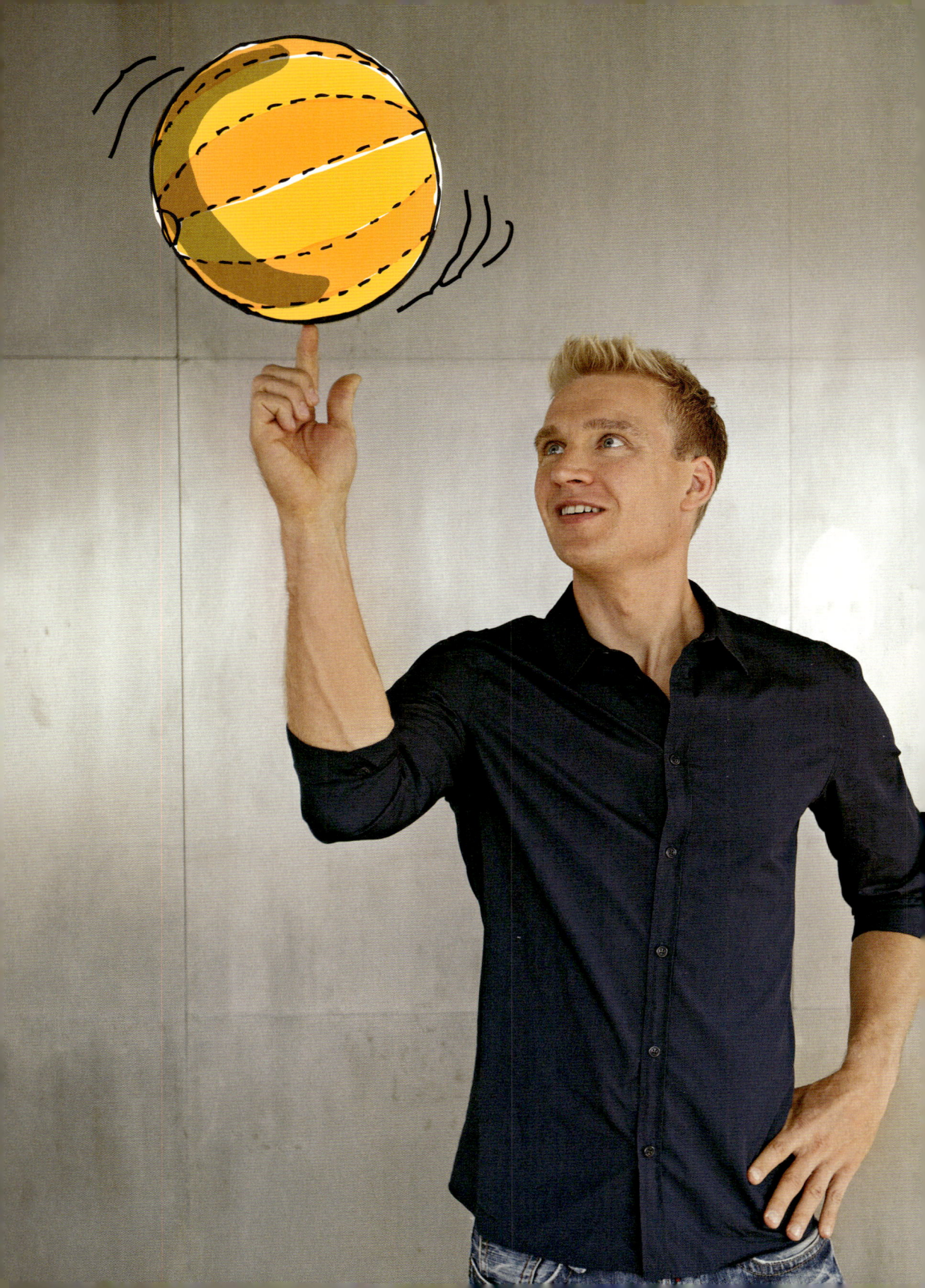

Kapitel 6
Bewegung und Entspannung

Bewegung und Entspannung machen schlank und glücklich, leider kommen beide in unserer Zeit häufig viel zu kurz. In diesem Kapitel verrate ich Ihnen, warum Sport und Schlaf so wichtig sind für Ihre Gesundheit, aber auch für Ihr Leben und Wohlbefinden. Damit Sie wieder gut durchschlafen können, präsentiere ich Ihnen ein leichtes Bewegungsprogramm sowie einen Trainingsplan, der sich perfekt in Ihren Alltag integrieren lässt.

Was sind die lauten Instinkte und was machen sie mit uns?

> Faulheits-Instinkt: Ich will ganz viel Energie sparen und mich möglichst wenig bewegen.

> Fress-Instinkt: Ich will lieber etwas essen, und zwar viel und energiereich, statt mich körperlich anzustrengen.

> »Mein Haus, mein Auto, mein Boot«-Instinkt: Ich will etwas darstellen. Karriere und Leistung stehen an erster Stelle. Um noch erfolgreicher zu sein, muss ich auf Kosten von Bewegung und Entspannung häufig länger arbeiten, weil noch etwas fertig gemacht werden muss.

Was sind die leisen Instinkte und wie helfen sie uns?

> Bewegungs-Instinkt: Ich will mich bewegen.

> Regenerations-Instinkt: Ich will ausgeruht und erholt sein.

> Wohlfühl-Instinkt: Ich will mich wohlfühlen und fit sein.

Typische Probleme

> Ich komme nach der Arbeit einfach nicht mehr vom Sofa hoch.

> Ich bin nach diesem harten Tag zu kaputt, um Sport zu machen.

> Es läuft eine Fernsehsendung, die ich mir ansehen will.

Welche Glücksprinzipien Ihnen helfen

> Kurskontrolle: Sortieren Sie Ihre fünf Lebensbereiche.

> Aktivität: Integrieren Sie Bewegung und Entspannung in Ihren Alltag. Starten Sie mit dem InstinktFormel-Trainingsplan.

> Nachhaltigkeit: Eule oder Lerche? Finden Sie heraus, welcher Chronotyp Sie sind und richten Sie Ihr Leben danach aus!

Die besten Tipps

> Sorgen Sie für die richtigen Gewohnheiten und bewegen Sie sich täglich! Nutzen Sie zum Beispiel die Treppe, da muss man auch nie warten.

> Schlafen Sie regelmäßig und acht Stunden pro Nacht, zu wenig Schlaf macht dick und krank.

> Machen Sie Ihre Trainingszeit zur Offlinezeit.

Bewegung ist Gesundheit

Dass Bewegung gesund ist und macht, das haben Sie vermutlich schon öfter gehört oder gelesen. Aber das mit dem Bewegen ist eben so eine Sache, dafür bleibt oft einfach keine Zeit: Morgens muss man rechtzeitig ins Büro, schließlich ist um neun Uhr gleich eine wichtige Sitzung mit dem Chef und dem gesamten Team, und abends wird es auch irgendwie immer später. Und wenn man dann mal frei hat, macht sich diese bleierne Müdigkeit breit und man braucht dringend Entspannung. Vor dem Fernseher zum Beispiel. Mit der Flimmerkiste kann man gut abschalten. Oder man bucht eines der obligatorischen Wellness-Wochenenden. Dort gönnt man sich Massage und Sauna für den verspannten Körper. Schließlich kann man nicht immer nur Höchstleistungen bringen. Und so geht es auf und ab: Während der Woche stresst man den Körper, sitzt abends vor dem Fernseher und am Wochenende ist man völlig erledigt.

Wie nicht nur Ihr Nachbar von Bewegung profitiert

Der Gesundheitscheck und die richtige Ernährung (Kapitel 5: »Gesundheit und Ernährung«, Seite 122 ff.) sind also das eine. Seine Fitness und die Gesundheit nun auch auf Trab zu bringen, das andere. Es geht in diesem Kapitel um die wahrscheinlich verheißungsvollste, praktische Veränderung in Ihrem Leben: Bewegung und Entspannung! Warum das so wichtig ist? Ich könnte die Gesundheit ins Feld führen. Aber ich weiß, dass das eher mittelmäßig interessant ist, da krank immer nur die anderen werden: Sie sind selbstverständlich immun, wohingegen Ihr Nachbar natürlich hochgradig gefährdet ist. Wenn Sie sich also um die Gesundheit Ihres Nachbarn sorgen: Er könnte mit Training trotz seiner 49 Jahre so fit sein wie ein 36-Jähriger. Denn wer regelmäßig trainiert, koppelt sein biologisches Alter vom kalendarischen ab. Zahlreiche Studien haben gezeigt: Je fitter man ist, desto länger lebt man. Die Mortalität, also das Risiko zu sterben, lässt sich allein durch körperliche Fitness um fast 50 Prozent reduzieren. Der »Report on Physical Activity and Health« (Bericht zur körperlichen Aktivität und Gesundheit der US-Regierung) fasste das 1996 in einem Satz stellvertretend für alle Studien und für die ganze Welt zusammen: »Nicht bewegen, verkürzt Ihr Leben!« Man ist so alt, wie man sich fühlt. Was bei Ihrem Nachbarn freilich auch bedeuten kann, dass er mit 49 Jahren eine Fitness hat wie ein 61-Jähriger. Würde er sich bewegen, müsste er nicht mit Mitte 50 wegen Herzbeschwerden in der Notaufnahme des örtlichen Krankenhauses landen.

Wer regelmäßig trainiert, koppelt sein biologisches Alter von seinem kalendarischen ab.

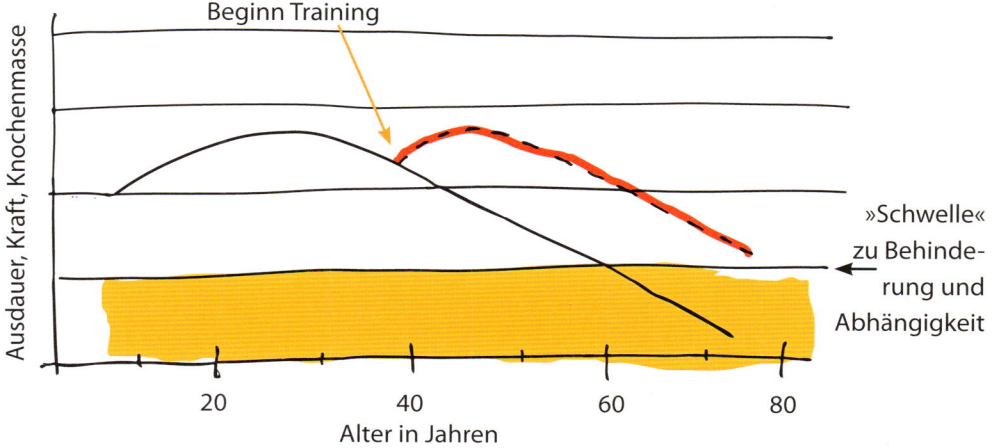

Sportlich aktive Menschen altern später. Sie bleiben bis ins hohe Alter wesentlich fitter und beweglicher.

Beenden Sie den Teufelskreis

So viel zu Herrn Nachbar. Zurück zu Ihnen und wie Sie von Bewegung profitieren. Bewegung ist für Sie erst einmal aus einem ganz anderen Grund interessant: Sie durchbrechen den Teufelskreis aus Müdigkeit, sinkender Leistungsfähigkeit und noch mehr Müdigkeit. Das ist nämlich das eigentliche Problem, das zu immer mehr Regenerationsbedürfnis führt. Irgendwann im Leben kommt immer eine Phase, in der wir mehr arbeiten müssen, als uns gerade guttut. Man kommt abends erschöpft nach Hause und verspürt den großen Drang, es sich vor dem Fernseher mit einem Glas Wein gemütlich zu machen. Dann schläft man schlecht, weil Wein zwar müde macht, aber die Schlafqualität reduziert. Man geht müde zur Arbeit und ist am Wochenende völlig erschlagen. Wenn man das ein paar Monate gemacht hat, ist morgens im Büro der Fahrstuhl viel angenehmer als die Treppe. Man ist ja so müde. Und die Joggingschuhe werden auch schon lange nicht mehr geschnürt. Die Fitness ist nicht mehr so gut, dass es Spaß machen würde. Viel zu anstrengend. Außerdem muss man sich von dem Stress erst einmal erholen. Viel Arbeit – Müdigkeit – ausruhen – sinkende Leistungsfähigkeit – noch mehr Müdigkeit – noch mehr ausruhen. Dagegen gibt es nur ein Mittel: wieder anfangen, etwas zu tun. Denn mit mehr Leistungsfähigkeit bewältigen Sie Ihren Alltag wesentlich souveräner und regenerieren viel besser. Ich zeige Ihnen, wie das geht. Ohne Feng-Shui-Massagesalon. Und ohne den Bauch-weg-Trainer aus dem Fernsehen, der sowieso nur in der Ecke steht.

Das wird hart, denken Sie? Ganz und gar nicht. Wenn man es richtig macht! Bevor ich Ihnen zeige, wie das mit der Bewegung funktioniert, sollten wir klären, wie viel Sie davon brauchen. Um leistungsfähig zu werden, um schlank und fit zu sein und nebenbei auch noch die Risikofaktoren für Zivilisationskrankheiten auszuschalten. Man hat das Ganze schon vor Jahren untersucht. Und Gott sei Dank kam dabei heraus – wie eigentlich immer in der Medizin: Viel hilft nicht immer viel! Es ist also nicht so, dass jemand, der keinen Sport macht öfter, jemand, der etwas Sport macht seltener und ein Leistungssportler überhaupt nicht mehr krank wird.

Die Sache sieht anders aus. Es gibt einen sogenannten »Ceiling-Effekt« (englisch für Zimmerdecke). Wer nichts tut, hat auch keinen Gewinn für seine Gesundheit – er ist im wahrsten Sinne des Wortes am Boden. Wer regelmäßig moderat Sport treibt, erzielt damit große Effekte (Typ A). Wer immer mehr macht, erzielt irgendwann nur noch kleine Effekte für seine Gesundheit (Typ B). Sportmediziner haben das optimale Fitnesstraining ganz einfach am Energieverbrauch durch Sport pro Woche messbar gemacht. Wer neben einem aktiven Leben 2000 Kalorien pro Woche zusätzlich durch sportliche Aktivität verbrennt, bleibt schlank, sieht besser aus, ist vitaler und belastbarer und hat deshalb ganz eindeutig mehr vom Leben. Ganz nebenbei: Sie haben den perfekten Schutz vor Demenz, Herzinfarkt, Schlaganfall und auch Krebserkrankungen.

> Wer rastet, der rostet. Wer nichts tut, hat auch keinen Gewinn für seine Gesundheit. Mit regelmäßigem, moderaten Sport erzielen Sie große Effekte.

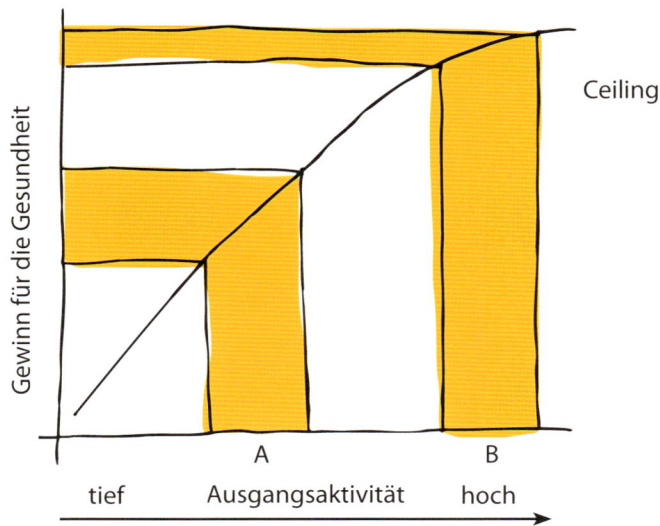

Typ A, mit niedriger Ausgangsaktivität, gewinnt starke positive Effekte für seine Gesundheit. Typ B, mit hoher Ausgangsaktivität, erzielt hingegen nur noch einen minimalen Gewinn.

Erkältungen – auch hier ist weniger mehr

Sie wollen nicht mehr permanent erkältet sein, sobald der erste Kollege einmal niest? Kein Problem. Klar: Wer gar nicht trainiert, kann sich schon mal einen großen Taschentuchvorrat für den Winter anschaffen. Interessanterweise haben Sie am wenigsten Erkältungen, wenn Sie ein leichtes, moderates Ausdauertraining machen. Genauso haben wir es vor. Leistungssportler hingegen sind permanent erkältet. Ich kann mich noch gut an meine Zeit als Triathlet erinnern. Damals musste ich das warme Schwimmbad im Winter nach dem Schwimmtraining immer mit dicker Jacke, Schal und Mütze verlassen, sonst hätte ich mich sofort erkältet.

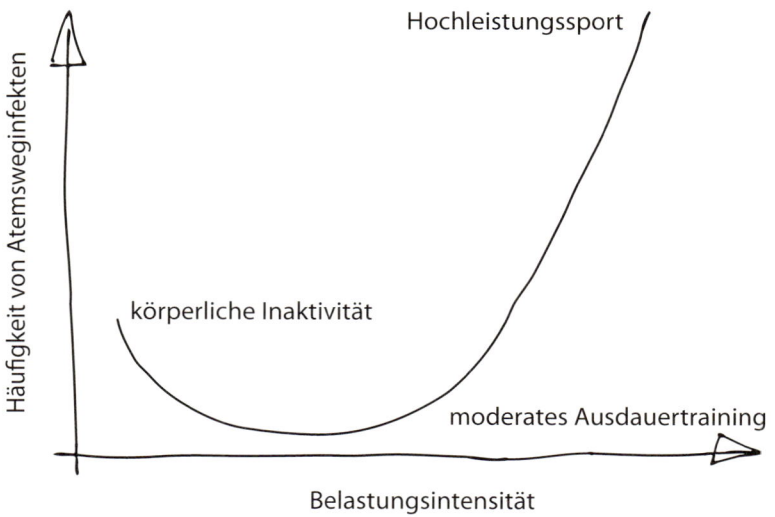

Die Häufigkeit von Atemwegsinfekten steigt mit wachsender Belastungsintensität. Hochleistungssportler sind öfter erkältet als moderate Hobbysportler.

Erkältung, Grippe, Fieber – fit mit Aspirin?

Hatschi. Die Nase läuft, Sie frösteln und fühlen sich matt – eine lästige Erkältung hat Sie erwischt. Verzichten Sie ein paar Tage auf Ihr Lauftraining, so schnell verlieren Sie Ihre Form nicht! Laufen bei Erkältung, Grippe oder Fieber kann lebensgefährlich werden. Sportliche Belastung kann den Herzmuskel schädigen und zu einer Entzündung der Herzklappen führen. Starten Sie erst dann wieder mit dem Training, wenn Sie drei Tage fieberfrei sind!

Wie Sie mit Sport abnehmen

Viele Sportler sagen, ich will nicht fit werden, ich will nicht gesund werden, ich will nur eins: abnehmen und endlich schlank werden. Das geht. Ziemlich einfach sogar. Man muss dafür nur ein paar Zahlen kennen: Ein Kilogramm Fettgewebe beinhaltet etwa 7000 Kalorien. Die müssen Sie verbrennen. Auf welchem Weg Sie das machen, ist egal. Hauptsache, die Energiebilanz ist negativ. Und um das noch mal eindeutig zu betonen: Kalorien sind keine kleinen Tierchen. Eine Kalorie ist die Energie, die man braucht, um ein Gramm Wasser um ein Grad Celsius zu erwärmen. Wenn Sie Ihre zugeführten Kalorien loswerden wollen, dann müssen Sie sie verbrennen. Und verbrennen geht mit Wärmeentwicklung einher. So wie sportliches Training auch!

> Eine Kalorie ist die Energie, die benötigt wird, um ein Gramm Wasser um ein Grad Celsius zu erwärmen.

Ihnen stehen verschiedene Wege zur Verfügung, um abzunehmen:

1. **Weniger essen:** FDH (Friss die Hälfte) ist ein sehr effektives Mittel, um abzunehmen.
2. **Schlauer essen:** Eiweiß verbrennt Extraenergie im Stoffwechsel und Lebensmittel mit geringer Energiedichte (Obst, Gemüse) machen satt und halten schlank (Kapitel 5: »Gesundheit und Ernährung«, Seite 145).
3. **Mehr Bewegung im Alltag:** Nehmen Sie die Treppe ins Büro, Kaufhaus …
4. **Moderater Ausdauersport:** Dabei verbrennen Sie aktiv Unmengen an Kalorien.
5. **Moderates Krafttraining:** Die Muskeln erhöhen Ihren Grundumsatz. So werden Sie zur Verbrennungsmaschine, während Sie im Büro sitzen.

Mit Möglichkeit eins ist das so eine Sache. Wir haben nämlich leider einen Fress-Instinkt! Haben Sie auch immer ein bisschen Hunger? Stets ein bisschen Appetit? Damit sind Sie nicht allein. FDH wird deshalb auf Dauer keine Lösung sein. Möglichkeit zwei ist schon interessanter. Denn eiweißreich zu essen, ist gar nicht schwer, wie Sie im vorangegangenen Kapitel gelesen haben. Leider Gottes lässt mich mein Fress-Instinkt aber nicht an jedem Marmorkuchen vorbeigehen. Meistens muss ich mindestens ein Stück davon essen. Der Ansatz ist also gut, reicht aber allein nicht aus.

Nur auf der Zufuhrseite zu sparen, ist fast unmöglich. Es sei denn, Sie sind ein völlig spaßbefreiter Asket, der nur Salat isst und Mineralwasser trinkt. Dann – bitte verzeihen Sie – möchte ich Sie aber nicht zum Essen einladen. Das macht nun mal wirklich keinen Spaß. Da alle Nicht-Asketen geneigt sind, zu viel zu essen, müssen wir die Kalorien also wieder verbrennen. Womit wir bei Möglichkeiten drei angelangt wären: der Bewegung im Alltag.

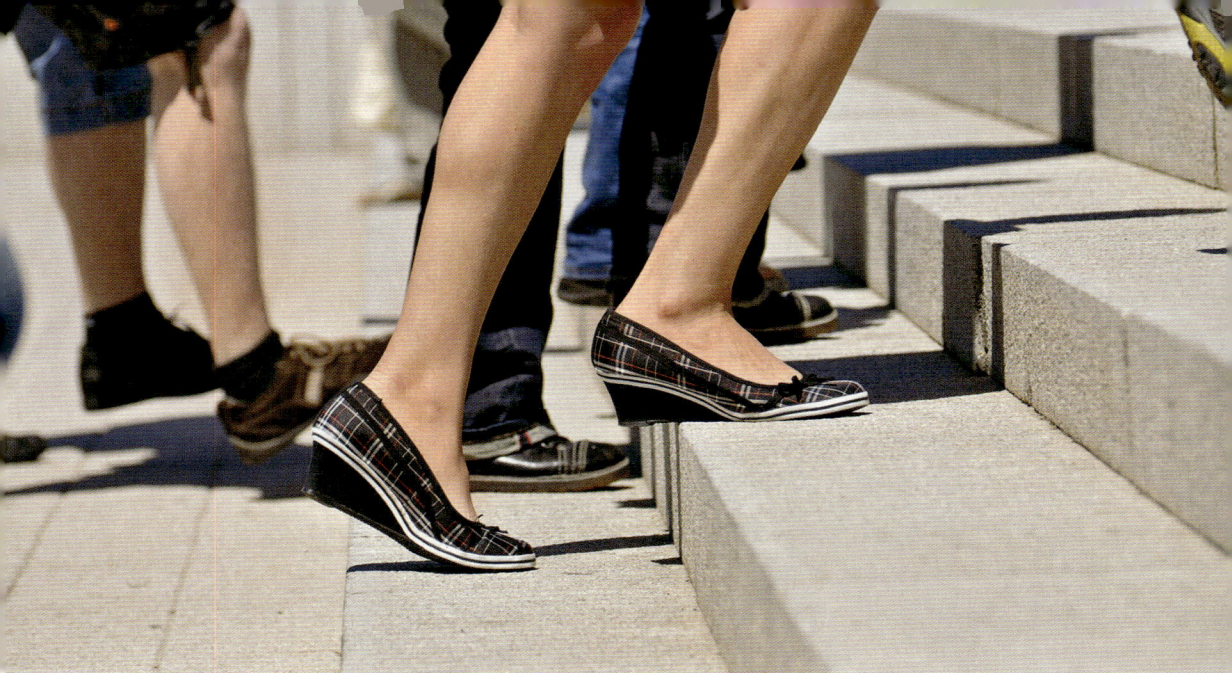

Mit Bewegung im Alltag, wie Treppensteigen oder mit dem Rad zur Arbeit fahren, bleibt die Grundfitness erhalten.

Sie wollen wissen, wie Sie ein Schnitzel verbrennen?

Wie wichtig die Bewegung im Alltag ist, habe ich auf einem Termin auf der Deutschen Messe in Hannover auf unvergessliche Weise erleben dürfen. Ich musste zu einem Termin in den Besprechungsraum im 16. Stockwerk. Natürlich habe ich meine Prinzipien. Bis zum achten Stock nehme ich grundsätzlich die Treppe. Ich habe nämlich panische Angst vor dem Dickwerden. Da ich vor dieser Besprechung einige Nachtschichten in der Klink hatte, musste ich jedoch mein Sportpensum vernachlässigen. Ich beschloss also, meine Fitness unterwegs zu verbessern.

16 Stockwerke waren dafür perfekt! Wichtiger Trick: Jacke und Pullover ausziehen, bevor man schwitzt, dann kommt man trocken oben an. Im Treppenhaus der Deutschen Messe hingen Schilder. An jeder Treppenstufe stand, wie viel Kalorien man bis dahin verbraucht hatte. Und in jeder Etage, was für ein Lebensmittel man gerade verbrannt hatte. Zum Beispiel ein Duplo im fünften Stock. Und, zu meiner großen Freude, ein ganzes Schnitzel im 16. Stock. Ich war davon so begeistert, dass ich die Gesprächspartner mit den Worten begrüßte: »Mein Herren, ich habe soeben ein Schnitzel verbrannt!«

> Treppensteigen ist ein Kalorienfresser: Bis zum 16. Stockwerk verbrennen Sie zu Fuß ein ganzes Schnitzel.

Bewegung im Alltag

Mit dem Treppensteigen können Sie in kurzer Zeit ein Schnitzel oder wenigstens ein Duplo verbrennen. Schreiben Sie das in Ihr privates, persönliches Grundsatzprogramm:

»Ich fahre nicht mit dem Fahrstuhl.« Ergänzen Sie die Regel um eine eindeutige Größe, falls Sie in ein sehr hohes Gebäude kommen. Bis in den 38. Stock zu laufen, wird schwierig. Meine Grenze: Weniger als acht Stockwerke gehe ich immer zu Fuß!

Machen Sie es doch ganz genauso! Verbrennen Sie das Glas Rotwein vom Vortag (mit 156 Kalorien hat es übrigens mehr Energie als ein Glas Cola) doch einfach zwischendurch. Oder die Portion Tiramisu oder den Schokoriegel, an dem Sie nachmittags um 16 Uhr vor der Besprechung nicht vorbeigekommen sind.

Da helfen schon kleine Maßnahmen. Gehen Sie ins Büro Ihres Kollegen, wenn Sie etwas besprechen möchten, und rufen Sie ihn nicht an. Das ist zwar noch kein Schnitzel, aber schon mal die eine Pommes vom Wochenende. Gehen Sie grundsätzlich wieder mehr zu Fuß. Betrachten Sie einmal den Irrsinn, wenn Sie mit dem Auto zum Supermarkt fahren und danach direkt vor Ihrer Wohnung einen Parkplatz suchen. Unter Umständen fahren Sie dreimal um den Block, um einen Parkplatz zu finden, der weniger als 50 Meter entfernt ist. Danach suchen Sie aber auch mindestens fünf Minuten. Sparen Sie sich den Stress. Parken Sie einfach ganz bewusst mindestens 400 Meter entfernt. Meist finden Sie dort viel leichter einen Stellplatz. Und die Zeit, die Sie sich bei der Suche sparen, nutzen Sie einfach für einen kurzen Extraspaziergang.

10 Gründe, warum Treppensteigen besser ist als Fahrstuhlfahren

1. Sie müssen nicht diese zwei ewigen Minuten mit Ihrem Chef auf zwei Quadratmetern verbringen.
2. Sie können bei Stromausfall nicht stecken bleiben.
3. Sie kommen nicht in unangenehme Smalltalk-Situationen.
4. Sie müssen nicht krampfhaft an jemandem vorbeigucken, der direkt vor Ihnen steht.
5. Sie müssen nicht warten, bis der Fahrstuhl kommt.
6. Sie werden und bleiben schlank.
7. Sie minimieren das Risiko, einen Herzinfarkt zu erleiden.
8. Sie bekommen einen knackigen Hintern.
9. Ihre Kollegen finden Sie dynamisch und sportlich.
10. Sie sind dynamisch und sportlich.

Es gibt noch einen Trick, wie Sie im Alltag Energie verbrennen können: Tauschen Sie eine Stunde Autofahren zur Arbeit gegen 20 Minuten Radfahren, die Sie schlank und fit machen. Sie können viel Freiheit und Fitness gewinnen und gleichzeitig Stress abbauen, wenn Sie in der Nähe Ihrer Arbeitsstelle wohnen (Kapitel 4: »Leistung und Beruf«, Seite 116 ff.). Für mich gibt es zum Beispiel nichts Schöneres, als morgens mit dem Fahrrad am Mittellandkanal entlang in meine Praxis zu fahren. Ich bleibe schlank und gesund, während die anderen sich durch den Stau quälen. Denken Sie noch einmal darüber nach!

Wie Sie 2000 Kalorien pro Woche verbrennen

Mit der Bewegung im Alltag schaffen Sie die Basis. Sie halten Ihre Grundfitness. Nun bleiben da noch die 2000 zu verbrennenden Kalorien pro Woche, die Sie richtig fit machen. Die Sie mehr Sauerstoff aufnehmen lassen und so zum Fettverbrenner machen, der vor keinem Marmorkuchen mehr Angst haben muss. Also los! Was bedeuten 2000 Kalorien pro Woche in der Praxis? Sie können die Energiemenge auf unterschiedlichste Art und Weise verbrauchen, denn die 2000 Kalorien schaffen Sie durch:

> drei Stunden flottes Laufen
> drei bis vier Stunden langsames Laufen
> sechs bis sieben Stunden langsames Brustschwimmen
> zehn Stunden Radfahren mit fünfzehn bis zwanzig Stundenkilometern
> elf Stunden Yoga
> zwölf Stunden Spazierengehen

Wie Sie bei 17 Grad auf der Autobahn Fett verbrennen

Dass ich eine gewisse Panik habe, dick zu werden, habe ich ja schon erwähnt. Das bekommen auch meine Trainer zu spüren. Wenn wir in der kühlen Jahreszeit auf Seminarreisen unterwegs sind, steht die Klimaanlage in unserem Auto stets auf 17 Grad Celsius. Je mehr mein Körper heizen muss, desto mehr Energie verbraucht er. So kommt es schon mal vor, dass jemand im Wintermantel neben mir sitzt, während ich aktiv Fett verbrenne. Im Hochsommer gilt allerdings auch bei mir die Anti-Erkältungsregel:

Wagentemperatur = Außentemperatur – fünf Grad Celsius

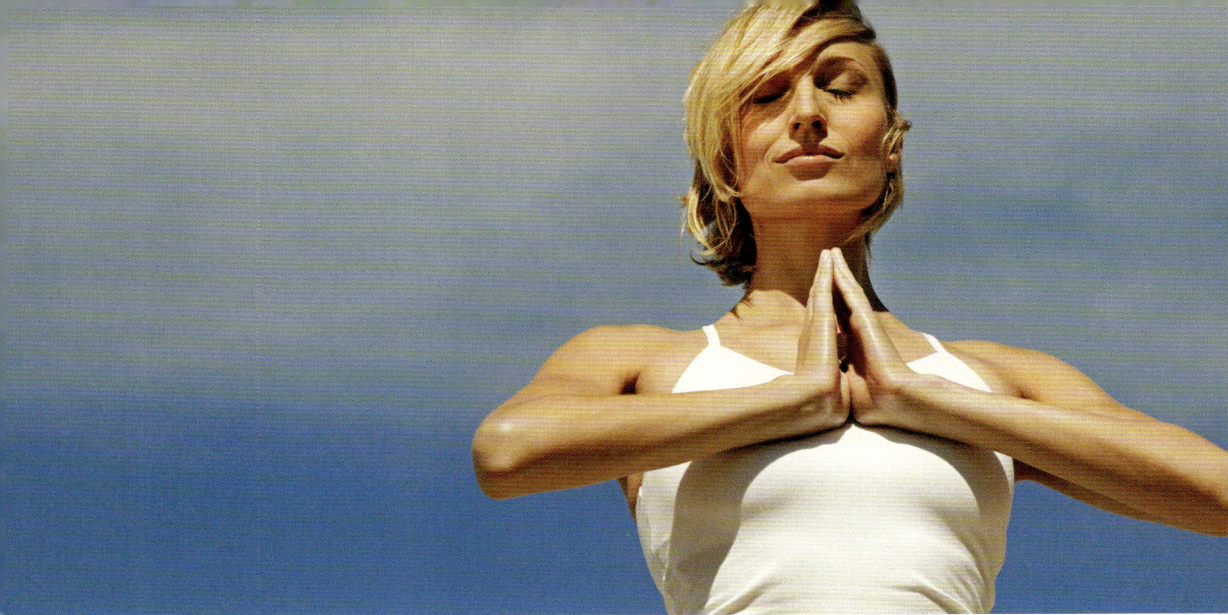

Finden Sie die Bewegungsform, die zu Ihnen passt und Ihnen Freude bereitet. Ob Yoga, Klettern oder Laufen – Hauptsache, Sie folgen Ihrem Bewegungs-Instinkt!

So finden Sie Ihren Bewegungs-Instinkt

Sie brauchen zuerst einmal die richtige Sportart: Schwimmen, Radfahren, Inlineskaten, Fitnesstraining, Triathlon, Laufen. Die übliche Ansage hierzu ist: Tun Sie das, was Ihnen am meisten Spaß macht. Und das ist auch richtig so. Nur: Wer hat elf Stunden Zeit für Yoga? Wer kann im Winter zehn Stunden Rad fahren? Und wer will bei Regen und im Herbst inlineskaten? Immer auf die Schwimmbadöffnungszeiten Rücksicht nehmen oder auf Geschäftsreisen einen Pool finden? Wer schafft das? Niemand!

Ich hege nun als Triathlet eine gewisse Begeisterung für allerlei sportliche Betätigung, aber wenn mein Terminkalender voll ist, wenn es stürmt und dunkel ist, wenn ich auf Reisen bin, dann bleibt nur eins: meine Laufschuhe. Und hier sind die Gründe, warum auch für Sie der Laufschuh der beste Begleiter ist:

1. Nichts macht Sie so schnell so schlank! Sie verbrennen am meisten Energie in kürzester Zeit.
2. Die Kosten sind mit 120 Euro für ein paar Laufschuhe gering.
3. Sie können die Laufschuhe überall mitnehmen: Geschäftsreise, Urlaub, Arbeitsstelle.
4. Sie sind unabhängig vom Wetter. Laufen geht auch bei Herbst- und Winterwetter.
5. Sie haben kürzeste Rüstzeiten, denn das Umziehen dauert nur fünf Minuten.
6. Ihre Laufrunde hat immer geöffnet. Es sind keine festen Trainingszeiten erforderlich.

> Laufen ist der Volkssport Nummer eins in Deutschland. Ein Viertel der Deutschen joggt regelmäßig, mindestens einmal pro Woche.

Laufen ist der Volkssport Nummer eins. Mehr als 25 Prozent der Deutschen laufen mindestens einmal pro Woche. Denn Sie haben nicht nur einen Bewegungs-Instinkt, sondern sogar einen Lauf-Instinkt. Und diesen bedienen Sie idealerweise dreimal pro Woche für eine Stunde. Damit haben Sie das optimale Bewegungspensum und verbrennen 2000 Kalorien. Sie werden schlank, gesund und zufrieden!

Wecken Sie Ihren Lauf-Instinkt

Zuallererst brauchen Sie Zeit fürs Training. Klingt banal, ich weiß. Vor allem deshalb, weil man geneigt ist, die Bemerkung »Ich habe keine Zeit« als Ausrede abzutun. Sicher, das mag manchmal eine Ausrede sein, weil jemand einfach zu faul ist. Aber die Frage nach der Zeit ist dennoch wichtig, denn sich Freiräume zu verschaffen, ist die Grundvoraussetzung dafür, dass es mit dem Training klappen kann. Wenn Sie morgens um 8 Uhr zur Arbeit hetzen, weil Sie nach den für Sie üblichen, nächtlichen fünfeinhalb Stunden Schlaf schon wieder fast verschlafen hätten, eine Stunde zur Arbeit fahren, den ganzen Tag im Büro und in Besprechungen sitzen, eine Stunde zurückfahren, um 20 Uhr noch in den Supermarkt springen, um einzukaufen und dann um 20.30 Uhr nach Hause kommen und erst mal Hunger haben, dann kann ich ganz gut verstehen, wenn Sie es nicht zum Training schaffen. Wer Ihnen jetzt vorschlägt, Sie müssten nur Ihren »inneren Schweinehund« (den es übrigens gar nicht gibt …) überwinden und morgens eine Stunde früher aufstehen oder – alter Indianertrick – loslaufen, bevor Sie sich nach der Arbeit aufs Sofa setzen, der treibt Sie so geradewegs ins Burn-out-Syndrom. Irgendwann haben Sie eben auch ein Recht auf Ruhe und werden schlichtweg hungrig sein.

Sortieren Sie Ihre fünf Lebensbereiche

Ihre fünf Lebensbereiche sorgfältig und sinnvoll (aber nicht sklavisch!) durchzuplanen, ist die effektivste Möglichkeit, sich Zeit für Ihr Training zu verschaffen. Die zeitlichen Freiräume sollten in einem umsichtigen Zeitplan tatsächlich vorhanden sein, damit nicht an anderer Stelle Stress entsteht.

Tragen Sie das Training in Ihren Kalender ein

Wenn Sie einige Stunden für Ihren Lauf-Instinkt reserviert haben, können Sie die drei Laufeinheiten auch gleich in Ihren Kalender eintragen. Es bedeutet ja nicht, dass Sie den Termin dann nie mehr verschieben können, aber wenn er dort einmal auftaucht, planen Sie verbindlich damit und können ihn auch umsetzen.

Werfen Sie überflüssige Dinge einfach raus

Um sinnvolle Dinge entspannt zu tun – wird die Analyse Ihrer fünf Lebensbereiche ergeben – werden Sie auf andere Dinge schlicht und ergreifend verzichten müssen. Laufen statt fernsehen sozusagen. Oder Laufen statt pendeln. Oder Laufen statt einer 80-Stunden-Woche.

Achten Sie auf Regelmäßigkeit

Der Mensch ist ein Gewohnheitstier. Und was für das Glas Rotwein zum Feierabend funktioniert, das funktioniert auch fürs Laufen. Vertrauen Sie darauf, dass Ihnen das Training mit zunehmender Routine immer leichter fällt.

Die richtige Vorsorge

Sie sehen, wenn es bislang mit dem Joggen nicht geklappt hat, dann fehlte Ihnen vielleicht der richtige Plan. Sie haben sich die nötige Zeit freigeschaufelt? Es soll gleich losgehen? Einen kurzen Moment noch, bitte. Wenn Sie bereits einen Gesundheitscheck beim Arzt gemacht haben, können Sie loslaufen, wenn nicht, beantworten Sie zunächst die folgenden sieben Fragen, bevor Sie Ihre Schuhe schnüren:

1. Hat Ihnen jemals ein Arzt gesagt, Sie hätten »etwas am Herzen« und Ihnen nur unter medizinischer Kontrolle Bewegung und Sporttreiben empfohlen?
2. Hatten Sie in den letzten Monaten Schmerzen in der Brust, in Ruhe oder bei körperlicher Belastung?
3. Haben Sie Probleme mit der Atmung, in Ruhe oder bei körperlicher Belastung?
4. Sind Sie jemals wegen Schwindels gestürzt oder haben Sie schon einmal das Bewusstsein verloren?
5. Haben Sie Knochen- und Gelenkprobleme, die sich unter körperlicher Belastung verschlechtern könnten?
6. Hat Ihnen jemals ein Arzt ein Medikament gegen hohen Blutdruck oder wegen eines Herz- oder Atemproblems verschrieben?
7. Kennen Sie irgendeinen weiteren Grund, warum Sie nicht körperlich sportlich aktiv sein sollten?

Dieser Fragebogen wurde von der »Canadian Society For Exercise Physiology« erstellt und wird mittlerweile von sportärztlichen Verbänden und Organisationen Deutsch-

Laufen belebt und macht leistungsfähig! Für jeden, der loslaufen möchte, empfiehlt sich vorab ein Check-up beim Arzt.

lands und Amerikas empfohlen. Haben Sie alle Fragen mit Nein beantwortet? Dann können Sie starten. Wenn Sie auf eine oder mehrere Fragen mit Ja geantwortet haben, müssen Sie vorher noch zum Arzt. Aber auch Gesunden rate ich zu einem Ruhe-EKG. Personen jenseits des 65. Lebensjahres sollten ein Belastungs-EKG durchführen lassen. Bei Beschwerden und Risikofaktoren (Rauchen, Übergewicht) sollten solche Untersuchungen schon früher erfolgen (Kapitel 9: »Wecken Sie Ihre Instinkte«, Seite 330).

Loslaufen!

Bevor es mit der ersten Laufrunde losgehen kann, braucht es die richtige Bekleidung und den passenden Laufschuh.

Als Erstes brauchen Sie Schuhe. Im Prinzip tut es zum Start Ihres Trainings jeder Turnschuh. Um Laufschuhe wird immer eine gigantische Wissenschaft gemacht. Vertrauen Sie mir in dieser Sache. Ich habe so viele Freizeit- und Leistungssportler beraten, so viele Verkaufsteams geschult, dass ich weiß: Wichtiger ist erst einmal das Training! Kaufen Sie sich zunächst einen sogenannten »Natural-Schuh«. Das sind leichte, flexible Schuhe, die Ihren Fuß in keine bestimmte Position zwingen. Auf eine umfangreiche Videoanalyse können Sie am Anfang verzichten.

Laufschuhauswahl für Fortgeschrittene

Sie sind ganz begeistert vom Laufen und wollen sich einen Top-Laufschuh kaufen? Bei einer professionellen Laufschuhberatung geht es um eine Frage: Hat der Schuh eine Extrastütze an der Innenseite der Sohle? Das Problem dabei: Diese Stütze hilft nicht jedem Läufer, bei einem Normalfuß (1) kann sie sogar schaden. Die zwei wichtigsten Faustregeln:

> Stützen bei X-Beinen und Senkfüßen (2)
> keine Stützen bei O-Beinen und Hohlfüßen (3)

Wie Sie das herausfinden? Ob Sie ein O- oder X-Bein haben, sehen Sie vor dem Spiegel, wenn Sie die Füße zusammenstellen und die Beine strecken. Und wenn Sie das nächste Mal aus der Badewanne auf das Handtuch steigen, gucken Sie einmal, wie Ihr Fußabdruck aussieht.

Bei der Laufbekleidung haben Sie freie Wahl. Ziehen Sie doch einfach Ihren Jogging-anzug an und machen Sie sich auf den Weg. Die perfekt sitzende Performancekleidung macht spätestens dann Sinn, wenn Sie regelmäßig Ihre Runden drehen. Denn die Profi-bekleidung, die es heute auch in diversen Schnitten gibt, transportiert die Feuchtigkeit vom Körper weg. Sie bleiben also auf der Haut stets warm und trocken – und auch vor Erkältungen geschützt.

Aller Anfang ist schwer

Jogginganzug gefunden, Laufschuhe geschnürt, Sie stehen vor der Haustür. Und nun? Jetzt geht es wirklich los. Aber wie lange sollen Sie laufen? Die Antwort: kurz! Denn es geht darum, die ersten zwölf Wochen zu überstehen. Warum? Also, wer Ihnen erzählt, dass Ihnen Ihr Training von Anfang an Spaß machen wird, der spinnt. Jeder Läufer weiß, dass der Anfang nicht leicht war und er sollte so fair sein, das zu sagen. Natürlich vergisst man das, wenn man seit Jahren ein erfahrener Läufer ist. Aber es gibt Momen-te, da fällt es mir wieder ein. Wenn ich im Frühjahr noch nicht in Form bin, vielleicht gerade eine Grippe hinter mir hatte, wenn es plötzlich warm geworden ist und ich zu einer Runde starte, bei der ich mich fühle wie ein Sack Muscheln: kraftlos, schwerfällig, kurzatmig. Wenn ich bei jedem Meter denke: Wann bin ich hier endlich fertig? Wenn ich am liebsten gehen möchte. Dann habe ich das Gefühl eines Einsteigers. Seitenstechen, Schmerzen in den Beinen, Krämpfe oder Magenprobleme – das kann vorkommen am Anfang, es wird aber bald besser. Lassen Sie sich davon nicht beirren und halten Sie diese kleinen Startprobleme durch, es wird sich auszahlen.

Wie sieht die richtige Lauftechnik aus?

Eine gute Lauftechnik sieht einfach besser aus und beugt Verletzungen vor. Ich habe ein Buch von 512 Seiten darüber geschrieben (»Die Laufbibel«), gebe Ih-nen aber hier gern die Kurzform in einem Absatz wieder: Achten Sie auf »spitze Ellenbogen«. Der Winkel im Ellenbogengelenk sollte dabei immer kleiner sein als 90 Grad. So erreichen Sie eine flüssige Armbewegung, die sich auf die Fre-quenz der Beinarbeit überträgt. Sie laufen somit lockerer und leichter. Machen Sie lieber viele kleine Schritte, als wenige große. Etwa 160 bis 170 Schritte pro Minute dürfen es schon sein, auch bei lockerem Tempo. So vermeiden Sie über-mäßige Stoßkräfte und laufen viel gelenkschonender.

Was tun bei kleinen Laufbeschwerden?

Seitenstechen

Das kennt jeder – wenigstens noch aus dem Schulsport. Bei Einsteigern tritt es häufiger auf, aber auch Profis sind nicht immer davor gefeit. Die genaue Ursache kennen selbst wir Ärzte nicht, eine Verkrampfung des Zwerchfells ist die wahrscheinlichste Erklärung. Seitenstechen ist ungefährlich, stört das Laufvergnügen aber sehr. Sobald der Bauch zwickt, ist es erst einmal aus mit der Freude am Laufen. Denn wenn etwas weh tut, vergeht den meisten Läufern der Spaß. Sollte es Sie erwischen, laufen Sie langsamer und achten Sie auf eine tiefe, regelmäßige Atmung. Das Seitenstechen tritt nämlich primär bei zu hohem Tempo auf. Wenn bewusste Atmung und langsameres Lauftempo nicht helfen, dann gehen Sie einfach ein Stück. Mit fortschreitendem Training wird dieses Problem bald verschwinden.

Magenprobleme

Ihr Magen gluckert beim Laufen und macht Beschwerden? Mit diesem Problem sind Sie nicht allein! Wenn der Bauch zieht und drückt und eventuell sogar noch Durchfall auftritt, dann empfiehlt es sich, zwei bis drei Stunden vor Ihrem Lauf nichts mehr zu essen und höchstens ein Glas Wasser zu trinken. Magenbeschwerden sind ein Grund dafür, besser am Morgen laufen zu gehen. Denn nüchtern sind solche Probleme sehr unwahrscheinlich.

Krämpfe

Sie treten bei Anfängern zwar eher selten auf. Doch wenn Ihnen beim Laufen ein stechender Schmerz in die Wade oder den Oberschenkel fährt, dann dehnen Sie den krampfenden Muskel, bis die Spannung wieder nachlässt. Nach einer kurzen Gehpause können Sie in der Regel weiterlaufen. Sie werden sich mit fortschreitendem Training mehr und mehr an die sportliche Belastung gewöhnen, dann gehören auch Muskelprobleme der Vergangenheit an.

Wann sollten Sie zum Arzt?

Sind Sie (Ex-)Raucher und/oder haben aufgrund von Übergewicht und hohen Cholesterinwerten ein erhöhtes Risiko für Gefäßverkalkung? Dann sollten Sie einen Arzt aufsuchen, der sie auf eine arterielle Verschlusskrankheit hin untersucht. Denn auch die kann bei sportlicher Betätigung zu Krämpfen führen.

Mit Freude trainieren – nach Trainingsplan

Das wirkungsvollste Mittel ist ein professioneller Trainingsplan, der Sie am Anfang zwischendurch auch gehen lässt. Wie Sie auf der nächsten Seite sehen können, beginnen Sie im InstinktFormel-Lauftrainingsplan mit Laufen und Gehen im Wechsel. Erst wechseln Sie Laufen und Gehen jede Minute ab, dann laufen Sie für zwei und schließlich für drei Minuten (im Trainingsplan sind Lauf- und Gehphasen zum Beispiel mit "L/G 1'/2' Wechsel" gekennzeichnet). Sie können dabei so langsam laufen und gehen, wie Sie wollen. Das schaffen Sie auch, wenn Sie vorher lange gar nicht trainiert haben. Der InstinktFormel-Lauftrainingsplan wird ganz vorsichtig Stück für Stück über zwölf Wochen gesteigert, denn nur dann werden Sie leistungsfähiger und laufen 15 Minuten bald ohne Pause. Bereits in der ersten Woche beginnen Sie neben dem Laufen auch mit dem Krafttraining und Stretching (Übungsbeschreibungen Seite 208 ff.). Der Trainingsplan sieht vor, dass Sie in Woche 1 mit der einfachsten Übung (der Parkbank) beginnen und Ihr Krafttraining nach und nach erweitern und steigern. Bis Sie schließlich ab Woche 12 einmal pro Woche mit den Power-Workouts von Seite 212 ff. starten können.

Mit einem professionellen Trainingsplan macht das Laufen auch Anfängern Spaß. Sie starten langsam und steigern sich moderat Woche für Woche.

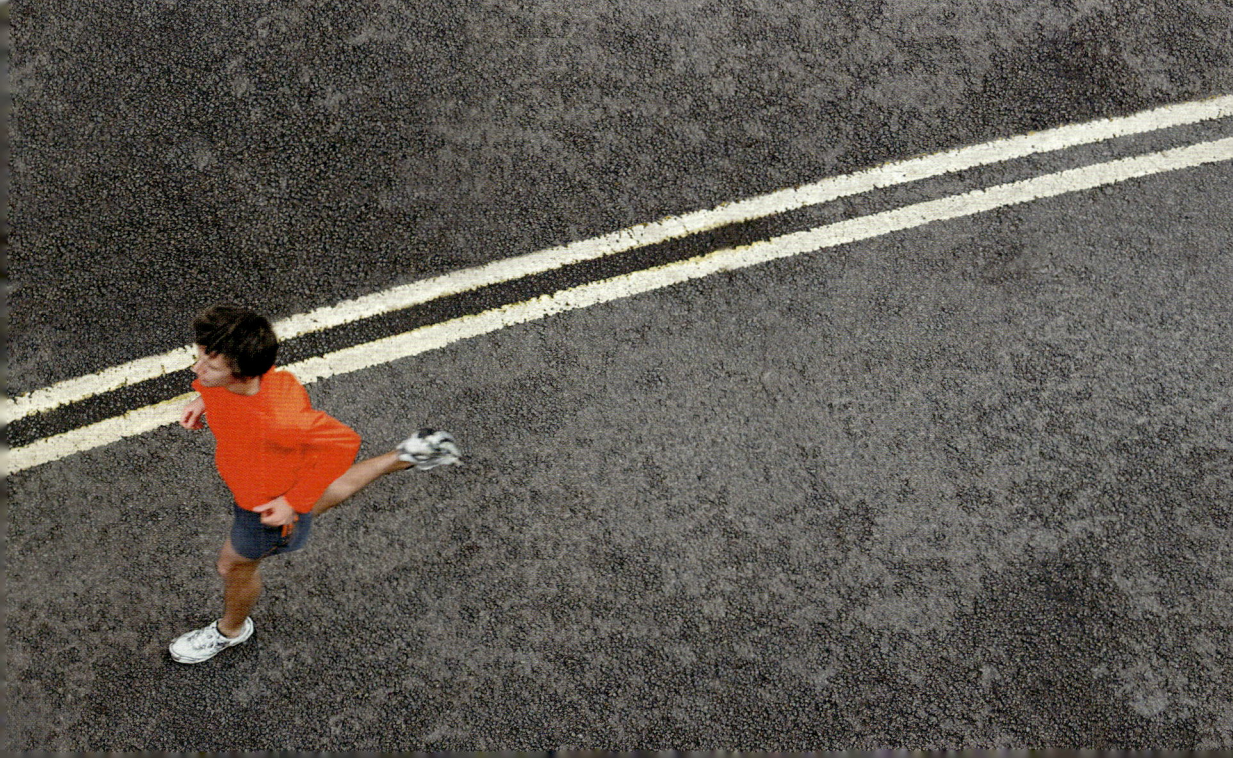

Der InstinktFormel-Lauftrainingsplan

Woche	Montag	Dienstag	Mittwoch
Woche 1	15' L/G (1' Wechsel)	15' L/G (1' Wechsel) PB	15' L/G (1' Wechsel)
Woche 2	15' L/G (2'/1' Wechsel)	15' L/G (2'/1' Wechsel) PB	15' L/G (2'/1' Wechsel
Woche 3	16' L/G (3'/1' Wechsel)	16' L/G (3'/1' Wechsel) PB	16' L/G (3'/1' Wechsel
Woche 4	15' L/G (4'/1' Wechsel)	15' L/G (4'/1' Wechsel) PB	15' L/G (4'/1' Wechsel
Woche 5	18' L/G (5'/1' Wechsel)	15' L/G (5'/1' Wechsel) PB, BK	18' L/G (5'/1' Wechsel
Woche 6	15' Laufen	15' Laufen PB, BK	15' Laufen
Woche 7	15' Laufen	15' Laufen PB, BK	20' Laufen
Woche 8	20' Laufen	20' Laufen PB, BK	20' Laufen
Woche 9	20' Laufen	20' Laufen PB, BK	25' Laufen
Woche 10	25' Laufen	25' Laufen PB, BK, SH	25' Laufen
Woche 11	25' Laufen	25' Laufen PB, BK, SH	30' Laufen
Woche 12	30' Laufen	30' Laufen PB, BK, SH	30' Laufen
Woche 13	35' Laufen PB, BK, SH		35' Laufen
Woche 14	35' Laufen PB, BK, SH		35' Laufen
Woche 15	40' Laufen PB, BK, SH		40' Laufen
Woche 16	40' Laufen PB, BK, SH		45' Laufen
Woche 17	45' Laufen PB, BK, SH		45' Laufen
Woche 18	50' Laufen PB, BK, SH		50' Laufen
Woche 19	55' Laufen PB, BK, SH		55' Laufen
Woche 20	60' Laufen PB, BK, SH		60' Laufen

Einstiegspunkt für Einsteiger ▶

von 0 auf 30 Minuten

Einstiegspunkt für Fortgeschrittene ▶

von 30 auf 60 Minuten

G = Gehen, L = Laufen, L/G = Gehen und Laufen im Wechsel, PB = Parkbankübung, BK = Bordsteinkantenübung, SH = Seitst

Donnerstag	Freitag	Samstag	Sonntag
	15' L/G (1' Wechsel) PB	15' L/G (1' Wechsel)	15' L/G (1' Wechsel)
	15' L/G (2'/1' Wechsel) PB	15' L/G (2'/1' Wechsel)	15' L/G (2'/1' Wechsel)
	16' L/G (3'/1' Wechsel) PB	16' L/G (3'/1' Wechsel)	16' L/G (3'/1' Wechsel)
	15' L/G (4'/1' Wechsel) PB	15' L/G (4'/1' Wechsel)	15' L/G (4'/1' Wechsel)
	18' L/G (5'/1' Wechsel) PB, BK	18' L/G (5'/1' Wechsel)	18' L/G (5'/1' Wechsel)
	15' Laufen PB, BK	15' Laufen	15' Laufen
	15' Laufen PB, BK	15' Laufen	20' Laufen
	20' Laufen PB, BK	20' Laufen	20' Laufen
	20' Laufen PB, BK, SH	20' Laufen	25' Laufen
	25' Laufen PB, BK, SH	25' Laufen	25' Laufen
	25' Laufen PB, BK, SH	25' Laufen	30' Laufen
	30' Laufen Power-Workout	30' Laufen	30' Laufen
	35' Laufen Power-Workout	30' Laufen	30' Laufen
	35' Laufen Power-Workout	30' Laufen	30' Laufen
	40' Laufen Power-Workout	30' Laufen	30' Laufen
	40' Laufen Power-Workout	30' Laufen	30' Laufen
	45' Laufen Power-Workout		30' Laufen
	50' Laufen Power-Workout		30' Laufen
	55' Laufen Power-Workout		
	60' Laufen Power-Workout		

Trainingsfrei (Donnerstag)

Wer Motivationsprobleme hat, macht hier weiter: 6 x 30' pro Woche

Wer wenig Zeit hat, macht hier weiter: 3 x 60' pro Woche

...mpelmann, Power-Workout Männer: Klimmzug, Liegestütz, Strecksprung; Frauen: Liegestütz, Abduktoren, Kniebeuge

Wann trainieren Sie am besten?

Morgens, mittags oder abends? Gehen Sie nach Ihren Instinkten. Wenn Sie eine morgenaktive Lerche sind, sollten Sie morgens trainieren. Als nachtaktive Eule sind Sie gut beraten, wenn Sie erst nach der Arbeit die Laufschuhe schnüren, weil Sie es kaum schaffen werden, morgens noch früher aufzustehen (Seite 234 ff.). Ob Sie 6-mal pro Woche kurz oder lieber 3-mal pro Woche lang trainieren, liegt an Ihrer Motivation und Ihrem Zeitbudget. Wer motiviert ist, aber wenig Zeit hat, spart Rüstzeiten und läuft 3-mal pro Woche 60 Minuten. Wer Motivationsprobleme hat, muss das Gewohnheitsschwert ziehen und 6-mal pro Woche 30 Minuten laufen.

	Lerche	Eule
Motivations-probleme	Trainieren Sie 6 x pro Woche vor der Arbeit 30 Minuten (siehe Trainingsplan Woche 12)	Trainieren Sie 6 x pro Woche **direkt** nach der Arbeit 30 Minuten (siehe Trainingsplan Woche 12)
Zeitprobleme	Trainieren Sie 3 x pro Woche vor der Arbeit 60 Minuten (siehe Trainingsplan Woche 20)	Trainieren Sie 3 x pro Woche **direkt** nach der Arbeit 60 Minuten (siehe Trainingsplan Woche 20)

Wo trainieren Sie im Winter?

Ich liebe Outdoor-Sport. Frische Luft, Sonne, manchmal auch Regen – das ist ein toller Ausgleich zum Büro. Aber im Winter, wenn es nach der Arbeit dunkel ist, Schneematsch auf der Straße liegt und bei ein Grad Celsius eiskalter Sprühregen auf mich wartet, dann ist mir das zugegebenermaßen auch zu unangenehm. Ihnen geht es sicher ähnlich. Klar, man könnte einen kurzen Dauerlauf in Regenkleidung machen, aber wirklich Spaß macht das nicht. Und nun? Dick und hässlich werden? Nein! Dafür gibt es ja das Fitnessstudio. Da kann man im Winter wunderbar auf dem Laufband laufen, seine Kraftübungen absolvieren und danach geht es zur Belohnung gleich in die Sauna. Und wenn im Frühjahr die Sonne wieder scheint, ab nach draußen!

Wo liegt Ihr Wohlfühl-Puls?

Binnen acht Wochen werden Sie mithilfe dieses Trainingsplans in leichten Schritten zum Dauerläufer, der souverän seine Runde dreht. Und das tägliche, kurze Training hilft Ihnen, die richtigen Gewohnheiten zu entwickeln. Denn es gibt keinen inneren Schweinehund, es gibt nur falsche Gewohnheiten!

Wenn Sie jetzt die erste Hürde genommen haben und Dauerläufer sind, stellt sich die Frage, wie schnell Sie eigentlich in Zukunft laufen sollen. Die Antwort: immer noch langsam. Laufen Sie zu schnell, überlasten Sie und werden nicht besser. Zu Beginn gibt es kein zu langsames Laufen! Ihr Trainingsplan lässt Ihnen übrigens die Wahl: Wenn Sie die Regelmäßigkeit bevorzugen, dann trainieren Sie nach 12 Wochen einfach weiter 6-mal 30 Minuten pro Woche. Wenn Sie lieber drei längere Trainingseinheiten durchführen möchten, um insgesamt weniger Rüstzeiten (anziehen, duschen) zu benötigen, dann trainieren Sie bis Woche 20 und erreichen somit drei Trainingseinheiten à 60 Minuten, die Sie dann weiterhin beibehalten.

Überwachen Sie Ihr Tempo

Sie können Ihre Belastung ideal mit einem Pulsmesser überwachen: Gurt umlegen, Uhr einschalten – fertig. Doch was bedeutet es, wenn das Display 148 Schläge pro Minute anzeigt? Also, in Ruhe schlägt Ihr Herz etwa 60-mal, um Ihren Körper mit Sauerstoff und Nährstoffen zu versorgen. Wenn Sie mit Vollgas einen Berg hochlaufen, bis Sie nicht mehr können, dann wird Ihr Herz etwa 200-mal pro Minute schlagen. Sie können davon ausgehen, dass Ihr Maximalpuls in etwa bei 220 minus Lebensalter liegt (bei Frauen subtrahiert man von 226). In diesem Pulsbereich sollten Sie selbstverständlich nicht laufen. Den besten Trainingseffekt zur Fettreduktion haben Sie bei 70 bis 80 Prozent Ihres Maximalpulses.

Bei dem Ihrem Alter entsprechenden Pulswert aus der Tabelle auf der nächsten Seite werden Sie nach ein paar Wochen Training »laufen, ohne zu schnaufen«. Sie werden also stets in der Lage sein, beim Laufen auch zwei längere Sätze ohne Kurzatmigkeit zu sprechen. Sie haben keinen Pulsmesser und wollen trotzdem loslaufen? Dann achten Sie immer darauf, dass Sie noch zwei Sätze sprechen können. Dieser Trainingsbereich ist übrigens auch gleichzeitig der Fettstoffwechselbereich, in dem Ihr Körper genügend Sauerstoff für den Fettabbau zur Verfügung stellen kann. Also los! Worauf warten Sie noch?

Der Ruhepuls beträgt 60 Herzschläge pro Minute. Die besten Trainingseffekte erzielen Sie bei 70 bis 80 Prozent des Maximalpulses.

Trainingspuls Männer – Fettstoffwechsel

Alter	20	25	30	35	40	45	50	55	60	65
Pulsuntergrenze	140	137	133	130	126	123	119	116	112	109
Pulsobergrenze	160	156	152	148	144	140	136	132	128	124

Trainingspuls Frauen – Fettstoffwechsel

Alter	20	25	30	35	40	45	50	55	60	65
Pulsuntergrenze	144	141	137	134	130	127	123	120	116	113
Pulsobergrenze	165	161	157	153	149	145	141	137	133	129

Vorsicht Hoch- und Niedrigpulser!

Wichtig: Diese Pulsbereiche sind grobe Empfehlungen. Wenn Sie das Gefühl haben, dass Sie schneller oder langsamer laufen müssen, um den Pulsbereich einzuhalten, sind Sie vielleicht ein sogenannter Hoch- oder Niedrigpulser. Ihre Pulswerte liegen dann deutlich über oder unter dem Durchschnitt.

In solchen Fällen hilft ein Laktattest weiter. Laktat (Salz der Milchsäure) wird bei intensiver Muskelarbeit gebildet. Diesen Wert können Sie mittels Laufbandtest in einer Arztpraxis ermitteln lassen: Sie laufen auf einem Laufband und der Arzt bestimmt dabei die Laktatwerte in Ihrem Blut bei unterschiedlichen Geschwindigkeiten. Im idealen Trainingsbereich steigt das Laktat noch nicht an und so wissen Sie sicher, dass Sie im richtigen Pulsbereich trainieren.

Männer, die nicht langsam laufen wollen

Die korrekte Einschätzung des Lauftempos ist für Männer – wohl aufgrund des mitunter überbordenden Ehrgeizes – schwieriger als bei Frauen. Ich weiß, wovon ich spreche. Denn auf allen meinen Laufseminaren wird der Laktatwert der Läufer in einem Leistungstest gemessen. Der Test ist ganz einfach: Die Läufer werden gebeten, ihr lockeres Dauerlauftempo zu laufen, dabei wird die Milchsäure im Blut analysiert. Der Wert sollte bei zwei bis drei Millimol pro Liter liegen.

Bei einigen Läufern liegen die Werte allerdings bei vier bis sieben Millimol. Relativ betrachtet, rennen diese Läufer so schnell wie Profis im Wettkampf – und wollen uns glauben lassen, das sei ganz locker und normal. Ist es natürlich nicht und zwei Sätze locker sprechen können diese Läufer auch nicht mehr. In 90 Prozent der Fälle sind diese Läufer männlich.

Das eigene Lauftempo richtig einzuschätzen und sich nicht zu überfordern, fällt Männern schwerer als Frauen.

Richtig trainieren – mit Tempo!

Wenn Sie schnell laufen wollen, dann dürfen Sie das auch gern tun. Der intensive Belastungsbereich liegt bei 80 bis 90 Prozent des Maximalpulses. Diesen setzen Sie aber erst ein, wenn Sie den 12-Wochen-Plan komplett absolviert haben. Idealerweise trainieren Sie dann 2-mal pro Woche für 20 Minuten in diesem Bereich. So bleiben Ihnen noch fünf Minuten zum Ein- und Auslaufen in lockerem Tempo. Wer lieber längere Strecken an drei Tagen in der Woche laufen möchte, absolviert zuerst den 20-Wochen-Plan. An einem Tag pro Woche können Sie ein Tempotraining machen. Sie sollten dann ebenfalls bequeme zehn Minuten Ein- und Auslaufen und etwa 40 Minuten Tempotraining absolvieren.

Wenn Sie gern Tempo trainieren, müssen Sie sich übrigens keine Sorgen um die Fettverbrennung machen. Wenn Sie langsam laufen, wird ein Großteil der Energie durch Fett bereitgestellt – deshalb spricht man vom Fettstoffwechsel. Die absolute Energiemenge ist wegen des niedrigeren Tempos aber etwas geringer, weshalb man eher länger in diesem Bereich trainiert.

Wenn Sie im Tempotrainingsbereich laufen, wird sogar noch mehr Fett verbrannt und zusätzlich auch Kohlenhydrate, die als Supertreibstoff für Extratempo sorgen. Deshalb kann man nur kurze Strecken (bis maximal 90 Minuten) mit Tempo laufen. Man nennt das Ganze wegen der vielen verbrannten Kohlenhydrate nicht mehr Fettstoffwechsel-, sondern Tempotraining, wenngleich weiterhin Fett verbrannt wird. Abnehmen können Sie also in beiden Tempobereichen, im schnellen sogar noch ein bisschen mehr, weil Sie neben den Fetten noch zusätzliche Energie verbrauchen. Und je mehr Energie man verbraucht, desto schlanker wird man. Wenn Sie richtig an die Pfunde wollen, dann gilt: kurz und schnell oder lang und locker!

Trainingspuls Männer – Tempotraining

Alter	20	25	30	35	40	45	50	55	60	65
Pulsuntergrenze	160	156	152	148	144	140	136	132	128	124
Pulsobergrenze	180	176	171	167	162	158	153	149	144	140

Trainingspuls Frauen – Tempotraining

Alter	20	25	30	35	40	45	50	55	60	65
Pulsuntergrenze	165	161	157	153	149	145	141	137	133	129
Pulsobergrenze	185	181	176	172	167	163	158	154	149	145

Sicher laufen mit natural running

Jetzt sind Sie also Läufer. Und Laufen wirkt, das werden Sie bald schon feststellen. Eine Sache sollte dabei aber noch erwähnt werden: 30 bis 50 Prozent der Läufer haben einmal im Jahr Probleme mit ihren Gelenken. Eigentlich auch kein Wunder, wenn man sich die pustenden Dampfmaschinen im Stadtpark manchmal ansieht. Deshalb gebe ich Ihnen jetzt noch schnell ein Kurzprogramm, das dafür sorgt, dass Sie zur gesunden Hälfte der Läufer gehören. Die dazugehörigen Übungen finden Sie in Ihrem Trainingsplan. Nach dem Training sollten Sie auch Stretchingübungen durchführen, das dauert wahrlich nicht lange, ist doppelt effektiv und leitet nach dem Training gleich die verdiente Entspannung ein.

Ihre drei Kraftübungen

2-mal pro Woche sollten Sie zwischendurch beim Laufen ein Kraftprogramm durchführen (Trainingsplan Seite 202/203). Am besten bauen Sie das Krafttraining direkt ins Lauftraining ein. Kommt eine Parkbank, nutzen Sie diese für die Parkbankübung oder den Seitstützhampelmann ...

Parkbank

Stellen Sie Ihren linken Fuß auf die Sitzfläche einer Parkbank oder auf eine hohe Stufe. Drücken Sie sich kräftig hoch und strecken Sie dabei Fuß, Knie und Hüfte des linken Beins. Ziehen Sie das rechte Bein und den linken Arm körpernah nach oben – Sie bewegen sich kreuzkoordiniert wie beim Laufen. Durch die Armarbeit erreichen Sie einen idealen Kniehub. Diese Übung sorgt für eine optimale Hüftstreckung.
Ausführung: 3 x 10–15 Wiederholungen pro Seite

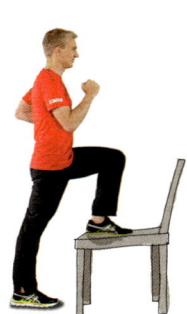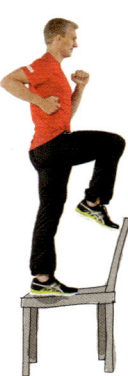

Bordsteinkante

Stehen Sie mit geschlossenen Füßen vor einer Bordsteinkante. Winkeln Sie Ihre Arme spitz an und halten Sie sie dicht am Körper. Springen Sie nun auf die Kante, landen Sie mit beiden Füßen und springen Sie sofort wieder zurück – danach so schnell wie möglich den zweiten Sprung anschließen. Variieren Sie diese Übung, indem Sie seitwärts zum Bordstein stehen oder mit nur einem Bein hoch und runter springen. Mit dieser Übung trainieren Sie Ihren Abdruck und stabilisieren Ihre Beinachse für einen ökonomischen Laufstil.

Ausführung: 3 x 10–30 Sprünge

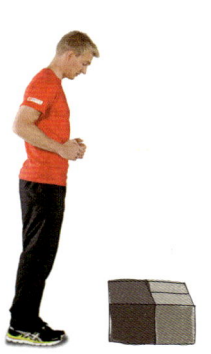

Seitstützhampelmann

Stützen Sie sich mit ausgestrecktem Arm seitlich auf einer Parkbank ab. Richten Sie Ihren Körper im 90-Grad-Winkel dazu aus. Ihr Rumpf ist gestreckt: Ihr Körper bildet von Kopf bis Fuß eine gerade Linie. Bauen Sie Spannung auf. Ziehen Sie Ihren Bauchnabel ein und die Innenkante des Fußes in Richtung Nase. Führen Sie nun mit dem freien Arm und dem freien Bein eine langsame Hampelmann-Bewegung aus. Sie stärken auf diese Weise Ihre Abduktoren und stabilisieren Ihr Becken!

Ausführung: 3 x 5–10 Wiederholungen pro Seite

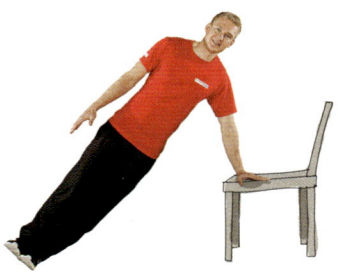
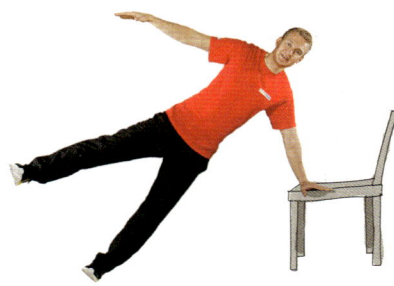

Ihre vier Stretchingübungen

Wenn Sie bei gestreckten Knien mit den Fingern nicht den Boden berühren können, dann sollten Sie Dehnübungen machen. Das Stretching absolvieren Sie nach dem Laufen. Ziehen Sie an jedem Muskel jeweils 20 Sekunden pro Seite. Wer mit gestreckten Knien die flache Hand auf den Boden legen kann, kann auf die Beweglichkeitsübungen verzichten.

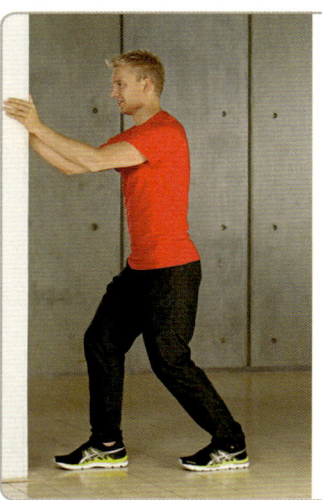

Schollenmuskel

Stützen Sie sich mit den Händen an einer Wand ab. Machen Sie einen mittelgroßen Ausfallschritt und beugen Sie beide Knie. Verlagern Sie das Gewicht auf das hintere Bein und setzen Sie sich darauf tief ab.

Ausführung: 1 x 20 Sekunden pro Seite halten

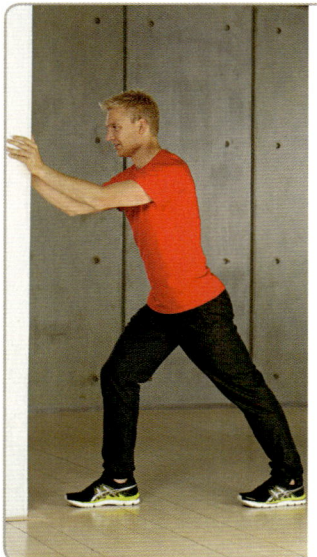

Zwillingswadenmuskel

Vergrößern Sie den Ausfallschritt und strecken Sie das hintere Bein im Knie durch. Verlagern Sie das Gewicht auf das vordere Bein, bis Sie die Dehnung in der Wade des hinteren Beins spüren.

Ausführung: 1 x 20 Sekunden pro Seite halten

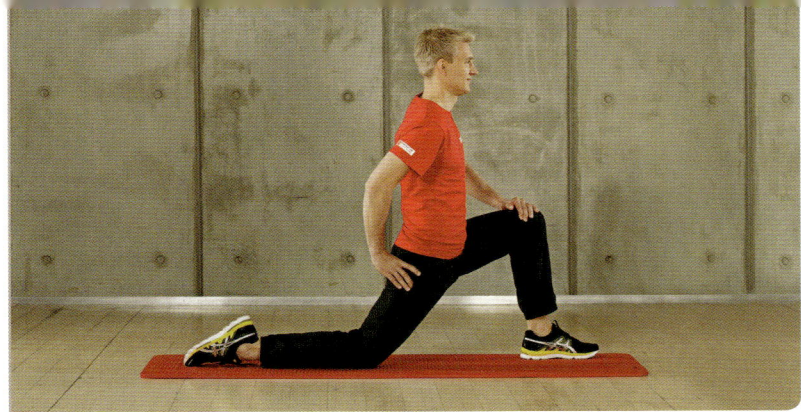

Hüftlendenmuskel

Knien Sie sich wie ein Ritter hin. Gegebenenfalls polstern Sie Ihr Knie weich. Stellen Sie den vorderen Fuß so auf, dass der Winkel zwischen Ober- und Unterschenkel circa 90 Grad beträgt. Richten Sie Ihren Oberkörper auf und drücken Sie die Hüfte nach vorn unten, bis Sie eine Spannung in der Leiste spüren. Achtung: Der rechte Winkel im Knie darf nicht kleiner als 90 Grad werden – sonst wird der Druck auf Ihre Kniescheibe zu hoch!

Ausführung: 1 x 20 Sekunden pro Seite halten

Oberschenkelvorderseite

Legen Sie sich auf die Seite und winkeln Sie das untere Bein in der Hüfte und im Kniegelenk um jeweils 90 Grad an. Stützen Sie Ihren Kopf auf Ihren angewinkelten Arm. Spannen Sie die Bauchmuskulatur an und umfassen Sie nun mit der freien Hand das Sprunggelenk des oberen Beins. Ziehen Sie den Fuß in Richtung Gesäß. Halten Sie Ihr Bein während der gesamten Übung streng bodenparallel, damit Sie nicht mit dem Becken zur Seite kippen.

Ausführung: 1 x 20 Sekunden pro Seite halten

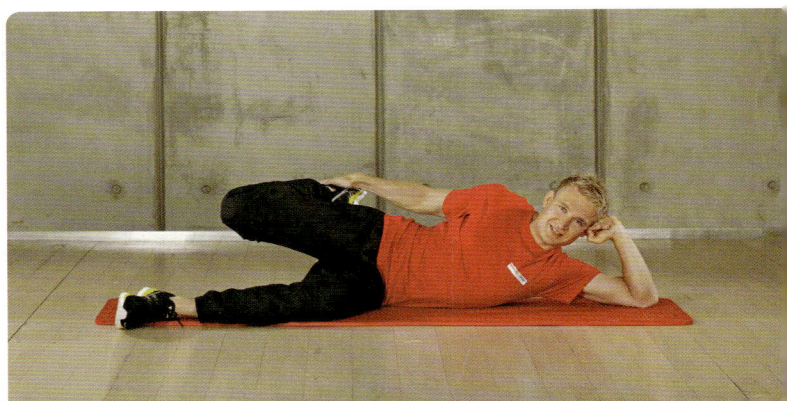

Ihre drei Power-Workouts

Bewegung im Alltag haben Sie. Moderates Ausdauertraining machen Sie auch. Was fehlt, ist Krafttraining. Denn die Muskeln erhöhen Ihren Grundumsatz. Was das heißt? Ganz einfach: Sie werden zur Verbrennungsmaschine. Während Sie telefonieren, shoppen oder Auto fahren, verbrennen Sie Fett. Klingt genial, oder? Und weil das so ist, habe ich in Ihrem Trainingsplan ab Woche 12 einmal pro Woche ein Power-Workout vorgesehen.

Power-Workout für Frauen

Ladies first. Den Damen ist schon längst aufgefallen, dass Laufen zwar super schlank und sexy macht, aber nicht optimal definiert. Oder glauben Sie, die Oberarme von Madonna kommen vom Joggen? Wohl kaum. Das folgende Power-Workout definiert Ihren Körper optimal. Sie brauchen dafür nur ein Handtuch und eine weiche Unterlage (Gymnastik- oder Yogamatte).

Kniebeuge

Die Kniebeuge ist immer noch die beste Übung zur Straffung der Beinmuskulatur. Neben der Optik (knackiger Hintern) verbessert sie außerdem ganz nebenbei die Lauftechnik.

Stellen Sie die Füße hüftbreit auf und rotieren Sie die Fußspitzen minimal nach außen. Jetzt gehen Sie in die Knie und strecken das Gesäß nach hinten. Auf keinen Fall sollten die Knie über die Zehenspitzen nach vorn geschoben werden. Gehen Sie so tief, dass die Oberschenkel bodenparallel sind.

Ausführung: 3 x 10 Wiederholungen

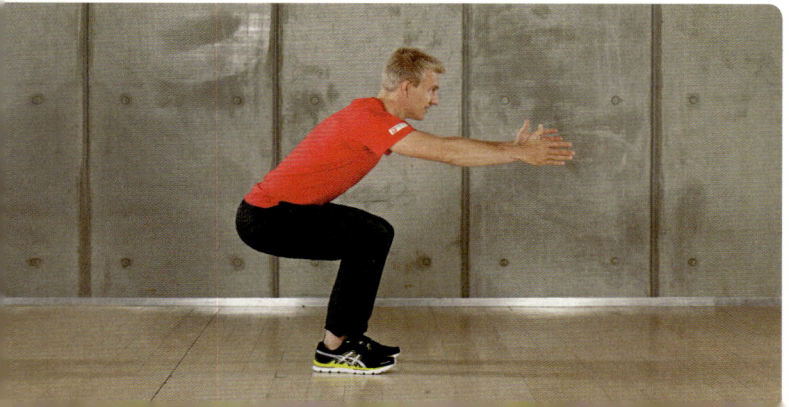

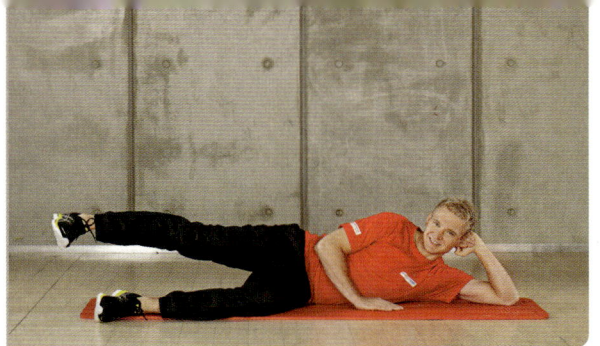 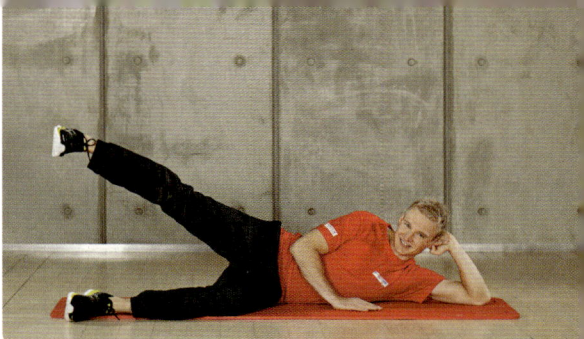

Abduktoren

Jane Fonda hat es vorgemacht und sämtliche Sportler absolvieren diesen Aerobic-Klassiker noch immer. Der Grund ist einfach: Für den Po und für den Oberschenkel gibt es keine bessere Übung. Und schon wieder stabilisieren Sie nebenbei Ihre Lauftechnik und laufen verletzungsfrei.

Legen Sie sich in die Seitenlage. Das untere Bein winkeln Sie in Knie und Hüfte jeweils um 90 Grad an. Das Becken steht senkrecht. Nun heben und senken Sie das gestreckte obere Bein bei leicht nach innen eingedrehtem Fuß.

Ausführung: 3 x 15 Wiederholungen pro Seite

Liegestütz auf Knien

Wie bekommt man »Madonna-Arme«? Durch einen gut trainierten Trizeps, und zwar mit Liegestütze. Allerdings sind die viel zu schwierig und am besten für die Männer geeignet. Für die Ladies gibt es eine entschärfte Variante.

Begeben Sie sich in den Liegestütz (die Hände sind schulterbreit positioniert), stützen Sie sich aber nicht auf den Füßen ab, sondern auf den Knien. Kreuzen Sie die Unterschenkel für eine bessere Stabilität. Ziehen Sie den Bauchnabel in Richtung Wirbelsäule und beginnen Sie die Liegestütze. Gehen Sie tief, bis Sie mit der Nase knapp über dem Boden sind.

Ausführung: 3 x 10 Wiederholungen

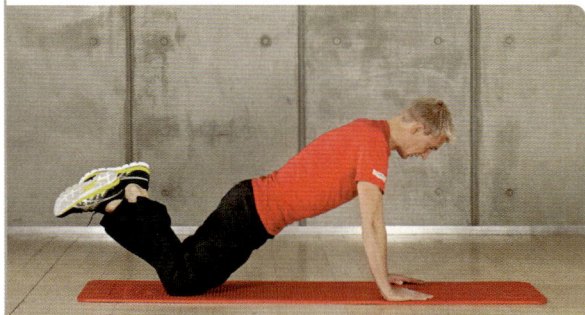 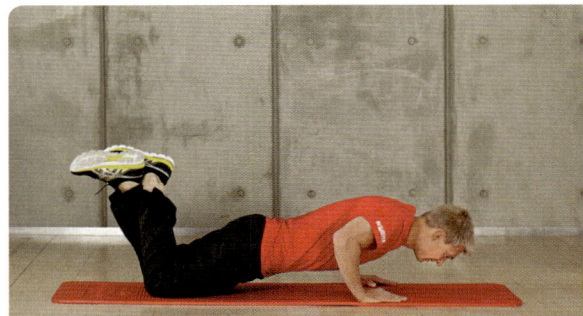

Power-Workout für Männer

Eines Tages saß ein überarbeiteter Vorstandsvorsitzender in meiner Praxis. Er hatte kaum eine freie Minute in seinem Kalender und schaffte es lediglich, 2-mal pro Woche zu laufen. Immerhin. Aber er war mehr als unglücklich mit dem Verfall seiner früher athletischen Figur. Recht hatte er: Männer müssen keine Muskelprotze sein, aber ein ordentlich trainierter Oberkörper macht einfach einen besseren Eindruck. Ich habe da ein Programm für Sie.

Klimmzug

Am Reck können Sie vor dem Zähneputzen noch einmal schnell zehn Klimmzüge machen und nach dem Zähneputzen gleich noch mal zehn hinterher. So haben Sie niemals Rückenschmerzen und sehen immer gut aus. Besonders der Bizeps und die Rückenmuskulatur werden trainiert. Beginnen Sie mit den Klimmzügen im Kammgriff (Untergriff = Handfläche zeigt zu Ihnen). Dieser ist viel leichter als der Ristgriff (Obergriff = Handrücken zeigt zu Ihnen). Wenn Sie ein bis drei Wiederholungen aus dem tiefen Hang schaffen, dann trainieren Sie einfach weiter. In wenigen Wochen schon werden Sie die gewünschten acht bis zehn Wiederholungen schaffen. Klappt noch kein Klimmzug im Hängen, dann beginnen Sie mit einzelnen Klimmzügen aus einer 90-Grad-Beugung im Ellenbogen. Arbeiten Sie sich so zum ersten Klimmzug aus dem tiefen Hang vor.

Ausführung: 8–10 Wiederholungen

Männer mit Format hängen sich an ein fest montiertes Deckenreck. Ein ordentliches Reck können Sie im Internet bestellen.

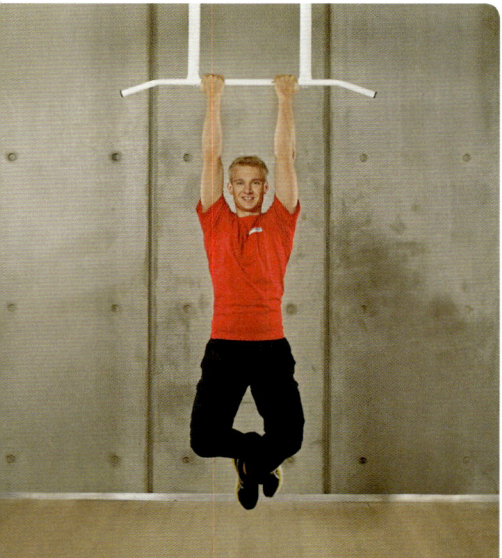
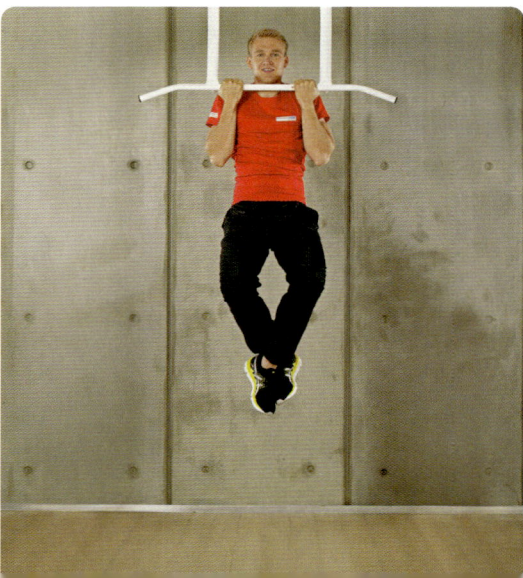

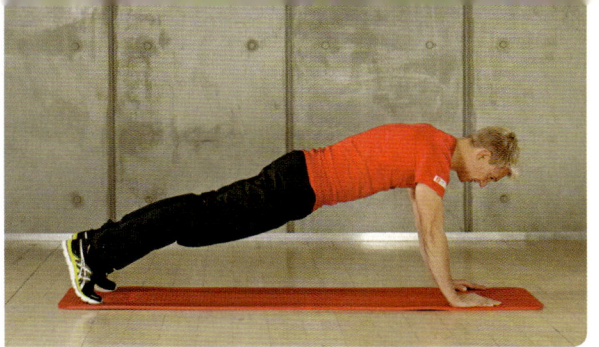 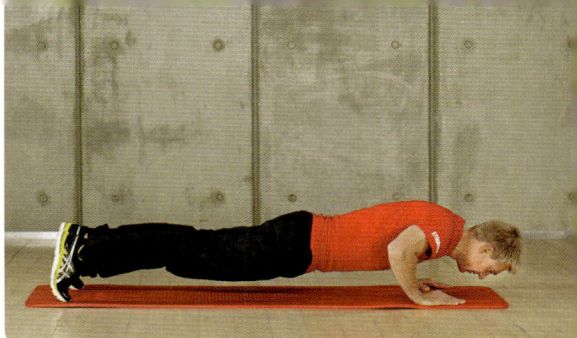

Liegestütz

Auch ein Klassiker, aber die haben es ja bekanntermaßen in sich. Der Liegestütz formt die Rumpfmuskulatur und sorgt für einen starken Trizeps. Gehen Sie in den Liegestütz, stellen Sie die Hände schulterbreit nebeneinander. Ziehen Sie den Bauchnabel in Richtung Wirbelsäule. Wenn Sie durchhängen wie ein Hängebauchschwein, führen Sie erst die Damenvariante (Seite 213) aus und schließen Sie dann den Liegestütz an. Gehen Sie so tief, bis sich die Nasenspitze kurz über dem Boden befindet.

Ausführung: 10–20 Wiederholungen

Sit-up

Ein Training zeichnet sich nicht durch ausgefallene Übungen aus, sondern dadurch, dass man es macht. Der Sit-up ist eine vielfach unterschätzte Übung, die damals wie heute für den Waschbrettbauch verantwortlich ist. Vorausgesetzt Sie haben das Fett darüber schon wegtrainiert. Legen Sie sich auf den Rücken. Stellen Sie die Fersen auf. Die Kniegelenke sind etwa 90 Grad gebeugt. Drücken Sie nun die Lendenwirbelsäule auf die Unterlage, indem Sie den Bauchnabel in Richtung Wirbelsäule einziehen. Erst jetzt heben Sie den Oberkörper an und senken ihn wieder ab.

Ausführung: 20–25 Wiederholungen

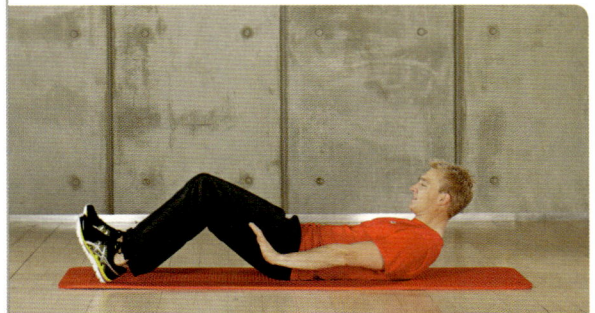 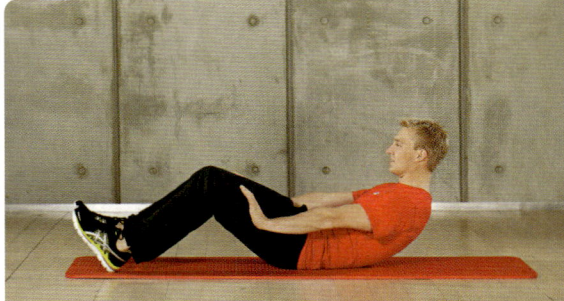

Hilfe bei Rücken- und Nackenschmerzen

Nackenschmerzen sind eine typische Bürokrankheit. In fast allen Fällen kann man mit dem richtigen Training helfen.

Anti-Rundrückenübung

In Rückenlage legen Sie ein zusammengerolltes Handtuch von fünf Zentimetern Durchmesser unter die Brustwirbelsäule. Heben Sie die Beine an und drücken Sie die Lendenwirbelsäule auf die Unterlage (Bauchnabel einziehen). Strecken Sie die Arme nach oben aus und führen Sie die Handrücken über dem Kopf zusammen, Ihr Kinn ziehen Sie auf die Brust.

Ausführung: 3 x 20 Sekunden halten

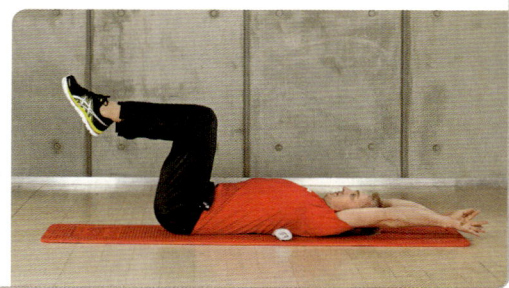

Nackendehnung

Stellen Sie sich aufrecht hin. Die Füße sind hüftbreit geöffnet. Umfassen Sie Ihren Hinterkopf mit beiden Händen und ziehen Sie das Kinn in Richtung Brust, ohne den Rücken rund zu machen. Dann dehnen Sie nach einer Lockerung des Nackens die seitliche Halsmuskulatur, indem Sie mit der einen Hand an die andere Seite des Kopfes fassen. Halten Sie den Oberkörper gerade, ziehen Sie den Kopf sanft zur Seite und drücken Sie die entgegengesetzte Schulter nach unten.

Ausführung: 3 x 20 Sekunden nach vorn und jeweils pro Seite halten

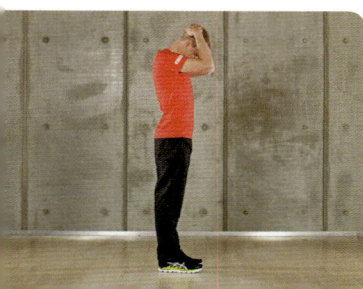
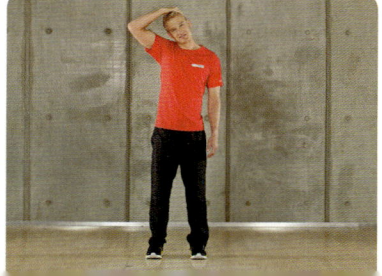

Training gegen das Städterdasein – die 5 Escape-Programme

Ich fühle mich in der Stadt manchmal nicht artgerecht gehalten. Meine Instinkte sagen dann: Geh raus an die frische Luft. Deshalb habe ich Escape-Programme gefunden, die mich trotz des Stadtlebens wieder in Kontakt mit der Natur bringen und Sie bestimmt auch:

1. natural running auf dem Golfplatz

So oft ich kann, suche ich mir einen Golfplatz. Morgens um 7 Uhr bevor die ersten Golfer kommen, jogge ich dort barfuß durch den Morgentau über die Greens. Ein perfektes Training für Füße und Waden, das Laufen auch gleich mit erledigt, Tautreten, Sonnenaufgang, frische Luft und Wachwerden sind inklusive. Dafür stehe ich auch mal früh auf!

2. Trimm-dich-Pfad

Die Trimm-dich-Pfade sind mehr als ein Relikt aus den 1970er-Jahren. Sie sind das ideale Outdoortraining, bei dem jeder mitmachen kann. Meistens sind die Trimm-dich-Pfade im Wald. Da treffe ich mich dann abends mit Freunden, um über den Tag zu reden und nebenbei ein paar Kniebeugen und Klimmzüge zu machen.

3. Schwimmen im See

Mein absoluter Favorit im Sommer. Entweder fahre ich mit dem Rad zum See oder ich laufe dorthin. Und Abtrocknen muss ich mich auch nicht, wenn ich danach zurücklaufe. Wasser abstreifen, Klamotten wieder an und weiter geht's.

4. Bouldern

Ich habe eine Zehnerkarte in unserer Kletterhalle. Da vertreibe ich mir im Winter gern einen Abend in der Woche. Die zu absolvierenden Strecken sind ja nur vier Meter hoch, dafür aber nicht weniger schwierig. Danach habe ich einen fantastischen Muskelkater im ganzen Rücken und die Hände mussten auch mal wieder richtig zugreifen.

5. Slacklining

Die Slackline ist ein stabiles, etwa fünf Zentimeter breites Band, das Sie zwischen zwei Bäumen aufspannen, um darauf zu balancieren. Da das Seil natürlich gehörig wackelt, ist das anfangs gar nicht so einfach. Genau die richtige Funsportart für einen Abend im Park.

Gehen Läufer wirklich immer gern laufen?

Es ist ein altes Missverständnis: Nichtläufer glauben, dass Läufer stets gern laufen gehen. Ich habe das mal bei einem Silvesterurlaub in Dänemark erlebt. Es war absolutes Sauwetter bei ungefähr null Grad Celsius und dunkel war es auch noch. Wir hatten den ganzen Tag drinnen am Kamin verbracht und Zeitung gelesen – was man eben so macht im Urlaub. Irgendwann am Abend wurden die Läufer unruhig und beschlossen, doch noch eine Runde zu drehen. Die Nichtsportler aus der Gruppe waren fassungslos: Wie könnt ihr jetzt Lust haben zu laufen? Und hier war genau das Missverständnis. Wir hatten überhaupt keine Lust, raus in die Kälte zu gehen, wir hatten Lust auf das Gefühl danach, wenn man zufrieden unter der warmen Dusche steht.

Das meinen Läufer wirklich, wenn sie sagen »Ich gehe gern laufen«:
> Ich will schlank sein. (Auf jeden Fall schlanker als die ganzen Schlaffis um mich herum!)
> Ich will besser aussehen.
> Ich will erfolgreich sein.
> Ich will essen können, was ich will.
> Ich will Adrenalin und Stress abbauen.
> Ich will abends müde sein und nachts wieder richtig gut schlafen.
> Ich will gesund und fit bleiben, mich wohlfühlen und keine unnötigen Medikamente einnehmen müssen.
> Ich will von dem Wohlgefühl danach durchflutet werden.

Die besten Motivationshilfen beim Laufen

Nicht alle Menschen sind gleichermaßen motiviert für ihr Training, je nachdem wie stark der Bewegungs-Instinkt und der Faulheits-Instinkt ausgeprägt sind. Sie glauben, Sie sind faul? Kein Problem. Hier sind Ihre Motivationshilfen:

Gut verstaut

Immer erst alles zusammensuchen zu müssen, nervt. Sie brauchen einen Platz im Haus, an dem alle Laufsachen griffbereit hängen und auslüften. Ich habe einen eigenen Spind für meine Sportsachen. So ist immer alles griffbereit und ich weiß, wo ich die verschwitzten Sachen auslüften lassen kann.

Beschwingt bewegen

Laufen mit Musik ist für viele die Motivationsspritze Nummer eins. Sie können sich die Playlists beliebig kombinieren. Bei langsamem Joggen können Sie etwas anderes hören, als bei schnellem Training.

Strecke nach Plan

Das neue Lieblingsspielzeug der Läufer ist die GPS-Uhr. Damit können Sie immer sehen, wie schnell Sie sind, und vor allem können Sie diverse Laufrunden einfach nachlaufen. Gucken Sie doch mal auf www.gpsies.com. Dort finden Sie unzählige Laufstrecken auch in Ihrer Stadt.

Gut vernetzt

Tauschen Sie Ihre Trainingsdaten aus! Mit Apps wie Runtastic auf dem iPhone können Sie sämtliche Trainingsdaten vom Tempo bis zu den Höhenmetern im Internet (zum Beispiel auf Facebook) austauschen. Vergleichen Sie sich ruhig mit Ihren Kollegen im Netz und spornen Sie sich gegenseitig an!

Für jeden ein Ziel

Wettkämpfe wie Firmenläufe oder Zehn-Kilometer-Stadtläufe sind eine ideale Motivationshilfe. Sie setzen sich damit ein Trainingsziel für die nächsten drei bis sechs Monate und wissen so immer, wofür Sie gerade laufen gehen.

Gewohnheit siegt

Die wichtigste Motivationshilfe bleibt: regelmäßig laufen. Ihre Gewohnheit ist mächtiger als der Faulheits-Instinkt. Und wer fit ist, absolviert die Laufrunde morgens oder abends mit links.

Machen Sie Ihre Trainingszeit zur Offlinezeit

Bei einer Sache bin ich ganz strikt: Sobald ich trainiere, bin ich offline. Ich nehme mein Handy nicht mit zum Laufen, lasse es beim Krafttraining in der Umkleidekabine und bin auch beim Radtraining nie zu erreichen. Das Training ist so mental viel entspannender. Es tut mir gut, einmal nicht verbunden und ganz für mich allein zu sein. Wenn Sie als Frau aus Sicherheitsgründen nicht darauf verzichten wollen, stellen Sie Ihr Handy auf die Mailbox um und auf lautlos ohne Vibrationsalarm.

Zwei exklusive InstinktFormel-Playlists zum Laufen

Manuela Dierkes' Playlist
für lockeres Laufen zur Entspannung

> Jasper Forks »River Flows In You« – Single Mix
> (am besten direkt beim Anziehen der Laufschuhe)

> One Republic »Marchin' On«
> (der Titelname sagt alles, jetzt geht es los)

> Tom Tykwer »Running One«
> (die Herzfrequenz steigt, Rhythmus finden und abschalten)

> Ronan Hardiman »Celtic Kittens«
> (sorgt mit einem zügigen Beat fürs Vorankommen)

> The Disco Boys »Surrender« – Extended Mix
> (aufgeben ist keine Option für diesen Lauf – ganz im Gegenteil)

> David Garrett »Smooth Criminal«
> (Gedanken schweifen und mitreißen lassen …)

> U2 »Beautiful Day«
> (absoluter Gute-Laune-Song, was für ein schöner Tag!)

> Robyn »Hang With Me« – Avicii's Exclusive Club Mix
> (das macht Vorfreude auf den Feierabend)

> Gabriella Cilmi »On A Mission«
> (Endspurt – das Ziel direkt vor Augen)

> Bert Kämpfert »A Swinging Safari«
> (geschafft, auslaufen)

Musik macht Läufe schön kurzweilig. Für das Training vor wichtigen Wettkämpfen stelle ich mir immer eine eigene Playlist zusammen – für jede Trainingseinheit den passenden Song als Motivation. Und am Wettkampftag habe ich die Lieder dann auch ohne Knopf im Ohr im Kopf.

Manuela Dierkes ist Triathletin, Trainerin und Autorin.
Mehr Infos unter: www.manusports.de

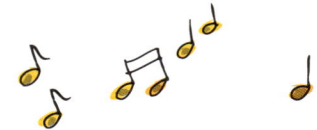

Faris Al-Sultans Playlist
für Tempotraining und lange Läufe

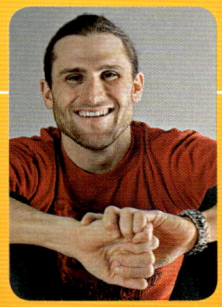

> Sido & Adel Tawil »Der Himmel soll warten«
> (da hat man Lust auf Leben)
> Eminem »Till the Lights Go Out«
> (hört angeblich auch Phelps vor dem Start)
> Lady Gaga »Alejandro«
> (so viel Leidenschaft braucht man auch für den Sport)
> Katy Perry »California Girls«
> (ich denke an die Mädels aus San Diego und der Schmerz lässt nach)
> Xavier Naidoo »Ernten, was man sät«
> (im Wettkampf erntet man, was man im Training gesät hat)
> Xavier Naidoo »20 000 Meilen«
> (so weit ist es Gott sei Dank nicht)
> 50 Cent »In da Club«
> (die Partyhymne für den Black-Beat-Freund, und der Wettkampf ist die Party)
> One Republic »Apologize«
> (da muss man durch)
> Akon & 50 Cent »I'll still Kill«
> (da fühlt man sich wie ein Gangster)
> Metallica »Nothing else matters«
> (Konzentration vor dem Start)

Ich fange schon beim Denken an die Lieder an zu schwitzen und will sofort loslegen …

Faris Al-Sultan ist Weltklasse-Triathlet und gilt als das deutsche Ironman-Aushängeschild. 2005 wurde er Sieger des Ironman auf Hawaii.
Mehr Infos unter: www.abudhabitriathlonteam.com

Oder gehen Sie zu zweit laufen. Wenn Sie Sorge haben, Sie könnten das Ihrem sozialen und beruflichen Umfeld nicht zumuten, werden Sie feststellen, dass die anderen sich nach spätestens zwei Wochen daran gewöhnt haben. Die rufen dann einfach später noch mal an. Probieren Sie es aus: Trainingszeit = Offlinezeit = Ihre Zeit!

Ausreden fürs Laufen und was Sie dagegen tun können ...	
Das Wetter ist zu schlecht.	Bei Regen muss man ja nicht frieren. Es gibt Regenjacken. Und duschen müssen Sie nach dem Laufen sowieso!
Ich habe keine Zeit.	Zeit für Ihren Bewegungs-Instinkt müssen Sie einplanen, alles andere ist unprofessionell.
Im Sommer ist es mir zu warm.	Laufen Sie morgens. Im Sommer schaffen das manchmal sogar die Eulen!
Mir ist es zu kalt.	Hey, es gibt Jacke, Handschuhe und Mützen! Bedenken Sie: Beim Laufen verbrennen Sie eine Menge Kalorien. Ziehen Sie sich so an, dass Sie in den ersten fünf Minuten leicht frösteln, dann ist es für den Rest der Laufrunde genau richtig!
Es ist mir zu anstrengend.	Wer hat denn gesagt, dass Sie schnell laufen müssen? Außerdem müssen Sie nur die ersten 12 Wochen überstehen, denn je fitter, desto einfacher!
Mir ist langweilig.	Also ich genieße die Ruhe und die Tatsache, dass ich beim Laufen offline bin, aber wenn Sie Extramotivation brauchen, dann nehmen Sie doch Ihren iPod mit.
Ich will nicht alleine laufen.	Fragen Sie doch einen Kollegen, ob er mitkommt, oder suchen Sie sich einen Lauftreff.
Es ist mir zu dunkel.	Dafür gibt es Stirnlampe und Bekleidung mit Reflektoren.
Bei Schnee kann ich nicht laufen.	Das stimmt manchmal wirklich. Zur Not weichen Sie auf das Laufband im Fitnessstudio aus.
Mir tut immer das Knie weh.	Machen Sie eine Bewegungsanalyse, lassen Sie sich beraten und absolvieren Sie Ihr Krafttrainingsprogramm.

Schlaf und Entspannung

Das Leben besteht immer aus Phasen der Be- und Entlastung. Oder sagen wir so: es sollte! Wer arbeitet, muss auch mal pausieren. Und wer trainiert, braucht auch Regenerationsphasen. Die Menschheit hat diesen überlebensnotwendigen Rhythmus eigentlich hervorragend perfektioniert. Durch das freie Wochenende gibt es stets die Möglichkeit der Regeneration von der Arbeit. Und Sportler sind ohnehin wahre Experten im Abwechseln von Be- und Entlastung. Nur wenn jede dritte oder vierte Woche das Training deutlich reduziert wird, kann der Körper sich optimal anpassen. Missachtet der Sportler dies, droht ein Übertrainingssyndrom. Die Dinge sind tatsächlich vergleichbar: Streicht der engagierte, moderne Mitarbeiter seine Wochenenden, droht ihm der Burn-out. Verzichtet der Sportler auf die Regenerationswochen, so erhöht sich die Gefahr von Übertraining – das Sportler-Burn-out droht.

Entlastung brauchen wir aber nicht nur am Wochenende. Auch im täglichen Leben muss Entspannung her. Die Mittagspause gibt uns zum Beispiel neue Energie für den Nachmittag und jeden Abend legen wir uns zur Ruhe, um erholt in den nächsten Tag starten zu können. So weit, so gut, denken Sie, dann können wir jetzt ja loslegen mit dem Buchkapitel über Massage, Wellness, Aloe-vera-Tee, Ayurveda und all den anderen schönen Dingen. Aber hinter der immer größeren Nachfrage nach allerlei Entspannungsmöglichkeiten versteckt sich ein ganz anderes Grundproblem: Schlafmangel!

Vorsicht Schlafmangel: Mehr als 30 Prozent der Deutschen schlafen regelmäßig weniger als sechs Stunden pro Nacht.

Neben Bewegung ist Schlaf die beste Medizin. Acht Stunden dürfen es schon sein, damit Sie tagsüber voll durchstarten können.

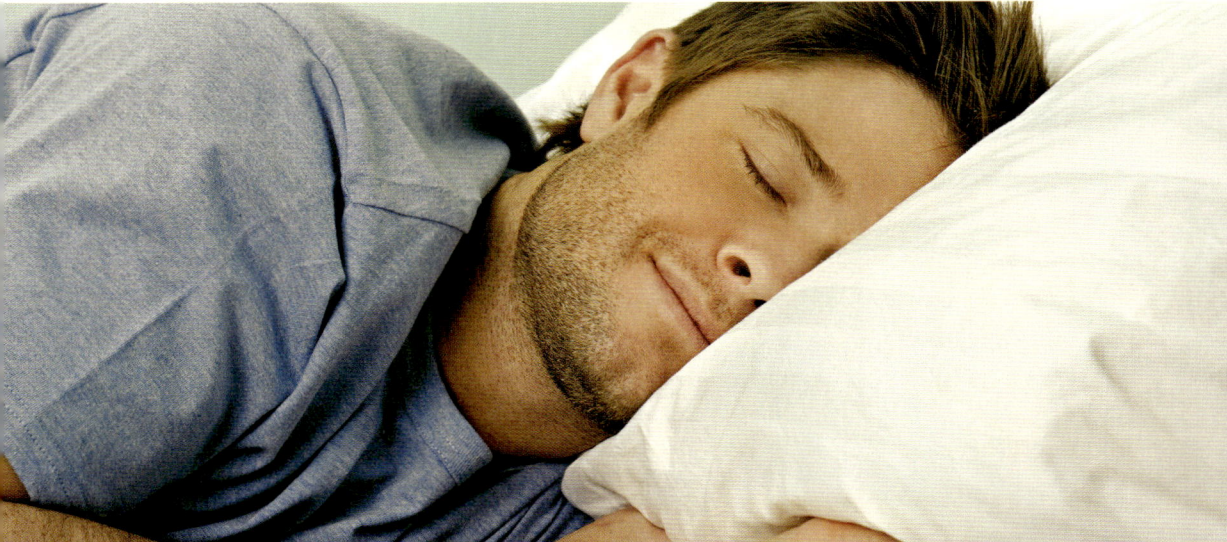

Aus dem Leben: Überstunden und Schlafmangel

Ich kann mich gut an eine Phase mit höchstem Arbeitspensum entsinnen. Viele Dienste in der Klinik, dazu noch Sprechstunden in der Praxis und ein Buchprojekt. Ich spürte bereits, dass ich mich so auf Dauer überarbeiten würde, und versuchte, mir mit etwas Wellness die notwendige Regeneration zu verschaffen. Ich habe also immer zwei oder drei Wochen über meinen Kapazitäten gearbeitet, um dann völlig erschöpft einen Wellnesstempel an der See aufzusuchen und mich wieder herstellen zu lassen. Dabei verstand ich selbst ziemlich schnell, dass es wohl kaum die Lösung sein kann, sich so zu überlasten und dann zu versuchen, in einem dreitägigen Feldlazarett im Luxushotel wieder arbeitsfähig zu werden.
Ich begann, diesen ganzen großen Entspannungswahnsinn zu hinterfragen. Klar, man kann sich auch mal verwöhnen lassen, aber brauche ich fernöstliche Massagen, um mich zu erholen? Schließlich kostet das ja auch ein Vermögen. Arbeiten wie ein Idiot, um sich dann das Fünf-Sterne-Hotel leisten zu können? Das ist ungefähr so klug, wie den ganzen Tag zu schuften, um einen größeren Fernseher zu kaufen, der auch nicht glücklich macht. Wie kann es also ohne Feng-Shui-Ayurveda-Talasso-Wochenende klappen? Ich habe da eine ganz effektive und kostengünstige Idee! Wie wäre es denn, wenn wir einfach einmal ausreichend schlafen würden?

Der Schlaf ist ein absolutes Zaubermittel für die Regeneration. Wenn Sie ausreichend und gut schlafen, können Sie Wellness-Anwendungen getrost vergessen. Sie brauchen sie einfach nicht, es sei denn, Sie wollen sich wirklich einmal etwas gönnen.
»Schlafen kann ich, wenn ich tot bin«, sagt hingegen so mancher Vielarbeiter und huldigt damit dem Zeitgeist. Wer viel schläft, der gilt als faul, wird als nicht belastbar und ineffizient bezeichnet. Und wenn der Tag sowieso schon so vollgepackt ist, dann stört es doch wohl am wenigsten, wenn man ein oder zwei Stunden weniger schläft. Klar, wenn es hart auf hart kommt, dann wird im Zweifelsfall am Schlaf gespart. Befeuert wird diese Strategie durch große Persönlichkeiten der Geschichte wie Napoleon, der angeblich nur vier Stunden pro Nacht schlief. Außerdem wissen die Schlafforscher, dass sich das Schlafpensum individuell unterscheidet. Der eine braucht nur sechseinhalb Stunden, andere brauchen mehr als acht.

Die Logik ist einfach: Wenn der Bundesbürger zwischen sechs und acht Stunden Schlaf benötigt, Napoleon aber nur vier brauchte, dann können fünf Stunden Schlaf pro Nacht ja wohl nicht schaden. Doch, sie können es! Denn diese Menge Schlaf wird nur den allerwenigsten Menschen genügen. Prof. Jürgen Zulley, Deutschlands Schlafpapst, gibt in »Mein Buch vom guten Schlaf« zu bedenken, dass mehrere hunderttausend engagierte Arbeiter, berufstätige Mütter, Kreative und Führungskräfte sich einbilden, mit besonders wenig Schlaf auszukommen, das aber nach objektiven Kriterien nicht tun. Sie tun es, weil sie selbst und/oder ihr Umfeld es von ihnen verlangen.

Schlafen Sie zu wenig?

Studien bestätigen, dass das Schlafpensum der Deutschen in den letzten Jahren gesunken ist. Wurde 1991/92 noch etwas über acht Stunden geschlafen, so waren es zehn Jahre später nur noch etwas über sieben Stunden. Die Ausweitung der modernen Medien mit den damit einhergehenden Arbeitsbedingungen dürften diesen Prozess noch verstärkt haben. Die empfohlenen acht Stunden wurden zu sechs bis acht Stunden, und wie der DAK-Gesundheitsreport ausweist, schläft ein Drittel der Bevölkerung häufig oder ständig weniger als sechs Stunden pro Nacht. Satte zwei Drittel schlafen gelegentlich unter sechs Stunden. Übrigens geben deutlich weniger Frauen als Männer an, dass sie häufig bis ständig weniger als sechs Stunden schlafen (Frauen: 28,8 Prozent, Männer: 35,9 Prozent).

Das sind die ersten Anzeichen für Schlafmangel:

> bleierne Müdigkeit am Tag
> Verlust der Konzentrationsfähigkeit
> Gereiztheit
> geringe Einschlafschwelle bei monotonen Tätigkeiten (zum Beispiel Einnicken in Besprechungen)
> geringe Einschlafschwelle in reizarmer Umgebung (Was meinen Sie, wie viele Ärzte in der morgendlichen Röntgenbesprechung im Halbdunkeln einschlafen?)
> Aufholen der wöchentlich gesammelten »Schlafschulden« am Wochenende durch überlanges Schlafen

Viele Menschen bilden sich nur ein, mit wenig Schlaf auszukommen. Und viele haben ohnehin schon Probleme, in den Schlaf zu finden. Befragt man die Bevölkerung nach

besonderer Stress und Belastungen	39,7 %
Gedankenkreisen, Grübeln, Sorgen, Ängste	24,2 %
anderer Rhythmus/»innere Uhr« entspricht nicht der von Normalschläfern (circa 23–7 Uhr)	21,0 %
Schichtarbeit/wiederholtes Arbeiten nach 20 Uhr	20,5 %
Schmerzen und andere Unannehmlichkeiten	13,6 %
Lärm in der Umgebung (wie Verkehr)	11,0 %

Die Ursachen für Schlafstörungen sind vielseitig und reichen von Stress über Grübeln bis hin zu Schmerzen, Lärm und Schichtarbeit.

Ein- und Durchschlafschlafstörungen in den letzten drei Monaten, so berichten etwa 20 Prozent von häufigen Schlafstörungen, während weitere 30 Prozent immerhin manchmal darunter leiden. Die Gründe und Ursachen sind sehr vielseitig. Stress und seelische Belastungen sowie das abendliche Grübeln im Bett rauben an erster Stelle den Schlaf. Auch Schichtarbeit spielt eine große Rolle bei Schlafstörungen.

Wie funktioniert unser Schlaf?

Ihr Schlaf verläuft in etwa fünf Zyklen. Im ersten Zyklus steigen Sie rasch die »Schlaftreppe« hinab zum Tiefschlaf. Die ersten Stunden des Schlafes sind daher auch die wichtigsten für die Erholung. Nach einer kurzen REM-Phase (Seite 228) folgt eine weitere Tiefschlafphase. Mit den weiteren Zyklen nimmt die Dauer des REM-Schlafes zu und die Tiefschlafphasen nehmen ab. Sie wissen bestimmt aus eigener Erfahrung, dass man morgens vor dem Aufstehen besonders leicht schläft und viel träumt.

Der Schlaf verläuft in fünf Zyklen. Das vierte Stadium ist die Tiefschlafphase und besonders wichtig und erholsam.

Die verschiedenen Schlafstadien:

❯ **Stadium 1:** Der Übergang vom Wachzustand in den Schlaf tritt kurz nach dem Einschlafen ein. Im EEG kann man Thetawellen (Schwingungszustand im Gehirn bei Entspannung) und eine reduzierte Muskelspannung nachweisen.

Schlaf und Schichtarbeit: So bleiben Sie fit!

Vor der Nachtschicht: Vorschlafen bringt nichts!

Leider kann man Schlaf nicht speichern und einfach schon einmal »vorschlafen«. Ich versuche, an den Tagen vor der Nachtschicht einen ruhigeren Tag einzulegen und entspanne mich vor der Schicht etwas auf dem Sofa.

0 bis 2 Uhr: kein Mitternachtsfressgelage

Ihren Tag-Nacht-Rhythmus schütteln Sie nicht in drei Nächten ab. Dementsprechend sollten Sie auch Ihre Mahlzeiten weitestgehend so beibehalten wie im normalen Rhythmus. Also bitte kein Mitternachtsfressgelage, nur Kleinigkeiten! Denn durch den Stress und den Schlafmangel neigen Sie im Schichtdienst ohnehin zum Zunehmen.

3 bis 6 Uhr: trinken und warm anziehen

Jetzt wird es besonders hart. Die Augen brennen, weil weniger Tränenflüssigkeit produziert wird, und man fröstelt, weil die Körpertemperatur in den frühen Morgenstunden am niedrigsten ist. Trinken Sie also auf jeden Fall genug und ziehen Sie sich in den Morgenstunden etwas Warmes über.

8 bis 15 Uhr: Schlaf optimal nachholen

Wenn Sie nach Hause kommen, schlafen Sie so gut es eben geht. Da der Schlaf viel leichter ist, als gewöhnlicher Nachtschlaf, heißt das: Telefon abstellen, Handy aus, Zimmer verdunkeln, gut lüften, Tür zu. So schaffe ich meist fünf bis sieben Stunden.

16 bis 17 Uhr: Ausgleich schaffen mit Bewegung

Auch wenn ich mich gerädert fühle, gehe ich nach dem Schlafen vor der nächsten Schicht kurz zum Sport, um wenigstens etwas frische Luft und Sonne zu tanken. Aber ich trabe nur maximal 30 Minuten ganz gemütlich meine Runde. Alles andere würde mich überlasten.

Nach der Nachtschicht: zurück in den alten Rhythmus

Nach der letzten Nacht schlafe ich morgens nur vier Stunden, gehe eine lockere, längere Runde laufen und ruhe mich aus. Durch das verringerte Schlafpensum bin ich abends wenigstens etwas müde und finde mit Glück gegen Mitternacht wieder in den Schlaf. Mit Sport und regelmäßigen Schlafzeiten reguliert sich der Rhythmus wieder.

> **Stadium 2:** Das erste »richtige« Schlafstadium, in dem das EEG die sogenannten Schlafspindeln und K-Komplexe (beides typische Wellenmuster für die Non-REM-Schlafphase) zeigt. Das zweite Stadium ist wichtig, es macht 50 Prozent des Gesamtschlafes aus.

> **Stadium 3:** Es bildet den Übergang zum Tiefschlaf. Die Höhe der Hirnwellen im EEG nimmt zu (20–50 Prozent) und die Muskelspannung nimmt ab.

> **Stadium 4:** Weniger als eine Stunde nach dem Einschlafen kommen Sie im Stadium vier an, dem Tiefschlaf. Die besonders hohen Hirnwellen im EEG machen über 50 Prozent aus. Werden Sie im Tiefschlaf geweckt, sind Sie zunächst desorientiert und sehr, sehr verschlafen.

> **REM-Schlaf:** Der sogenannte REM-Schlaf ist Ihr Traumschlaf. Sie träumen heftig, wobei es zu schnellen Bewegungen der geschlossenen Augen kommt. Weckt man Sie im REM-Schlaf, können Sie sich oft an die Träume erinnern.

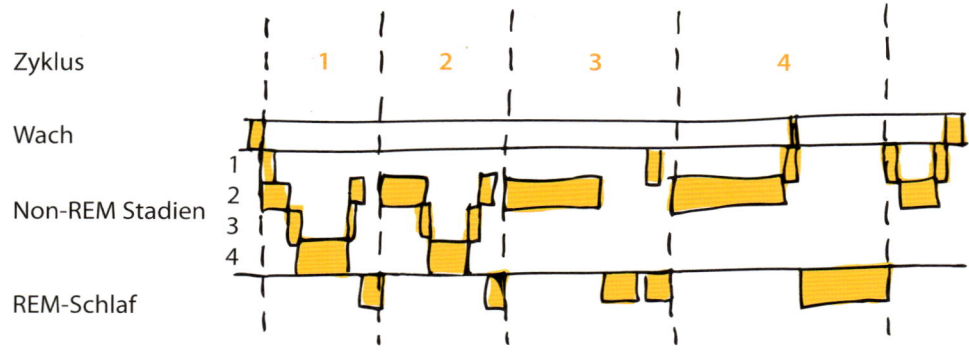

Der wichtige Tiefschlaf erfolgt hauptsächlich in den ersten Stunden des Nachtschlafes. Der leichtere Traumschlaf wird vor dem Aufwachen häufiger.

Schlafen ist keine vertane Zeit!

Wohl dem, der ausreichend schlafen kann. Aber warum ist der Schlaf für uns so relevant? Ich zeige Ihnen die wichtigsten Gründe, warum Sie genug schlafen sollten:

Schlaf macht schlank

Ist Ihnen schon einmal aufgefallen, dass Sie nachts keinen Hunger haben? Eine Selbstverständlichkeit ist das nicht, denn auch wenn Sie den Tag auf dem Sofa verbringen, Hunger haben Sie trotzdem. Dass er nachts ausbleibt und Sie nicht alle zwei Stunden zum Kühlschrank gehen, liegt an der Hungerbremse Leptin, einem Hormon, das der Körper vor allem nachts ausschüttet. Schlafen Sie also genug, schütten Sie Leptin aus und essen weniger! Das Wachstumshormon HGH (Punkt 6) steigert Ihren Fettabbau im Schlaf. Noch ein Grund, lange genug zu schlafen.

Schlafen macht glücklicher

Na, wie glücklich sind Sie, wenn Sie nur vier Stunden geschlafen haben und übermüdet in den Tag starten? Gut drauf ist was anderes, nicht wahr? Und das hat laut DAK Gesundheitsreport 2010 auch eine Umfrage bestätigt. Menschen, die acht bis neun Stunden pro Nacht schlafen, fühlen sich glücklicher, zufriedener und erfolgreicher als Kurz- oder Langschläfer.

Schlafen macht gesund

Ihr Immunsystem braucht Ruhe und Erholung, um effektiv gegen Krankheitserreger vorzugehen. Daher wissen wir alle: Schlaf ist immer noch die beste Medizin. Wenn Sie also spüren, dass Sie sich erkältet haben und Ihr Körper nach einer Pause schreit, sollten Sie ihm diese auch geben, andernfalls erwischt es Sie dann richtig und Ihr Körper zieht die Notbremse: Sie liegen mit Grippe im Bett.

Schlafen macht schön

Das sagt nicht nur die Volksweisheit, das ist sogar wissenschaftlich bestätigt worden. Sie wirken schöner und gesünder auf Ihre Mitmenschen, wenn Sie ausreichend schlafen, berichtete das renommierte British Medical Journal. Die schwedischen Forscher fotografierten 23 Teilnehmer nach mindestens acht Stunden Schlaf und nach zwei Nächten mit nur fünf Stunden Schlaf. Später betrachteten Testpersonen die Bilder für jeweils sechs Sekunden. Das Ergebnis: Wer ausgeschlafen war, wirkte attraktiver und gesünder auf seine Mitmenschen!

Schlafen macht Muskeln

Wussten Sie, dass Leistungssportler teilweise bis zu zehn Stunden pro Nacht schlafen? Die wissen schon warum, denn das Muskelaufbauhormon Testosteron wird besonders nachts gebildet. Es fördert die Regeneration, das Muskelwachstum sowie Antrieb und Leistungsfähigkeit. Für Sportler ist Testosteron auf der Dopingliste. Wenn Sie genug schlafen, dann kommen Sie legal an diesen Stoff.

Schlafen lässt Sie regenerieren

Und noch ein Dopingmittel hält Ihr Körper im Schlaf für Sie bereit. Das Wachstumshormon HGH, für das Sportler illegalerweise viele tausend Euro bezahlen. Das Wachstumshormon wird während der Nacht von der Hirnanhangsdrüse ausgeschüttet und fördert die Regeneration von Muskeln, Knochen und Gelenken, aber auch die inneren Organe bringt es zu optimaler Leistung. Das vielleicht Beste daran: Es steigert den Fettabbau!

Schlafen macht schlau

Im Schlaf festigt sich neu angelerntes Wissen. Das sollten Sie nutzen, denn die vielen Dinge, die Sie in Ausbildung und Beruf parat haben müssen, können Sie effektiv in Ihrem Gehirn verankern. Wenn Sie nicht ausreichend schlafen, dann müssen Sie die Dinge immer und immer wiederholen, bis sie dauerhaft abrufbereit sind. Im Schlaf wird das Wissen aber auch neu verknüpft. So können etwa die kreativen Berufe profitieren. Warum also nachts um vier auf die perfekte Idee warten, wenn Sie doch nach einer Mütze Schlaf viel leichter den perfekten Einfall kriegen?

Wer ausreichend schläft, ist ausgeruht und leistungsstark. Und eine Kissenschlacht am Morgen macht gute Laune und vertreibt Kummer und Sorgen.

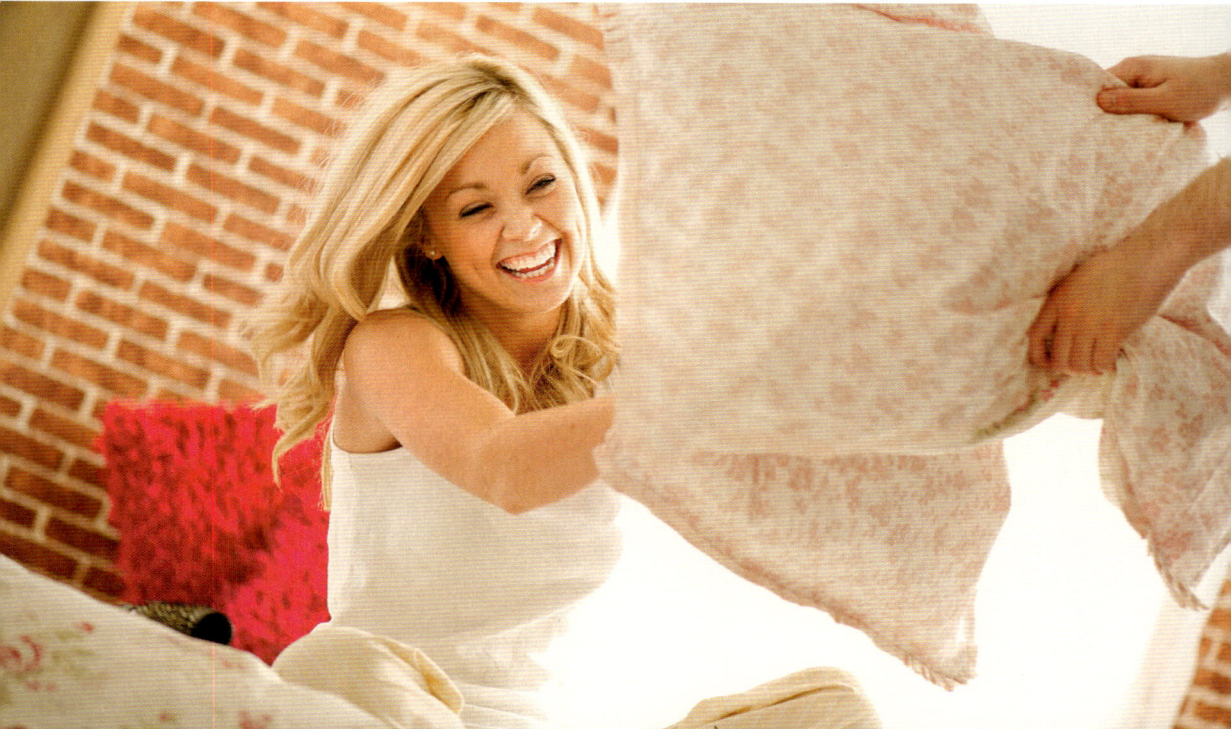

Aus dem Leben: als ich mich einst schlau schlief ...

Ich kann mich noch gut an meine medizinische Zwischenprüfung erinnern. Gemeinhin die lernintensivste Zeit des Medizinstudiums. Leider war ich kein geborener Auswendiglerner. Mein Hauptproblem lag aber darin, dass mich stets eine bleierne Müdigkeit überfiel, sobald ich ein Lehrbuch las. Zu wenig Schlaf hatte ich nachts nicht bekommen. Es waren vielmehr kurze Durchhänger bei stundenlangem Lernen. Schlief ich allerdings ein oder zwei Stunden, so war ich danach völlig gerädert. Müde oder gerädert sein – beides keine Lösung vor einer wichtigen Prüfung. Ich ging intuitiv zum Power-Napping über und stellte meinen Wecker auf 15 Minuten. Immer wenn ich müde wurde, schlief ich eine Viertelstunde. In diesem leichten Schlaf sortierte mein Gehirn das Wissen wie verrückt. Ich träumte vom Gelernten und war danach hellwach. Diese Power-Naps nahm ich bis zu sechsmal am Tag und bestand erfolgreich. Hat also funktioniert!

Schlagen Sie dem Mittagstief ein Schnippchen – mit Power-Napping

Ihre Leistungskurve im Tagesverlauf sackt nach dem Mittagessen deutlich ab. Zum physiologischen Leistungstief kommt noch die »Fressnarkose« (Kapitel 5: »Gesundheit und Ernährung«, Seite 140) und Sie leiden unter einer bleiernen Müdigkeit.

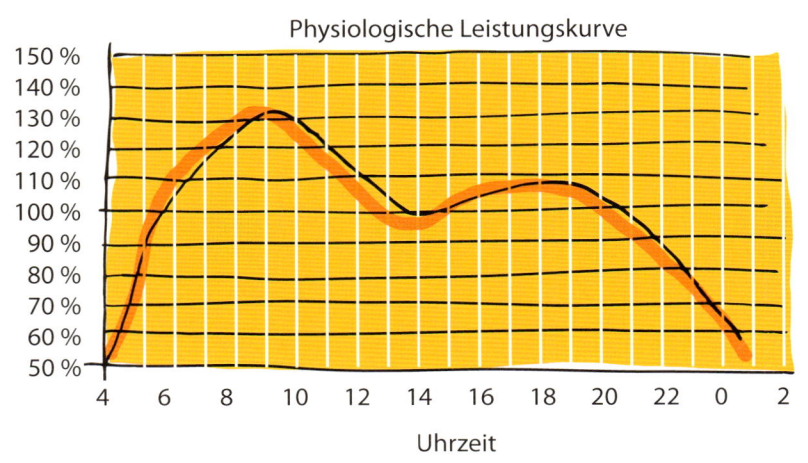

Physiologische Leistungskurve

Am späten Vormittag und am frühen Abend sind Sie überdurchschnittlich leistungsfähig. Einer der vielen guten Gründe, warum sich der Mittagsschlaf über Generationen bewährt hat.

Aber das muss nicht sein! Achten Sie auf ein kohlenhydratarmes Essen in der Mittagspause und machen Sie eine Viertelstunde Power-Napping auf dem Bürostuhl. Sie können einen Schlüsselbund in die Hand nehmen. Wenn der herunterfällt, hatten Sie Ihre kurze Pause. Lüften Sie danach den Raum und arbeiten Sie erholt weiter. Oder Sie stellen sich den Wecker Ihres Smartphones auf 15 Minuten.

Schlafen Sie so viel wie das Hausschwein

Aber wie viel Schlaf ist denn nun am besten? Eine großangelegte britische Studie zeigte eine ideale Schlafdauer von sieben bis neun Stunden, damit tagsüber keine Aufmerksamkeitsdefizite, kognitiven Leistungsschwächen oder Müdigkeit auftreten. Damit wären wir wieder bei den früher einmal empfohlenen acht Stunden Schlaf pro Nacht. Die aber heute immer weniger Menschen erreichen, weil sie so wichtige Dinge zu tun haben wie fernsehen, arbeiten, Auto fahren ... Sie müssen es ja nicht gleich Ihrer Katze gleich tun, die 13 Stunden pro Tag schläft, aber sicherlich auch nicht dem Elefanten, der mit vier Stunden auskommt, und vielleicht deshalb auch eher träge anmutet. Ich halte es mit meinen Schlafgewohnheiten wie das Hausschwein. Das schläft 8,4 Stunden. Und Hausschweine gelten ja als glückliche Tiere, nicht wahr?

Kann man auch zu viel schlafen?

Wer mindestens sieben Stunden pro Nacht schläft, hat ein geringeres Herzinfarktrisiko als Lang- oder Kurzschläfer. Das ergab eine US-Studie der Universität von West Virginia, die in der Fachzeitschrift »Sleep« veröffentlicht wurde. Untersucht wurden 30 000 Erwachsene. Die Studie ergab: Das Risiko, einen Herzinfarkt oder Schlaganfall zu erleiden, steigt bei weniger als fünf Stunden Schlaf pro Nacht um mehr als das Doppelte. Aber auch Vielschläfer sind gefährdet: Menschen, die mehr als neun Stunden pro Tag schlafen (Mittagsschlaf mit eingerechnet), haben ein anderthalbmal höheres Risiko als diejenigen, die sieben Stunden schlafen. Die Schlafdauer beeinflusst unseren Stoffwechsel. Chronische Schlafdefizite können zu einer Störung der Glukose-Toleranz, Übergewicht, hohem Blutdruck und damit einer Verengung der Arterien führen. Wie so oft ist bei solchen Studien allerdings nicht klar, ob das Schlafdefizit Ursache oder Folge der Erkrankungen war. Wie dem auch sei: Zu viel schlafen sollten Sie aber tatsächlich nicht, sonst verpassen Sie noch was vom Leben!

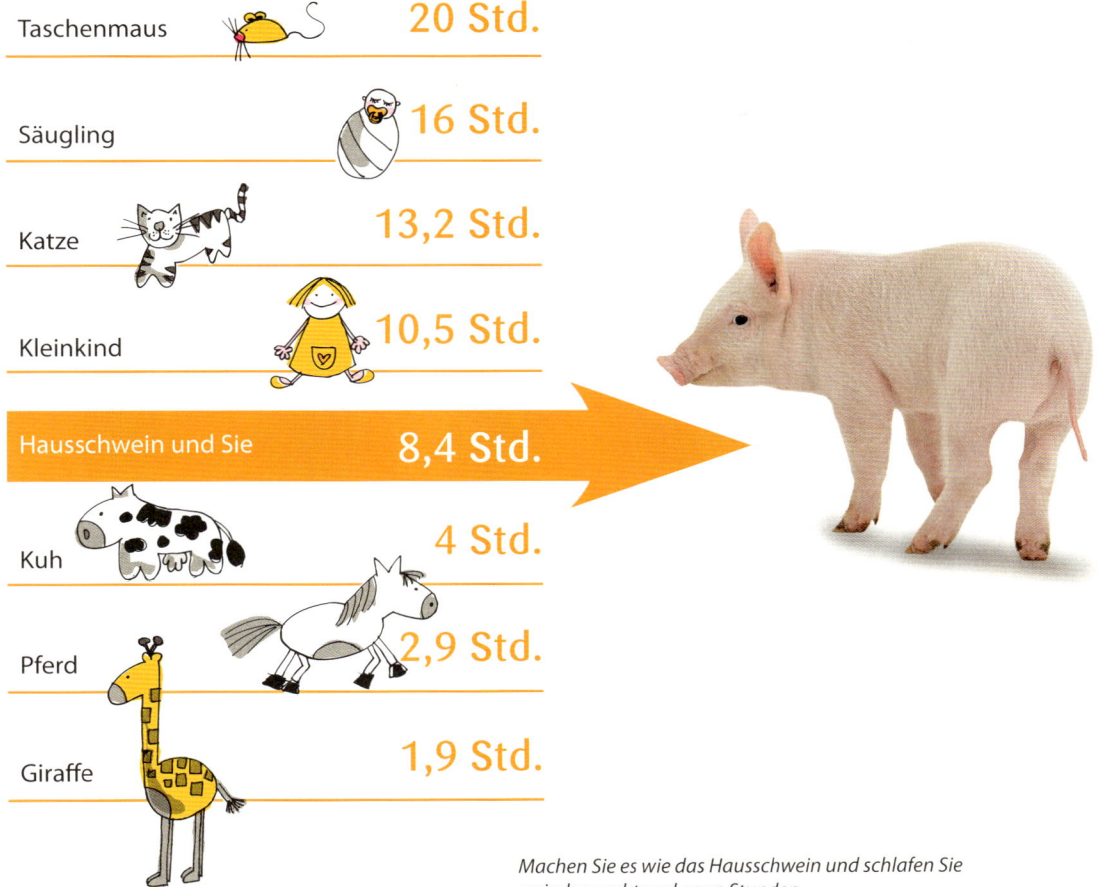

Taschenmaus		20 Std.
Säugling		16 Std.
Katze		13,2 Std.
Kleinkind		10,5 Std.
Hausschwein und Sie		8,4 Std.
Kuh		4 Std.
Pferd		2,9 Std.
Giraffe		1,9 Std.

Machen Sie es wie das Hausschwein und schlafen Sie zwischen acht und neun Stunden.

Machen Sie den Hausschwein-Test

Sie sind felsenfest davon überzeugt, dass Sie weniger Schlaf brauchen als das Hausschwein? Das kann gut sein. Am besten testen Sie das Ganze im nächsten Urlaub. Ehrlich und selbstkritisch müssen Sie dafür aber schon sein, denn beurteilen können das am Ende nur Sie selbst. Ermöglichen Sie sich zehn Tage lang in einer reizarmen Umgebung (zum Beispiel in einem Ferienhaus ohne Straßenlärm und ohne Wecker) wenigstens acht bis neun Stunden Schlafzeit. An den ersten Tagen werden Sie noch Ihr Schlafdefizit aufholen und etwas länger schlafen. Aber dann wird es interessant: Wachen Sie wirklich jeden Tag nach fünf oder sechs Stunden von allein auf und sind ausgeschlafen? Oder sind Sie eigentlich doch erst nach sieben oder acht Stunden wach, ausgeruht und bereit, in den Tag zu starten?

Interview

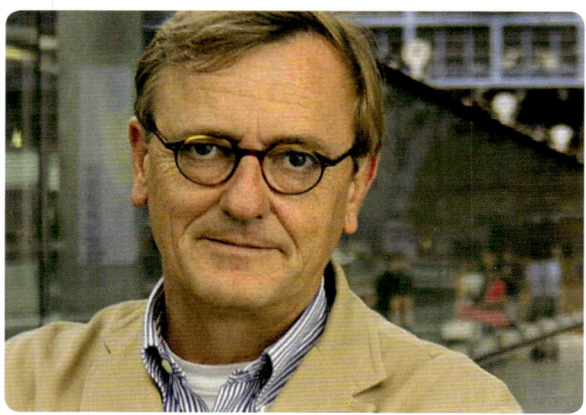

Professor Till Roenneberg ist Professor am Institut für Medizinische Psychologie der Ludwig-Maximilians-Universität München. Als einer der ersten Wissenschaftler erforscht er die Chronobiologie des Menschen und den Einfluss des Lichts auf unseren Tagesrhythmus.

1. Die Theorie von »Eule« und »Lerche« trennt zwischen nachtaktiven und morgenaktiven Menschen. Ist der Schlaf-Wach-Rhythmus reine Gewohnheit?

Das liegt an unserer inneren, biologischen Uhr. Sie hängt sehr stark ab von den Genen, aber auch vom Licht und vom Alter. Von der Kindheit bis Ende zwanzig wird die innere Uhr immer später. Und dann bis zur senilen Bettflucht wieder früher. Je älter man wird, desto früher ist man dran.

2. Welcher Typ überwiegt? Und woran erkenne ich, ob ich Eule oder Lerche bin?

Extreme Lerchen und Eulen sind wie die Zwerge und Riesen. Das ist immer relativ. In unseren Breitengraden überwiegen die Spättypen, wenn man das biologische Schlafende mit den gängigen Arbeitszeiten vergleicht. Wir in Zentraleuropa sind stark mit dem Phänomen des »sozialen Jetlags« konfrontiert, weil unsere inneren Uhren – aufgrund von zu wenig Licht und Aufenthalt im Freien – sehr spät dran sind, die Arbeitszeiten sich aber nicht geändert haben. Welcher Typ Sie persönlich sind, das finden Sie heraus, indem Sie sich selbst fragen: Wann gehe ich ins Bett und wann wache ich ohne Wecker wieder auf? Der Normaltyp geht um 0.30 Uhr ins Bett und schläft bis 8.30 Uhr. Sie sind Eule, wenn Sie später, und Lerche, wenn Sie früher dran sind.

3. Wie viel Schlaf braucht der Mensch pro Nacht?

Auch das ist relativ. Bei der Schlafdauer ist es wie mit der Kleidergröße. Ist Größe 38 ideal, nur weil sie am meisten gekauft wird? Die meisten Menschen kommen mit

bis zu acht Stunden Schlaf pro Nacht sehr gut aus. Das Problem ist, dass die meisten Menschen weniger schlafen.

4. Stimmt der allgemeingültige Mythos, Schlaf vor Mitternacht sei erholsamer?

Das kommt ganz darauf an, was für ein Chronotyp Sie sind und wie sich Ihre innere Uhr in den Tag einbettet. Und die Frage ist natürlich auch: Was ist denn Mitternacht? Wenn Sie in Prag oder in London wohnen, dann ist Mitternacht genau die Mitte der Nacht. Die Zeitzone stimmt mit dem Sonnenstand überein. Wenn Sie aber im Sommer in Santiago de Compostela um Mitternacht auf die Uhr blicken, dann ist es dort eigentlich erst 21.30 Uhr. Das gesunde Schlafen hat nichts mit Mitternacht zu tun. Mitternacht ist ein Konstrukt, das es gar nicht mehr gibt. Die äußere Uhr zeigt zwar, es sei Mitternacht. Die innere Uhr weiß aber ganz genau, dass es erst 21.30 Uhr abends ist, weil sie sich nach dem Licht richtet.

5. Stimmt es, dass Rotwein bei Einschlafproblemen hilft?

Zum Einschlafen müssen Sie die Kerntemperatur Ihres Körpers erniedrigen. Alkohol tut das. Wenn Sie vor dem Schlafengehen ein Glas Rotwein trinken, geben Sie mehr Körperwärme ab und verlieren viel Kerntemperatur, Sie können also besser einschlafen. Genauso können Sie kalt duschen und unabgetrocknet unter die Bettdecke kriechen. Auch dann geben Sie Kernwärme ab und können besser einschlafen.

6. Jenseits von Schlafmangel und Schlafstörungen kann man auch zu viel schlafen?

Wenn Sie keine gesundheitlichen Probleme haben, gibt es keinen Grund, zu viel zu schlafen. Wenn jemand gesund ist, dann wacht er automatisch auf, wenn er genug geschlafen hat. Ohne Wecker, ganz von selbst.

Mehr Infos?

Buchtipp: Till Roenneberg: **Wie wir ticken. Die Bedeutung der Chronobiologie für unser Leben.** Dumont 2010
Welcher Chronotyp sind Sie? Hier finden Sie es heraus:
www.thewep.org oder **www.euclock.org**

Eulen und Lerchen

Der Schlaf ist entscheidend. Genug zu schlafen, ist besonders wichtig. Aber wann wir schlafen, ist eine Frage mit besonderer Auswirkung auf unsere Lebensqualität. Der Großteil der Bevölkerung findet seinen perfekten Schlafrhythmus, wenn er zwischen 23 und 1 Uhr schlafen geht. Dieser, nach Professor Till Roenneberg von der LMU München benannte Früh- oder Normaltyp, steht – eine durchschnittliche Schlafdauer von acht Stunden vorausgesetzt – zwischen 7 und 9 Uhr morgens wieder auf. Bei einem Arbeitsbeginn um 8 Uhr mit morgendlicher Dusche, Frühstück und dem Weg zur Arbeit kommen diese Menschen also ganz schnell in ein Schlafdefizit. Weniger als die Hälfte der Menschen ist freiwillig zwischen 5 und 7 Uhr aus den Federn. Ich gehöre (siehe Pfeil) zu dem häufigsten Typ, dem leichten Frühtyp. Das konnte ich dank eines von Professor Roenneberg und seinem Team entwickelten Tests ganz einfach herausfinden (siehe www.thewep.org).

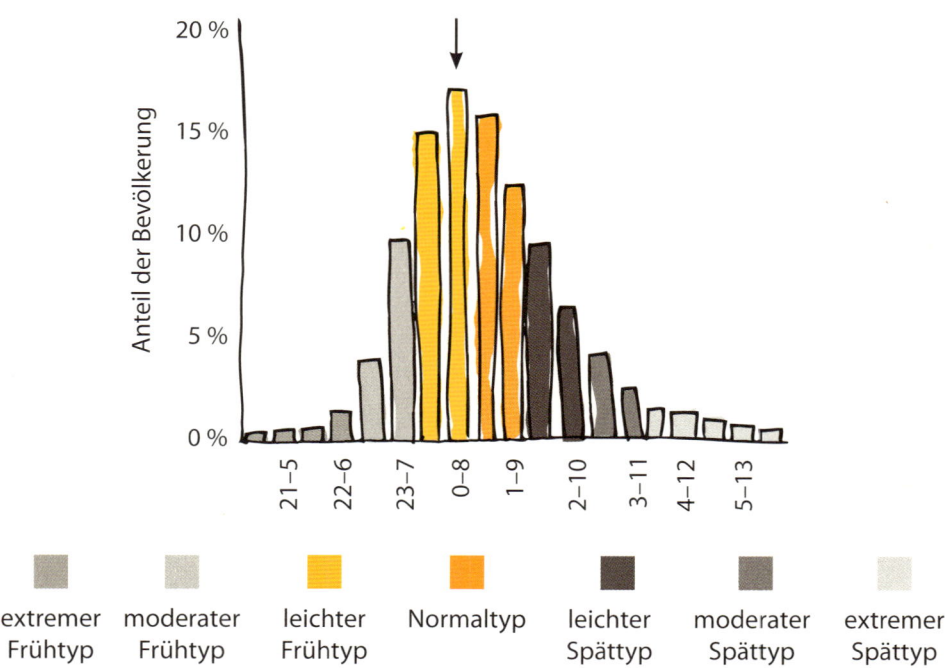

Unsere Schlafzeiten werden von zwei »Uhren« kontrolliert: von der inneren, die uns zu einem bestimmten Chronotypus macht, und von der äußeren (zum Beispiel dem morgendlichen Wecker). Je verschiedener diese beiden Uhren ticken, desto schwieriger kann es für Menschen sein, an allen Tagen gesunden Schlaf zu finden.

Ein Leben nach dem eigenen Biorhythmus und der inneren Uhr verspricht höchste Leistungsfähigkeit und fördert die Gesundheit.

Bei den nachtaktiven Eulen und morgenaktiven Lerchen stimmt die innere Uhr nicht mit dem 24-Stunden-Tag-Nacht-Rhythmus der Erde überein. Die Eulen haben eher einen 25-Stunden-Tag und sind immer geneigt, ein bisschen länger aufzubleiben und sich morgens noch einmal umzudrehen. Bei den Lerchen ist der »innere Tag« etwa 24 Stunden lang. Sie kommen morgens gut aus dem Bett und sind abends pünktlich wieder müde. Aber noch andere Dinge entscheiden darüber, ob Sie eher eine Lerche oder eine Eule sind. Eine schöne Übersicht gibt der Schlafpapst Professor Jürgen Zulley mit dieser Aufstellung:

Lerchen	Eulen
Morgentyp	Abendtyp
abends müde	morgens müde
oft ältere Menschen	oft jüngere Menschen
eher introvertiert	eher extrovertiert
innerer Tag entspricht 24 Stunden	innerer Tag deutlich länger als 24 Stunden
schlechte Anpassung an Schichtarbeit	gute Anpassung an Schichtarbeit
geht 1,5 Stunden früher ins Bett als die Eule	steht zwei Stunden später auf als die Lerche
eher Kurzschläfer	eher Langschläfer
Schlafdauer meistens gleich	Schlafdauer unterschiedlich
tagsüber immer frisch	tagsüber hin und wieder müde
Sport gern morgens	Sport gern abends
Sex gern morgens	Sex gern abends

Hilfe, ich bin eine Eule!

Der Frühaufsteher gilt gemeinhin als fleißig, die Eule hingegen als faul. Dabei ist das reichlicher Blödsinn. Ich selbst habe die erste Hälfte meines Studentenlebens gegen meine innere Uhr angekämpft. Ich wollte fleißig sein und hatte gelernt, dass man um 8 Uhr mit seiner Arbeit zu beginnen hat. Aber es fiel mir entsetzlich schwer. Immer öfter gebrauchte ich die Stummtaste meines Weckers und die frühen Vorlesungen fielen für mich aus. Natürlich hatte ich ein schlechtes Gewissen. Dabei war es für mich so viel leichter, abends zu lernen. Gern auch bis nach Mitternacht. Ich habe ein paar Jahre gebraucht, mir das einzugestehen. Wahrscheinlich konnte ich nur in einer internistischen Klinik meine Arbeit aufnehmen, weil Internisten um 8 Uhr anfangen zu arbeiten, nicht etwa um sieben, wie die Chirurgen. Wann immer ich meine Zeit frei einteilen kann, stehe ich aber erst um 8 Uhr auf und ich bin froh, dass mir mein Team nur in Notfällen Termine vor 9 Uhr in den Kalender stellt. Das ist auch gut so, denn die Leistungsphasen der Eule liegen deutlich verschoben zu denen der Lerche:

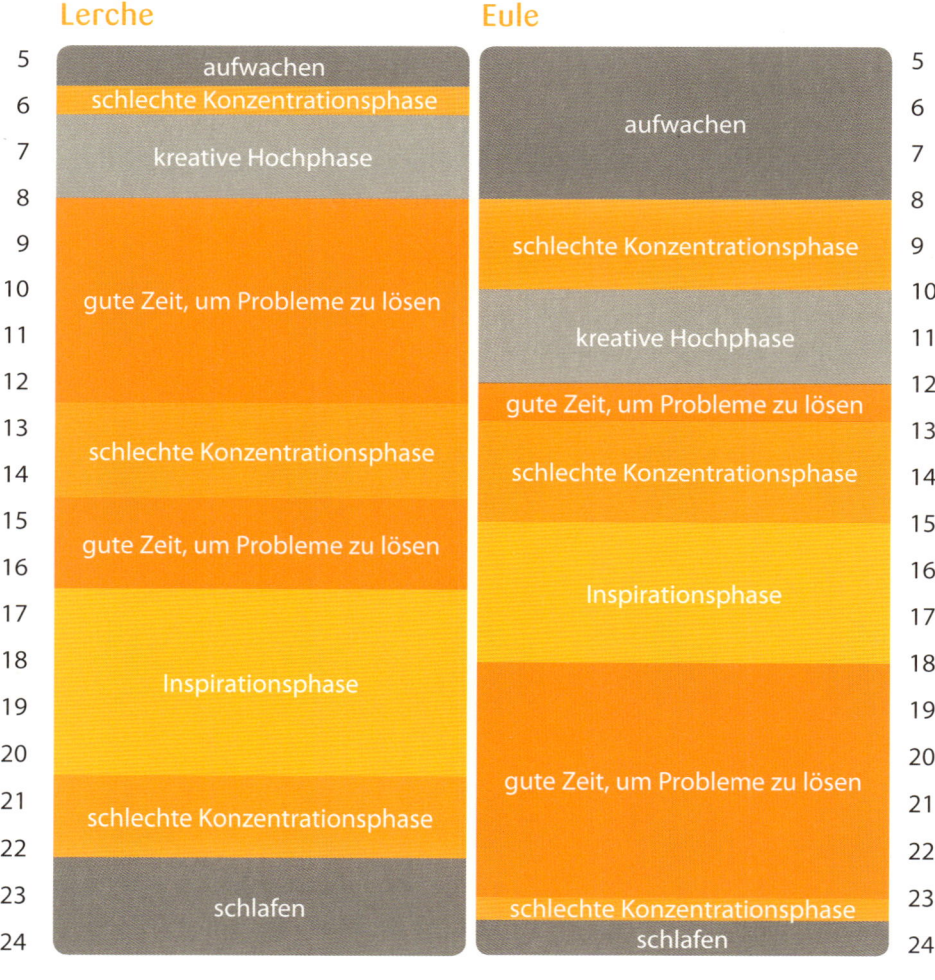

Die Gewohnheiten der Lerche decken sich eher mit preußischen Tugenden, wie dem frühen Aufstehen (»Morgenstund hat Gold im Mund«), als die der Eule.

Die besten Tipps für optimalen Schlaf

Das ideale Schlafzimmer

> Die Temperatur sollte bei 16 bis 18 Grad Celsius liegen. Ich bin allerdings Frischluftfanatiker und schlafe auch im Winter mit geöffnetem Fenster.

> Sorgen Sie für Verdunklung. Licht kann Ihren Schlaf stören.

> Sorgen Sie für ein Bett, dass 20 Zentimeter länger ist als Ihre Körpergröße. Eingezwängt kann niemand gut schlafen.

> Kein Fernseher, kein Handy, kein Telefon, kein Laptop!

> Stellen Sie das Bett nicht direkt ans Fenster.

> Achten Sie auf eine punktelastische Matratze. Hier liegt Ihre Wirbelsäule gerade, weil Becken und Schultergürtel einsinken können.

> Achten Sie auf eine große Bettdecke mit guter Temperaturregulation und ein Kissen, das 40 mal 80 Zentimeter groß ist. Das Kissen sollte unter Ihren Kopf, nicht unter die Schultern!

Die richtige Schlafhygiene

> Im Bett machen Sie nur zwei Dinge: schlafen oder Sex.

> Gehen Sie immer zur selben Zeit ins Bett.

> Schauen Sie nicht fern vor dem Zubettgehen.

> Kein Alkoholgenuss: Macht zwar müde, lässt Sie aber schlechter schlafen!

Fünf zu null für die Hausschweintaktik

Egal ob Lerche oder Eule, die Hausschwein-Taktik mit acht Stunden Schlaf pro Tag hat viele Vorteile: Sie brauchen nicht völlig erschöpft 400 Euro in ein Wellnesshotel zu tragen, Sie sind leistungsfähiger, gesünder, attraktiver, schlauer und auch noch schlanker! Was für eine Liste. Fünf zu null für das Hausschwein. Also, schlafen Sie genug. Lieber 16 Stunden wach und glücklich, als 18 Stunden wach und unglücklich, oder?

Etwas weniger arbeiten, gut und gesund essen, sich ausreichend bewegen und etwas für die Gesundheit tun. Das kann doch aber nicht alles sein im Leben, oder? Auf keinen Fall! Im nächsten Kapitel geht es um Ihr soziales Umfeld und das Leben an sich. Freunde, Urlaub, Einkaufen, aber auch Fernsehen und Facebook – was einen in der Freizeit eben bewegt. Und hoffentlich glücklich und zufrieden macht.

Sie haben Angst, etwas zu vergessen? Legen Sie einen Zettel neben Ihr Bett und schreiben Sie die Dinge, die Sie nicht vergessen dürfen, kurz auf. Dann hat Ihr Gehirn endlich Feierabend!

Selbstanalyse für den Lebensbereich »Bewegung und Entspannung«

Am besten Sie nehmen sich Block und Stift, damit Sie Ihre Gedanken und Ergebnisse gleich festhalten können – oder Sie notieren sie sich hier.

Inwiefern machen mir die drei lauten Instinkte, die typisch für diesen Lebensbereich sind, besonders zu schaffen?

> Faulheits-Instinkt: Wann bleibe ich lieber auf dem Sofa sitzen? Wann fühle ich mich träge ?

_____

> Fress-Instinkt: Wann, wie und was esse ich? Kompensiere ich mit Essen Gefühle?

_____

> »Mein Haus, mein Auto, mein Boot«-Instinkt: Wann gebe ich mein Bewegungs- und Entspannungsbedürfnis für meine Pflichten und mein Vorankommen auf?

_____

Wie können mich die leisen Instinkte bei Veränderungen, die ich mir wünsche, unterstützen?

> Bewegungs-Instinkt: Wann tut mir Bewegung richtig gut? Wann hilft sie mir, zum Beispiel abzuschalten und wieder bei mir anzukommen?

_____

> Regenerations-Instinkt: Wie schaffe ich es, erholter durch den Alltag zu kommen?

_____

> Wohlfühl-Instinkt: Was kann ich selbst tun, damit ich mich wieder fit und gesund fühle?

_____

Setze ich die in diesem Bereich relevanten Glücksprinzipien für mich um?

> Kurskontrolle: Was brauche ich? Was fehlt mir, damit ich mich mehr bewege? Wie und was macht mir an Bewegung Spaß? Was treibt mich an und motiviert mich?

> Aktivität: Was kann ich aktiv selbst angehen? Wie kann ich mehr Bewegung und Entspannung in meinen Alltag integrieren? Wann kann ich feste Zeiten dafür reservieren?

> Nachhaltigkeit: Bin ich Eule oder Lerche? Wie kann ich mein Leben danach ausrichten?

Fünf Anregungen, wie Sie den Lebensbereich »Bewegung und Entspannung« nach Ihren Wünschen sinnvoll gestalten:

1. Analysieren Sie diesen Lebensbereich: Wo und warum gerät in Ihrem Leben die Balance zwischen Stress und Arbeit auf der einen Seite sowie Bewegung und Entspannung auf der anderen aus dem Gleichgewicht?
2. Überlegen Sie sich: Was sind Ihre tiefen Bedürfnisse und worauf können Sie gegebenenfalls verzichten?
3. Der einfachste Tipp: Schlafen Sie ausreichend!
4. Tragen Sie Ihre Bewegungseinheiten in Ihren Kalender ein, sie sind mindestens genauso wichtig wie Ihre beruflichen Termine! Und richten Sie sich dabei nach Ihrem persönlichen Biorhythmus. Eulen laufen in der Regel lieber abends, Lerchen morgens.
5. Nehmen Sie die Treppe statt des Fahrstuhls. Falls es doch mal die Rolltreppe sein muss, gehen Sie doch auf der linken Seite hoch, statt stehenzubleiben. Können Sie mit dem Fahrrad zur Arbeit fahren oder zu Fuß gehen? Dann tun Sie es! (Beginnen Sie mit einmal pro Woche und steigern Sie sich Woche für Woche. Eines Tages wird der morgendliche Entspannungsspaziergang gar nicht mehr wegzudenken sein!)

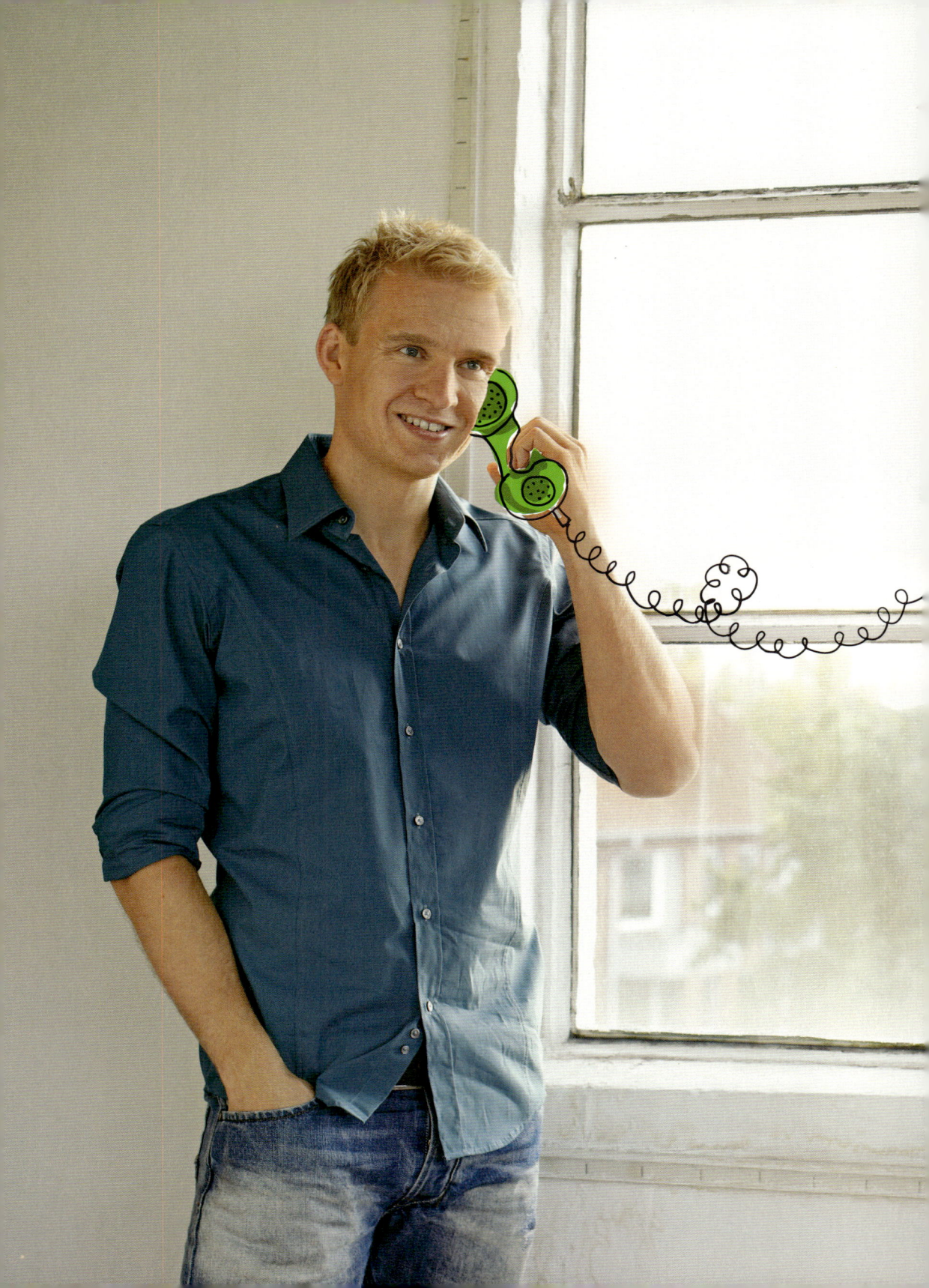

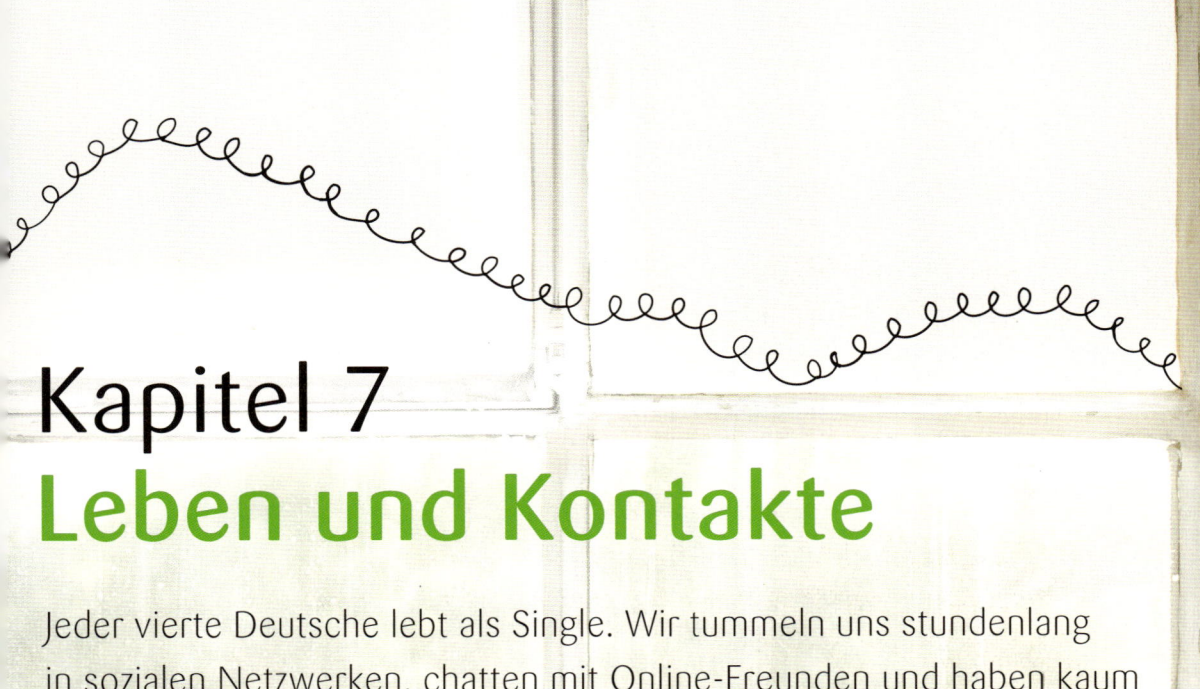

Kapitel 7
Leben und Kontakte

Jeder vierte Deutsche lebt als Single. Wir tummeln uns stundenlang in sozialen Netzwerken, chatten mit Online-Freunden und haben kaum noch Zeit für unsere echten. Aus Angst, etwas zu verpassen, verplanen wir unsere gesamte Freizeit. Lesen Sie in diesem Kapitel, warum Konsum Ihnen nicht weiterhilft, Familie und Freunde Sie glücklich machen und wie Sie sich in dieser verrückten Zeit auf das Wesentliche konzentrieren – für mehr Lebensqualität.

Was sind die lauten Instinkte und was machen sie mit uns?

> »Alles meins«-Instinkt: Ich möchte besitzen und kaufen.
> Nummer-eins-Instinkt: Ich will Dinge als Erster und vorher haben.
> »Mein Haus, mein Boot, Mein Auto«-Instinkt: Ich will mehr haben als andere.

Was sind die leisen Instinkte und wie helfen sie uns?

> Team-Instinkt: Ich will im Team sein und Freundschaften pflegen.
> Beständigkeits-Instinkt: Ich möchte mir Dinge aneignen, mich mit ihnen identifizieren können und meine Sachen lieben.
> Familien-Instinkt: Ich will wertvolle Zeit freihaben für meine Familie, Partnerschaft und Sex.

Typische Probleme

> Ich arbeite mehr, um mehr zu verdienen, damit ich noch mehr Geld für Konsum ausgeben kann.
> Ich »verwalte« meine Freunde bei Facebook, anstatt sie zu treffen.
> Ich mache nicht, ich habe, kaufe und besitze.
> Fernsehen ersetzt den geselligen Abend.

Welche Glücksprinzipien Ihnen helfen

> Konsumkontrolle: Konsumieren Sie schlauer! Wählen Sie die Dinge, die eine lange Glücksrendite haben.
> Nachhaltigkeit: Machen Sie sich Ihren Konsum wieder zu eigen.
> Aktivität: Glücklich werden Sie vor allem durch die Dinge, die Sie tun (zum Beispiel reisen oder Feste feiern), nicht durch das, was Sie haben (zum Beispiel eine neue Sonnenbrille oder ein teureres Auto).

Die besten Tipps

> Seien Sie aktiv: Tun ist wichtiger als haben!
> Verbringen Sie mehr Zeit im »richtigen« Leben, unternehmen Sie etwas, am besten mit der Familie, Freunden oder Nachbarn.
> Sorgen Sie für Entlastung und nehmen Sie fremde Dienstleistungen in Anspruch (zum Beispiel Haushaltshilfe, Babysitter, Gärtner oder Reinigung/Wäscherei).

Wir leben nicht, um zu arbeiten

Wir arbeiten, um zu leben! Das hört man öfter einmal, nicht wahr? Aber leider gelingt uns das nicht immer so ganz. Mal ehrlich, der Lebensbereich »Leben und Kontakte« muss doch für allerhand entschädigen. Gerade wenn Sie – mal wieder – zu viel gearbeitet haben, soll die kostbare Freizeit das stressige Dasein, den womöglich ungeliebten Job, das lästige Pendeln zur Arbeit, den Stress mit den Kollegen und finanziellen Ärger vergessen machen.

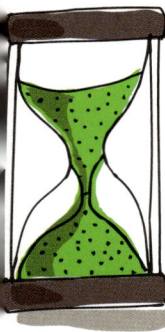

Hohe Erwartungen! Hier wollen Sie also das Glück finden. Und klappt das? Geht so, oder? Der vermeintlich kluge Ratschlag »Sie haben nur ein Leben. Leben Sie es jetzt!« verleitet dazu, ganz schnell ganz viel machen zu wollen. Die Beschleunigung unseres Lebens mit allerlei Technik sollte uns eigentlich mehr Zeit verschaffen. Und wer bisher glaubte, dass die Effizienzsteigerung nur für den Lebensbereich » Leistung und Beruf« reserviert sei, wird bei näherer Betrachtung eines besseren belehrt. Menschen haben auch in ihrer Freizeit Zeitdruck: Ich muss noch ein Geburtstagsgeschenk kaufen für Freitagabend, am Samstag sind wir zum Frühstück verabredet, abends wollten wir dann ins Kino und Sonntag in den neuesten Spa & Wellness-Tempel der Stadt. Die Räder stehen niemals still, auch am Wochenende nicht mehr, aus Angst, etwas zu verpassen. Aber da ist auch ein gewisser Druck, sich anzupassen, mithalten zu können, dazuzugehören. Der Dauerkampf um Anerkennung macht natürlich auch vor der Freizeit nicht halt. Und die leichteste Form, sich Anerkennung zu verschaffen, ist und bleibt der Konsum.

Sie können mal ein paar Monate auf jeden Konsum, außer von lebenswichtigen Dingen, wie zum Beispiel Lebensmitteln, verzichten. Da wird man schnell zum Außenseiter. Wie, du kommst nicht mit in den Urlaub? Du willst nicht ins Kino? Du willst gar kein neues Handy mit hochauflösender Kamera? Und so macht Konsum, genauso wie Geld (Kapitel 2: »Was uns wirklich glücklich macht«, Seite 36 ff.), uns auch ein bisschen glücklich, aber nur für kurze Zeit: das Eis für fünf Minuten, das neue Superhandy für eine Woche und der Porsche vielleicht sogar drei Monate lang. Oder so ähnlich. Und was Millionäre so alles anstellen, kennen Sie aus der Zeitung: Da ist es dann eben die Luxusyacht für 28 Millionen Euro. Für jeden Geldbeutel gibt es Glückspillen

Wochenende war gestern. Heute stehen unsere Räder fast nie still, vor lauter Angst, etwas zu verpassen.

unterschiedlicher Größe zu kaufen. Egal wie groß das Portemonnaie ist, egal welcher Schicht die Menschen angehören, wie gebildet sie sind oder welche Partei sie wählen. Konsum sorgt dafür, dass sie …

> sich glücklich fühlen,
> sich wichtig fühlen,
> ihr Selbstwertgefühl steigern,
> sich vermeintlich individuell von der Masse abheben.

Konsum stimuliert Ihr Gehirn!

Wenn wir kaufen und konsumieren, sind die Hirnregionen, die für unser subjektives Wohlbefinden und unsere Emotionen zuständig sind, besonders aktiv. Für ein »Haben-Wollen« sorgt unser Nucleus acumbens, das Belohnungssystem in unserem Großhirn – das fand Brian Knutson von der kalifornischen Stanford University heraus. Konsum aktiviert den präfrontalen Cortex, eine Region im Stirnhirn, die nicht nur für höhere Denk- und Beurteilungsprozesse mitverantwortlich ist, sondern auch für die Prägung des Selbstbilds eines Menschen. Konsum belohnt und befriedigt also, zumindest für eine kurze Zeit. So tut es nicht Wunder, dass wir auch in unserer Freizeit auf unsere bekannten, lauten Instinkte hören. Ich will mehr! Ich will besser sein! Ich will Erster sein! Nicht mal in der Freizeit hört das auf. Und Sie können kaum etwas dafür. Ihre Überlebensinstinkte leiten Sie gezielt in die falsche Richtung. Aber wie! Wir geben Unsummen aus. Jährlich verprassen wir 282 Milliarden Euro. Und wie wir schon aus Kapitel 5: »Gesundheit und Ernährung« (Seite 156) wissen, sind davon nur 12,8 Prozent den Lebensmitteln vorbehalten. Ganz vorn mit dabei sind Ausgaben für die Wohnung und das Auto. Die Hauptinvestitionen der Deutschen sind (laut Statistischem Bundesamt im Jahr 2009 durchschnittlich pro Monat):

Die Kehrseite: Konsum macht nicht dauerhaft glücklich, sondern abhängig.

> **Wohnen** (und Energie): circa 800 Euro (rund 34 Prozent der monatlichen, privaten Ausgaben)
> **Auto:** circa 350 Euro (rund 15 Prozent der monatlichen, privaten Ausgaben)
> **Lebensmittel** (inklusive Getränke und Tabakwaren): circa 300 Euro (rund 14 Prozent der monatlichen, privaten Ausgaben)
> **Freizeit, Unterhaltung und Kultur:** circa 230 Euro (rund 11 Prozent der monatlichen, privaten Ausgaben)

> **Mode und Schuhe:** circa 105 Euro (rund 5 Prozent der monatlichen, privaten Ausgaben)
> **Reisen:** circa 60 Euro (rund 2,5 Prozent der monatlichen, privaten Ausgaben)
> **Elektronikartikel** (Fernseher, Computer, Handy, Haushaltsgeräte): circa 20 Euro (rund 1 Prozent der monatlichen, privaten Ausgaben)
> **Sonstige Konsumausgaben** (zum Beispiel für Bildung und Dienstleistungen): circa 400 Euro (rund 17 Prozent der monatlichen, privaten Ausgaben)

Die Auswüchse des Konsumterrors

Aber der Konsum macht Sie abhängig: Denn das Geld, das Sie dafür brauchen, müssen Sie erarbeiten, und dafür benötigen Sie das, was Ihnen am allermeisten fehlt: Zeit! Ein beklemmendes Gefühl, immer gehetzt zu sein. Nur wegen eines Autos oder eines neuen Telefons. Und Sie wissen: Alles, was Sie besitzen, besitzt auch Sie ein bisschen. Zu viele Dinge rauben Ihnen die Freiheit. Was Sie besitzen, will auch benutzt werden, will Aufmerksamkeit, erzeugt ein schlechtes Gewissen, wenn Sie es doch nicht benutzen, braucht Stauraum. Freiheit ist das nicht!

Aber viele Menschen fehlinterpretieren den Traum von Freiheit als Traum vom Einkaufen und sind bereit, weit, ja um die halbe Welt, dafür zu reisen. Nach Dubai zum Beispiel. Pro Jahr fliegen 657 000 Deutsche dort hin. Angelockt unter anderem von der Ski-Dubai-Halle und durch Werbung für die riesengroßen Einkaufsmeilen (die sogenannten »Malls«), die über 400 Läden der unterschiedlichsten Branchen beherbergen sowie unzählige Restaurants, Coffeeshops und sogar Kinos oder Theater.

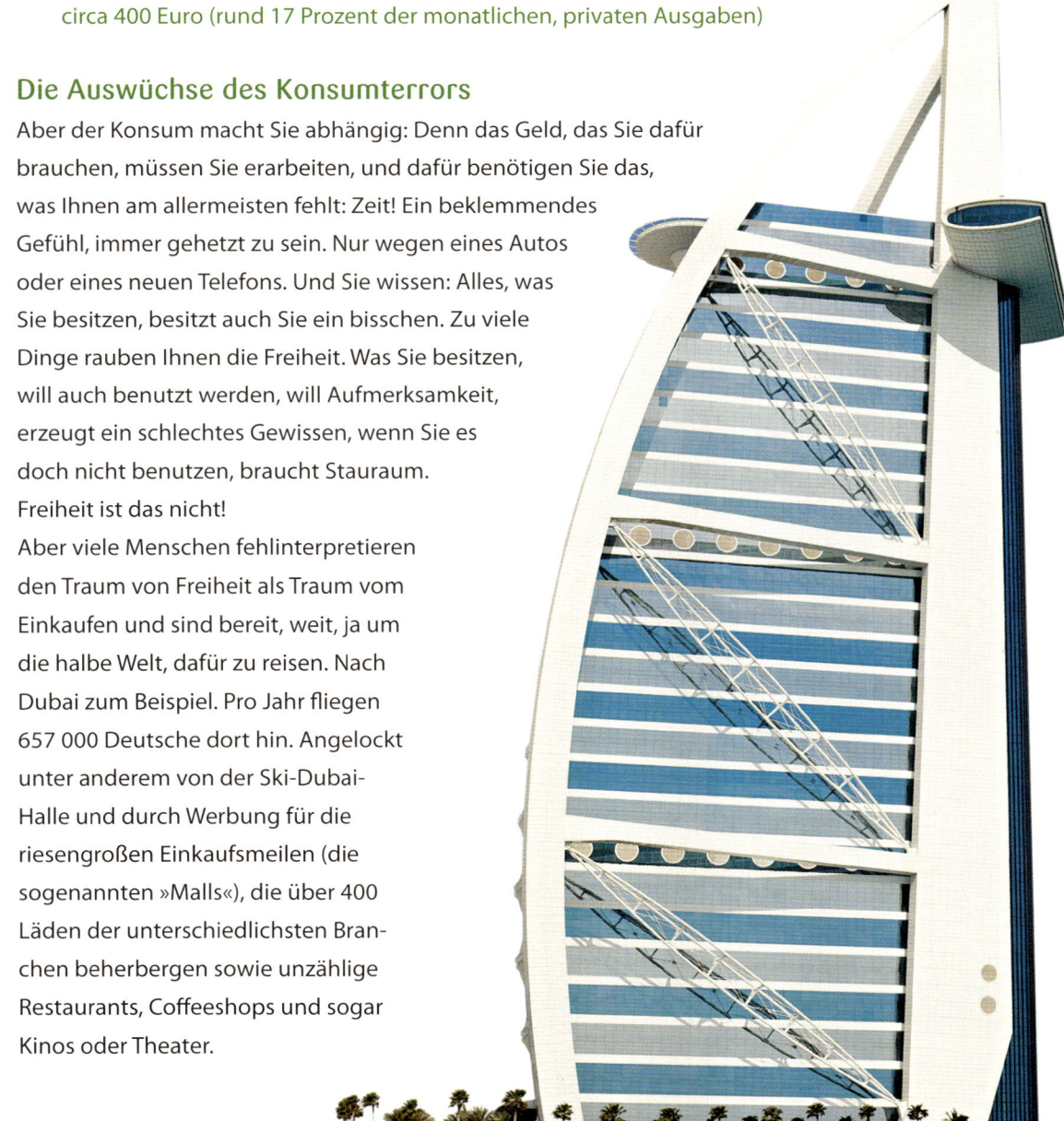

Dubai lockt jährlich unzählige Touristen mit schier maßlosen Angeboten.

Es tut mir leid. Ich bin raus. Ich habe Wichtigeres mit meiner Zeit zu tun. Ich will da einfach nicht hin. Und ich glaube auch nicht, dass ich etwas verpasse. Punktum! Denn Konsum ohne Sinn und Verstand lässt mich Dinge kaufen, die ich nicht brauche. Der deutsche Soziologe und Buchautor Professor Hartmut Rosa sagte dazu in einem Interview der »Zeit«: »Die Waren bleiben uns fremd. Wir eignen sie uns nicht an.« Genau das ist es: Wir bauen überhaupt keine Beziehung mehr zu ihnen auf.

Richtiger Konsum tut gut

Dabei ist Konsum nicht nur schlecht. Man kann ihn auch tatsächlich genießen. Ich lebe in Hannover ja auch nicht in einer Erdhöhle. Auf meinen Seminaren treffen Sie mich genauso wenig im Jutesack an. Ich kann auch nicht immer mit dem Fahrrad kommen (leider). Denn bei aller Kritik sollten wir nicht übersehen, dass Konsum und Waren das Leben leichter und angenehmer machen können. Außerdem: Gutes Essen, eine gemütliche Wohnung, Reisen, schöne Kleidung – das macht Spaß und vermittelt Freude. Vielleicht auch dauerhaft. Die entscheidende Frage ist, ob wir uns mit den Dingen noch identifizieren oder ob wir Sie im Vorbeigehen konsumieren.

Als Sportler fiel es mir früher leicht, mich mit den Dingen zu identifizieren. Mein erstes Rennrad habe ich für 250 D-Mark gebraucht gekauft. Nach einer Regenfahrt habe ich zuerst das Rennrad gereinigt und gepflegt, bevor ich selbst duschen gegangen bin. Ich kannte jede Schraube an dem Rad, habe mich bei jeder Ausfahrt darüber gefreut. Mit den Laufschuhen fürs Training war es ganz genauso. Wenn Sie nur ein Paar haben, dann ist es wertvoll für Sie. Ich habe mir viele Jahre lang natürlich nichts mehr gewünscht als ein Superluxusfahrrad oder unterschiedliche Laufschuhe im Schrank. Der Mensch hat immer etwas, wovon er träumt. Seit ich durch meine Verträge mit großen Sportfirmen ausgerüstet werde, erhalte ich auf plötzlich mehr Schuhe und Bekleidungsstücke, als ich mir je erträumt hätte. Jedes Frühjahr kommt eine neue Kiste: fünf Laufshirts, drei kurze Hosen, drei lange Hosen, zehn Paar Socken, vier Jacken. Und die Schuhe erst: Dutzende stapeln sich in Praxis und Wohnung. Was Sportler jetzt beneiden mögen, hat mich aber keinen Deut glücklicher gemacht. Im Gegenteil, das schöne Gefühl von früher, sich über die neuen Schuhe zu freuen, das ist weg! Obwohl ich die tollsten Sachen bekomme – ich finde mich in ihnen nicht wieder. Sie bedeuten mir nichts. Wie denn auch, wenn ich sie nach wenigen Monaten aussortieren muss, weil mir schlichtweg der Platz fehlt?

Gutes Essen, eine schöne Wohnung, Reisen, neue Kleider – das macht dauerhaft Freude.

Dinge lieb gewonnen zu haben, bedeutet aber auch, dass man sie vielleicht gar nicht mehr eintauschen möchte. Ein Schulfreund von mir fuhr sein Fahrrad über 18 Jahre. Immer wieder hat er es gepflegt: zwei neue Sättel, zwei neue Kurbeln, Dutzende Ketten, Reifen und Schläuche. Aber es war sein Rad! Irgendwann brach der Rahmen. Es war nichts mehr zu retten. Seine Begeisterung für sein neues Rad musste sich trotz immenser technischer Fortschritte erst noch entwickeln. Es dauerte, bis es wieder sein Rad wurde. Und vielleicht ist das auch gut so! Heute habe ich nur noch wenige Dinge, über deren Besitz ich mich freue. Ich mag meinen Füller, mit dem ich Briefe an gute Freunde schreibe. Er begleitet mich schon eine ganze Weile auf Reisen und auch bei den Seegesprächen (Seite 48 und 317 ff.). Ich mag es, dass er bleibt. Weitere Dinge? Mein Medizinball vielleicht. Den guten, alten aus Leder. Der erzählt Geschichten. Die neuen aus Plastik nicht.

Immer mehr, immer billiger, immer schneller: Gier und ständige Verfügbarkeit machen die positiven Konsumeffekte zunichte.

Fahrrad, Füller oder Medizinball: Dinge, die uns viele Jahre unseres Lebens begleiten, die wir lieb gewonnen und ins Herz geschlossen haben, leisten einen langfristigen Beitrag zu unserem persönlichen Glück.

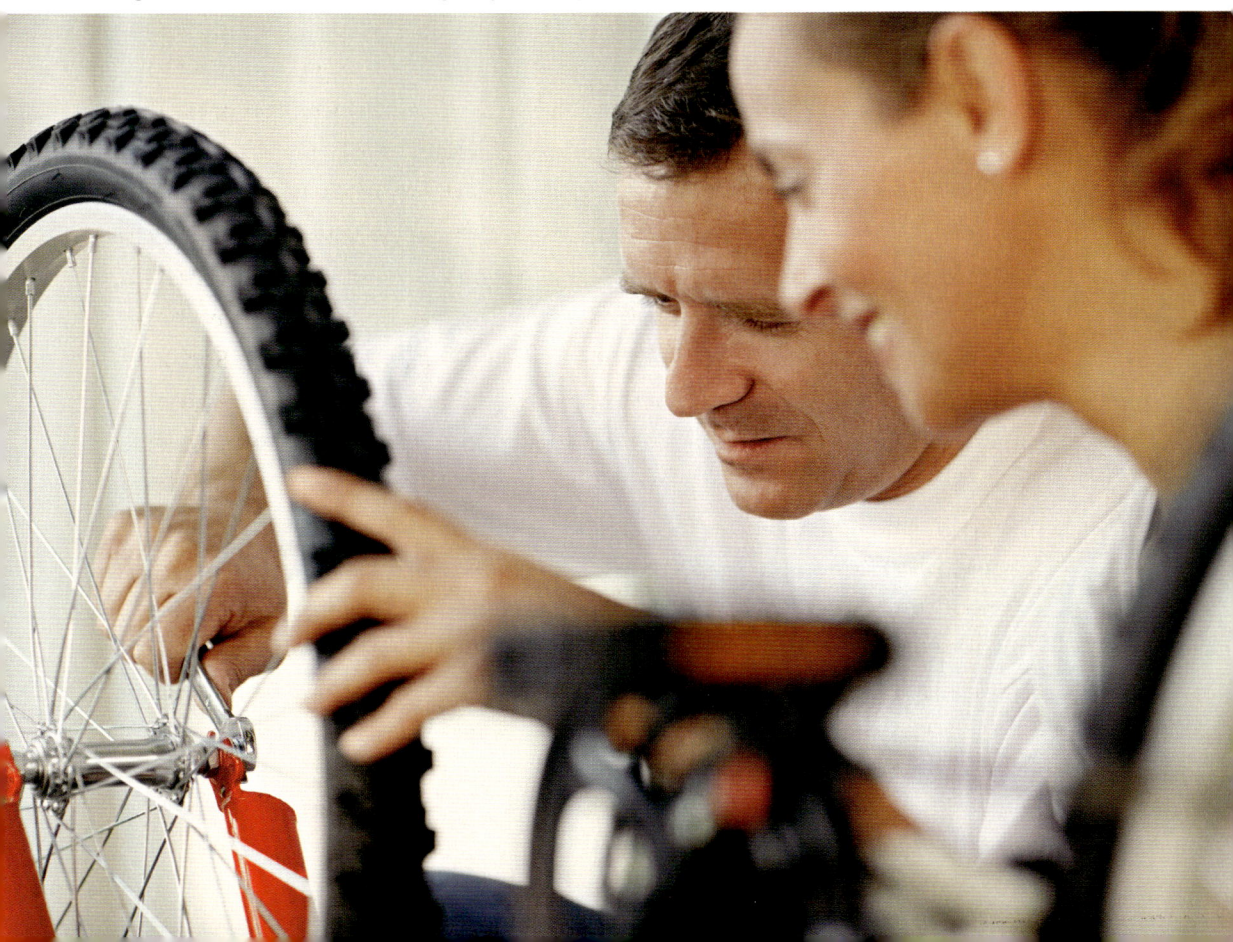

Schlauer konsumieren –
Schritt 1: Lieben Sie, was Sie kaufen

Permanente Verfügbarkeit, übergroße Mengen, Schnelllebigkeit – das sind die Faktoren, die uns den Lustgewinn am Konsum kaputt machen. Und hier können Sie ganz einfach gegensteuern. Ohne zum Außenseiter im Jutesack zu werden, der sich weigert, in den Urlaub zu fahren.

> Machen Sie sich als Erstes unabhängig. Sagen Sie sich: Weniger ist mehr. Und für weniger muss ich weniger arbeiten! Das nimmt dem Thema schon mal den Großteil seiner Kraft und macht Sie frei!

> Konzentrieren Sie sich auf Dinge, die Ihnen etwas bedeuten.

> Achten Sie auf hochwertige Dinge. Wer billig kauft, kauft zweimal!

> Pflegen Sie die Dinge, die Ihnen wichtig sind.

> Glauben Sie nicht, alles haben zu müssen. Wofür denn auch?

> Werden Sie nicht Teil der Wegwerfgesellschaft!

> Pflegen Sie das Stammkundendasein und verzichten Sie auf drei gesparte Euro.

> Kaufen Sie mit Stil und guter Beratung ein. Genießen Sie den Service.

> Versuchen Sie, niemals Zeit mit Gütern zu ersetzen!

> Achten Sie auf Markenware und gönnen Sie sich etwas Hochwertiges. Marken geben Ihnen ein Versprechen. Sie würden Pleite gehen, wenn Sie es nicht hielten. Alte Regel: Auf Dauer kannst du nur so viel teurer sein, wie du besser bist!

Ein Leben für ... das Eigenheim

Gleich nach dem Auto kommt wahrscheinlich der Traum vom Eigenheim. Aber ist der immer klug? Die Geschichten von Familienvätern, die täglich zwei Stunden pendeln, weil man das Haus nicht verkaufen könne, kommen nicht von ungefähr. Die Flexibilität sinkt. Mit der Bauphase haben schon manche Paare den Grundstein für ihre Scheidung gelegt. Das Hauptproblem aber ist das häufig notwendige Verlassen der finanziellen Komfortzone. Wenn Sie liquide sind, ist das alles kein Problem. Aber wer 30 Jahre lang die scharf kalkulierten Raten für sein Haus abzahlt, übt mit Unterzeichnung des Vertrages 30 Jahre lang unterschwelligen Druck auf sich aus. Der Rubel muss rollen. Was tun bei schlechter konjunktureller Lage? Was tun bei Arbeitslosigkeit? Manchmal kann das Mieten einer Immobilie viel Freiheit mit sich bringen!

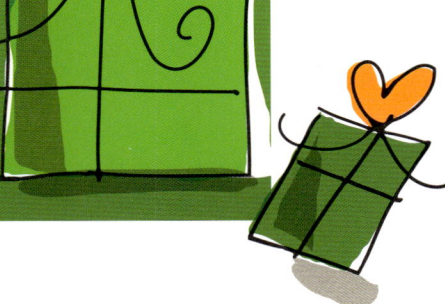

Was soll ich nur schenken?

Es ist doch wirklich wie verhext. Da hat jemand Geburtstag und Sie suchen ein Geschenk. Einziges Problem: Wir leben in einer Überflussgesellschaft. Jeder hat so ziemlich alles. Das ist ja auch auf Hochzeiten schon so, weshalb man da üblicherweise Geld verschenkt. Aber der Geburtstag von Freunden? Was bleibt da noch? Und so zermartert man sich das Hirn, um die überflüssigsten Artikel zu finden. Einziges Qualitätsmerkmal: Das hat er oder sie bestimmt noch nicht.

Wenn ich einlade, bitte ich mittlerweile die Gäste, mir außer Rotwein nichts mehr mitzubringen. Damit bin ich zwar ein sozialer Holzklotz, aber erstens muss sich keiner den Kopf zerbrechen, und zweitens habe ich etwas, was ich brauchen kann und worüber ich mich wirklich freue.

Ein Leben für ... das Auto

Jeder macht sich gern über seine Landsleute lustig, die Unsummen in ihr Automobil investieren. Ein Lackkratzer wird so zur existenziellen Katastrophe. Die finanzielle Geschmeidigkeit ist schnell dahin. Der Druck, Geld zu verdienen, steigt. Ihr Auto ist Ihr Ein und Alles? Es ist auch Ihr Hobby? Bitte sehr. Vielleicht ist ein Oldtimer oder ein Sportwagen eine interessante Sache.

Aber ansonsten lohnt sich der Gedanke, in Sachen Pkw downzushiften. Wenn Sie statt der neuen, vollausgestatteten Limousine einen einfachen, drei Jahre alten Gebrauchtwagen gleicher Größe mit kleinerer Motorisierung wählen, sparen Sie bequem 10 000 bis 20 000 Euro. Das entspricht – je nach Steuerklasse – einem Bruttogehalt von 15 000 bis 30 000 Euro, die Sie bei Sonnenschein im Büro erarbeiten müssen. Für ein Auto! Vielleicht lohnt es sich, darüber nachzudenken!

> Wer statt einer neuen, vollausgestatteten Limousine einen einfachen, drei Jahre alten Gebrauchtwagen wählt, spart bis zu 20 000 Euro.

Fashionvictims überall

Modeketten, die T-Shirts für fünf Euro verkaufen und Kleider für 24,95 Euro. Willkommen in der Wegwerfgesellschaft! Hier wird eingekauft, um in drei Monaten wieder einzukaufen. Ich sage: Qualität hat ihren Preis! Es tut mir sehr leid, aber wer etwas

Klasse hat, den trifft man einfach selten im 20-Euro-Kleid. Sicherlich mögen Sie den einen oder anderen Trend mitmachen, aber die Basis Ihres Kleiderschranks sollte eine geschickte Auswahl von wenigen, hochwertigen Kleidungsstücken bieten. Ein paar Dinge, die zu Ihnen gehören. So wie Ihr Großvater vielleicht auch diesen »einen« Mantel hatte. Ohnehin ist Bodenständigkeit unlängst wieder in. War man vor 20 Jahren noch mit Sakko auf dem Oktoberfest in München, so erscheint man heute in Tracht. Wieder so ein Kleidungsstück, das Sie zu Ihrem Lieblingsstück machen können. Das muss nicht jedes Jahr eine neue Lederhose oder ein neues Dirndl sein – das Kleidungsstück gehört zu Ihnen.

Mit sauren Trauben gegen Neid!

Eigentlich sollte man allen Menschen von Herzen gönnen, was sie erreicht haben. Aber was tun, wenn einen die buddhistische Gelassenheit einmal verlässt? Wenn man doch neidisch ist auf das Haus des Nachbarn oder seinen neuen Sportwagen? Manchmal passiert so etwas. Es weiß ja Gott sei Dank niemand. Was hilft, außer Buddhist zu werden? Die »Saure-Trauben-Taktik«! Was sagen Jugendliche, wenn sie ein Ziel nicht erreicht haben? Ich wollte es eigentlich gar nicht erreichen. Das beruhigt unsere schwache Seele. Und Ihre auch! Wenn Sie sich beispielsweise ausmalen, wie viele Stunden Ihr Nachbar für den Sportwagen im Büro verbringen musste oder wie selten er seine Kinder sieht. Das ist zwar ziemlich einfach gestrickt, aber so darf man sich insgeheim ruhig einmal retten. Ich sag es auch nicht weiter.

Elektronikartikel

In wenigen Bereichen dreht sich das Rad so schnell wie in der (Unterhaltungs-)Elektronik. Der Fortschritt ist hier so schnell, dass Sie wahrscheinlich nach spätestens drei Jahren einen neuen PC benötigen, wenn Sie auf neue Software, die damit verbundenen Sicherheitsstandards und flüssiges Arbeiten angewiesen sind. Mit dem Mobiltelefon ist es wohl ähnlich. Aber wie viel Geld und Ärger können Sie sich ersparen, wenn

Sie immer das Produkt des Vorjahres nehmen. Ich kenne ein paar Ingenieure eines sehr, sehr großen Automobilproduzenten aus Norddeutschland. Offiziell raten die immer zum neuesten Modell, was nicht weiter verwundert. Privat hingegen würden sie aufgrund von Kinderkrankheiten immer ein Produkt wählen, das wenigstens schon ein oder zwei Modelljahre hinter sich hat. Das spart Geld und Ärger. Bei anderen technischen Geräten ist das genauso.

Schlauer konsumieren – Schritt 2: Dienstleistungen statt Waren

Waren seltener und gezielter konsumieren – das entlastet Sie, macht Sie unabhängig, macht Sie frei. Das Ganze umzusetzen, ist eine aktive Aufgabe, die so wichtig für Ihr Leben ist, dass die Konsumkontrolle eines der Glücksprinzipien ist. Sich im richtigen Teich aufzuhalten und nicht mit dem Porsche des Nachbarn mithalten zu wollen, ist genauso sinnvoll und entspannt Sie ungemein. Zuletzt müssen Sie auf die Nachhaltigkeit Ihres Wirkens achten und das heißt, um die Auswüchse der Wegwerfgesellschaft einen Bogen machen.

Aber auch hierfür gibt es eine Lösung: Wenn Sie sich (und der Volkswirtschaft) etwas Gutes tun möchten, dann konsumieren Sie doch einfach vermehrt Dienstleistungen statt (materieller) Produkte. Sie können sich etwas Luxus kaufen, wenn Sie sich massieren lassen, Sie können sich aber auch Zeit kaufen, wenn Ihnen jemand das Auto poliert oder im Garten die Hecke schneidet. Zeit, die Sie für sich nutzen können und natürlich für Ihre Familie oder Freunde. Sie können sich auch Genuss kaufen, indem Sie sehr gut essen gehen.

All diese Dienstleistungen haben gemein, dass Sie zwar Geld ausgeben, aber dass Sie dieses nicht für Dinge benutzen, die Sie mit hoher Wahrscheinlichkeit gar nicht brauchen. Sie kaufen sich schöne Momente und Lebensqualität. Vielleicht denken Sie, dass Sie dann ja gar nichts »in der Hand haben«. Wenn Sie sich einen besseren DVD-Player kaufen hingegen schon. Aber der DVD-Player spielt wieder nur DVDs ab. Macht Sie passiv. Während andere Ihr Auto polieren und reinigen, sind Sie stattdessen mit Ihren Kindern im Zoo und genießen unwiederbringliche Momente. Ja, da muss man seine lauten Instinkte, Gier und Geiz schon etwas in Schach halten. Aber haben Sie sich erst einmal daran gewöhnt, gewinnen Sie an Lebensqualität.

Wer sich etwas Gutes tun möchte, konsumiert am besten Dienstleistungen statt Produkte.

Schlauer konsumieren –
Schritt 3: Tun statt haben

Es gibt Dinge, die auch lange nach Ihrer Anschaffung eine Glücksrendite haben – so wie beispielsweise mein Füller. Aber von diesen wenigen Ausnahmen abgesehen, machen uns vor allem die Dinge glücklich, die wir tun, nicht die, die wir haben.
Feste zu feiern und dafür im Zweifelsfall mehr Geld auszugeben, als auf den ersten Blick sinnvoll erscheint, zum Beispiel. Denn Feste sind unvergesslich. Ihre Freunde sind Ihnen dankbar. Der Schock, nachdem man die vierstellige Rechnung fürs Sommerfest beglichen hat, legt sich sehr schnell. Versprochen. Aber die Geschichten, die noch im nächsten Frühjahr darüber ausgetauscht werden, die sind es wert!
Sportevents sind auch hervorragende Glücksrenditebringer. Was bedeutet ein Sportwagen gegen einen gefinishten Marathon? Ich habe als Trainer schon zahllose Hobbysportler für die 42,195 Kilometer vorbereitet. Das sind einige Monate mit Blut, Schweiß und Tränen. Aber wenn das Rennen geschafft ist, sagen alle unisono: »Es war wahnsinnig schön. Das werde ich nie vergessen!« Und das für nur 70 Euro Startgebühr!

Auch Reisen will gelernt sein

Zwar ist das Reisen in die Fänge der Schnelllebigkeit geraten und niemandem sei empfohlen, zum Shoppen nach Dubai oder New York zu fliegen. Aber jenseits von diesen Auswüchsen hat eine Reise die wahrscheinlich höchste Glücksrendite. Bedenken Sie: An eine Woche Florenz erinnern Sie sich ein Leben lang, die sechste Sonnenbrille haben Sie aber bald vergessen.
Doch auch Reisen sind ein Opfer der permanenten Beschleunigung unseres Lebens geworden. Was früher einmal ein beeindruckendes Erlebnis war, konnte zu einer wertvollen Erfahrung kondensieren. Heute werden Erlebnisse wie am Fließband aneinandergereiht: shoppen in München, Ski fahren in Kitzbühel, Strandurlaub auf Mauritius, Städtetrip nach Schanghai. Aber ein Erlebnis wird nur zu einer wichtigen Erfahrung, wenn Sie sich ihm überhaupt widmen können. Wenn ein Highlight das nächste jagt, fällt das schwer. Wenn statt Gütern also schnelle Erlebnisse zum Konsumgut werden, dann haben wir nichts gewonnen.
Das erklärt auch, warum es damals, noch vor ein paar Jahren, immer so klasse war, als man mit den Freunden in den Urlaub gefahren ist, Zeit hatte, das Leben genoss. Noch heute erinnert man sich daran. Auch wenn bei der Betrachtung des lange

verjährten Urlaubs immer ein bisschen Glorifizierung der Vergangenheit dabei ist, irgendetwas war da anders. Man will es wieder so haben. So schön, so unbeschwert, so frei. Und was tun wir dafür? Weiter fliegen, teurer wohnen, mehr ansehen, mehr erleben. Große Erwartungen werden reihenweise enttäuscht. Dabei würde weniger helfen, nicht mehr. Entschleunigung ist der Schlüssel.

Weniger, nicht mehr! Entschleunigung ist der wichtigste Schlüssel zum Glück.

Langsam reisen: weniger ist mehr

Ich habe mich damit abgefunden, nicht die ganze Welt zu sehen. Aber das, was ich sehe, entdecke ich! Viele schaffen die Sehenswürdigkeiten von Wien an einem Wochenende. Ich fahre mit dem Nachtzug hin, gehe erst mal frühstücken, erlebe die Stadt und bin nach einer Woche immer noch nicht fertig. Wissen Sie was? Ich kann wieder hinfahren. Ich sage einfach Dubai ab! Ich habe keine Ahnung von Bergwandern, aber dafür habe ich fantastische Freunde in der Schweiz. Eine Wanderung dort ist unvergesslich. Und dafür kann es irgendein Berg sein. Hauptsache, es sind nicht alle Dreitausender der Westalpen in 72 Stunden oder so ein Blödsinn.

Der schönste Urlaub

… Fahrradtaschen packen, von der Haustür aus losfahren, meine Heimat mit anderen Augen sehen und sich bei Wind und Wetter bis ans Meer durchschlagen. Nach einer Regenfahrt ist jede Pension ein Palast. Und ich bin zufrieden, auch wenn es keinen Zimmerservice gibt!

Online oder offline im Urlaub?

Wer die Wahl hat, hat auch die Qual. Sie nehmen den Laptop mit in den Urlaub, unterbrechen den Abend »mal kurz«, um online Ihr Postfach aufzuräumen, und kommen nach zwei Wochen ins Büro und alles geht geschmeidig weiter? Oder Sie bleiben offline, genießen die Erholung und starten nach zwei Wochen mit 139 E-Mails und sechs Überstunden zur Begrüßung? Ich habe mich entschieden, wenigstens zweimal im Jahr Offline-Urlaub zu machen. Ich erhole mich einfach besser, wenn ich das Büro einmal ganz vergesse. Ansonsten packt mich immer schnell die Arbeitswut und ich will »nur kurz« dies und das noch erledigen. Eine E-Mail zieht ja gern die nächsten drei nach sich. Ich muss auch mal abschalten. Wie machen Sie das?

Interview

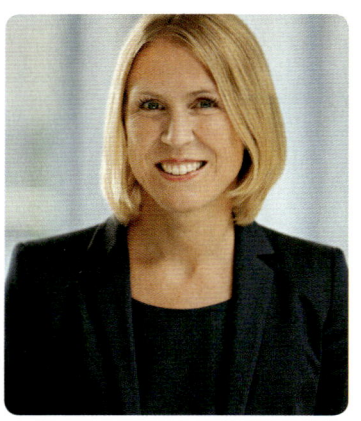

Dr. Kristin Neumann ist seit Sommer 2010 Mitglied des Vorstands der Thomas Cook AG und Chief Financial Officer (CFO) Central Europe bei der Thomas Cook Group plc. Die Themen Gesundheitsprävention und Work-Life-Balance, sowohl im Unternehmen als auch im Privatleben, liegen ihr besonders am Herzen. Im Interview spricht sie darüber, welche Rolle die Familie und die moderne Technik für ein ausgeglichenes Leben spielen.

1. Ist Burn-out eine »Modekrankheit« oder hat das Thema für Sie und Ihr Unternehmen tatsächlich eine Relevanz?

Unternehmen müssen dafür Sorge tragen, dass Arbeit nicht krank macht. Dass das Thema Burn-out in den Medien jetzt so umfangreich beschrieben wird, finde ich gut. Mehr Menschen beschäftigen sich dadurch mit ihrer eigenen Situation und erkennen Punkte, die sie ändern müssen. Und Arbeitgeber, die ihre Mitarbeiter übermäßigen Belastungen aussetzen, bekommen den notwendigen Druck für Veränderungen. Bei Thomas Cook haben wir die Themen Gesundheit und Prävention institutionalisiert – unter anderem mit einem betrieblichen, interdisziplinär besetzten Gesundheitsmanagement. Das ist sicherlich ein guter Anfang, aber wir haben noch einiges zu tun, um gerade in Peak-Zeiten den Stress zu verringern. zweimal pro Jahr produzieren unsere Mitarbeiter rund 40 Reisekataloge für verschiedene Marken. Da herrscht ein großer zeitlicher Druck, der zu hohen Belastungen führt.

2. Reicht Führungskräften heute die Freizeit überhaupt noch, um den Einsatz langfristig zu kompensieren?

Klar, durch den Beruf ist Freizeit ein knappes Gut. Umso wichtiger ist es, wie man seine Freizeit gestaltet. Ich kann mich beim Sport sehr schnell entspannen und komme auf andere Gedanken – so habe ich gleichzeitig auch einen Ausgleich zu den »Büro-Sitzmarathons«. Ich denke, das Wichtigste ist, dass man auf seinen Körper hört, sich regelmäßig hinterfragt und auch für Kritik von Familie und Freunden offen ist.

3. Sie haben eine sehr ambitionierte Karriere verfolgt. Hand aufs Herz: Haben Sie sich dabei selbst schon einmal zu viel zugemutet?

Im Laufe meines Berufslebens hatte ich natürlich auch Phasen, in denen mir bewusst wurde, dass mir die Puste ausgehen wird, wenn ich das Tempo nicht zurücknehme. In diesen Momenten hat mir meine Familie immer sehr geholfen.

4. Muss man wirklich noch nachts oder im Urlaub E-Mails beantworten?

Leider gibt es Situationen, in denen man als Führungskraft auch außerhalb der Bürozeiten oder im Urlaub um Unterstützung gebeten wird. Das sollte aber nicht die Regel werden. Wir arbeiten in einem global tätigen Konzern, in dem die verschiedenen Unternehmensteile in unterschiedlichen Zeitzonen liegen. Allein dadurch verändern sich natürlich Arbeitszeiten und Erreichbarkeiten.

5. Was tut Ihr Unternehmen, damit die Mitarbeiter belastende Situationen offen kommunizieren?

Wir wollen eine Unternehmenskultur schaffen, die für Offenheit und einen wertschätzenden Umgang steht, damit auch solche Schwachpunkte angesprochen werden können. Dazu haben wir vor drei Jahren ein Werteprogramm erarbeitet, das für jeden Mitarbeiter verpflichtend ist. Regelmäßige, anonyme Mitarbeiterbefragungen zeigen uns, wo wir in diesem Prozess stehen und woran wir verstärkt arbeiten müssen. Unser Ziel ist es, ein angenehmes Arbeitsumfeld zu schaffen.

6. Sind Sie selbst im Urlaub online oder offline?

Im Urlaub kann ich gut abschalten, weil ich weiß, dass ich mich auf meine Mitarbeiter verlassen kann. Komplett offline bin ich aber nicht – in der Regel informiere ich mich ein- bis zweimal pro Tag, ob es ein dringendes Thema gibt. Warum und ob das sein muss? Manchmal nein – manchmal erfordert es die Situation.

Mehr Infos?

Die Thomas Cook AG ist der zweitgrößte deutsche Anbieter von touristischen Leistungen und Produkten. Weitere Informationen unter: **www.thomascook.info**

257

Ein Freund, ein guter Freund

Leben ist nicht nur Konsum und es ist lediglich den um sich greifenden Gewohnheit geschuldet, dass ich mich ihm am Anfang dieses Kapitels gewidmet habe. Wichtiger sind natürlich Ihre sozialen Kontakte. Oder sind diese etwa mal wieder zu kurz gekommen? Mit ihnen haben Sie doch die Erlebnisse, über die Sie drei Jahre später noch reden! Aber mit dem Problem sind Sie nicht allein: Anstatt diese wichtigen Menschen mit unserer wertvollen Zeit zu bedenken und das Leben in vollen Zügen zu genießen, passieren andere Dinge:

> Wir hocken im Büro, weil wir das Auto oder das Haus abbezahlen müssen.

> Wir sitzen vor dem Fernseher, weil wir so müde von der Arbeit sind.

> Wir konsumieren und verwalten unsere vielen »Freunde« in sozialen Netzwerken am Computer. Viel haben, wenig tun.

Warum zieht der Fernseher uns magisch an?

»Das scheint ein biologisches Prinzip zu sein. Wir versuchen, Energie zu sparen. Fernsehen verlangt wenig Energie, keine Vorbereitung. Ich schalte ein und werde stimuliert. Wenn ich Geige spiele, dauert das länger und ist mühsamer. Langfristige Energie-Investitionen erscheinen uns irrtümlicherweise unrentabel.«

Professor Hartmut Rosa in der »Zeit«

Seien Sie kein Lemming: Wie Sie soziale Netzwerke richtig nutzen

Was Sie in sozialen Netzwerken mit Ihren Daten machen, das sei Ihnen überlassen. Um glücklich zu sein, taugt ein soziales Netzwerk allerdings wahrlich nur bedingt. Ja, ja, Sie haben Ihren Schulfreund wiedergefunden, den Sie 20 Jahre lang nicht gesehen (und ganz nebenbei auch nicht vermisst) haben, und der Arbeitskollege, der nach New York ausgewandert ist, postet hin und wieder ein paar Bilder von der letzten Party. Ganz nett, aber bringt Sie das wirklich weiter? Ich glaube nicht. Facebook, Xing und Co. täuschen uns listig. Jeder erliegt seinem Ordnungstrieb und will alle Daten vollständig ausgefüllt haben. Die Aufgabe der Privatsphäre ist plötzlich egal. Man möchte alle Freunde versammelt haben. Und mit selbst eingestellten Posts lechzen wir nach Aufmerksamkeit.

Das Perfide an der »Social-Network-Krake« ist nicht das nutzlose Sammeln von Freunden und das Angucken von Bildern ohne Relevanz. Das können Sie gern tun. Die »Krake« nimmt sich aber still und leise Ihre Zeit. Ihre Zeit für die richtigen Freunde. Ich meine diese fünf, zehn, vielleicht fünfzehn Menschen in Ihrer Umgebung, die Zeit haben, wenn Sie sie spontan zum Essen einladen. Die Krake sorgt dafür, dass Sie im »real life« Dinge sagen wie: »Du, wir müssten uns unbedingt mal wieder sehen. Ich ruf dich dann mal an …«

Die beliebtesten sozialen Netzwerke und ihre Benutzerzahlen
(Deutschland, Stand: Dezember 2011)

f	**Facebook**	20 Millionen (800 Millionen weltweit)
❈	**StudiVZ, SchülerVZ, MeinVZ**	16 Millionen
⸜	**Wer-kennt-wen**	8 Millionen
X	**XING**	5,1 Millionen (11,1 Millionen weltweit)
L	**Lokalisten**	3 Millionen
t	**Twitter**	500 000 (75 Millionen weltweit)
g+	**Google+**	2 286 (947 996 weltweit)

Überlegen Sie, wer wirklich wichtig ist. Mehr als zehn oder fünfzehn Leute werden es nicht sein. Und vielleicht ist es ein sinnvoller Test, die Facebook-Freunde einmal zum Geburtstag einzuladen. Wer wird wohl zusagen? Wer wird kommen? Nicht so viele. Das ist klar. Wieso auch, es sind größtenteils nur Karteikarten in Ihrer »digitalen Freunde-Box«. Pflegen Sie Ihre Facebook-Kontakte, tauschen Sie sich aus. Ich tue es auch. Aber reservieren Sie den wesentlichen Teil Ihrer Zeit für die Freunde, die sich die Zeit nehmen und Ihnen Tee kochen würden, wenn Sie krank wären. Meistens befinden sich diese übrigens in räumlicher Nähe. Sie leben nun mal da, wo Sie wohnen, und dort passiert jeden Tag ein Tag Ihres Lebens, und den sollten Sie mit tollen Menschen verbringen, nicht allein. Und auch nicht am Computer.

Reservieren Sie jede Woche einige Stunden für Ihre Freunde

> Treffen Sie sie.
> Laden Sie sie zum Essen ein.
> Kochen Sie mit ihnen.
> Machen Sie ein Picknick im Park.
> Gehen Sie mit ihnen ins Kino.
> Fahren Sie mit ihnen zum Schwimmen an den See.
> Planen Sie einen Urlaub mit ihnen.
> Laden Sie sie zum Sommerfest ein.
> Machen Sie gemeinsam eine Mitternachtswanderung.
> Nehmen Sie sich Zeit zum Zuhören und seien Sie für sie da.
> Lassen Sie Ihr Blackberry oder Smartphone dabei bloß links liegen oder noch besser: daheim.

Freunde machen glücklich. Nehmen Sie sich die Zeit, Sie bekommen sie gleich mehrfach zurück!

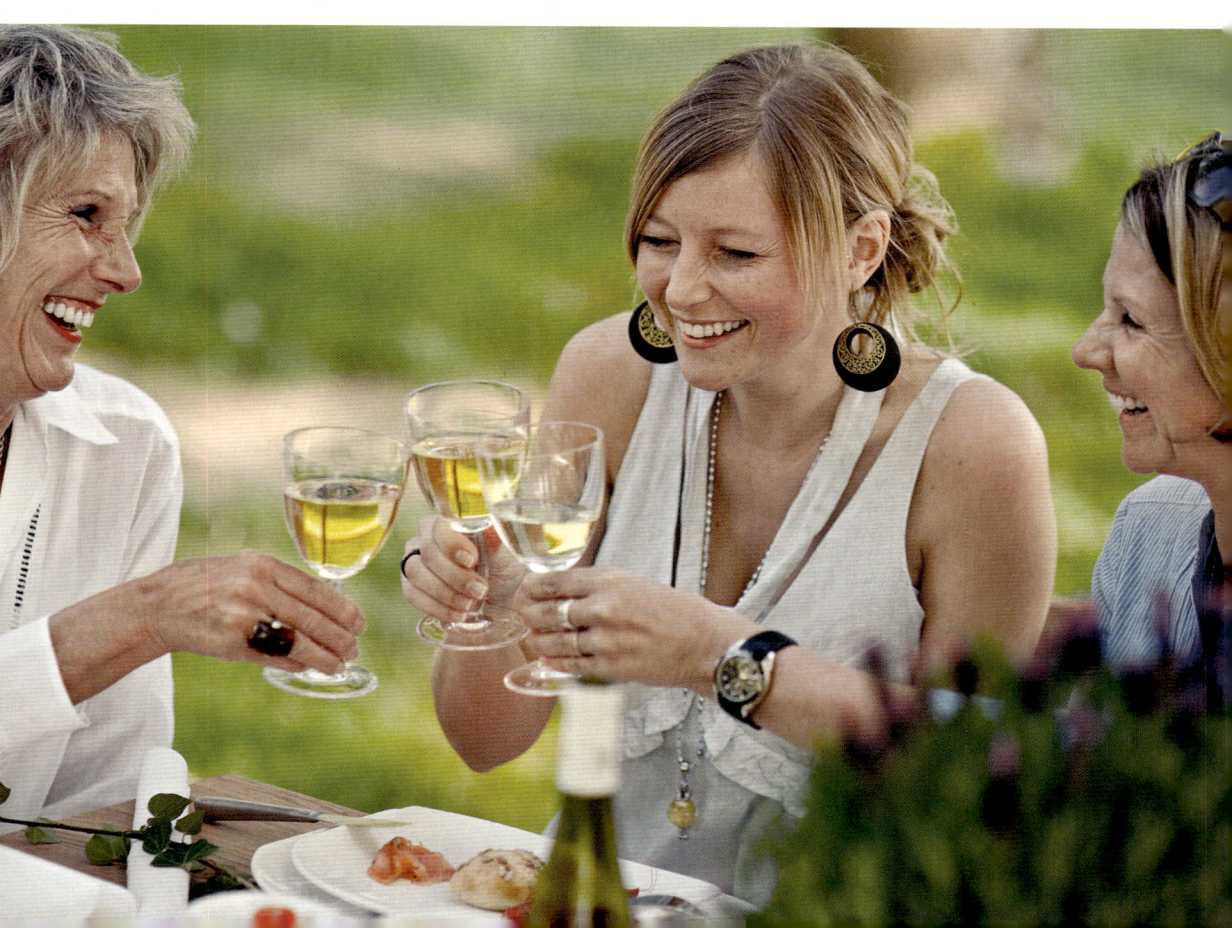

Tun Sie irgendetwas, aber tun Sie es. Und verwalten Sie Ihr Leben nicht bei Facebook! Sparen Sie sich Floskeln wie »Du, wir müssen unbedingt mal wieder was zusammen machen, aber bei mir ist es zur Zeit gerade total stressig«. Besser: Werden Sie Herr Ihres Zeitplans, akzeptieren Sie, dass Ihr Zeitbudget begrenzt ist, und nehmen Sie sich wieder Zeit für das, was wirklich wichtig ist. Kümmern Sie sich um Ihre Freunde und schenken Sie ihnen Aufmerksamkeit, seien Sie für sie da. Wenn Sie Zeit bei Facebook sparen und in das »wahre Leben« investieren, zahlt sich das in jeder Hinsicht aus!

Schreiben Sie in die Ferne

Und die, die weit, weit weg sind? Wenn jemand zu Schulzeiten Ihr bester Freund war, jetzt aber in Australien lebt, dann wird er zwar an Ihrem täglichen Leben naturgemäß wenig Anteil haben, aber Sie können dennoch weiterhin den Kontakt und Ihre enge Verbindung aufrecht erhalten. Wie wäre es, wenn Sie einmal einen Brief schreiben? Auf »mag ich« klicken oder »anstupsen«, macht keinen Eindruck und schon gar keinen, der bleiben würde!

Jeden Tag ein bisschen glücklicher

Das Leben besteht aber nicht nur aus den großen Paukenschlägen. Aus dem Superurlaub. Dem unvergesslichen Fest. Dem wundervollen Abend mit den allerbesten Freunden. Nein, da ist auch noch ein Alltag. Das, was Sie erwartet, wenn Sie sich morgens auf den Weg zur Arbeit machen.

Wie wäre es, wenn Sie Ihr soziales Netzwerk auch im täglichen Leben pflegen? Jeder weiß, dass die wichtigste Person in einem Großunternehmen der Pförtner ist. Und der Tag beginnt anders, wenn Sie ihn kennen und er Sie morgens mit Ihrem Namen begrüßt. Sie kennen Ihren Pförtner nicht? Dann stellen Sie sich doch einfach mal vor! Ab sofort ist er Ihr erster Lichtblick an grauen Montagen. Wetten?

Genauso viel Wert lege ich darauf, Stammkunde zu sein. Ein Herrenausstatter, der Sie mit Handschlag begrüßt – und Sie sind in sicheren Händen, wenn Sie ein neues Hemd brauchen. Suchen müssen Sie auch nicht mehr. Das macht er für Sie!
Absolute Nummer eins für den Freund der gesunden Ernährung ist der Fischhändler (nicht der Bäcker, denn der Tod lauert an der Bäckertheke, Seite 149). Es ist wie ein Glas

Wasser in der Wüste, wenn Sie nach einem trostlosen, unpersönlichen Einkauf in einem Supermarkt endlich in den Fischladen kommen. Da kennt Sie jemand. Da können Sie fünf Minuten über die Unsterblichkeit der Maikäfer, das Wetter und den Stress in der Arbeit reden. Und Sie bekommen vernünftigen Fisch.

Fischhändler, Autohändler, Fahrradhändler. Zahlen Sie bar und mit Ihrem guten Namen. Sie haben wesentlich mehr Spaß im Leben als jemand, der als Schnäppchenjäger für den Einkauf durch die halbe Stadt fährt, weil da die Gurken irgendwo im Sonderangebot sind. Persönliche Kontakte und Service sollten Sie sich ruhig etwas wert sein lassen. Und wenn Sie das nächste Mal zehn Minuten nach Ladenschluss noch Hilfe brauchen, dann wird man Ihnen gern helfen. Ja, die kleinen Dinge machen Ihr tägliches Leben nett. Die großen können nur die Kür sein.

Dem Single-Dasein ein Ende setzen

»Kinder? Dafür müsste erst mal ein Partner her!«, sagen Sie? Das ist richtig, allerdings leben in Deutschland mittlerweile 16 Millionen Singles. Das hat natürlich Vorteile, klar. Die Zahnpastatube im Badezimmer liegt immer da, wo Sie sie gern hätten. Keine Haare im Waschbecken außer Ihren eigenen. Sie haben immer Zeit für Ihre Freunde und sind niemandem Rechenschaft schuldig. Perfekt für Sie? Na dann ist ja alles gut. Aber auch, wenn sich noch weitere Vorteile finden ließen, die Tatsache, dass mittlerweile fast jeder zehnte Bundesbürger in einer Online-Partnerbörse Mitglied ist, lässt vermuten, dass das mit der Zahnpastatube für die meisten dann doch ein akzeptables Übel ist.

E-Liebe: Partnersuche im Web

Funktioniert das? Der Grund für den Boom von Online-Partnerbörsen ist mal wieder klar auf unsere Instinkte zurückzuführen. Ich kriege mehr in kürzerer Zeit und muss mich weniger anstrengen. Wie genial das klingt! Die lauten Instinkte haben die Macht. Warum abends lange in einer Bar rumstehen und womöglich jemanden kennenlernen, der das »falsche« Hobby hat? Das geht doch besser: Sie suchen sich Ihre Welt, wie sie Ihnen gefällt. Alter, Größe, Gewicht, Beruf, Einkommen und Hobby. Das kann man ja alles schon mal vorsortieren. Übrig bleibt der Traumpartner oder was der Algorhythmus des Online-Portals dafür hält. Und das bittere Erwachen folgt schon beim ersten Date. Ich war zwar auch schon auf einer Hochzeit eines Paares, das sich im Internet kennen-

Die meisten Singles sind zwischen 31 und 40 Jahren alt, leben in Großstädten und suchen den Partner im Internet.

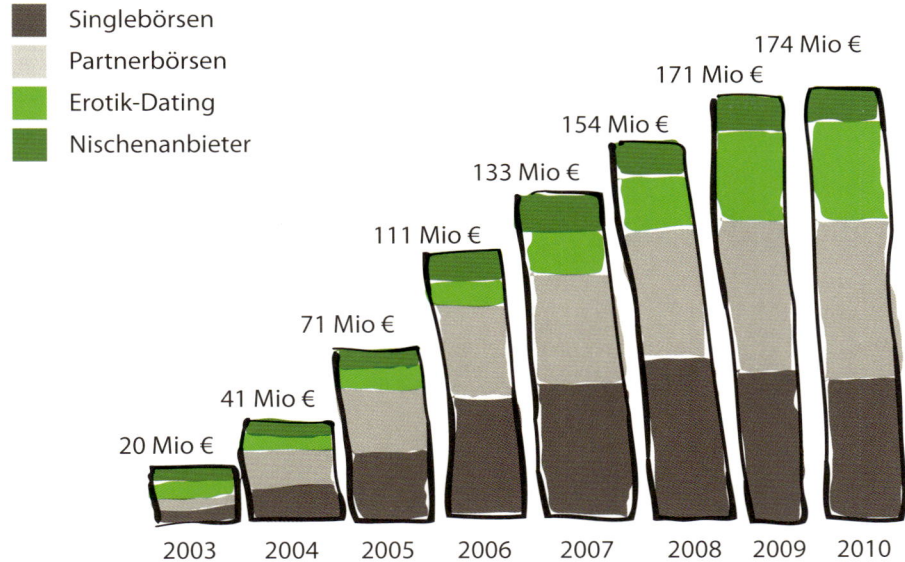

Legende:
- Singlebörsen
- Partnerbörsen
- Erotik-Dating
- Nischenanbieter

20 Mio € (2003)
41 Mio € (2004)
71 Mio € (2005)
111 Mio € (2006)
133 Mio € (2007)
154 Mio € (2008)
171 Mio € (2009)
174 Mio € (2010)

Liebe im Netz boomt: Etwa 8 Millionen Singles in Deutschland gehen im Internet auf Partnersuche. 174 Millionen Euro wurden mit Online-Dating im Jahr 2010 erwirtschaftet.

gelernt hat, aber am Ende ist das wohl noch eher die Ausnahme. Was nicht unbedingt heißt, dass man es nicht versuchen sollte. Aber mit etwas leisem Instinkt geht es vielleicht noch besser. Bei der besten Partnervermittlungsbörse sind Sie nämlich schon Mitglied: bei Ihren Freunden. Ihr soziales Umfeld ist der beste Filter, um geeignete Kandidaten ausfindig zu machen. Wer sich mit Ihnen gut versteht, wird selten mit Menschen befreundet sein, die Sie für absolute Vollidioten halten. Im Klartext: Auch nach dem Jahr 2000 spricht noch sehr vieles für den Platz in der Küche auf der Party Ihres besten Freundes.

Sex

Wenn das mit der Partnervermittlung geklappt hat, haben Sie statistisch auch wieder mehr Sex als noch als Single, wobei es hier sicherlich einige Ausreißer geben dürfte. Und das will schon was heißen, wenn man sich die gestressten Workaholics im Takt unserer beschleunigten Welt anhört. Folgende drei Zitate stammen von drei Personen, die bei einer Online-Partnervermittlung mit gutem Aussehen, guter Figur, gutem Job und auch noch gutem Gehalt auffallen würden. Keiner hatte vor, sich in absehbarer Zeit von seinem Partner zu trennen.

> »Oh Mann, im Urlaub hab ich dann nicht mal eine gute Ausrede, warum ich nicht will.«

> »Also ich muss mir immer sagen: Sex ist auch Wellness. Das ist doch eigentlich eine super Sache.«

> »Ja, wir wollen Kinder, aber da muss man ja erst mal Sex dafür haben. Und dazu muss es erst mal kommen.«

Das bestätigte auch eine Befragung von Theratalk unter 13 483 Männern und Frauen, die ergeben hat: 17 Prozent hatten in einem Zeitraum von vier Wochen überhaupt keinen Sex mit ihrem Partner oder ihrer Partnerin!

Verdammt noch mal. Wie kommt das? Gibt es denn hier keinen Fortpflanzungstrieb mehr? Doch, gibt es. Aber wer unter Dauerstress steht, hat einen hohen Cortisolspiegel, und der killt die Lust. Unter Stress gibt es lautere Instinkte als Ihre Bedürfnisse nach Fortpflanzung und Spaß. Hektik, Müdigkeit und Sorgen stören die Liebe empfindlich. Da können Sie jetzt Austern und Muskatnuss essen, bis der Arzt kommt. Die vermeintlichen Aphrodisiaka kämpfen auf verlorenem Posten, wenn Sie um 23 Uhr nach Hause kommen und nur die Präsentation von nächster Woche im Kopf haben! So kommt es, dass nur 59 Prozent der Deutschen Sex wichtig finden. Und nur 45 Prozent haben ein aufregendes Sexualleben.

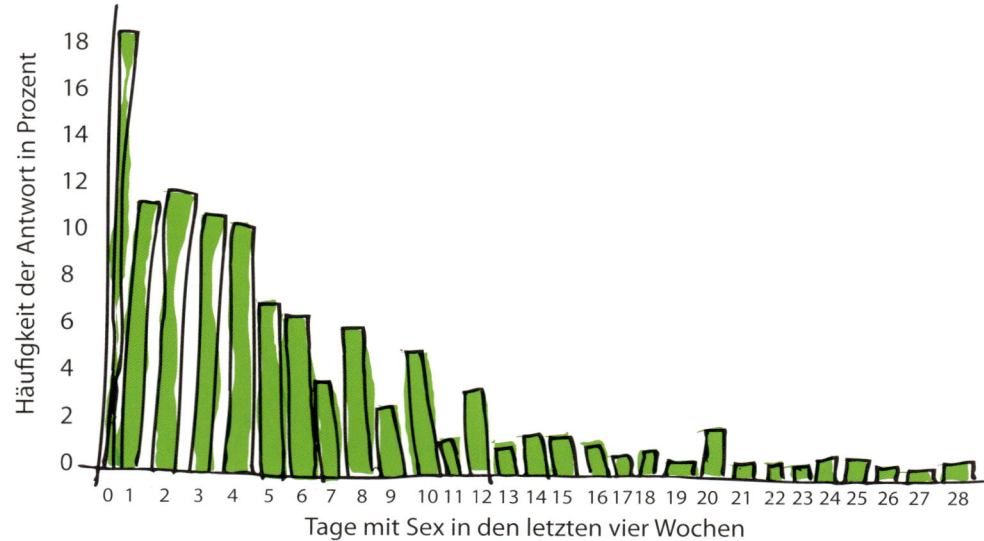

Sex ist für viele ein seltenes Ereignis: Die Mehrheit hat leider, wenn überhaupt, nur noch einmal pro Woche Sex.

Besonders fatal dabei: Je weniger Sex Sie haben, desto weniger Lust haben Sie. Was für ein Teufelskreis. Aber was bleibt, wenn Austern und Muskatnuss nicht helfen? Was kann man sinnvollerweise tun? Sie müssen runter vom Kriegspfad, sonst ist für die Liebe kein Platz. Ich werde nicht müde, es immer wieder zu betonen: Wenn der Fernseher jetzt tatsächlich ausbleibt, dann werden Sie schon wieder in eine andere Richtung aktiv werden. Und machen Sie sich keinen Stress. Ob einmal pro Tag, Woche oder Monat ist Ihre Entscheidung.

Partnerschaft und Familie

Bei Partnerschaft und Familie denkt jeder sofort an die leisen Instinkte. Für die anderen da sein. Nicht allein sein. Sich dem Wohl der Gruppe unterordnen. Ja, so war das lange, lange Zeit. Aber auch hier sind die lauten Instinkte auf dem Vormarsch. Die zunehmende Individualisierung ist das Produkt eines verstärkten Wunsches, seine eigenen Interessen zu vertreten. Ich, ich, ich, meins, meins, meins. Schließlich sind wir alle Individualisten. Und wenn Sie sich bei Ikea Ihre Einrichtung holen, dann sieht sie natürlich ganz anders als beim Rest der Bewohner Ihrer Stadt aus, nicht wahr?

In diesem Licht betrachtet, wundert natürlich die zunehmende Kinderlosigkeit in unserem Land kaum. Und in der Tat es ist ein gigantischer Stressfaktor, Familie und Beruf unter einen Hut zu bekommen. Vor allem, wenn alles in die Rushhour des Lebens fällt. Die Zeit zwischen 27 und 35, in der Karriere, Partnersuche, Hochzeit, Kinder und am besten noch der Hausbau auf einmal stattfinden sollen. Zu der ohnehin viel zu hohen Arbeitsbelastung kommen finanzielle Sorgen und neue Abbuchungen vom Zeitkonto. In der Mehrzahl der Fälle bleiben aufgrund unzureichender staatlicher Unterstützung die Männer in der Vollzeittätigkeit, weil sie noch immer mehr verdienen. Aber unabhängig davon, wer sich um die Betreuung der Kinder kümmert, kommt plötzlich eins zum anderen, wenn parallel dazu eine Halbtagsstelle angestrebt wird. Da braucht man auf einmal Zeit für den Beruf, fürs Kind, für den Partner, für den Haushalt. Ein Blick auf die Zeitverteilung der in Teilzeit beschäftigten Mutter oder des in Vollzeit beschäftigten Vaters (Kapitel 3: »Besser leben mit der InstinktFormel«, Seite 72 ff.) offenbart: Wer, wie der deutsche Durchschnitt, ein bis zwei Stunden am Tag für die Kinderbetreuung einsetzt (Kapitel 1: »Warum Ihnen Zeitmanagement nicht weiterhilft«, Seite 26), scheitert schnell mit seiner ausgereizten Zeitplanung. Wie die Beispiele in Kapitel 3 zeigen,

Wie gut, dass es den Familien- und Team-Instinkt gibt! Familie und Freunde machen nämlich glücklicher als alles andere.

schmilzt die Zeit für »Leben und Kontakte« rapide zusammen. Zeit fürs Ich? Ein Luxus, von dem viele Eltern nur noch träumen können.

Aber wer sich diese Zeit raubt, sägt an dem Ast, auf dem er sitzt. Ohne Regenerationsphasen können Sie keine Höchstleistungen bringen. Und wer in unserer beschleunigten Gesellschaft mithalten will, muss aufpassen, dass er das Zeitpensum für die Kinder nicht auf 30 Minuten am Abend zusammenstreicht. Was für ein Stress! Dafür sind Eltern in späteren Lebensabschnitten auch glücklicher. Die Frage aber bleibt, was Sie jetzt tun können, damit Ihre fünf Lebensbereiche nicht komplett Kopf stehen.

> Wer sich die Zeit für Regeneration raubt, sägt an dem Ast, auf dem er sitzt.

Besser leben, auch mit Kinderalarm

Zum Glück gibt es einige Möglichkeiten, die Zeit auch mit Großfamilie entspannter zu gestalten:

> Sprechen Sie frühzeitig und offen mit Ihrer Familie und Ihrem Umfeld.

> Spannen Sie die Großeltern ein, vernetzen Sie sich mit anderen Familien.

> Glück, wer einen hat, ansonsten bemühen Sie sich um einen Job, der Ihnen eine sichere Rückkehr nach der Erziehungszeit ermöglicht.

> Kümmern Sie sich rechtzeitig um Kindergarten und Kita-Platz.

> Organisieren Sie sich eine private Kinderbetreuung. Vielleicht können Sie sich mit anderen Eltern zusammentun oder Sie wechseln sich reihum ab?

> Nicht ganz einfach, aber hüten Sie sich vor übertriebenen Erwartungen.

> Teilzeit light: Wer seine Stelle um zehn Prozent reduziert, hat unwesentlich weniger Geld, aber wichtige Pufferzeiten.

> Fühlen Sie sich nicht automatisch für alles und jeden verantwortlich.

> Setzen Sie Prioritäten.

> Nehmen Sie zeitweise ein Au-Pair auf.

Vereinbarkeit von Familie und Beruf

Kind oder Karriere? Machen wir uns nichts vor, das ist noch immer eine Frage, die sich sehr viele Berufstätige stellen. Bei einem solch persönlichen und emotionalen Thema von »Vor- und Nachteilen« zu sprechen, ist schon komisch genug. Aber am Ende bleibt wohl doch bei jedem Modell zur Vereinbarkeit von Familie und Beruf das unbefriedigende Gefühl, entweder das eine oder das andere zu vernachlässigen. Und dieses Gefühl ist auch nicht aus der Luft gegriffen: Wenn Sie nachmittags Ihren Sohn oder Ihre

Tochter aus der Kindertagesstätte abholen, können Sie unter Umständen an wichtigen Meetings oder Projektbesprechungen im Büro nicht teilnehmen. Und während der Dienstreise oder einer Fortbildung am Wochenende bleibt Ihnen wiederum keine Zeit für Ihre Familie. Da beißt die Maus keinen Faden ab!

Ich sage immer: Alles im Leben hat seine Zeit. Es ist eben fast unmöglich, immer erfolgreich Karriere und Kinder unter einen Hut kriegen zu wollen. Wer den Anspruch hat, seinen Kindern Zeit zu widmen und beruflich weiter Vollgas zu geben, wird wohl oder übel scheitern. Sie wissen ja, der Tag hat nur 24 Stunden. Und machen wir uns bitte auch hier nichts vor: Es gibt Karrieren, die so großen zeitlichen Einsatz erfordern, dass eine gute Mutter- oder Vaterrolle parallel dazu kaum möglich ist. Wenn Sie permanent erwarten, alle Rollen zu 100 Prozent erfüllen zu können, dann ist das ein sicherer Weg in das Burn-out. Aber wissen Sie was? So manch einer hat nach einer kleinen Karrierebremse durch seine Kinder auch gelernt, dass es noch andere Lebensbereiche neben »Leistung und Beruf« gibt, und dies keineswegs bedauert …

Wenn die Doppelbelastung aus Familie und Beruf nun einmal da ist, dann wird es selbstredend Phasen geben, in denen so viel zu tun ist, dass Sie es kaum allen recht machen können, vor allem auch sich selbst nicht. Suchen Sie in solchen Fällen nach pragmatischen und alltagstauglichen Lösungen. Und machen Sie sich vorher klar, dass Sie nicht alle Beteiligten glücklich machen können, sondern dass Prioritäten setzen heißt, bestimmte Dinge eben auch nicht mit einer Priorität zu versehen. Wenn Sie sich

Partnerschaft und Familie bringen laute und leise Instinkte ins Gleichgewicht. Sie sorgen für die entscheidende Balance im eigenen Leben.

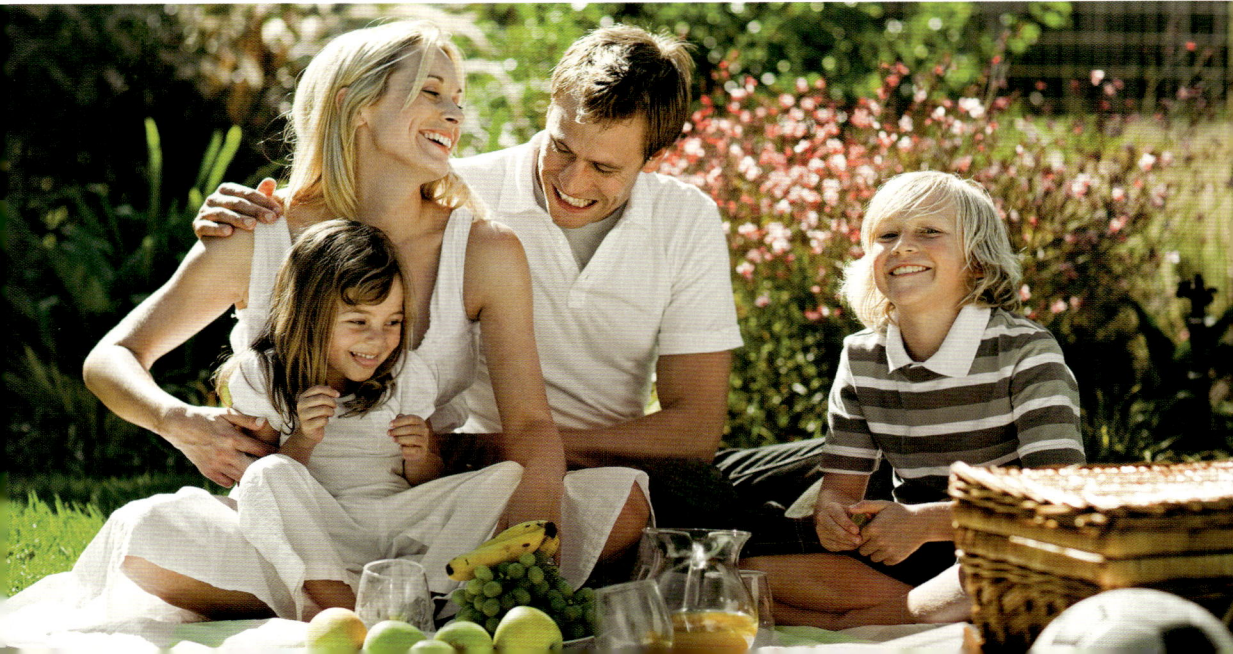

Praktische Tipps für Ihr Familienmanagement

1. Gestalten Sie Ihren Alltag nach Pareto

Kinder sind keine Perfektionisten! Erzeugen Sie keinen überflüssigen Druck. Sie müssen nicht immer alles selbst oder allein machen! Wenn zum Beispiel die Zeit knapp ist und Sie mit Ihren Kindern Pizza backen wollen, reicht es doch vollkommen aus, wenn Sie im Bioladen oder Reformhaus eine Backmischung für Vollkorn-Pizzateig kaufen und diesen dann gemeinsam belegen. An solchen Tagen müssen Sie doch nicht auch noch den Bäckermeister spielen und den Pizzateig selbst anrühren.

Planen Sie immer auch einen Puffer für unvorhergesehene Ereignisse ein. Familie bedeutet Dynamik. Am besten ist es, Sie verteilen die Aufgaben einfach gleich auf alle!

2. Arbeiten Sie im Team

Mit Ihren Kindern: Ihre Familie funktioniert wie ein Unternehmen, unterschätzen Sie das nicht. Also verteilen Sie auch hier die Aufgaben auf alle Familienmitglieder. Hängen Sie einen Familienkalender in der Küche auf und tragen Sie anstehende Termine ein. Legen Sie außerdem am Anfang jeder Woche fest, wer an welchem Tag welche Aufgaben übernimmt. Es gibt schließlich genug zu tun: Tisch decken, kochen, Wäsche aufhängen, Müll rausbringen, Staubsaugen, Spülmaschine ausräumen … Beteiligen Sie Ihre Kinder daran. Vermitteln Sie ihnen das natürliche Gefühl, gebraucht zu werden, einen Beitrag im Familienverband zu leisten und eine wichtige Aufgabe für die Gemeinschaft zu erfüllen.

Mit Nachbarn und Freunden: Kinder spielen am liebsten mit Kindern. Wie praktisch, wenn diese dann auch noch direkt nebenan oder in derselben Straße wohnen. Pflegen Sie den Kontakt zu Ihren Nachbarn und helfen Sie sich gegenseitig aus. Wechseln Sie sich ab: Passen Sie füreinander auf die Kinder auf oder lösen Sie sich bei Chauffeurdiensten ab. Vielleicht planen Sie auch gemeinsame Ausflüge in der Freizeit?

3. Leisten Sie sich Unterstützung

Lassen Sie sich professionell helfen! Niemand schaut Sie deshalb schief an. Nutzen Sie fremde Dienstleister für sich, um sich selbst zu entlasten. Bringen Sie doch die Wäsche hin und wieder zur Wäscherei, engagieren Sie eine Haushaltshilfe oder ein Kindermädchen und lassen Sie einen Babysitter kommen, wenn Sie einmal allein mit Ihrem Partner oder Ihrer Partnerin ausgehen möchten.

einmal für einen Abend mit den Kindern entschieden haben, vergeuden Sie keine Energie mit den quälenden Gedanken darüber, ob Sie jetzt nicht vielleicht besser den Monatsabschluss mit Ihren Teamkollegen vorbereiten sollten. Andersherum sollten Sie das schlechte Gewissen zu Hause lassen, während Sie auf Geschäftsreise sind und gerade nicht für die Familie da sein können. Dann steht der Job im Vordergrund, dem Sie Ihre Zeit und Gedanken widmen.

Teilzeit – ist das die Lösung?

Teilzeit funktioniert nur dann, wenn Sie sich ganz bewusst dafür entscheiden und Ihnen auch die beruflichen Konsequenzen klar sind. Sonst werden Sie ziemlich schnell unzufrieden. Wenn Sie in Deutschland Karriere machen möchten und diese Ihr oberstes Ziel ist, wird das schwierig mit einer Teilzeitstelle. Denn Sie werden vorübergehend mit großer Wahrscheinlichkeit keine großen Karrieresprünge machen. Aber: Die Halbtagsstelle ist eine praktikable Zwischenlösung, wenn Sie Zeit haben wollen, um ihre Kinder beim Heranwachsen zu begleiten. Richtig: eine Zwischenlösung, für den Übergang. Das heißt nicht unbedingt, dass es dann immer so bleiben muss, wenn Ihre Kinder größer sind! Sorgen Sie dafür, dass Ihre Kollegen wissen, dass sie sich in der Zeit, in der Sie im Büro sind, auch wirklich auf Sie verlassen können. Und ab dem Nachmittag sind Sie dann voll und ganz für Ihre Familie da. Auf diese Weise können sich die beiden Lebensbereiche sogar ergänzen.

Karrierebeschleuniger Familie

Übrigens, der gefürchtete Karriereknick nach der Kinderzeit muss gar keiner sein. Andere bilden sich monatelang in Abendkursen und Führungskräfteseminaren fort. Sie machen das »nebenbei«. Die Fähigkeiten, die Sie als Familienmanager sammeln, kommen Ihnen eins zu eins im Job zugute. Daran haben Sie noch gar nicht gedacht? Aber viele Arbeitgeber! Schauen Sie sich die Tabelle auf der nächsten Seite an.

Ja, es lebt sich etwas entspannter ohne Konsumterror und Freundeverwalten bei Facebook. Auch eine gekonnte Urlaubsplanung macht Sie glücklicher. Aber bei diesen Dingen, genauso wie bei den Themen Partnerschaft und Familie, kommen Sie selbst leider oft zu kurz. Wer wirklich zufrieden sein möchte, sollte sich nach der Selbstanalyse zum Lebensbereich »Leben und Kontakte« (Seite 272 f.) unbedingt mit seinem »Ich-Bereich« im nächsten Kapitel befassen.

Ihre 12 Karriere-Booster

Fähigkeiten	Training in der Elternzeit	Nutzen im Job
1. Kommunikations- sowie Kontakt- fähigkeit	Wer pflegt die Kontakte zu anderen Eltern und Freunden? Sie! Und wer stimmt sich mit Schule, Kindergarten und Sportverein ab. Auch das können Sie!	Sie sind kundenorientiert und pflegen Ihre Geschäftskontakte souverän. Wetten, Ihr Chef mag das?
2. Konfliktfähigkeit sowie Durch- setzungskraft	Wenn es mal richtig Zoff gibt, können Sie nicht die Tür hinter sich zumachen. Sie müssen vermitteln und die unterschiedlichen Meinungen unter einen Hut bringen.	Konfliktsituationen zwischen Kollegen und Kunden erfordern die Fähigkeit, Probleme auszuhalten, um Sie dann zu lösen. Das schaffen Sie jetzt!
3. Delegation und Führung	Aufgaben auf die Familienmitglieder verteilen, ohne dabei zu über- oder zu unterfordern.	Aufgaben delegieren und dafür den jeweiligen Mitarbeiter richtig einschätzen.
4. Einfühlungs- vermögen	Ich wollte zuerst mit dem Roller spielen. Nein ich! Nein ich! Nein ich! Sie verstehen, was los ist, und finden die Lösung.	Kollegen sind manchmal auch wie kleine Kinder und wollen verstanden werden. Sie durchschauen das und Ihr Chef schätzt Sie dafür.
5. Planung und Organisation, Koordination und Kontrolle	Einkäufe, Finanzen und die Termine vom Kindergeburtstag bis zum Zahnarzttermin. Sie haben alles im Griff.	Sie gehen nicht unter in der Ablaufplanung der simultanen Prozesse, Sie haben den Durchblick!
6. Flexibilität, Kreativität, Lern- und Veränderungsbereitschaft	Wer findet die Lösung, wenn der Kindergarten anruft, weil der Nachwuchs die Grippe hat und keiner einspringen kann? Sie: Geht nicht – gibt's nicht!	Es gibt Probleme und Sie erklären Ihrem Chef die Lösung, nicht das Problem. Hut ab!

Fähigkeiten	Training in der Elternzeit	Nutzen im Job
7. Eigeninitiative und Selbstmotivation	Sie müssen die Kinder noch zum Judotraining bringen? Sie hatten einen 14-Stunden-Tag und die Kleinen können nicht einschlafen? Sie raffen sich auf!	Sich am Riemen reißen, weitermachen, wenn andere in den Sack hauen. Ihr Chef liebt Sie dafür!
8. Selbstbehauptung und Entscheidungsfähigkeit	Sie haben gelernt, auf Ihre Freiräume und persönlichen Interessen zu achten. Anhand von unterschiedlichen Informationsquellen treffen Sie also sicher Entscheidungen.	Die richtigen Dinge zur rechten Zeit tun und anhand sinnvoller Quellen die Grundlage für eine Entscheidungsfindung treffen, ist eine wichtige Fähigkeit im Beruf.
9. Belastbarkeit	Eine wichtige Sache nach der anderen erledigen, auch wenn Sie müde sind, schaffen Sie mit links.	Die Arbeitswelt verlangt Arbeitnehmern einiges ab. Sie haben die Feuertaufe längst hinter sich!
10. Verantwortungsbewusstsein und Verantwortungsbereitschaft	Wer sorgt dafür, dass den Kleinen nichts passiert und dass beim Urlaub die Flugtickets nicht zu Hause liegenbleiben? Na also!	Mitarbeiter, die Verantwortung übernehmen, selbst wenn der Wind von vorn bläst, sind die Traumvorstellung eines jeden Chefs!
11. Teamfähigkeit	Ihre Familie ist ein Team. Wenn Sie nicht zusammenarbeiten, dann können Sie Ihr Familienleben nie erfolgreich gestalten.	Heute arbeitet kaum jemand mehr allein die Akten ab. Vorwärts kommt nur, wer mit anderen im Team etwas leisten kann.
12. Motivationsfähigkeit	Die Kinder und den Partner überzeugen, doch bei Nieselregen in den Zoo zu fahren wie geplant. Das können Sie wohl immer noch am besten, oder?	Auch Teammitglieder und Kollegen wollen motiviert werden. Gut, wenn Sie es können. Dadurch werden Sie wertvoll!

Selbstanalyse für den Lebensbereich »Leben und Kontakte«

Am besten Sie nehmen sich Block und Stift, damit Sie Ihre Gedanken und Ergebnisse gleich festhalten können – oder Sie notieren sie sich hier.

Inwiefern machen mir die drei lauten Instinkte, die typisch für diesen Lebensbereich sind, besonders zu schaffen?

> »Alles meins«-Instinkt: Wann »kaufe ich mich glücklich«?

_____

> Nummer-eins-Instinkt: Was will ich als Erster ausprobieren und erleben?

_____

> »Mein Haus, mein Boot, mein Auto«-Instinkt: Wovon will ich noch mehr besitzen?

_____

Wie können mich die leisen Instinkte bei Veränderungen, die ich mir wünsche, unterstützen?

> Team-Instinkt: Inwiefern helfen mir Freundschaften, ganz bei mir zu sein und mich nicht ständig beweisen zu müssen?

_____

> Beständigkeits-Instinkt: Was ist mir wirklich wichtig? Wofür will ich meine Zeit aufbringen?

_____

> Familien-Instinkt: Was bekomme ich durch meine Lieben, was mir sonst niemand geben kann? Wie kann ich die Zeit mit Familie und Partner besser nutzen?

_____

Setze ich die in diesem Bereich relevanten Glücksprinzipien für mich um?

> Konsumkontrolle: Brauche ich das, was ich konsumiere, wirklich? Wähle ich die Dinge, die mir eine lange Glücksrendite bescheren?

_____

> Nachhaltigkeit: Welche Dinge will ich nicht nur haben, weil sie jeder hat, sondern sind für mich wirklich bedeutend? Welche Dinge könnte ich durch sinnvollere ersetzen?

_____

> Aktivität: Was tue ich aktiv für diesen Lebensbereich, was unternehme ich gemeinsam mit Freunden und Familie? Welche Dinge sind eine wahre Bereicherung für mich?

_____

Fünf Anregungen, wie Sie den Lebensbereich »Leben und Kontakte« sinnvoll gestalten:

1. Analysieren Sie diesen Lebensbereich: Wo können Sie weniger konsumieren und dafür mehr leben?
2. Überlegen Sie: Wo können Sie verstärkt auf Qualität, statt auf Quantität achten? Lieben Sie, was Sie besitzen?
3. Investieren Sie in wertvolle Dienstleistungen, statt in materielle Güter, und »kaufen« Sie sich so Zeit. Gönnen Sie sich beispielsweise einen Steuerberater, der Ihre Finanzen verwaltet, und vielleicht auch ab und zu einen Massagetermin für mehr Wohlbefinden.
4. Nutzen Sie soziale Netzwerke sinnvoll und investieren Sie regelmäßig Zeit für Ihre »echten« Freunde, die Ihr Leben bereichern. Teilen Sie wertvolle Erlebnisse mit ihnen.
5. Es ist nicht unbedingt immer relevant, wie viel Zeit Sie investieren, aber tun Sie die Dinge mit Bedacht und Achtsamkeit: Wenn Sie bei Ihrer Familie sind, sind Sie bei Ihrer Familie. Wenn Sie mit einem Freund telefonieren, dann telefonieren Sie mit einem Freund …

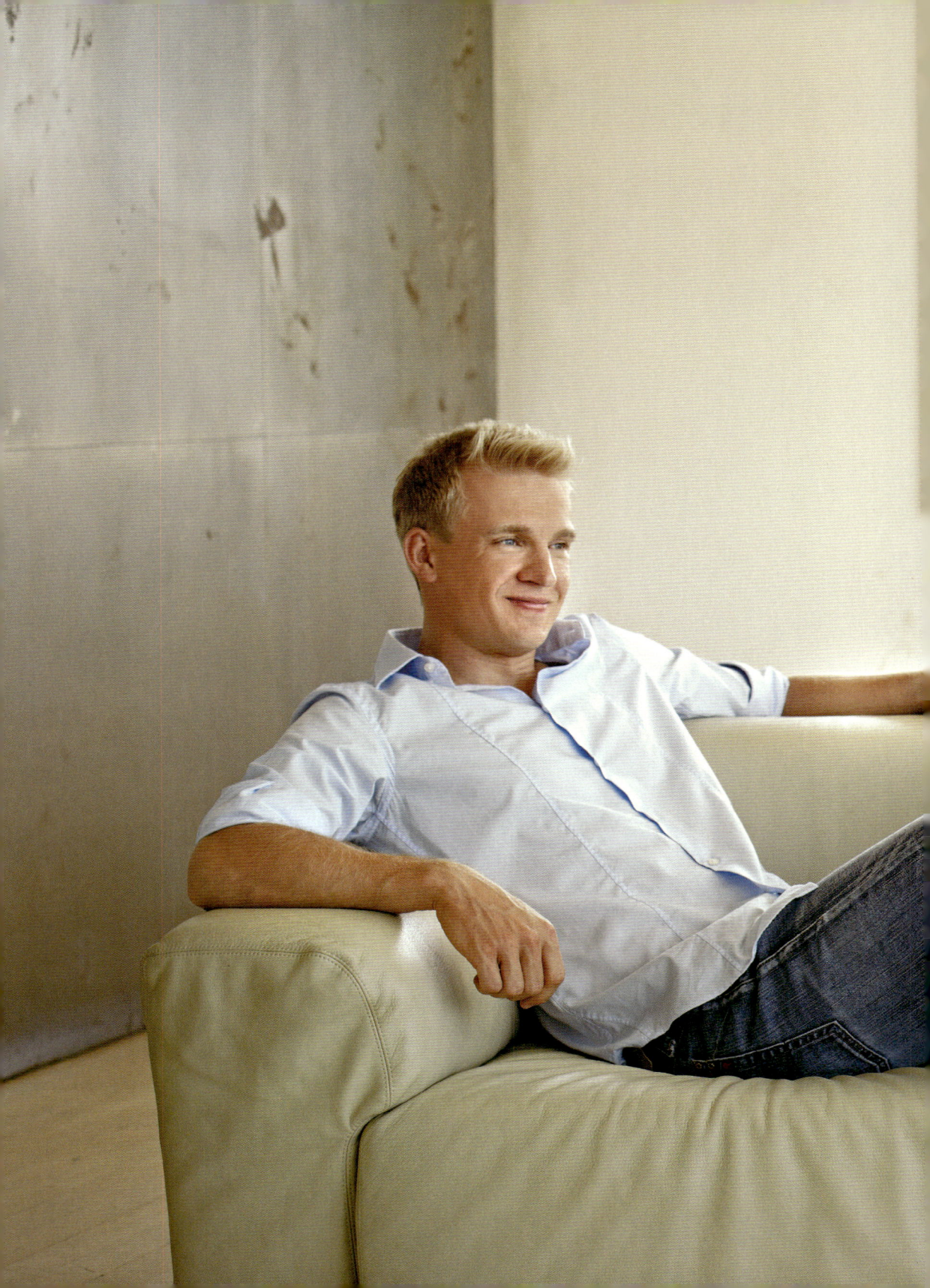

Kapitel 8
Ich

Zu viel Stress und zu wenig Zeit für sich selbst. Kennen Sie das?
Hand aufs Herz! Wir alle brauchen Ich-Zeit und Phasen der
Unerreichbarkeit zur Regeneration. Leider kommt der Lebensbereich »Ich« in unseren modernen Zeiten oft viel zu kurz und artet in Freizeitstress aus oder wird inhaltlich mit Fernsehen gefüllt.
Lesen Sie in diesem Kapitel, wie Sie sich wieder mehr Freiräume
für sich selbst verschaffen und vor allem, wie Sie diese Zeiten
befriedigend gestalten können.

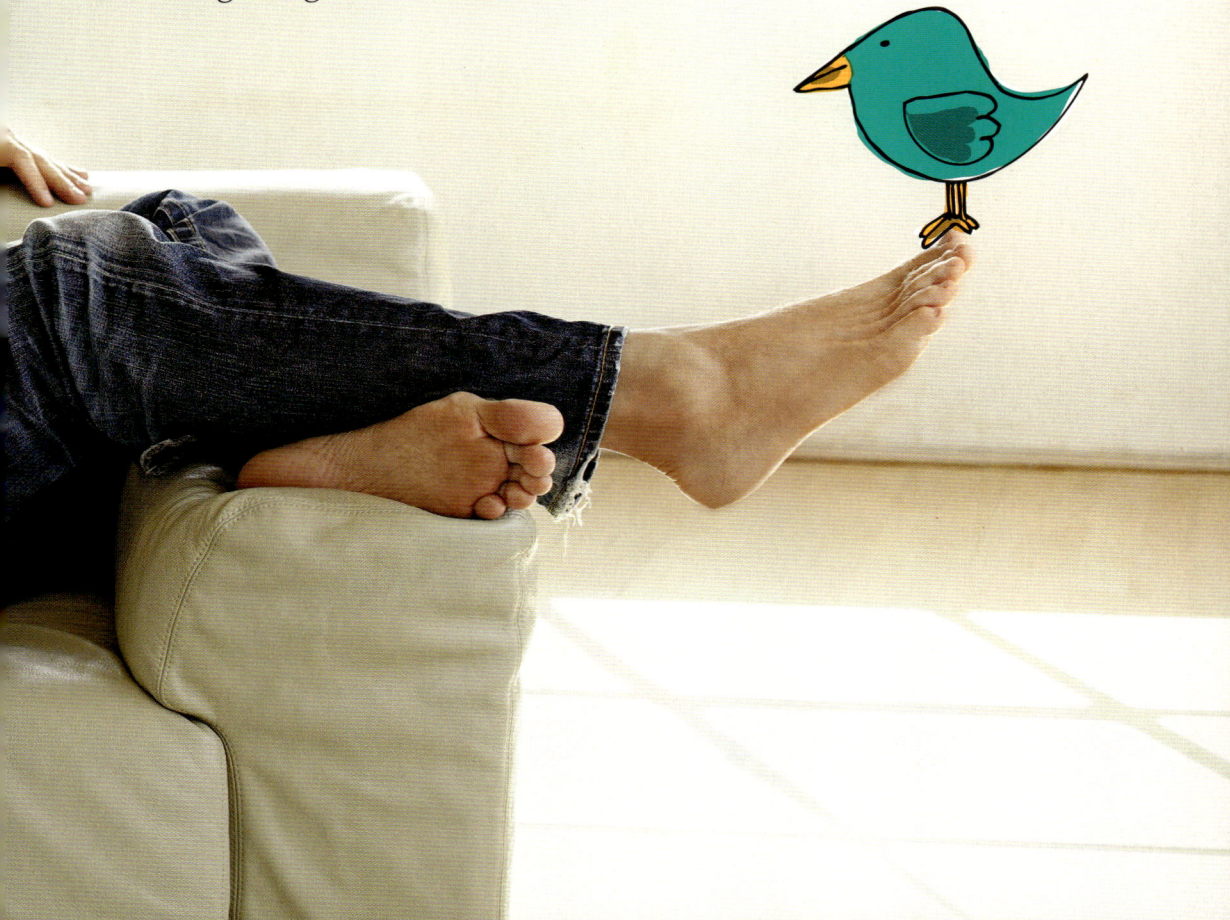

Was sind die lauten Instinkte und was machen sie mit uns?

> »Ich will nichts verpassen«-Instinkt: Ich will kitesurfen, um die Welt reisen, den neuen Kinofilm ansehen ... Ich will überall dabei sein und mitreden können.

> Nummer-eins-Instinkt: Ich folge dem Drang, auch in der Freizeit Erster zu sein und mich durchzusetzen. Der soziale Druck mündet in Freizeitstress.

> Faulheits-Instinkt: Ich will faul sein und meine Freizeit vor dem Fernseher oder Computer (Internet, soziale Netzwerke, Chats) verbringen.

Was sind die leisen Instinkte und wie helfen sie uns?

> »Das erzähl ich meinen Enkeln«-Instinkt: Ich will etwas Bedeutendes zu erzählen haben, mich weiterentwickeln und interessanten Tätigkeiten nachgehen.

> Regenerations-Instinkt: Ich will nicht nur Leistung bringen, sondern etwas für mich tun, mehr Freizeit haben und meinen Interessen und Hobbys nachgehen.

> Familien-Instinkt: Ich will Zeit mit meiner Familie und mit meinem Partner verbringen.

Typische Probleme

> Das Hauptproblem ist, dass die meiste Zeit in diesem Bereich mit Fernsehkonsum verbracht oder sinnlos im Internet vertrödelt wird.

> Dauernde Erreichbarkeit und Effektivität infiltrieren den Ich-Bereich.

> Im Beruf Höchstleistungen vollbringen und am Wochenende den neuesten Trends in Sachen Sport, Kultur und Unterhaltung folgen, artet in Freizeitstress aus.

> Die ständige Reizüberflutung führt dazu, dass wir uns selbst nicht mehr genügen.

Welche Glücksprinzipien Ihnen helfen

> Aktivität: Suchen Sie sich ein Hobby und reservieren Sie regelmäßig Ich-Zeit für sich.

> Nachhaltigkeit: Steigern Sie Ihre Lebensqualität und finden Sie Zufriedenheit in sich selbst. Hetzen Sie nicht auch noch in der Freizeit durchs Leben!

> Selbstbeschränkung: Konzentrieren Sie sich auf das Wesentliche, was wichtig ist.

Die besten Tipps

> Planen Sie einmal pro Woche Freizeit ohne Unterbrechung ein.

> Machen Sie einen Termin mit sich selbst, bei dem Sie niemand stört oder unterbricht.

> Reaktivieren Sie ein altes Hobby oder finden Sie ein neues. Spüren Sie den Flow.

> Erkundigen Sie sich nach einem ehrenamtlichen Engagement.

Wenn der Feierabend nicht mehr funktioniert ...

Dass wir bei der Arbeit alle immer mehr Stress haben, ist in unseren modernen Zeiten nichts Neues mehr. Man muss sich schon einiges einfallen lassen, um da nicht den Kopf zu verlieren. Dazu gehören Gratwanderungen zwischen guter Erreichbarkeit und Zeiten der Unerreichbarkeit und zwischen geeigneter Planung der Arbeitsabläufe, ohne zu viel zu strukturieren und zu priorisieren. Sie managen Ihre Arbeit, Ihr Umfeld und sich selbst, wie in Kapitel 4: »Leistung und Beruf« (Seite 86 ff) beschrieben. Stets die lauten Instinkte im Genick, die mehr wollen, die schneller und besser sein wollen. Es ist schwer genug, sie im Zaum zu halten und auf die leisen Instinkte zu hören, die Sie an Regeneration, Familie und Gesundheit erinnern.

Nur gut, dass es neben Leistung und Beruf auch noch die »freie Zeit« gibt. Eine Zeit, in der man sich mal richtig erholen kann. Wo man richtig lebt und tun kann, was man gerade will. Gerade in unserer beschleunigten Arbeitswelt soll die Freizeit für alle Belastungen, die durch das technisierte Arbeitsleben entstehen, entschädigen. Das ist nur recht und billig. Aber kennen Sie dieses unangenehme Gefühl, dass einen stattdessen beschleichen kann? Da arbeitet man wie ein Stier und schafft ein Projekt nach dem anderen. Nach der Arbeit schnell zum Sport, dann noch einkaufen und plötzlich ist sie da, die ersehnte Freizeit. Endlich können Sie machen, was Sie wollen und zack ... läuft der Fernseher. Trägheit macht sich breit. Denn was soll man jetzt noch anfangen? Man hat ja nur noch eineinhalb Stunden, dann ist schon wieder Schlafenszeit und morgen beginnt ein neuer anstrengender Tag. Die Zeit rast also dahin. Und ehe man so richtig was getan hat, ist der Abend auch schon wieder vorbei. Bevor man ins Bett geht, hat man dieses miese Gefühl der Unzufriedenheit, Enttäuschung und Unbefriedigtheit.

> Nach der Arbeit schnell zum Sport, flott einkaufen und dann ist endlich Freizeit. Doch plötzlich macht sich diese Trägheit breit ...

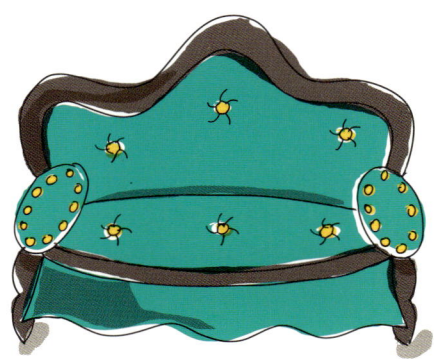

... und das Wochenende sich leer anfühlt

Sie würden es gern besser machen. Aber nur wie? Am Wochenende vielleicht! Da können Sie endlich einmal wieder etwas unternehmen. Aber erst das Hausschwein pflegen. Es schläft acht Stunden und wir tun das schließlich auch. Acht Stunden plus das, was man in der Arbeitswoche zu wenig geschlafen hat. Lange frühstücken, noch schnell joggen und dann, ja gut, nach dem Mittagessen noch flott eine E-Mail bearbeiten. Es ist ja nur eine und das geht auch ganz schnell. Jetzt ist aber endlich Freizeit angesagt. Erst kommt noch die Familie vorbei, und dann geht es in die Stadt und in das neue Einkaufszentrum. Mal sehen, was das so zu bieten hat. Abends dann ins Kino. Der neue Blockbuster flimmert über die Leinwand. Danach essen mit Katja, Isa und Esther (»Die haben auch total Stress gerade – was die sich immer alles zumuten!«). Um 22 Uhr, auf dem Weg nach Hause, sind Ihre Gedanken – verflixt noch mal – schon wieder im Büro. Jetzt wollen Sie aber endlich abschalten und im Bett gucken Sie noch mal kurz, was im Fernsehen so läuft ...

Viel gemacht, wenig erreicht

So geht wieder ein langer, freier Tag zu Ende und man ist schon wieder nicht zufrieden. Obwohl man doch so viel unternommen und fast gar nicht gearbeitet hat. Wo ist der Haken? Wo bleibt das große Freizeitglück? Die Freizeit soll das große Glück bringen, aber sie liefert es einfach nicht. Es ist wie verhext. Haben wir womöglich einfach zu wenig freie Zeit, um die große Erfüllung und Entspannung zu finden? Bestimmt nicht, denn wir haben uns in den vergangenen Dekaden sehr angestrengt, um mehr Freizeit zu erlangen. Und es ist uns auch gelungen. Übrigens nicht nur, weil wir statistisch weniger arbeiten würden, sondern weil wir in vielen alltäglichen Dingen, von der Körperpflege bis zum Schlafpensum, Zeit »sparen«.

Aber zu mehr Stress in der Arbeit, mehr Stress bei den täglichen Verrichtungen und dem Schlafdefizit des modernen Menschen kommt nun offenbar auch noch Freizeitstress hinzu. 80 Prozent der Deutschen fühlen sich auch in der Freizeit gehetzt, das ergab eine Studie der Soziologin und Zeitforscherin Nadine Schöneck über das Zeitempfinden der Deutschen. Immer stärker unterliegen wir heutzutage dem lauten »Ich will nichts verpassen«-Instinkt und dem Drang nach effizienter Zeitnutzung, schließlich ist Zeitknappheit auch ein Stück weit ein Statussymbol geworden. Während wir pausenlos durch das Leben hetzen, auf der Jagd von einem Event zum nächsten, verlieren wir die Gabe, uns selbst zu genügen.

In einer Welt, in der alles immer schneller und auch noch die Freizeit zur Hetzerei wird, kann nur noch Entschleunigung helfen.

Leben am Abhang – wie kommt das nur?

Muss das sein? Warum wird jetzt sogar unsere Freizeit zur Hetzerei? Ganz einfach: Sie müssen dranbleiben. Und in einer Welt, in der die Technik und die Menschen um Sie herum immer schneller werden, müssen Sie immer schneller laufen, um auch nur auf der Stelle zu treten. Es ist wie an einem rutschenden Abhang (»slippery slope«), so hat es Professor Hartmut Rosa in seinem Buch »Beschleunigung« beschrieben: Wenn Sie nicht anfangen zu rennen, dann rutschen Sie ab. Sie rennen also. Nicht nur im Job. Zum Laufen bringen Sie insbesondere drei Dinge:

1. Die Angst, etwas zu verpassen

Die Welt hat immer mehr zu bieten. Während Oma und Opa noch in den Harz oder in den Schwarzwald gefahren sind, können Sie theoretisch Tahiti, Rügen, New York oder Peking in einem Jahr bereisen. Der Nachbar war auch gerade erst zum Shoppen in Paris. Das Leben ist kurz! Um dieser Angst, etwas zu verpassen, zu entkommen, muss die »Erlebnisrate« hochgeschraubt werden. Mehr erleben in immer kürzerer Zeit. Die Lebensintensität steigt. Wer mitspielen will, muss rennen!

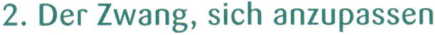

2. Der Zwang, sich anzupassen

Die Welt dreht sich schnell und verändert sich permanent. Sie denken, Sie können einfach ausscheren und es anders machen? Das wird gar nicht so leicht! Wer zwei Wochen Urlaub machen möchte, muss in der heutigen Zeit damit bezahlen, dass er sich danach so schnell wie möglich wieder auf den aktuellen Stand bringt. Es warten 150 E-Mails. Und wer die Nachrichten nicht zur Kenntnis nimmt, kann nicht mehr mitreden. Also machen einige schon gar keine langen Urlaube mehr und bleiben ständig online. Die Welt zwingt uns mitzurennen, sonst rutschen wir ab!

Die Welt dreht sich immer schneller und wir uns mit ihr.

3. Die Qual der Entscheidungen

Dieser Drang, nichts zu verpassen, äußert sich auch darin, dass das Freizeitangebot immer größer wird. Das große Dilemma: Je größer die Auswahl, desto schwieriger die Entscheidung. Immer mehr Reize prasseln auf uns nieder, natürlich wollen wir da auch in unserer Freizeit stets spektakulärere »Kicks« beim Bungee-Jumping oder im

Hochseilklettergarten. Und wenn dann zusätzlich auch noch der unsportliche Nachbar im Urlaub Kitesurfen ausprobiert, die Kollegen beim Firmenlauf mitmachen oder der Kumpel mountainbiken geht, wollen Sie das ebenfalls alles mitmachen und wissen gar nicht, womit Sie eigentlich anfangen sollen …

Weil immer mehr Menschen immer mehr machen und die Freizeit verplanen, um alles auszuprobieren, wächst natürlich der eigene Druck, daran selbst auch teilzuhaben. Viele Freizeitaktivitäten und Sportarten, die früher nur wenige, überdurchschnittlich gute Laiensportler ausgeübt haben, sind heute für die breite Masse zugänglich. Oder wie ist es sonst zu erklären, dass zunehmend mehr Menschen zum Beispiel snowboarden, skaten, Skitouren gehen, klettern oder bouldern? Hauptsache, dabei sein, egal wie talentiert, trainiert, gut oder schlecht man ist. Seit es Aldi gibt, reicht für das einst sündteure Equipment auch der kleine Geldbeutel aus … Einen positiven Nebeneffekt hat diese Entwicklung allerdings: Ihre Chancen auf Flow-Erlebnisse (Seite 51 f.) steigen!

Pure Lebensqualität: Mut zum Nein und dafür Ja zu bewusst gewählter Freizeitgestaltung – mit Freunden, Sport oder anderen Dingen, die Spaß machen und Flow-Erlebnisse schenken.

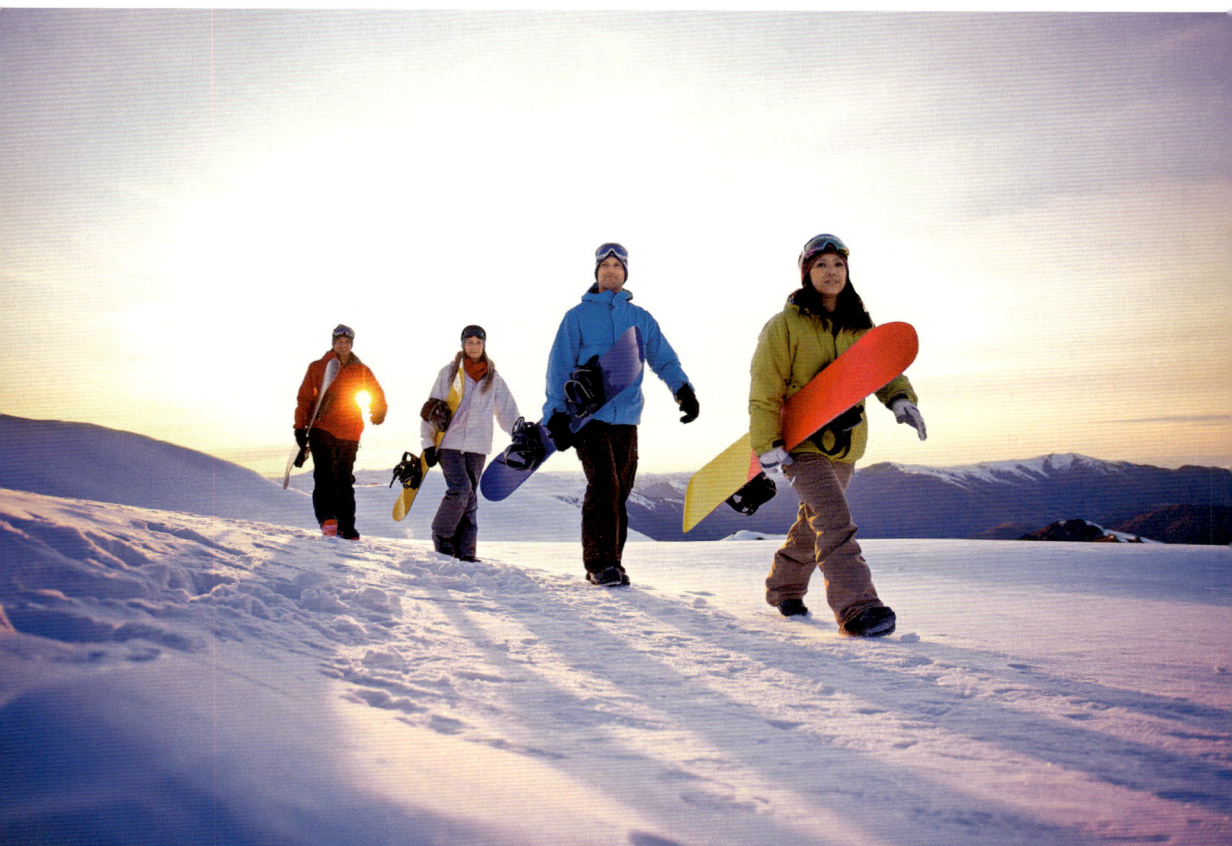

Glück ist keine Frage des Tempos!

Dennoch kommt nicht nur Gutes dabei heraus! Oft ist es ein immer schneller konsumierender, immer schneller lebender, gehetzter Mensch, der nie sein Ziel erreicht und dementsprechend unzufrieden ist. Wer bewegt sich schon gern in einem Hamsterrad? Aber unsere Hoffnung stirbt zuletzt: Wir glauben stets daran, dass wir mit noch kürzeren Städtereisen, mit schnelleren Flugverbindungen, mit kurzfristig geplanten Treffen, mit spontanen Einkäufen und spektakulären Unterhaltungsangeboten Befriedigung erlangen könnten. Die Idee: schneller leben, mehr erleben, glücklich sein. Da muss doch noch Luft sein. Wenn man richtig aufs Gaspedal tritt, wird man schon glücklich sein. Und um Zeit zu sparen, gibt es doch vier Wege:

1. **Beschleunigen Sie einzelne Handlungen:** Also morgens im Bad einfach in zehn Minuten rasieren und duschen! Hopp, hopp!
2. **Lassen Sie Pausen einfach weg:** Im Büro mittags nur kurz ein Brötchen runterschlingen und weiter geht es!
3. **Praktizieren Sie Multitasking:** Telefonieren beim Kochen, Zähne putzen beim Fernsehen, Zeitung lesen beim Essen.
4. **Ersetzen Sie Zeitaufwendiges durch Zeitsparendes:** Tiefkühlpizza in den Ofen, statt selbst kochen.

Dummerweise ist die schillernde Welt der Möglichkeiten trotz (oder auch aufgrund) allen technischen Fortschritts und aller Zeitoptimierung immer einen Schritt voraus. Und so optimieren wir, um am Ende festzustellen, dass wir doch zu spät dran sind und noch etwas machen müssten, um bloß nichts zu verpassen. Optimieren Sie, wie Sie wollen: Sie werden niemals ankommen! Dieses Rattenrennen kennen Sie eigentlich schon aus der Arbeitswelt.

Zeit, um innezuhalten, wieder Müßiggang zu lernen und Gelassenheit in der Ruhe zu tanken. Es einmal nur mit sich selbst aushalten. Allein sein können, um sich dabei besser kennenzulernen und so herauszufinden, was einem guttut und was nicht. Endlich wieder ganz bei sich selbst ankommen. Wenn Sie glücklich sein wollen, müssen Sie Ihre Einstellung ändern, nicht Ihr Tempo! Leben Sie! Genießen Sie! Seien Sie achtsam! Tun Sie lieber weniger, dafür intensiver. Auf diese Weise entwickeln Sie ganz automatisch ein gesundes Gleichgewicht zur Hektik und zum Stress des Alltags und dem Gefühl, überall dabei zu sein und mithalten zu müssen.

> Wer glücklich sein will, muss seine Einstellung ändern, nicht sein Tempo!

Aus dem Leben: Ich bin glücklich, weil ich nicht alles ausprobiere!

66

Mehr, mehr, mehr. Ich spüre den Druck, möglichst viel zu machen und viel zu erleben beim Sport immer wieder. Ich bin ein erfahrener Triathlet. Ich habe tausende von Stunden mit Schwimmen, Radfahren und Laufen zugebracht. Man kann wohl sagen, dass ich darin ein alter Hase bin. Diese Freizeitbeschäftigung hat mich stets sehr glücklich gemacht. In anderen Sportarten war ich nie gut (Im Schulsport sind immer zuerst die Mädchen in die Mannschaften gewählt worden, dann ich. Bitter!) und so bin ich beim Triathlon geblieben. Bis vor einigen Jahren war das kein Problem, aber heute erwarten plötzlich immer mehr Menschen von mir, dass ich doch mal neue Dinge ausprobiere. Es gäbe doch so viel zu erleben: Skifahren, Fallschirmspringen, Tauchen. Ich würde so viel verpassen. Ich will aber nicht! Ich will ganz unaufgeregt und glücklich meinem Sport nachgehen. Vielleicht bis ins hohe Alter, wenn ich darf. Ich muss nicht überall dabei sein!

Was tun mit der freien Zeit?

Weniger zu tun, ist das eine. Das Richtige zu tun, ist das andere. Bevor wir uns unseren Einstellungen und Gewohnheiten nähern, müssen wir das Freizeitverhalten noch besser verstehen. Die Zeit fürs Ich, die wir beliebig ausfüllen können, um glücklich zu sein, wird nicht nur mit viel Aktionismus gefüllt, sondern auch von allerlei banalen Dingen wie Fernsehen, Computerspielen und anderen passiven Unterhaltungen, manchmal auch von Pflichten wie Rechnungen überweisen oder schreiben, Steuererklärung oder Ablage machen. Richtig gut, richtig sinnvoll findet das eigentlich niemand, zumal doch jeder weiß, dass Freizeitbeschäftigungen wie ein Theaterbesuch, ein Spaziergang in der Natur oder Musizieren viel wertvoller wären.

> Bevorzugen Sie statt Fernsehen wertvollere Tätigkeiten wie einen Theaterbesuch, einen Spaziergang in der Natur oder Musizieren.

Das Fernsehparadox

Nichtsdestotrotz ist das Fernsehen die wichtigste Freizeitbeschäftigung der Deutschen. Bis zu drei Stunden sieht jeder Deutsche fern – pro Tag! Das sind etwa 40 Prozent der Freizeit!

Und jetzt kommt das Paradoxe daran: Wie Robinson und Godbey in einem Buch herausgearbeitet haben, sitzen alle vor der Glotze, obwohl sie das Fernsehen nicht einmal als befriedigend einstufen. Auf einer Skala von 0 (unbefriedigend) bis 10 (sehr befriedigend) wird Fernsehen mit 4,8 bewertet. Die berufliche Arbeit aber mit 7,0! Hallo? Jemand zu Hause? Da jammern alle über den Stress in der Arbeit, freuen sich auf die Freizeit, um sich dann vor die Flimmerkiste zu setzen, was ihnen nicht einmal Spaß macht. Sie werden mir also recht geben, dass es sinnvoll ist, genau dieses Verhalten zu verstehen, wenn man selbst an seinem Freizeitglück feilen will, oder? Erklären kann das Professor Rosa in seinem Werk »Beschleunigung«:

1. Lückenfüller-Effekt

Wir machen immer mehr Dinge an einem Tag, müssen dabei extrem flexibel sein und sind stets unter Zeitdruck. Was hat das mit Fernsehen zu tun? Sie müssen nichts vor- oder nachbereiten und können damit jede Lücke füllen. Wenn zwischendurch mal jemand anruft oder noch was erledigt werden muss, ist das kein Problem.

2. Faulheits-Effekt

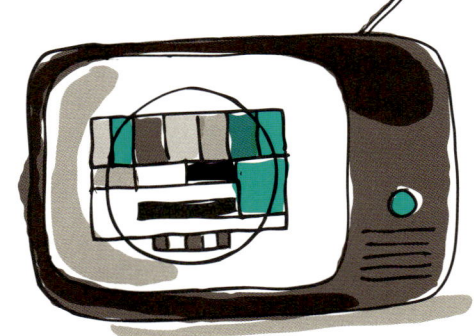

Ihren Faulheits-Instinkt kennen Sie auch aus Kapitel 6: »Bewegung und Entspannung« (Seite 184 ff.). Beim Fernsehen sind Sie ungefähr so inaktiv wie beim Dösen. Dabei wäre Schlafen viel erholsamer! Was so wenig Energie verbraucht, wird schnell als perfekter Ausgleich für einen stressigen Tag gesehen.

3. Action-Effekt

Fernsehen kann spannend und interessant sein. Es gibt viele (Pseudo-)Erlebnisse, permanente Veränderungen und das, ohne etwas dafür zu tun. Sie können also bequem Ihrem Erlebniswahn frönen, indem Sie Nachrichten, Reportagen und Berichte aus aller Welt sehen, ohne das Haus verlassen zu müssen.

Aber nach dem Fernsehen kommt die Ernüchterung. Sie fühlen sich kaum erholt, schlecht gelaunt und aufgekratzt. Sie merken obendrein noch, dass Sie Ihre Zeit vertan haben. Denn der sanften Berieselung folgt die große Leere. Ein Buch hinterlässt Spuren, ein Fernsehabend hingegen hinterlässt nichts außer einer leeren Tüte Chips.

Ganz klar, der bleibende Wert eines Buches ist ungleich höher. Nur der Fernseher ist viel bequemer. So heißt es fernsehen statt Buch, Freizeitpark statt Wanderung, DVD-Abend statt kochen mit Freunden, einkaufen statt seinem Hobby nachzugehen. Wir können das Fernsehparadox getrost auf ein Freizeitparadox erweitern: Wir machen immerzu Dinge, von denen wir wissen, dass sie uns nicht wirklich befriedigen, weil wir den zeitlichen und energetischen Aufwand für solide, bessere, glücklich machende Beschäftigungen scheuen. Eigentlich wäre es ja ganz einfach: Je mehr Einsatz Sie beim Füttern des Freizeit-Glücksautomaten zeigen, desto mehr spuckt er aus.

Finden Sie Zeit für sich

Freizeit glücksbringend zu gestalten, ist also gar nicht so einfach. Was können Sie tun? Erst einmal muss natürlich überhaupt Freizeit da sein, sonst können Sie sie ja schlecht gestalten. Sie brauchen also Zeit neben der Erwerbstätigkeit, neben dem Pendeln mit dem Auto und neben dem Schreiben der Steuererklärung. Einige verzichten dafür aufs Schlafen und stressen sich so noch mehr. Klügere Köpfe verzichten vielleicht aufs Pendeln. Leider bleiben aber noch unsere lieben Workaholics, die immer noch keine Freizeit haben. Für die habe ich noch drei heiße Tipps:

> Wer weniger einkauft, muss sich mit all den Dingen nicht beschäftigen. Besser noch: Er muss auch das Geld dafür nicht verdienen und kann das Büro früher verlassen.

> Freizeit kann man auch kaufen. Wenn Sie Ihren »Alles meins«-Instinkt kontrollieren, dann können Sie eine Haushaltshilfe bezahlen, sodass Sie mehr Zeit für sich haben. Warum eigentlich nicht?

> Nutzen Sie die so gewonnene Ich-Zeit für die Dinge, die Ihr Leben bereichern und Ihnen Kraft geben.

Ist sie einmal da, soll die Freizeit zur Erholung und Erneuerung dienen. Da unser Leben aber so viele Optionen bereithält, wird auch die Freizeit zum Stress. Das ist der Grund, warum ich das Kapitel »Ich« noch einmal vom Kapitel 7: »Leben und Kontakte« (Seite 242 ff.) abgegrenzt habe. Denn wer glücklich leben will, braucht neben Zeit für Freunde und Familie auch Zeit für sich. Ganz allein. Die Ich-Zeit!

Platz 1 bis 4 unserer Top-Freizeitkiller

1. Beschleunigung und die Angst, etwas zu verpassen

Warum wandern gehen oder in Ruhe ein Buch lesen, wenn man in derselben Zeit mehrere andere Dinge gleichzeitig »erleben« kann? Einkaufen, Nachrichten lesen, noch den Kollegen anrufen, E-Mails checken, schnell eine Freundin treffen, zum Sport und dann den Fernsehfilm am Abend. Es gibt sie, diese Angst, etwas zu verpassen.

2. Müdigkeit

Die 60-Stunden-Woche, die enorme Arbeitsverdichtung, das Überall-dabei-sein-Wollen, der daraus entstehende Schlafmangel – wer so in seine Freizeit startet, dem fehlt schlichtweg die Kraft, den Glücksautomaten »Freizeit« zu füttern. Und wer nichts reinsteckt, bekommt auch nichts zurück.

3. Faulheit

Aber auch, wer eigentlich ausgeruht ist, hat immer noch seinen Faulheits-Instinkt. Das ist ein Problem, denn wenn Sie eine befriedigende Freizeit verbringen möchten, werden Sie die Sache aktiv angehen müssen. Sie werden den Glücksautomaten mit Ihrer Arbeitsleistung füttern müssen, sonst kommt nichts dabei raus.

4. Das schlechte Gewissen

Weniger tun? Einmal ausruhen? Müßiggang? Es klingt zwar heute etwas entrückt, aber der Glaube daran, dass »Müßiggang aller Laster Anfang ist«, ist in unserem Kulturkreis so weit verbreitet, dass diese Annahme wohl fast alle Menschen betrifft. Schließlich gehört Müßiggang zu einer der sieben Todsünden. Zu Zeiten, in denen ein Burn-out zur Volkskrankheit wird, eigentlich ziemlicher Unsinn.

Vermeiden Sie Stückwerk

Bevor wir uns um die glücklich machenden Inhalte Ihrer Freizeit kümmern, sollten Sie noch eines arrangieren: Sorgen Sie an wenigstens einem Tag pro Woche für eine Freizeit, die durch nichts unterbrochen wird. Gute Aktivitäten setzen voraus, dass Sie sich ihnen eine gewisse Zeit ungestört widmen können. Wie das geht? Terminkalender nehmen, Zeit blocken und in dieser Zeit offline gehen. Ganz einfach. Unmöglich für Sie? Also mal ehrlich: Einen Nachmittag nicht erreichbar zu sein, hat wohl noch niemanden den Job gekostet. Trauen Sie sich doch einfach mal wieder!

Die perfekte Ich-Zeit

Aber was machen Sie nun mit der Ich-Zeit? Da wird Ihnen schon etwas einfallen? Sehr gut, aber keineswegs selbstverständlich. Manch einer hat sich an den in immer kürzere Einheiten zerteilten Tag, bei dem man immer für alles verfügbar ist, unlängst so sehr gewöhnt, dass er mit einem freien Nachmittag gar nichts mehr anzufangen weiß. Müßiggang? Fehlanzeige! Man ist ja kein Tunichtgut! Hobbys? Ja, die wären jetzt schön, aber man hat es so lange nicht gemacht. Und möglicherweise gibt es auch noch die ein oder andere E-Mail. Vielleicht guckt man dann erst mal, ob es nicht doch noch etwas zu arbeiten gibt.

Wenn Sie dieses Gefühl kennen, dann wird es höchste Zeit für eine aktive Freizeitgestaltung. Wahrscheinlich ist Müßiggang (Seite 294 f.) in so einer Situation ohnehin erst einmal zu viel verlangt. Sie brauchen eine Tätigkeit, die Sie fesselt, die Ihnen guttut, die Sie ablenkt, die Sie Zeit und Raum vergessen lässt. Und vor allem, die Ihre Batterien auf- und nicht noch weiter entlädt. Tun Sie etwas für Ihren Geist und erleben Sie den Flow, dann kommt die Erholung ganz von allein!

Nutzen Sie das Flow-Phänomen

Das Flow-Phänomen wurde von Mihaly Csikszentmihalyi beschrieben, Sie haben es bereits in Kapitel 2: »Was uns wirklich glücklich macht« (Seite 51 f.) kennengelernt. Der Begriff stammt aus dem Englischen und bedeutet so viel wie »fließen, strömen, rinnen« – er beschreibt einen Zustand, in dem Sie anspruchsvolle Aufgaben lösen müssen. Aufgaben, die Sie fordern, die auch schiefgehen können und die Sie in eine gewisse Anspannung versetzen. Allerdings verfügen Sie auch über die Fähigkeiten, die schwierige Situation zu bewältigen. Dieser schmale Grat zwischen Unter- und Überforderung führt zum Flow. Und wer sich in ihm bewegt, vergisst regelrecht Zeit und Raum. Sind Sie fertig, blicken Sie auf die Uhr und wundern sich, wo die Zeit geblieben ist. Anders als bei einem gehetzten Nachmittag werden Sie aber abends glücklich zu Hause sitzen und sich wohlfühlen, während Sie auf Ihr Tagwerk zurückblicken.

Den Flow selbst erleben

Anforderung zu niedrig : kein Flow

Sie haben frei und setzen sich vor den Fernseher. Sie müssen nichts tun. Schiefgehen kann dabei nichts, außer dass die Chipstüte runterfällt. Sie haben keinerlei Anspannung. Ihre Fähigkeiten werden nicht gebraucht. Sie dösen vor sich hin. Kein Flow. Große Leere im Nachhinein, denn wer ist schon stolz aufs Fernsehgucken?

Anforderung zu hoch: kein Flow

Sie wollen endlich mal ausspannen und etwas Beruhigendes tun. Angeln ist gut, haben Sie gehört. Sie kaufen sich eine teure Angel, ein paar Haken und was dazugehört und fahren an den See. Nach längerem Gefummel treibt eine Pose im Wasser. Fische beißen nicht. Liegt's am See? Keine Ahnung. Liegt's am Köder? Keine Ahnung. Liegt's an Ihrer Vorgehensweise? Keine Ahnung. Schnell macht sich Frustration breit. Sie fahren nach Hause. Kein Flow. Der Nachmittag ärgert Sie. Sie können es nicht.

Anforderung richtig: Flow!

Sie sind auf der Suche nach einem Hobby. Eines, das Sie ablenkt, das Ihnen Spaß macht, das Sie aber auch fordert. Früher haben Sie mal ein bisschen Tischtennis gespielt. Deutscher Meister waren Sie weiß Gott nicht, aber es klappte ziemlich gut. Jetzt beschließen Sie, den Schläger wieder rauszusuchen und sich mit einem Bekannten zum Spielen zu verabreden. Sie gehen damit das ernst zu nehmende Risiko eines Misserfolgs ein. Es ist anfangs nicht ganz einfach, nicht sofort jedenfalls, aber nach und nach gelingen Ihnen wieder die verschiedenen Schlagtechniken. Sie fangen an zu kämpfen, konzentrieren sich. Es gelingt nicht alles, aber Sie sind wieder drin! Flow! Abends glücklich. Wetten?

Beschäftigung für Amateure

Der Flow ist also nichts, das man sich eben mal irgendwo abholt. Aber wahrscheinlich sind Sie trotzdem neugierig geworden und möchten wissen, wie es nun klappt mit der glücklichen Freizeit und dem Flow. Hobbys sind dafür ideal, soviel habe ich schon angedeutet. Aber was ist ein Hobby? Im Poesiealbum in der Grundschule hat im Kas-

> Anspruchsvolle Hobbys, die Spaß machen, sind ideale Tätigkeiten für den Flow.

ten für Hobbys jeder geschrieben: schwimmen, Rad fahren, lesen. Wie man heute bei Facebook nachvollziehen kann, ist das bei Erwachsenen nicht anders. Da steht dann: lesen, Rad fahren, ausgehen, shoppen und Freunde treffen. Aber sind das wirklich Hobbys? Das Wort Hobby kommt – mal wieder – aus dem Englischen und ist eine Abkürzung von »hobbyhorse«. Ein hobbyhorse ist ein Steckenpferd und ein Steckenpferd setzt Kenntnisse, vielleicht sogar eine Expertise voraus. Ein solcher »Hobbyist« ist aber kein Profi. Er ist im positiven Sinn ein Amateur. Wie der Angler, der eben weiß, wie man den Fisch aus dem See holen kann. Oder der passionierte Schwimmer, der an seiner Technik feilt, aber eben nicht für die Deutsche Meisterschaft trainiert.

In unserer Leistungsgesellschaft hat der Amateur leider mittlerweile einen schweren Stand. Wir wollen nur noch Profis! Entweder macht man es perfekt oder man fängt gar nicht erst an. Dummerweise braucht man mindestens 10 000 Stunden Übung, um in einer Sache »top« zu werden (und mit ausreichendem Talent und Ehrgeiz vielleicht sogar ein Profi). Immer weniger Menschen investieren so viel Zeit in ein Hobby, und so nehmen die Freizeitbeschäftigungen überhand, die keinen Einsatz verlangen. Freunde treffen, einkaufen gehen, einen Kinofilm ansehen. Das sind eigentlich keine Hobbys – sie werden aber plötzlich so genannt. Obgleich man sich dafür nicht sonderlich engagieren muss, es kein Risiko eines ernst zu nehmenden Misserfolgs gibt und somit auch keine wirkliche Befriedigung. Tja, und deshalb gibt es auch keinen Flow!

Finden Sie ein richtiges Hobby

Bei einem richtigen Hobby fällt Ihnen nicht alles in den Schoß. Wer den Flow erleben will, muss sich engagieren. Aber er spart dabei in gewisser Hinsicht ein Vermögen für Notzeiten an. Ein Vermögen an Fähigkeiten und sozialer Kompetenz. Schließlich gibt es unzählige Menschen, die nach einem arbeitsreichen Leben in die große Leere der Rente gefallen sind. Einem »Pensionsschock« gleich, ist da plötzlich nichts mehr, was man Sinnvolles tun könnte – und dann wartet nur noch der Fernseher …

Greifen Sie auf Bewährtes zurück

Knüpfen Sie ruhig an Altem an und greifen Sie auf bewährte Dinge zurück, die Sie früher schon gern gemacht haben. Spielen Sie wieder Tennis oder packen Sie Ihre Laufschuhe aus. Es muss nichts komplett Neues sein!

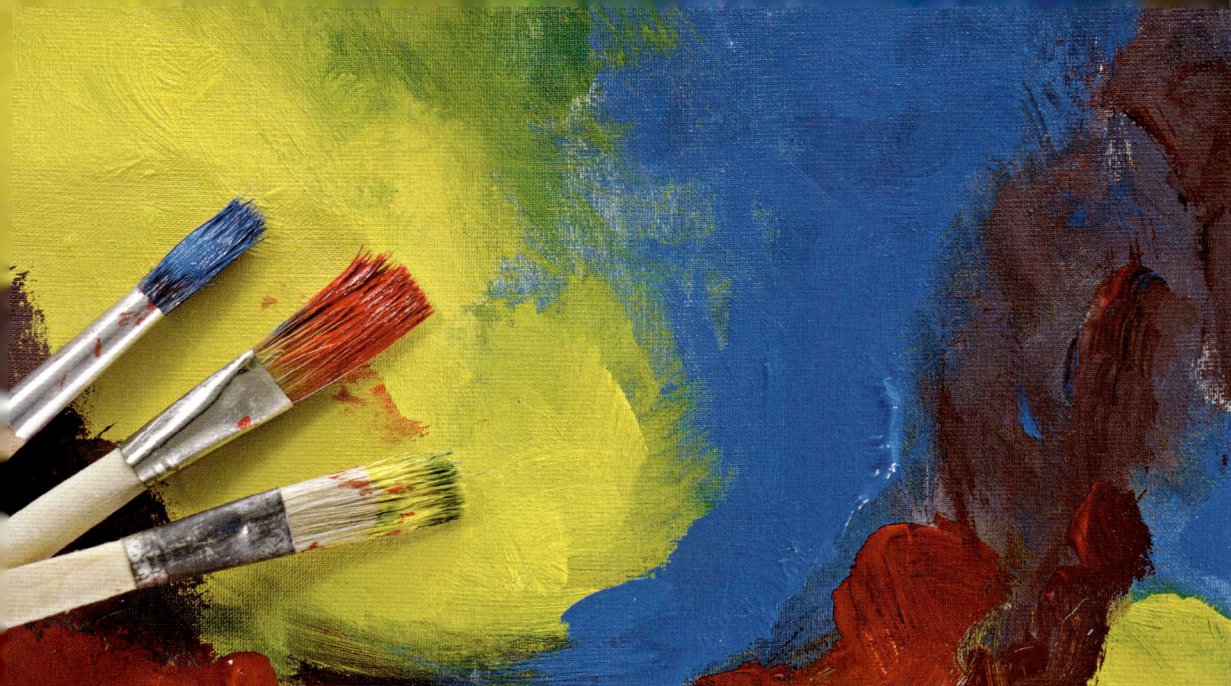

Sie müssen ja nicht gleich in die Fußstapfen von Vincent van Gogh oder Frida Kahlo treten. Betrachten Sie das Malen doch als entspannendes Hobby!

Seien Sie aktiv!

Suchen Sie sich eine aktive Tätigkeit. Ob körperlich oder geistig, ist egal. Diese darf gern dem Selbstzweck dienen. Sie werden Dinge erreichen wollen, sich verbessern wollen, versuchen Sie aber, Ihr Tun nicht mit Profis zu messen. Wozu auch?

Missbrauchen Sie Ihr Hobby nicht!

Erliegen Sie nicht der Versuchung, mit den Hobbys Computer und Grafikdesign noch schnell die Qualifikation Ihrer nächsten Bewerbungsunterlagen aufzuhübschen.

Mein Beruf ist mein Hobby

Wenn Menschen kein Hobby oder keine Freizeit mehr haben, dann antworten sie auf die Frage nach Hobbys gern mit: »Mein Beruf ist mein Hobby.« Das mag in der Tat eine ganze Weile gut gehen, schließlich kann die Erwerbstätigkeit viel befriedigender sein als manche Freizeitbeschäftigung. Aber was passiert, wenn es zum Jobverlust kommt oder die Lust an der Arbeit aus unterschiedlichsten Gründen schwindet? Dann hat man plötzlich gar nichts mehr, und das ist gefährlich.

Sprachen zum Hobby zu machen, weil Sie dringend fließend englisch sprechen sollten, oder Marathon zu laufen, weil das auf Ausdauer und Zielstrebigkeit schließen lässt, ist nicht der richtige Weg.

Die Welt ist nicht nur schwarz und weiß

Wie man an der Informationsaufnahme sehen kann, ist der Übergang vom passiven, mittelfristig wenig befriedigenden Verhalten zum aktiven, befriedigenden Verhalten allerdings recht fließend. Während man fürs Fernsehen nur die Fernbedienung benutzen muss, um danach selig vor sich hinzudösen, muss man sich fürs Kino immerhin noch aufraffen, um dorthin zu fahren. Wer zum Lesen übergeht, den wird eine Zeitung mehr fordern als das bebilderte Magazin, in dem man ein paar Zeilen hier und mal ein paar Zeilen da liest. Und ein ganzes Buch braucht ungleich mehr Einsatz. Ich kann mich erinnern, in der Schule stets dafür bekannt gewesen zu sein, bei neuen, zu lesenden Büchern zunächst Bilder, Tabellen und Register von der Gesamtseitenzahl abgezogen zu haben. Je weniger zu lesende Seiten es nach Abzug noch waren, desto besser fanden wir das damals. Denn wir scheuten die Anstrengungen des Lesens.

Diese Lesefaulheit dürften viele Menschen kennen. Nach Feierabend ist der Weg zum Fernseher am leichtesten, der Griff zum Magazin etwas schwieriger. Und ja, der Griff zum Buch, der braucht schon echten Ehrgeiz. Dafür werden Sie aber abends auch nicht missmutig sein, weil andere Ihnen ein Leben auf der Mattscheibe vorleben, während Sie auf dem Sofa vergammeln. Etwas Disziplin ist wohl erforderlich, aber ich habe ja auch nie behauptet, dass dies eine schlechte Charaktereigenschaft ist.

> Die Faulheit siegt: Der Feierabend endet vor dem Fernseher. Dabei machen Lesen, Hobbys oder Sport viel glücklicher.

Warum Baumärkte glücklich machen und Elektromärkte nicht

Die Werbung lockt allerorten. Und nur allzu oft lockt sie in die diversen Elektromärkte, in denen es immer mehr Produkte gibt, die uns das Leben noch leichter machen sollen. Genauso oft lockt sie aber auch in Baumärkte. Alles nur Konsumterror? Sicherlich. Aber es gibt einen großen Unterschied: Während Fernseher, Handy und Tablet-PC kaum Input brauchen, müssen Sie mit Nägeln, Brettern und dem Sack voll Mörtel erst aktiv werden, bevor Sie stolz Ihr Werk besichtigen können. Ihr Projekt, an dem Sie arbeiten und für das Sie sich einsetzen, ist also auf dem Glückskonto viel mehr wert als ein iPod!

Soziales Engagement

Je aktiver die Freizeitbeschäftigung, desto befriedigender. Der Glücksautomat will Ihren Einsatz sehen, dann ist er großzügig. Ohne ins Weltverbesserische abgleiten zu wollen, darf man aber noch dazu sagen, dass Ihr Glück umso größer wird, je mehr Sie sich um andere kümmern. Eine Sache, die uns heute immer weniger gelingt. Der Aussage, »dass man mit seinen eigenen Problemen genug zu tun hat und sich nicht mehr um andere kümmern kann«, stimmten 1994 nur 26 Prozent zu, heute sind es schon mehr als 50 Prozent. Ein besorgniserregender Trend, nicht nur für Ihre Mitmenschen, sondern – ja, Sie dürfen das jetzt auch einmal egoistisch betrachten, es merkt ja keiner – auch für Sie selbst. Denn das Glück der anderen ist auch Ihr Glück!

> Wer sich ehrenamtlich und sozial engagiert, steigert sein Glücksempfinden. Und bekommt oft mehr Wert zurück, als er investiert hat.

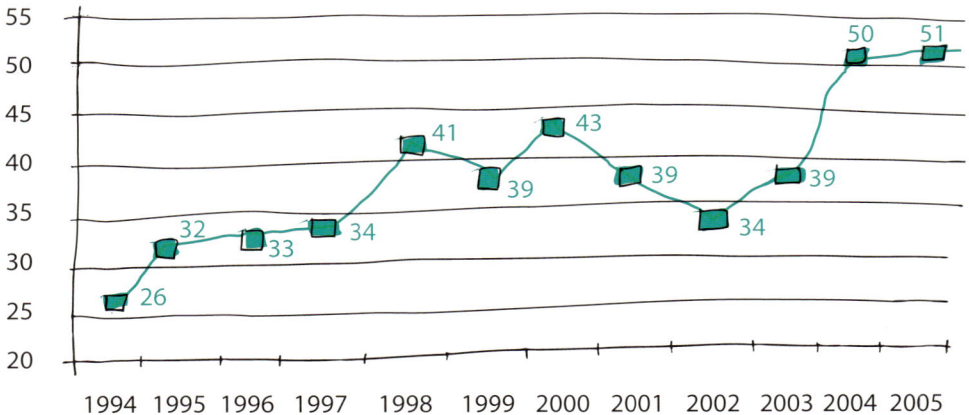

Bei einer Langzeitbeobachtung zum ehrenamtlichen Engagement stimmten 1994 nur 26 Prozent der Aussage »Ich habe genug mit meinen eigenen Problemen zu tun« zu. Fünf Jahre später bejahten das bereits 51 Prozent.

Für andere etwas tun?

»Kein Problem!«, sagen Sie – und füllen den Überweisungsträger für eine internationale Hilfsorganisation aus? Das ist natürlich löblich und mag auch ein Beitrag zu einer besseren Welt sein. Doch den anderen und Ihnen hilft vor allem Ihr aktiver Einsatz. Ob als Trainer für die D-Jugend im Sportverein, als Helfer in der Altenpflege oder als Organisator des Stadtteilfestes für Kinder. Sicherlich, in unserer modernen Welt wirkt das alles wie aus längst vergangenen Zeiten, aber es gibt Ihrer Freizeitgestaltung einen Sinn.

Interview

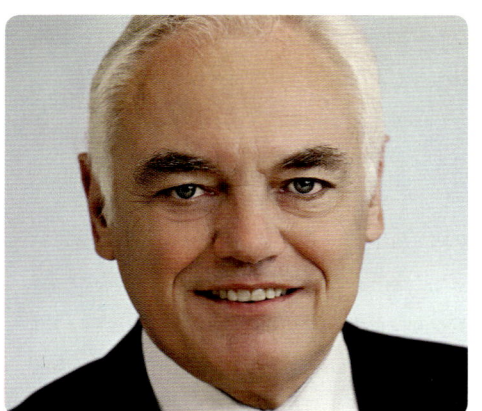

Walter Schneeloch ist DOSB-Vizepräsident Breitensport/Sportentwicklung und seit 2006 auch Vorsitzender der Europäischen Akademie des Sports. Er engagiert sich in seiner Funktion besonders für den Bereich Ehrenamt. Im Interview spricht er unter anderem über die Philosophie und Einstellung zum Thema ehrenamtliches Engagement im Sport.

1. Sie sind als Präsident des größten deutschen Landessportbundes in NRW auch verantwortlich für das Thema Ehrenamt. Was ist die Vision dahinter?

Wir gemeinsam und ich persönlich möchten mit Sport möglichst viel bewegen. Im Kern beginnt es natürlich immer mit der körperlichen Aktivität für die eigene Gesundheit und Lebensfreude, aber als größerer Verbund übernehmen Sie Verantwortung für mehr als das eigene Wohlbefinden. Dann geht es um das große Ganze, darum, was der Sport für die Gemeinschaft tun kann. So war es bei Turnvater Jahn, bei Pierre de Coubertin und den übrigen Visionären. So ist es heute Tag für Tag bei den 8,8 Millionen Menschen, die sich ehrenamtlich engagieren, ob sie nun Trainer sind, Platzwart oder als Eltern helfen, die Kinder zum Auswärtsspiel zu transportieren. Sie tun das in der größten Bürgerbewegung unseres Landes, den 27 Millionen Mitgliedern in den mehr als 91 000 deutschen Sportvereinen.

2. Die meisten Menschen sagen, sie hätten keine Zeit, sich um andere zu kümmern. Das gilt sicher auch für Sie. Wieso engagieren Sie sich trotzdem?

Weil der Sport mir sehr viel gegeben hat. Gewinnen und verlieren lernen, die Fähigkeit, Ziele systematisch zu verfolgen, die Achtung des Mitspielers wie der Konkurrenten, das spielt ja alles auch im richtigen Leben eine große Rolle. Ich selbst hatte als junger Fußballer so gute Zeiten, später haben meine Frau und ich es genossen, unsere Töchter mit und im Sport groß werden zu sehen. Da kam schon sehr früh der Gedanke: Du musst da etwas zurückgeben. Und wenn manche sagen, sie hätten

genug mit den eigenen Problemen zu tun, dann antworte ich, dass es wenige gesellschaftliche Bereiche gibt, die so sehr dabei helfen, aktuelle Probleme zu lösen wie dies der Sport vermag. Das gilt für Gesundheit und Prävention ebenso wie für Integration, den Kampf gegen Vereinzelung oder die Wertevermittlung.

3. Was ist der Unterschied zwischen Geldspenden und persönlichem Engagement?

Ich sehe das Wesen eines gelebten Ehrenamtes von unten nach oben und anerkenne, dass jeder an seiner Stelle in die gemeinschaftliche Unternehmung einbringt, was er vermag. Da gibt es Väter und Mütter, Rentner, die sich engagieren, indem Sie selbst mit anpacken. Andere sitzen noch spät im Büro und haben wenig Zeit, helfen aber am Wochenende oder gründen einen Förderverein. Und andere wiederum spenden Geld. Die Summe aller Gesten und Taten formt das Gesamtkunstwerk und jedes Einzelengagement ist in meinen Augen wichtig und wertvoll.

4. Sie engagieren sich schon seit vielen Jahren für den gemeinnützigen Sport. Was bewegt es in Ihnen persönlich, anderen zu helfen. Macht es Sie glücklich?

Es macht zufrieden, und zwar lang anhaltend. Weil es sinnvoll ist, und Sinnsuche wird in unserer globalisierten und digitalisierten Welt eine immer größere Rolle spielen. Insofern bin ich auch optimistisch, was die Zukunft des Ehrenamtes angeht.

5. Was empfehlen Sie Menschen, die sich gern engagieren möchten?

Zwei Dinge: die Augen öffnen und sich umschauen, wo es in der eigenen Umgebung klemmt, wo sich etwas verbessern lässt. Das kann der Sportverein um die Ecke genauso sein, wie der Einsatz für die Menschenrechte am anderen Ende der Welt, auch hier gibt es keine Rangfolge. Und es muss passen – man sollte die eigenen Stärken einbringen können, damit man möglichst viel bewegt. Womit sich der Kreis schließt und wir wieder am Anfang unseres Gesprächs sind, für das ich Ihnen danke.

Mehr Infos?

Ehrenamt wird im Deutschen Olympischen Sportbund groß geschrieben. Nähere Informationen finden Sie im Internet unter: **www.dosb.de/de/sportentwicklung/ ehrenamt-im-sport** und **www.ehrenamt-im-sport.de**

Ein Hoch auf Müßiggang und Sommerfrische

Ihr gelegentlicher, gepflegter Müßiggang wird auch zu Ihrer Kür werden. Denn der hat den Namen wirklich verdient, schließlich muss man sich dafür selbst aushalten können, ohne Panikattacken aufgrund ungelesener E-Mails zu bekommen. Was Muße ist? Es ist die Zeit, die Sie nach Ihren Vorstellungen nutzen können, um sich zu erfreuen. Aber Freizeit ist dabei keineswegs gleich Muße, denn wenn Sie in die Stadt hetzen, um sich die 23. Jeans zu kaufen, hat das mit Muße natürlich nichts zu tun. Und auch die passive Unterhaltung in Ihrer freien Zeit trifft es nicht. Fernsehen wird man kaum als Muße bezeichnen. Muße wäre, einen Tag am See zu verbringen. Unter einem Sonnenschirm im Park auf der Picknickdecke zu liegen. Ohne Nachrichten, ohne Smartphone, ohne »Spiel und Spaß«. Einfach mal bei sich sein.

Es gibt doch genug Zeit!

Wissen Sie noch, wie schön ein Urlaubstag vergehen kann, wenn man nach dem Frühstück eine Weile über den See rudert, ein Buch liest, zwischendurch etwas schwimmt, um dann zum Abendessen überzugehen? Herrlich! Sagen Sie sich doch selbst, was auch der irische Volksmund weiß: »Als Gott die Zeit erschuf, hat er genug davon gemacht.« Sie schaffen es nicht? Es ist immer diese Unruhe da? Sie denken an die E-Mails, das nächste Meeting und die kommenden Erledigungen? Da hilft nur eines: aushalten! Man gewöhnt sich an permanentes Aufspringen, wenn das Telefon piepst, man gewöhnt sich an Unruhe und permanente Erreichbarkeit. Man gewöhnt sich aber auch an Ruhe, Unaufgeregtheit und Müßiggang. Ein kleines Problem dabei ist nur, dass gerade dann, wenn man aus stressigen Situationen kommt und man ein oder zwei Tage ausspannen will, eine Idee nach der anderen durch den Kopf schießt. Behelfen Sie sich in so einem Fall wie die kreativen Designer, die haben immer eine Kladde in der Tasche. Kommt eine Idee, so schreibt man sie einfach auf, um sie später zu erledigen. So entlasten Sie sich und finden jeden Tag ein bisschen mehr zur Ruhe.

> Auch wer stets gehetzt ist und nie Freiräume hat, gewöhnt sich schnell an den ungewohnten, neu gewonnenen Freizeitgenuss.

Auf in die Sommerfrische

Die Ruhe wird mit zunehmender Dauer also immer angenehmer, man muss sie nur wieder zulassen. In dem Zusammenhang fällt mir das Wort »Sommerfrische« ein. Kennen Sie es noch? Früher wechselte der Adel für die Sommermonate ins Sommerquartier, was das Bürgertum mit der Industrialisierung übernahm. Daraus entwickelte sich der Erholungsurlaub im Sommer, der im Unterschied zu heute nicht nur ein verlängertes Wochenende währte, sondern mehrere Wochen. Ich weiß, das ist fast undenkbar, weil wir permanent mit den E-Mails im Sinn die Welt retten müssen. Aber vielleicht planen Sie wenigstens einen Urlaub im Jahr ein, der zwei oder drei Wochen dauert, damit Sie wieder Ruhe finden und lernen, diese auch auszuhalten!

Dankeschön, Non-Profit-Esel!

Ganz hervorragend von der Arbeit halten Sie übrigens auch Tiere ab. Dass eine Katze beruhigend wirkt, außer bei Allergikern vielleicht, ist bekannt. Und ein Hund bringt Sie täglich dreimal an die frische Luft, statt vor den Fernseher. Aber ein Tier zu haben, ist nach den Leistungskriterien unserer Gesellschaft heute erstaunlich »sinnlos«. Kostet es doch Zeit und womöglich auch noch Geld, das man dann nicht mehr für einen neuen Fernseher ausgeben kann. Aber Tiere helfen Ihnen, Ihre Zeit zu entschleunigen. Für Ihr erfülltes Leben. Ich habe auf einer Finca auf Mallorca einmal einen Esel angetroffen. Ich glaube, dieser Esel war beileibe keine sonderlich wirtschaftliche Anschaffung für seine Halter gewesen. Er stand auf der Wiese, fraß und gab hin und wieder ein zufriedenes Iah von sich. Dieser Müßiggang war auf mich aber geradezu ansteckend. Ich beschloss also, ebenfalls völlig sinnlos, diesen Esel jeden Tag mit einer Möhre zu füttern. Zehn Minuten für mich und den Esel! Ich habe ihn dann den Non-Profit-Esel genannt. Er hat nichts erwirtschaftet, aber er hat mein Leben zwei Wochen lang vorzüglich zur Ruhe gebracht. Ich sage: Danke, Esel! Seitdem ist es mein Traum, eines Tages einen Non-Profit-Esel zu haben. Alles im Leben hat seine Zeit …

Jetzt haben Sie alle Lebensbereiche der InstinktFormel kennengelernt. Und spätestens mit dem Ich-Bereich sind Sie hoffentlich bei den Dingen angekommen, die Sie wirklich glücklich machen: weniger fernsehen und weniger Tempo. Dafür mehr Zeit fürs Hobby und für Mußestunden. Das klingt alles verlockend, jetzt muss es nur noch umgesetzt werden. Und wie das geht, erfahren Sie im letzten Kapitel, das Ihnen zeigt, wie Sie es ganz einfach schaffen, Ihrem Leben neuen Schwung zu geben.

Es lebe der Non-Profit-Esel! (Haus-)Tiere können dem Leben einen anderen Sinn vermitteln.

Selbstanalyse für den Lebensbereich »Ich«

Am besten Sie nehmen sich Block und Stift, damit Sie Ihre Gedanken und Ergebnisse gleich festhalten können – oder Sie notieren sie sich hier.

Inwiefern machen mir die lauten Instinkte, die typisch für diesen Lebensbereich sind, besonders zu schaffen?

> »Ich will nichts verpassen«-Instinkt: Wann habe ich Angst, etwas zu verpassen und verspüre den Drang, alles mitmachen zu müssen? Was löst in mir diesen Druck aus?

_____

> Nummer-eins-Instinkt: Inwiefern will ich immer mehr haben als andere? Wovon? Warum will ich bei allem dabei sein? Halse ich mir zu viel auf?

_____

> Faulheits-Instinkt: Wie und womit verbringe ich meine Freizeit?

_____

Wie können mich die leisen Instinkte bei Veränderungen, die ich mir wünsche, unterstützen?

> »Das erzähl ich meinen Enkeln«-Instinkt: Was wollte ich schon immer lernen? Was können? Was kann ich tun, was mich innerlich weiterbringt?

_____

> Regenerations-Instinkt: Wie kann ich mir noch mehr Raum schaffen für meine Freizeit?

_____

> Familien-Instinkt: Was macht meine Familie und mich glücklich?

_____

Setze ich die relevanten Glücksprinzipien für mich um?

> Aktivität: Welchen Flow-Tätigkeiten könnte ich zukünftig nachgehen? Welches alte Hobby habe ich aufgegeben und könnte wieder damit beginnen?

> Nachhaltigkeit: Welche Bedürfnisse habe ich? Reserviere ich regelmäßig Zeit für mich?

> Selbstbeschränkung: Hetze ich durch meine Freizeit? Worauf könnte ich verzichten? Welchen erfüllenderen Tätigkeiten könnte ich stattdessen nachgehen?

Anregungen, wie Sie den Lebensbereich »Ich« sinnvoll gestalten:

Was soll ich nur tun?	Das sollten Sie bevorzugen …
Statt fernzusehen oder Ihre Zeit bei Facebook zu vertrödeln …	Suchen Sie sich ein neues Hobby. Verabreden Sie sich zum Sport. Treffen Sie sich zum Spieleabend …
Statt in der Mittagspause am Schreibtisch hektisch zu essen und nebenbei Mails zu checken …	Machen Sie vernünftig Mittagspause! Stellen Sie Ihr Telefon auf Mailbox um. Gehen Sie raus und tanken Sie Sonne.
Sie tun oft mehrere Dinge gleichzeitig? Telefonieren mit der Freundin, nebenbei kochen und zwischendrin flott den Müll rausbringen?	Verzichten Sie auf Multitasking. Telefonieren Sie lieber nach dem Essen, wenn Sie den Müll schon rausgebracht haben, das freut auch die Freundin.
Sind Sie die nächsten Monate terminlich total verplant?	Sagen Sie ab, was sich verschieben lässt. So schaffen Sie sich Freiräume für die Dinge, die Ihnen wirklich wichtig sind.
Sind Sie im Urlaub online und checken täglich Ihre Mails?	Ihre Vertretung hat Ihre Handynummer nur für äußerste Notfälle. Gehen Sie offline.

Kapitel 9
Wecken Sie Ihre Instinkte

Sind Sie schon einmal Ihrem inneren Schweinehund begegnet? Ja?
Auf den nächsten Seiten verabschieden wir uns offiziell von ihm!
Seien wir mal ehrlich: Motivationsprobleme kennen wir alle.
Deshalb zeige ich Ihnen in diesem letzten Kapitel, wie Sie das Ge-
wohnheitstier in sich Schritt für Schritt zu neuen, besseren Gewohn-
heiten motivieren. Mit meinen konkreten Anleitungen wecken Sie
Ihre natürlichen Instinkte, um mit der InstinktFormel ein glückliches
und gesundes Leben in Balance zu führen!

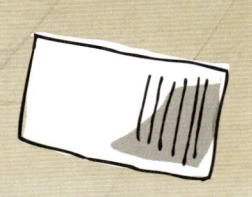

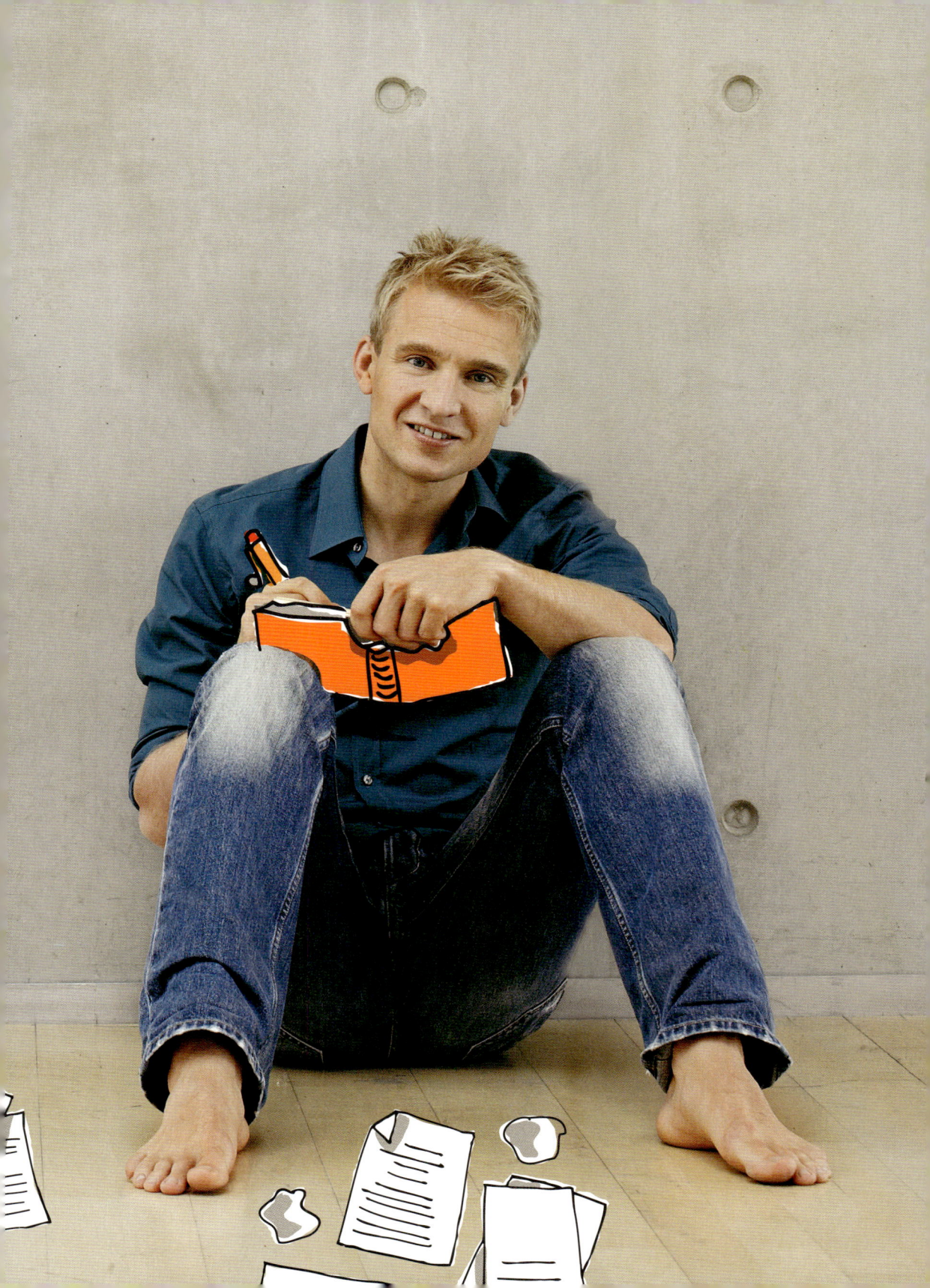

Weckruf für Ihre Instinkte

So, wir sind nun beim letzten Kapitel angelangt. Und um es gleich vorwegzunehmen: Es ist sicherlich das wichtigste dieses Buches. Denn was hilft alle graue Theorie, wenn doch die Umsetzung entscheidend ist. Leider ist es oft so, dass es im weiten Feld der Lebensveränderung und der Gesundheitsvorsorge mehr Geschichten über Misserfolge als Erfolgsgeschichten zu verzeichnen gibt. Oder haben Sie in Ihrem Büro nur Menschen, die einmal eine Diät begonnen haben und seitdem gertenschlank sind? Der Mensch ist eben ein Gewohnheitstier. Auf den nächsten Seiten werden Sie erkennen, dass das zum einen das Problem, zum anderen aber auch die Lösung ist!

> Menschen sind Gewohnheitstiere. Wer die InstinktFormel für sich entdecken will, sollte für neue Verhaltensweisen offen sein.

Alles neu?

Ein neues Verhalten zu erlernen, ist keine ganz einfache Sache. Aber Sie müssen etwas Neues lernen, wenn Sie die InstinktFormel für Ihr Leben entdecken wollen. Wie man neue Dinge lernt, haben kluge Wissenschaftler schon vor Jahrzehnten untersucht. So zum Beispiel der US-amerikanische Psychologe Burrhus Frederic Skinner mit seiner Skinner-Box und den Tauben, die Sie vielleicht noch aus dem Biologieunterricht der achten Klasse kennen. Bei der sogenannten – Vorsicht, schlauer Begriff – »operanten Konditionierung« lernen die Tauben durch Belohnung und Bestrafung, die »richtige« Taste zu picken. Leuchtet eine Taste gelb, gibt's Futter. Es wird fortan öfter bei gelb gepickt. Das wird Verstärkungslernen genannt. Leuchtet die Taste stattdessen rot, gibt es einen leichten Stromschlag. Durch die Bestrafung lernt jede Taube ziemlich flott, wann sie zu picken hat und wann sie es besser bleiben lässt.

Nun sind wir weder Pawlowsche Hunde noch Tauben in der Skinner-Box, aber die Grundlagen von Belohnung und Bestrafung haben auch für uns ihre Relevanz. Grundsätzlich kann man nämlich auch unser Verhalten durch Belohnung und Bestrafung beeinflussen. Wie der Neurobiologe und Verhaltensforscher Professor Gerhard Roth (Interview Seite 314 f.) wissenschaftlich belegt hat, sind beide Möglichkeiten dabei sehr unterschiedlich effektiv:

> Die Strafe ist interessanterweise am wenigsten wirksam. Sie engt unser Verhaltensrepertoire ein, ohne dabei neue Verhaltensweisen zu entwickeln. Wenn der Arzt also seinem Patienten das Rauchen »verbietet«, so wird das selten gelingen, wenn kein neues, besseres Verhalten erlernt wird.

> Die negative Verstärkung hört sich auch an wie eine Bestrafung, beschreibt aber lediglich den Entzug einer angenehmen Situation: Sie bauen Mist in der Firma und Ihr Chef streicht Ihnen das sichergeglaubte Weihnachtsgeld. Menschen strengen sich in der Folge wesentlich mehr an, das einmal Gehabte zurückzuerlangen, als wenn man sie bestraft hätte.

> Die positive Verstärkung ist die klassische Belohnung. Die Belohnung ist ein sehr effektives Mittel, Verhalten zu verändern, da durch sie ein anderes erwünschtes Verhalten gefördert und ein unerwünschtes indirekt geschwächt wird.

Lernen ist Zuckerbrot und Peitsche

Aber kann das funktionieren, wenn man endlich mal joggen gehen, weniger fernsehen und seltener Junkfood essen möchte? Nun, Sie könnten Ihren Partner bitten, Ihnen jedes Mal eins mit dem Stock zu geben, wenn Sie abends die Schokolade aus dem Schrank genommen haben. Was theoretisch funktionieren könnte, ist bei näherer Betrachtung natürlich wenig praktikabel (und wohl auch kein guter Schritt zu einem harmonischen Zusammenleben). Versuchen wir es mit Zuckerbrot: Wenn Ihre Kühlschranktür nur dann aufgehen würde, wenn Sie mit Ihrer GPS-Pulsuhr nachweisen können, dass Sie am selben Tag 30 Minuten gejoggt sind, würde die Belohnungsstrategie wahrscheinlich funktionieren. Dummerweise haben Sie aber Bargeld in der Tasche und würden einfach zum Kiosk nebenan gehen, wenn Sie Hunger haben und keine Lust zu laufen.

Es hilft alles nichts. Wir funktionieren einfach nicht wie die Tauben in der Skinner-Box, die nur dann Futter kriegen, wenn sie auf die richtige Taste picken. Unser Verhalten verändern wir nur durch Belohnung oder Bestrafung. Gott sei Dank ist die Belohnung viel wirksamer als die Bestrafung! Am allerwirksamsten belohnt uns die Gewohnheit.

Eine Bestrafung wirkt grundsätzlich nicht dauerhaft. Ärzte operieren Raucherbeine und rauchen trotzdem selbst in der OP-Pause.

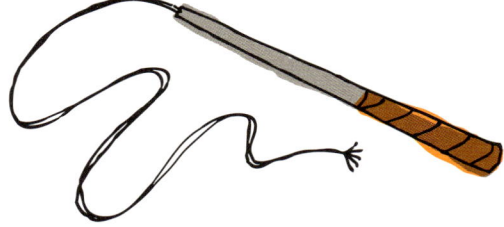

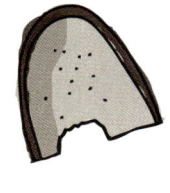
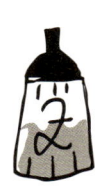

Belohnung funktioniert schon eher. Man strengt sich mehr an für eine Bonuszahlung, als wenn der Chef mit der Kündigung droht.

Warum »die Peitsche« (Bestrafung) nicht funktioniert

Man fragt es sich als Arzt jeden Tag: Warum helfen abschreckende Beispiele eigentlich nicht? In Thailand sind zum Beispiel Bilder von Lungenkrebs auf den Zigarettenpackungen – wieso denkt kaum einer an diese tödliche Erkrankung, wenn er sich die nächste Zigarette ansteckt? Und warum essen wir viel zu oft viel zu süß und zu fett, obwohl wir wissen, dass uns Übergewicht, Zuckerkrankheit, Cholesterin, Schlaganfall oder Herzinfarkt drohen, wenn wir uns dick essen?

Dass wir Menschen Meister darin sind, vor negativen Konsequenzen die Augen zu verschließen, kann man daran ablesen, dass in meiner Klinik ein Großteil der Gefäßchirurgen – diejenigen also, die den ganzen Tag Raucherbeine operieren – selbst raucht. Obwohl sie jeden Tag abschreckende Beispiele vor Augen haben, hat das keine Konsequenzen für ihr eigenes Verhalten. Invalidität, Medikamente, tödliche Krankheiten – warum ändern diese (Be-)Drohungen nichts?

1. Die negativen Konsequenzen sind weit weg

Sie erhalten keine direkte Rückmeldung wie die Taube in der Skinner-Box, die nur dann Futter bekommt, wenn sie auf die richtige Taste pickt. Und deshalb lernen Sie auch nicht über Bestrafung, etwas zu verändern – und in diesem Fall zum Beispiel das Rauchen einzustellen. Raucherbein, Herzinfarkt, Übergewicht, Schlaganfall – das sind alles Dinge, für die Sie mehrere Jahrzehnte gesundheitsschädlich leben müssen. Die Strafen kommen viel zu spät. Negative Konsequenzen gibt es erst mal nicht und daher hinterfragen oder verändern Sie auch nicht Ihr Verhalten.

2. Man hält sich immer für die Ausnahme

Die Geschichte vom Großvater eines Freundes, der 96 Jahre lang geraucht hat wie ein Schlot, kennen Sie sicherlich auch. Natürlich ist dieser Greis irgendwann ohne Lungenkrebs bei perfekter Gesundheit lächelnd entschlafen. Das ist meist Blödsinn. Es gibt aber tatsächlich einige Menschen, die rauchen und doch nicht an Lungenkrebs erkranken. Und sobald Wahrscheinlichkeiten ins Spiel kommen, wähnen wir uns eben immer auf der richtigen Seite, nach dem Motto: Auch wenn 90 Prozent der Lungenkrebserkrankungen aufs Rauchen zurückzuführen sind – mich wird es bestimmt nicht ereilen. Durch unseren lauten »Das trifft nur die anderen«-Instinkt sehen wir diesen Selbstbetrug bestätigt. Das ist aber ein fataler Irrtum. Machen wir uns nichts vor: Natürlich kann es auch Sie und mich treffen!

Viele Sorten Zuckerbrot

Weil wir Menschen wesentlich komplizierter sind als Tauben, gibt es noch genauere Betrachtungen zum Zuckerbrot. Es gibt Zuckerbrot, wenn man so will, in diversen Sorten – und man muss einiges beim Verabreichen von Zuckerbrot beachten. Auch damit hat sich Professor Gerhard Roth beschäftigt. Er beschreibt die unterschiedlichen Ansprüche an das Zuckerbrot wie folgt:

> **Zuckerbrot muss das Individuum motivieren:** Wenn Sie sich nicht für Fußball interessieren, dann werden Tickets fürs WM-Finale als Belohnung für den großen Projektabschluss in der Firma nicht besonders motivierend sein.

> **Zuckerbrot nutzt sich schnell ab:** Stellen Sie sich einmal vor, Ihr Chef schenkt Ihnen jede Woche 50 Euro, weil Sie so unwahrscheinlich gute Arbeit leisten. Glauben Sie, das wird Sie nach zwölf Wochen noch anspornen?

> **Zuckerbrot braucht einen Grad an Ungewissheit:** Wie die Taube in der Skinner-Box sind auch Menschen viel motivierter für ein Verhalten (picken beziehungsweise arbeiten), wenn sie wissen, dass eine Belohnung kommt, sie aber nicht wissen, wann diese kommt.

> **Zuckerbrot darf nicht zu leicht und nicht zu schwer zu bekommen sein:** Wenn vom Außendienstler erwartet wird, die Umsätze in schwierigen Zeiten zu verdreifachen, wird er sich kaum anstrengen. Die Anforderung ist unrealistisch. Ist das geforderte Ziel zu einfach, wird er sein Verhalten ebenfalls kaum ändern.

> **Gewohnheiten tragen das Zuckerbrot in sich:** Ein Verhalten, das Sie über einen längeren Zeitraum gewohnheitsmäßig durchführen, wird irgendwann mit einem angenehmen Gefühl besetzt. Zähneputzen ist ja genauso zeitraubend und nervig wie Fitnesstraining, Sie machen es nur schon seit vielen Jahren. Es ist zur Gewohnheit geworden. Und Sie fühlen sich gut, wenn Ihre Zähne danach strahlend sauber sind und Sie gleichzeitig auch Karies Einhalt gebieten ...

Motivation ist manchmal wie Rätselraten: Nicht immer liegt es auf der Hand, was genau bei einem bestimmten Vorhaben motivierend auf uns wirkt.

Nun, was für das Zähneputzen gilt und durchaus nützlich klingt, stellt den Personalchef bei näherer Betrachtung unter Umständen vor weitaus größere Hürden. Denn wer durch was motiviert wird, ist mitunter recht schwer zu erkennen. Manchmal wissen es die Betroffenen sogar selbst nicht genau. Und unsere Aufgabe ist sogar noch ungleich schwerer, denn hier geht es darum, dass Sie selbst Ihr Leben verändern. Es gilt also in erster Linie herauszufinden, was Sie motiviert.

Wenn Sie Ihr Leben verändern möchten ...

Seien Sie froh, dass kein Antreiber Sie mit Zuckerbrot und Peitsche dazu bringt, weniger vor dem Fernseher zu sitzen und öfter joggen zu gehen. Das wäre ohnehin mehr als schwierig, denn Sie würden ihn vermutlich ziemlich bald einfach entlassen, wenn Sie gerade keine Lust auf ihn haben. Verbote, Verzichte, allzu strenge Regeln und Bestrafungen sind nicht dauerhaft wirksam und funktionieren nicht als Antrieb oder Motivationshilfen.

Ich möchte Ihnen daher die wesentlich bessere Lösung vorschlagen und Ihnen zeigen, wie Sie sich selbst motivieren können. Schauen wir uns doch zunächst einmal an, welche Belohnungsstrategien uns nachhaltig dabei helfen, unser Leben zu verändern und neue Verhaltensweisen zu integrieren.

Motivation durch Belohnung – die fünf wichtigsten Fakten

1. Belohnung muss das Individuum motivieren

Wie man bei Hundehaltern beobachten kann, sind Hunde vorübergehend mit Lecker-lis am besten ruhig zu stellen. Bei Menschen ist das leider nicht anders. Sie können das auf jeder Messe beobachten: Mit Speck fängt man Mäuse! Der Messestand mit dem besten Catering ist der mit den besten Umsätzen. Tja, und da Essen eine (mittlerweile) dauerhaft verfügbare, schnelle, effektive Belohnung für den stets mit Appetit geseg-neten Menschen ist, können wir uns damit permanent selbst belohnen. Ganz ohne Anstrengung. Und rund um die Uhr. Fazit: Der Fress-Instinkt ist immer da. So ein Mist aber auch!

Motivieren kann aber nicht nur der Fress-Instinkt. Denn auch unser selbst gewählter Lebensstil in seiner Gesamtheit hat viel mit unseren Motiven, also den unbewussten Handlungsantrieben, zu tun. Wenn Sie partout Porsche fahren wollen oder aufgrund Ihrer Persönlichkeitsstruktur immer einen größeren Fernseher als Ihr Nachbar ha-ben müssen, dann werden Sie sich schwerlich für ein ausgeglichenes Lebensmodell entscheiden, in dem Sie mehr Zeit für die Familie haben und als Folge davon etwas weniger Geld verdienen. Man muss sich also über seine Ziele klar werden, und diese müssen motivierend sein. Im Klartext: Wenn Ihnen auch nach Lektüre dieses Buches das größere Auto und der nächste Luxusurlaub wichtiger sind als Freizeit, Hobbys und Familie, werden Sie wenig geneigt sein, etwas zu verändern.

Warum Schokolade stärker ist als jede Diät

Man wundert sich schon: Jeder wäre gern schlank. Und ließe man Schokolade und andere Naschereien einfach liegen, würde das auch gelingen. Wieso naschen dann trotzdem so viele Menschen Schokolade und Süßes? Nun, süße Naschereien machen uns mit beinahe hundertprozentiger Sicherheit gute Gefühle. Sie belohnen uns durch eine prompte Bedürfnisbefriedigung. Die meisten Diäten hingegen verursachen erst einmal negative Gefühle, weil sie auf Verzicht, Verbote und Hunger bauen. Ob die Diät dann wirklich klappt und man in sechs Monaten tatsächlich schlank ist, ist auch unsicher. (Zumindest haben es wohl einige Kollegen vor Ihnen nicht geschafft, oder?) Wenn also überhaupt eine Belohnung kommt, dann kommt sie sehr spät. Und da greifen eben viele doch lieber zur Schokolade, um schnell glücklich zu sein. Einziger Ausweg aus dem Dilemma ist, die Schokolade zwar zu essen, sie danach aber wieder abzutrainieren. Das funktioniert garantiert!

2. Motivation durch Konkurrenz

Ihr Nachbar hat ein neues Auto? Sie denken: Ich will auch eins! Der Kollege bekommt eine Gehaltserhöhung? Sie denken: Ich will auch eine! Der Kollege läuft jetzt? Sie denken: Ich will auch!

Was für den Vergleich und Konkurrenzkampf mit Ihrem Nachbarn oder Kollegen in Sachen Gehalt, Haus und Auto gilt, trifft auch für andere Bereiche Ihres Lebens zu. Also für Fitness, Gesundheit und entspannte Freizeitgestaltung. Pst, das dürfen Sie jetzt bitte nicht weitererzählen, aber wetten, dass Sie sich besser fühlen und stolz darauf sind, die Treppe ins Büro zu nehmen, und folgerichtig fit und schlank sind, während die Kollegen immer dicker werden und mit deutlich sichtbarem Bauch aus dem Fahrstuhl steigen? Genau so können Sie es zum Wettkampf in Ihrem Kopf machen, Ihrem Nachbarn zu zeigen, dass Sie keinen Porsche nötig haben!

3. Extrem wichtig: Motivation durch das Umfeld

Die Menschen, mit denen wir uns umgeben, erzeugen für uns einen Referenzbereich. Zwar ist ein BMI von 23 sehr gesund, aber deshalb muss man ihn ja nicht haben! Und wenn alle Ihre Freunde einen BMI von 34 haben, Insulin spritzen müssen und niemals

Unser soziales Umfeld erzeugt einen Referenzbereich: Sind die Freunde übergewichtig, so steigt das Risiko, selbst zuzunehmen.

Sport treiben, wird es für Sie auch okay sein. Sich abends eine Tiefkühlpizza aufzubacken und danach in die Sofakissen zu sinken, ist dann völlige Normalität. Und weil das so ist, ist Dicksein genauso ansteckend wie Inaktivität. Wenn Ihr bester Freund oder Ihre beste Freundin (gleichen Geschlechts) zugenommen hat, dann steigt Ihr Risiko, ebenfalls zuzunehmen, um 117 Prozent! Es fehlt eben der freundliche Hinweis einer Ihnen wichtigen Person, die nach dem Treffen mit besorgter Miene fragt: »Sag mal, Miriam, kann es sein, dass du zugenommen hast?« Wahrscheinlich spornt uns nichts mehr an, als in unserem Umfeld akzeptiert zu werden.

Natürlich geht das auch genau anders herum: Wenn Sie mit mir und meinen Freunden in den Urlaub fahren, werden Sie sich sicherlich nicht wohlfühlen, wenn Sie eine Tiefkühlpizza in den Backofen schieben, während wir anderen gerade den Salat und den Fisch zubereiten. Sie werden auch nicht so gern fernsehen, während wir anderen abends joggen gehen und danach bei einem guten Rotwein über unsere Lieblingsthemen schwadronieren.

Was folgt daraus? Dicksein ist ansteckend. Dünnsein aber auch! Also: Suchen Sie sich Verbündete. Wenn Sie an Ihrem Leben etwas verändern wollen, dann fragen Sie Ihren Partner und noch besser Ihren besten Freund, ob er nicht mitmachen will. Ich habe meine Spiegel-Online-Sucht zusammen mit meinem besten Freund besiegt, während ich dieses Buch schrieb. Ich hatte alle 15 Minuten nach neuen Nachrichten geguckt, wissend, dass das Blödsinn ist. Er tat selbiges während der Arbeit. Von dem Tag an, als wir beschlossen, nur noch einmal pro Tag die Nachrichten zu lesen, wollten wir voreinander nicht als undiszipliniert dastehen. Es hat geklappt! Also: Bereiten Sie den Fisch und den Salat mit Ihrem Partner zusammen zu. Das macht vieles nicht nur leichter, sondern auch mehr Spaß!

4. Nicht jede Belohnung nutzt sich ab

Eine permanente Prämie vom Chef wird irgendwann zur Normalität. Aber wie wir an Schokolade feststellen können, nutzt sich nicht jede Belohnung ab. Gott sei Dank gibt es neben Schokolade auch noch andere Belohnungen, die nie ihren Reiz verlieren. Grundsätzlich gilt: Je niedriger das Bedürfnis in der Maslow-Pyramide (Seite 55), desto weniger nutzt sich eine Belohnung ab. Essen, Sex, Trinken, Austausch mit Freunden – das sind Belohnungen, die ihre Güte behalten! Darauf können Sie bauen. Aber Vorsicht: Geld motiviert aufgrund seiner Universalität ganz ungemein, auch wenn es sich eigentlich nicht um ein niederes Bedürfnis in der Maslow-Pyramide handelt.

Dicksein ist ansteckend!

Nicholas Christakis von der Harvard Medical School und James Fowler von der University of California haben 2007 untersucht, wie sich soziale Netzwerke auf die Ausbreitung von Übergewicht auswirken. Dafür nutzten sie Daten aus der Framingham-Studie. Framingham ist eine Stadt im US-Bundesstaat Massachusetts, in der große Teile der Bevölkerung 32 Jahre intensiv auf Herz-Kreislauf-Erkrankungen beobachtet wurden. Neben Daten zum Körpergewicht (BMI) und Herz-Kreislauf-Krankheiten wurden auch Daten zum sozialen Umfeld der Studienteilnehmer erfasst. Wie in der renommierten medizinischen Fachzeitschrift »New England Journal of Medicine« veröffentlicht wurde, besteht ein großer Zusammenhang zwischen sozialem Umfeld und Übergewicht: Wird jemand im unmittelbaren sozialen Umfeld dicker, steigt auch das eigene Risiko zuzunehmen, und zwar um:

> 117 Prozent, wenn ein enger Freund gleichen Geschlechts zugenommen hat.

> 57 Prozent, wenn ein entfernterer Freund dicker wurde.

> 40 Prozent, wenn Bruder oder Schwester zugenommen haben.

> 37 Prozent, wenn der Ehepartner zugelegt hat.

Der Grund dafür ist nicht etwa, dass sich übergewichtige Personen auch dicke Freunde suchen. Vielmehr verändert sich die eigene Normalität: Wenn die Freunde zu dick sind, dann braucht man sich für den ein oder anderen Rettungsring nicht zu entschuldigen. Da fällt der Griff zur Chipstüte leichter. Unter dem Strich sind Freundschaften und das Umfeld ein größerer Risikofaktor als Adipositas-Gene, die das Risiko, an Übergewicht zu erkranken, »nur« um 30 bis 67 Prozent erhöhen. Das Bild rechts zeigt das Auftreten von Übergewicht in sozialen Netzwerken, wie sie in der Framingham-Studie untersucht wurden. Auch in ihrem erweiterten Umfeld stehen Übergewichtige den Übergewichtigen nahe, Schlanke haben viel Kontakt zu anderen Schlanken.

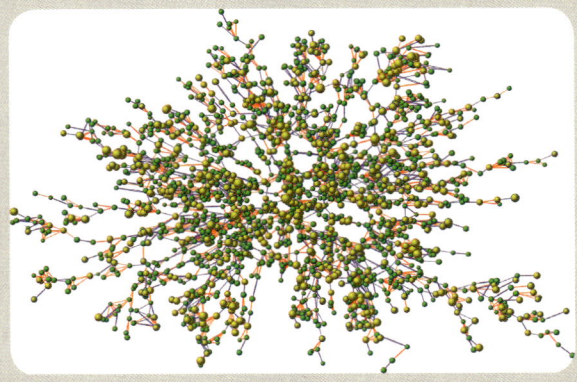

Der Grund: Sie können fast alles damit kaufen. Zwar werden käufliche Dinge wie Statussymbole eines Tages gewöhnlich, aber wir fallen leider immer wieder darauf herein und hoffen, dass uns Geld glücklich macht.

Ihre Belohnung fürs Laufen

Laufen ist am Anfang hart, aber es wird mit jedem Tag besser. Ich verspreche Ihnen das mit großem Indianerehrenwort: Es wird bald laufen wie am Schnürchen. Das ist Ihre Belohnung. Sie wollen sofort belohnt werden? Auch kein Problem: Die gibt es jedes Mal nach dem Laufen unter der Dusche. Auch das kann ich Ihnen versprechen! Laufen hat eine eingebaute Glücksgarantie im Gegensatz zu Schokolade!

Schokolade

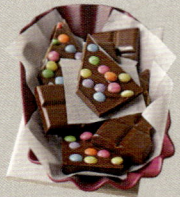

> sofort glücklich
> später dick und unglücklich

Laufen

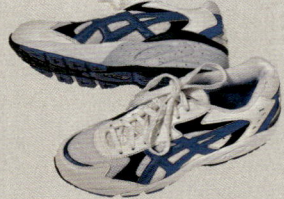

> glücklich nach dem Duschen
> später schlank und glücklich

5. Gewohnheiten tragen ihre Belohnung in sich

Auch wenn wir uns selbst motivieren wollen, eine Sache bleibt unverändert zu den Betrachtungen von Professor Roth (Interview Seite 314 f.), bei denen eine Person durch Dritte motiviert wird: Die Gewohnheit macht die Handlung irgendwann selbst zur Belohnung. Eine neue, lieb gewonnene Gewohnheit wird nach einer gewissen Zeit mit positiven Lustgefühlen besetzt. Das können eigenartige Speisen sein, die man früher nie mochte, nach zwei Jahren in der Kantine eines Unternehmens aber plötzlich gern isst. Das kann das lästige Aufräumen des Schreibtisches sein, das einem endlich wieder einen ordentlichen Überblick und damit ein angenehmes Gefühl verschafft. Es können aber auch der Obstsalat am Morgen oder der Dauerlauf nach Feierabend sein, die eines Tages einfach dazugehören. Sie haben es also in der Hand, indem Sie neue Angewohnheiten in Ihrem Leben zulassen, bis sie selbstverständlich werden.

An manche Belohnungen gewöhnt man sich zu schnell. Wer sich aber damit belohnt, neue Gewohnheiten lieb zu gewinnen, dem passiert das nicht.

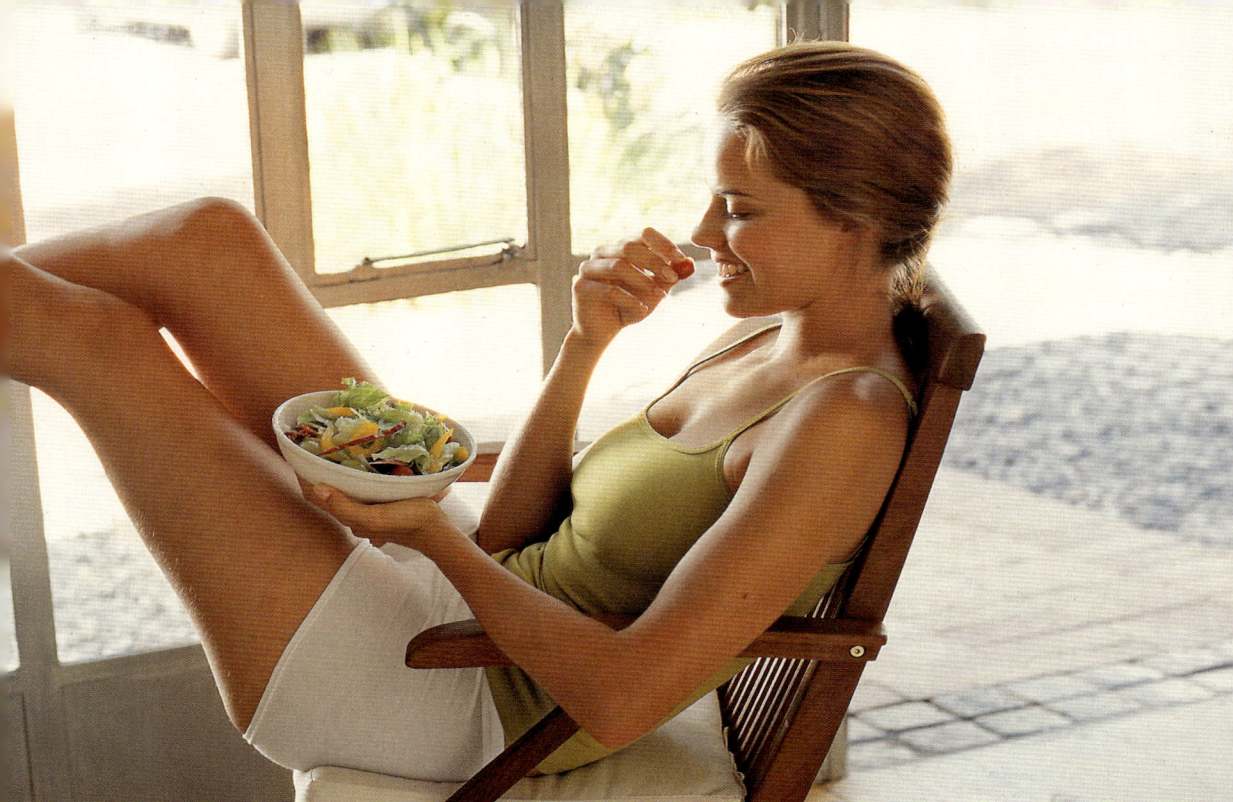

Finden Sie die perfekte Belohnung für sich: Ob es eine Viertelstunde Mittagsschlaf, ein Kinobesuch oder etwas Gesundes zum Essen ist – letztlich entscheidet, dass es Ihnen gute Gefühle bereitet.

Warum es den »inneren Schweinehund« nicht gibt

Mit den bisher getroffenen Feststellungen wird eines schnell klar: Das ganze Gerede um den inneren Schweinehund hat einen sehr großen Haken: Man redet Ihnen zum einen ein, dass Sie faul wären. Das stimmt aber nicht. Denn die meisten Menschen, die es nicht schaffen, Dinge zu verändern und zum Beispiel laufen zu gehen, haben schlicht und ergreifend keine Zeit und nur die Prioritäten nicht richtig gesetzt. Das hat eher mit Fehlern in der Organisation als mit Faulheit zu tun. Zum anderen klingt es, als könnte man gar nicht anders, weil der Schweinehund es immer verhindert. Sie wollen aber für sich selbst Verantwortung übernehmen. Wie wollen Sie das mit einem dummen Hund im Genick? Mich hat dieser verniedlichende Begriff »innerer Schweinehund« schon immer gestört. Verabschieden wir uns hier offiziell von ihm! Denn wer sich mit Motivation befasst, der weiß: Sie haben keinen inneren Schweinehund, Sie haben die falschen Gewohnheiten! Und es hat viel mehr Potenzial, sich um seine Gewohnheiten zu kümmern, als um den dummen Hund. Dumme Hunde brauchen nämlich permanent Leckerlis. Das sieht man schon beim Spaziergehen, da können die

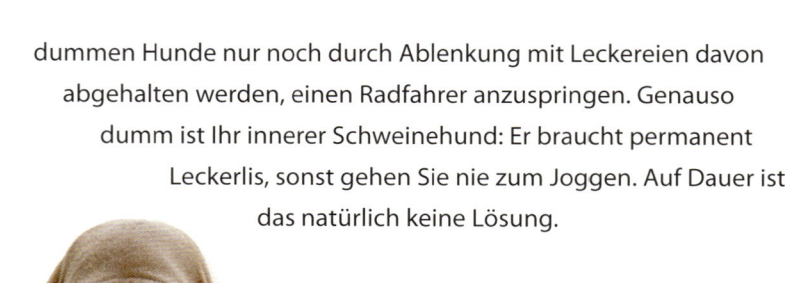

dummen Hunde nur noch durch Ablenkung mit Leckereien davon abgehalten werden, einen Radfahrer anzuspringen. Genauso dumm ist Ihr innerer Schweinehund: Er braucht permanent Leckerlis, sonst gehen Sie nie zum Joggen. Auf Dauer ist das natürlich keine Lösung.

Lieber Jagdhund als dummer Hund

Bei Gewohnheiten ist es anders. Sie müssen sich die neuen Gewohnheiten zwar erarbeiten, wenn Sie den Berg aber erklommen haben, dann läuft es sich wieder ganz einfach. Die Gewohnheit hat sich verselbstständigt und macht Sie, ohne dass Sie große Anstrengungen vollbringen müssen, glücklich. Einmal arbeiten, ein Leben lang glücklich sein – das ist doch

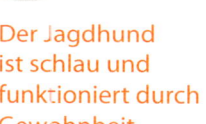

Der Jagdhund ist schlau und funktioniert durch Gewohnheit.

Der Schweinehund ist dumm und funktioniert nur mit Leckerlis.

genial, oder? Im Übrigen erinnert das an einen ordentlichen Jagdhund, der in seiner Ausbildung – seien Sie sicher – nicht nur Leckerlis gesehen hat. Aber weil er ausgebildet wurde, macht es ihm Freude, Kommandos seines Herrchens zu empfangen. Kommt der Radfahrer, heißt es »Sitz!«, der Hund gehorcht und ist glücklich – aus sich selbst und seiner lieben Gewohnheit heraus.

Disziplin hilft beim Start

Machen Sie also lieber nicht den dummen Hund für alles verantwortlich, übernehmen Sie selbst erfolgreich die Verantwortung! Natürlich brauchen Sie Disziplin, um in einem glücklicheren, aktiveren Leben Fuß zu fassen, aber dauerhaft hochdiszipliniert gegen laute Instinkte anzukämpfen, ist selbst für den härtesten Jagdhund zu schwierig. Viel wichtiger als reine Disziplin ist, dass Ihre neuen Gewohnheiten Ihnen gute Gefühle schenken und Sie begeistern. Wer einmal die Gewohnheiten entwickelt hat, köstlichen Obstsalat zum Frühstück zu essen und abends laufen zu gehen, und das Wohlgefühl erlebt hat, das beide Dinge auslösen, braucht sich wegen des Glases Rotwein und des Abendessens beim Italiener keine Sorgen mehr zu machen.

Die Macht der Gewohnheit

Wie mächtig auch mitunter komische Gewohnheiten sein können, sehen Sie herrlich an Ihrem eigenen Alltag – und ich natürlich auch an meinem:

> Man müsste mir schon viel Geld zahlen, damit ich meine Laufrunde – anders als gewohnt – im Uhrzeigersinn laufe. Ich würde freiwillig nie auf die Idee kommen.

> Die Visite bei uns verläuft immer von Zimmer 8 zu Zimmer 1, obwohl die Übergabeliste von Zimmer 1 bis 8 sortiert wird. Man muss also immer von hinten nach vorn blättern. Doch keiner stört sich daran. Warum? Aus reiner Gewohnheit!

Mit festen Gewohnheiten gegen laute Instinkte

Daraus folgt: Wenn Sie grundsätzlich nie zur Imbissbude gehen, werden Sie auch bei großem Heißhunger in der Mittagspause nicht dorthin gehen! Wenn Sie sich an den morgendlichen Obstsalat gewöhnt haben, werden Sie das Rentnerfrühstück selbst dann nicht essen, wenn Sie dafür seltener einkaufen gehen müssten. Wenn Sie morgens oder abends Ihr Sportprogramm routinemäßig durchführen, wird das Sofa Sie nicht mehr so magnetisch anziehen. Wenn Sie Ihr Telefon in der Freizeit einfach immer ausmachen, werden Sie nicht mehr das Gefühl haben, ständig erreichbar sein zu müssen. Sie haben also eine gute Chance, Ihr Leben zu verändern, wenn Sie die richtigen Gewohnheiten etablieren. Wie leicht das gehen kann, dabei begleite ich Sie jetzt …

Das Leben mit der InstinktFormel – so machen Sie es richtig!

Wahrscheinlich sind Sie schon voller Tatendrang. Aber wo sollen Sie anfangen? Bei der Lektüre eines Buches scheint alles ganz einfach: Klar, der Fernseher bleibt abends mal aus und man geht joggen, tauscht das Rentnerfrühstück gegen Obstsalat, lädt Freunde ein, statt auf Facebook rumzulungern. Die Liste ließe sich beliebig fortsetzen. Und zack, haben Sie gute Vorsätze gemacht. Sie brauchen aber ein Konzept, das sich in Ihrem Alltag (!) umsetzen lässt. Auch am ersten Dienstag im November in drei Jahren, wenn in der Firma gerade viel zu tun ist. Das ist die Messlatte und nicht irgendein guter, aber am Ende meist nutzloser Vorsatz. Beachten Sie daher beim Start Ihres InstinktFormel-Plans stets folgende Dinge.

Um neue Verhaltensweisen zu etablieren, braucht es vor allem Zeit und einen guten Plan!

Gewohnheiten etablieren

Die Gewohnheit ist Ihr wichtigster Verbündeter. Gewohnte Dinge gehen wie von selbst, sie tragen ihre Belohnung in sich. Um sich allerdings an etwas zu gewöhnen, brauchen Sie Zeit. Veränderungen müssen also langfristig umgesetzt und etabliert werden, sonst haben Sie keine Chance.

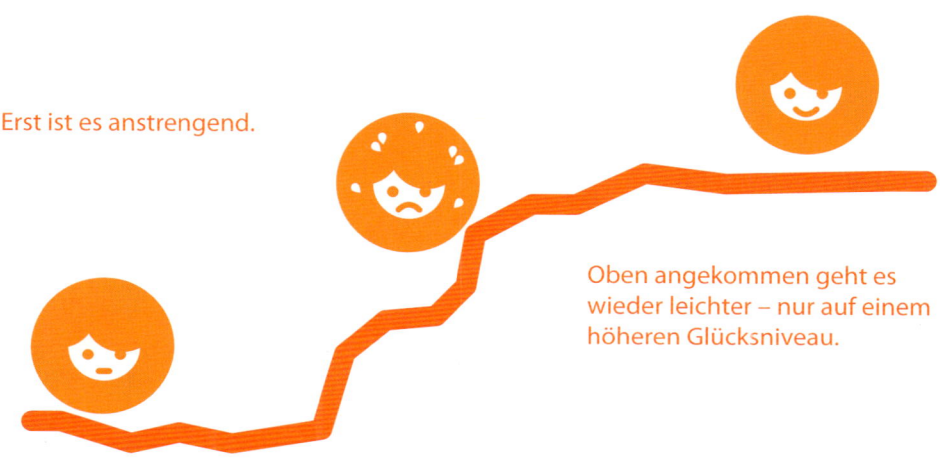

Erst ist es anstrengend.

Oben angekommen geht es wieder leichter – nur auf einem höheren Glücksniveau.

Gewohnheiten zu verändern, ist, wie ein Hochplateau zu erklimmen.

Ressourcen schaffen

Mit Ihren Aktivitäten ist es wie mit einem vollen Kleiderschrank. Für jedes Kleidungsstück, das man nun erworben hat und nun rein soll, muss ein altes raus. Sie können bei Überlastung durch einen zu vollen Terminkalender nicht Ihr Leben verändern, indem Sie zusätzlich joggen gehen! Sie müssen planen, welche Aktivität Sie etablieren wollen und welche weichen soll.

Realistisch bleiben

Die große Gefahr von lebensverändernden Maßnahmen ist, wie bei Diäten, der Dammbruch. Erst halten Sie eisern etwas durch, was Sie eigentlich gar nicht wollen. Irgendwann werden Sie ein kleines bisschen schwach und mit dem ersten Stück Schokolade sagen Sie sich: Jetzt ist es auch egal und essen die ganze Tafel. Das ist der Dammbruch. Nur ein vernünftiger und tendenziell defensiver Plan schützt Sie davor.

Andreas Böcherer ist ein Weltklassetriathlet (8. Platz Ironman Hawaii 2011),
den ich im Laufen betreue. Damit Sportler wie er gesund und leistungsfähig
bleiben, spielt auch das Training der Rumpfmuskulatur eine wichtige Rolle. Allerdings ist es so, dass der Eliteläufer nun mal lieber laufen geht, als Sit-ups zu
machen. So wie der Hausarzt predigt, nicht zu rauchen, predigt der Sportarzt
also: Trainiere deinen Rumpf. Andi Böcherer ist nun ein schlauer (Mathematik-
studium), gelehriger (perfekte Lauftechnik in zwei Jahren) und fleißiger Athlet
(120 Kilometer Laufen pro Woche nebst Schwimmen und Radfahren). Als ich
ihn bei einem Routine-Check-up fragte, wie viel
Rumpftraining er mache, rechnete ich mit drei
Stunden pro Woche. Seine Antwort entsetz-
te mich: »Ich mache dreimal 20 Minuten pro
Woche.« – »Wieso? Das ist doch viel zu wenig!«,
entgegnete ich. »Weil ich es sonst überhaupt
nicht mache«, sagte Andi trocken. Ich habe in
diesem Gespräch viel gelernt. Danke, Andi!

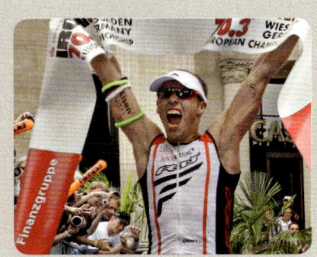

Zwischenziele bilden

Die kontinuierliche, vorsichtige Etablierung von Neuerungen in Ihrem Leben setzt
Zwischenziele voraus. Wie der Tour-de-France-Fahrer im Gebirge, der nicht das Ziel
im Kopf hat, sondern stets nur die nächste Kurve. Wer am Anschlag Rad fährt, führt
sich eben besser nicht vor Augen, dass er noch 120 Kilometer lang weitertreten muss,
sondern denkt vorerst nur an die nächste Etappe. Dann kann er weitersehen und wird
nicht vom Gesamtziel demotiviert, das in dem Moment so unwahrscheinlich weit weg
scheint.

Bei Ihnen ist es nicht anders: Ihr InstinktFormel-Plan geht über 20 Wochen, hat aber
zur besseren Motivation fünf Haupt- sowie eine Vor- und Nachbereitungsphase. Sie
beginnen also nicht mit allen Umstellungen sofort, sondern nach und nach. In den
Hauptphasen ist jeweils ein Lebensbereich für ein paar Wochen Ihr Schwerpunkt.
Ziel ist es, dass Sie die neuen Gewohnheiten innerhalb dieser Zeit in Ihren Alltag integrieren und danach beibehalten. Sie hören also mit der gesunden Ernährung nicht
nach drei Wochen wieder auf, sondern führen sie fort – ebenso wie Ihre anderen Gewohnheiten –, sodass Sie nach und nach lernen, nach Ihren Instinkten zu leben.

Interview

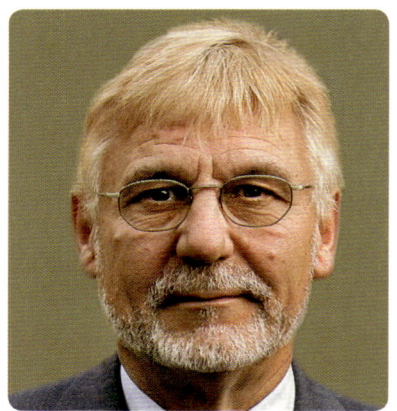

Gerhard Roth ist Professor für Neurobiologie an der Universität Bremen am Institut für Hirnforschung. In seiner Freizeit ist er begeisterter Hobbyläufer. Als Firmengründer der Roth GmbH widmet er sich schwerpunktmäßig dem Phänomen, wie das Gehirn die menschliche Persönlichkeit, unser Verhalten, unsere Entscheidungen sowie unser Handeln lenkt – auch von der neurophilosophischen Seite.

1. Sie sind Professor für Verhaltensphysiologie und Entwicklungsneurobiologie. Was machen Sie da? Helfen Sie meiner Vorstellungskraft auf die Sprünge.

Ich beschäftige mich in meiner Forschung im Wesentlichen mit drei Dingen: Erstens untersuche ich mit verschiedenen anatomischen und elektrophysiologischen Methoden, wie das vergleichsweise einfach gebaute Gehirn von Fröschen deren Verhalten einschließlich ihres Lernverhaltens steuert, und zwar auf der Ebene einzelner Nervenzellen und kleiner Zellverbände. Zweitens untersuche ich mit zahlreichen Kolleginnen und Kollegen aus Psychologie, Neurologie, Psychiatrie und Psychotherapie die neurobiologischen Grundlagen psychischer Zustände und ihrer Erkrankungen sowie die Effekte von Psychotherapie. Und drittens studiere ich mit anderen Kollegen in der Welt, wie sich im Tierreich intelligente Gehirne entwickelt haben.

2. Tauben in der Skinner-Box drücken die richtige Taste, wenn sie Futter kriegen. Aber wie verändert man das Verhalten von Menschen am effektivsten?

Menschen verändert man genauso mit Zuckerbrot und Peitsche, genauer mit Bestrafung – meist unwirksam –, Bestrafungsvermeidung – wirksamer –, Belohnungsentzug – ziemlich wirksam – und Belohnung – sehr effektiv. Belohnen ist aber sehr kompliziert und muss sehr professionell gemacht werden. Ein weiterer, wesentlicher Motivator für menschliches Verhalten sind die Gewohnheiten, die man hat. Gewohnheiten, die etwa als Ess-, Fahr-, Fernseh- und Freizeitgewohnheiten unseren Alltag beherrschen, sind langjährig eingeschliffene und bewährte oder lustbetonte Abläu-

fe, die ihre Belohnung in sich tragen, zum Beispiel die Freude am Gelingen. Deshalb spricht man auch von den »lieben« Gewohnheiten. Es bereitet vielen Leuten Unlustgefühle, wenn sie von diesen, ihren lieben Gewohnheiten, abweichen müssen.

3. Wenn Belohnungen uns motivieren, wie kann ich mich dann motivieren, gesünder zu leben? Ich kann mir ja schlecht selbst die Belohnungen zuteilen, oder?

Man kann sich selbstverständlich selbst durch Belohnung motivieren, aber das ist schwierig, weil einem der Selbstbetrug meist dazwischenkommt. Aber vieles geht rein durch Selbstbelohnung, das heißt, man strengt sich körperlich (Jogging!!!) oder geistig, wie Gutachten verfassen oder Bücher schreiben, sehr an in der Erwartung, dass es einem dann wesentlich besser geht. Die Belohnung kommt dann in Form der Selbstbestätigung beziehungsweise der Ausschüttung von endogenen Opioiden. Leider hält das nur kurze Zeit vor.

4. Wie motiviert sich eigentlich ein Verhaltensphysiologe, um nicht zu viel Schwarzwälder Kirschtorte zu essen und sich ausreichend zu bewegen?

Indem er sich die negativen Konsequenzen des »Zu-viel-Schwarzwälder-Kirschtorte-Essens« möglichst realistisch vorstellt. Bei mir hilft die Vorstellung, wie viel Kilometer mehr in Regen und Kälte ich joggen muss, um die Kalorien wieder loszuwerden.

5. Ich tue mich sehr schwer mit Multitasking. Kann Ihr Gehirn mehrere Dinge gleichzeitig? Telefonieren und E-Mails schreiben zum Beispiel?

Multitasking ist ein blankes Märchen. Unser Arbeitsgedächtnis hat pro Zeiteinheit eine fixierte Menge an Aufmerksamkeit. Man kann daher nicht gleichzeitig parallel mehr als einen komplexen Vorgang intensiv beachten oder verarbeiten, auch mit Training nicht. Gleichzeitig verfolgen kann man nur einfache Tätigkeiten und Geschehnisse.

Mehr Infos?
Nähere Informationen zu Professor Gerhard Roth finden Sie unter **www.ans-roth.de**
Buchtipp: **Persönlichkeit, Entscheidung und Verhalten.** Klett Cotta, 2011

So motivieren Sie sich richtig

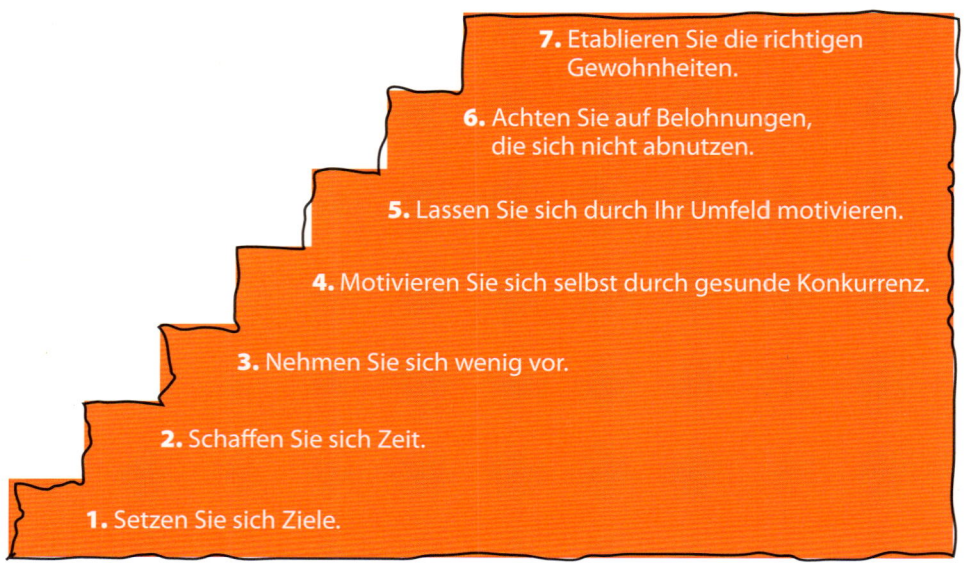

7. Etablieren Sie die richtigen Gewohnheiten.

6. Achten Sie auf Belohnungen, die sich nicht abnutzen.

5. Lassen Sie sich durch Ihr Umfeld motivieren.

4. Motivieren Sie sich selbst durch gesunde Konkurrenz.

3. Nehmen Sie sich wenig vor.

2. Schaffen Sie sich Zeit.

1. Setzen Sie sich Ziele.

Die Phasen des InstinktFormel-Plans

Vorbereitungsphase: InstinktFormel lesen, Partner suchen, Seegespräche mit Lebensbereich-Analyse, Check-up

Phase 1: Leistung und Beruf – Zeit schaffen

Phase 2: Bewegung und Entspannung – aktiv werden mit dem 12-Wochen-Programm

Phase 3: Gesundheit und Ernährung – besser essen

Phase 4: Leben und Kontakte – Zeit für Wichtiges finden

Phase 5: Ich – mehr Lebensqualität

Nachbereitungsphase: Check-up, Seegespräche, große Fische

Vorbereitungsphase

1. Lesen Sie die InstinktFormel

Natürlich sollten Sie die InstinktFormel vor dem Start einmal vollständig gelesen haben. Nicht, weil Sie alles tun sollen, was darin steht, das wäre viel zu viel. Aber die Anregungen können wichtig für Sie sein, wenn Sie sich auf den Weg machen.

2. Suchen Sie sich einen Partner

Dick zu sein, ist ansteckend – dünn, schlank und glücklich zu sein aber auch. Suchen Sie sich einen Partner für Ihren InstinktFormel-Plan. Geeignet sind Ihr bester Freund oder Ihre beste Freundin, da Sie mit ihm oder ihr ohnehin wesentliche Einstellungen und Probleme teilen. Wenn Sie ihn oder sie regelmäßig sehen, entfaltet sich ein sanfter Druck, sich an Vereinbartes zu halten. Genauso gut geeignet: Ihr Lebenspartner.

3. Machen Sie die Seegespräche mit Lebensbereich-Analyse

Bevor Sie beginnen, etwas zu verändern, müssen Sie wissen, was Sie verändern wollen und wie Sie es verändern können. Bei einem vollgestopften Terminkalender zu sagen »Ab morgen gehe ich joggen und ernähre mich gesund«, bringt gar nichts, weil es nicht funktionieren kann. Was Sie brauchen, ist ein Vorbereitungswochenende. Nehmen Sie Ihren InstinktFormel-Partner mit, denn Seegespräche sind keine Selbstgespräche, sie finden mindestens zu zweit statt! Was Sie da tun sollen? Die Ziele gemeinsam festlegen! Diese sehen für jeden Menschen anders aus. Aber letztendlich können nur Sie von Ihren Zielen auch die aktive Gestaltung Ihrer fünf Lebensbereiche ableiten.

Gemeinsam macht Bewegung doppelt Spaß. Das gilt übrigens auch fürs Zielefestlegen. Planen Sie doch am besten gleich nach dem Training zu zweit Ihre ersten Seegespräche!

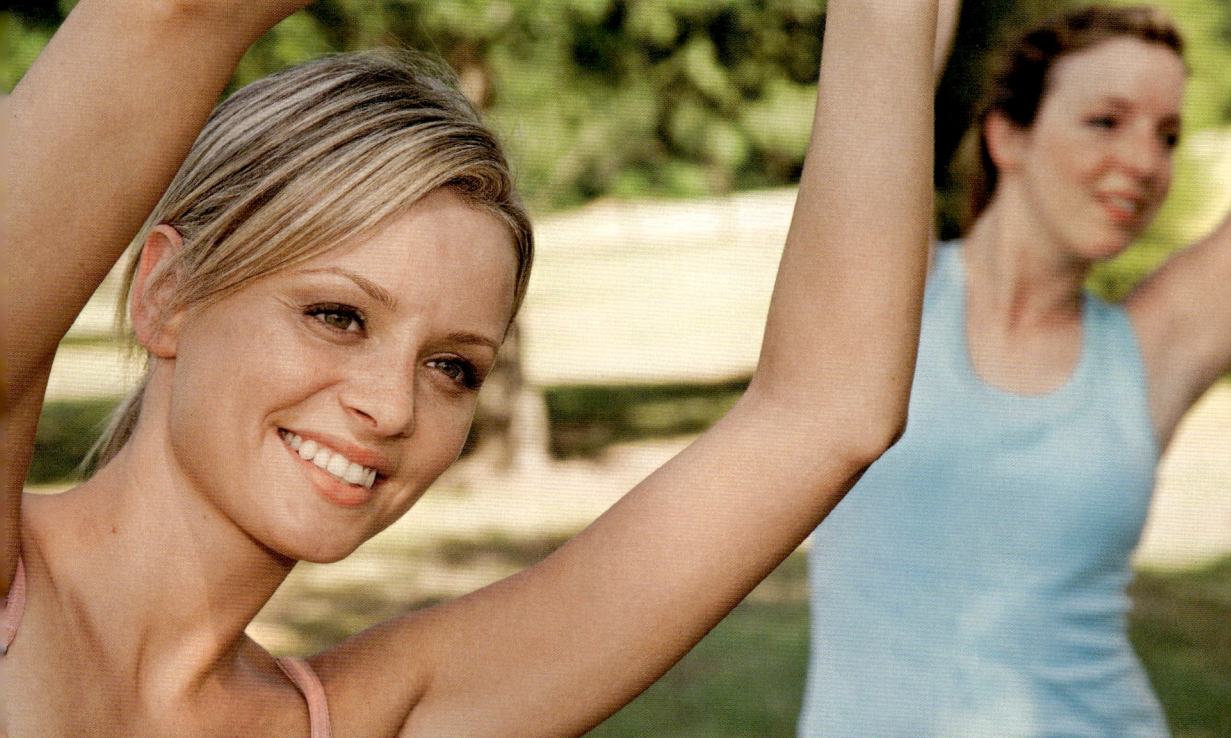

Ziele sind bewusste Handlungsantriebe und somit von den unbewussten Motiven zu unterscheiden. Freilich macht es aber Sinn, auch mal hinter die Fassade zu blicken, um zu ergründen, warum Sie überzeugt sind, einen Porsche haben zu müssen. Seegespräche für Fortgeschrittene sozusagen. Sich seine Motive bewusst zu machen, ist eine gute Möglichkeit zu verhindern, dass Sie in die typische Tretmühle geraten (Seite 64 f.), die Ihr Leben hektisch, ungesund und unbefriedigend werden lässt.

Folgende Fragen sollten Sie bei den Seegesprächen beantworten

1. Wovon haben Sie schon immer geträumt? Was wollten Sie früher eigentlich tun, haben sich dann aber doch nicht getraut? Die Welt umsegeln? Millionär werden? Einen alten Bauernhof renovieren? Morgens spontan alle Termine absagen und in die Berge aufbrechen? Ein Café eröffnen?

> Erarbeiten Sie eine Liste mit mindestens fünf (vielleicht auch unrealistischen) Dingen, die Sie immer schon einmal machen wollten.

Seegespräche sind nicht mit Urlaub zu verwechseln. Hier geht es nicht nur um Erholung, sondern um entscheidende Schritte und Dinge in Ihrem Leben.

2. Was wollen Sie mit 80 Jahren erreicht haben? Nicht drastisch genug? Dann setzen wir noch eins drauf: Was soll in der Trauerrede auf Ihrer Beerdigung über Sie erzählt werden?
Drei Kinder großgezogen? Jede Woche 80 Stunden im Büro gesessen? Zeit mit der Familie verbracht? Die Welt gesehen? Rekorde im Sport aufgestellt? Ein erfolgreicher Unternehmer gewesen? Mehrfacher Schützenkönig gewesen? Den grünsten Rasen aller Gärten der Stadt gehabt? Stets ein gut bestücktes Weinregal für die Abende mit Ihren Freunden gehabt?

> Erarbeiten Sie eine Liste mit mindestens zehn Punkten, die Ihnen als Lebensziele wichtig sind.

Was brauchen Sie für Ihre Seegespräche?

> Mindestens ein Wochenende Zeit. Sie werden mehr davon brauchen, als Sie jetzt denken.

> Einen guten Freund, der Dialog bringt Sie erst wirklich weiter.

> Einen See, wahlweise einen Fluss, Teich oder natürlich auch das Meer (See hin oder her, wahrscheinlich funktionieren auch die Berge).

Mitnehmen

> Zwei bequeme Liegestühle, denn man muss sich bei den Seegesprächen entspannen.

> Mindestens drei Flaschen guten (!) Rotwein, das hilft beim Denken und Entspannen.

> Einen Füller, hier geht es um wichtige Dinge.

> Ein Heft, um den Gesprächsverlauf zu dokumentieren.

> Eine Agenda für einen Gesprächsfahrplan.

> Ein Klemmbrett für die Agenda.

> Genug zu essen, um nicht einkaufen zu müssen.

> Ruhe und Geduld, sonst wird das nichts.

> Feuerholz und Streichhölzer, denn wer ins Feuer schaut, bekommt Ideen.

> Sportzeug, denn Sie müssen sich auch mal bewegen.

Zu Hause lassen

> Handy
> Musik
> iPod
> iPad
> iPhone/Blackberry/ andere Smartphones
> Laptop
> Playstation
> Fernseher
> Hund
> Kind
> Kugelschreiber
> schlechten Rotwein

Wie funktionieren die Seegespräche?

Eines vorweg: Seegespräche sind kein Urlaub. Nach dem Aufstehen folgt ein kurzes Bewegungsprogramm. Schwimmen im See befreit den Geist optimal. Nach dem selbstzubereiteten Obstsalat steht die erste Diskussionsrunde an und man nimmt sich die Agenda mit den zu klärenden Fragen vor. Dadurch dass Sie die wesentlichen Punkte, die Sie festgestellt haben, auch aufschreiben, wird das Gespräch nicht dahinplätschern. Sie werden überprüfbare Standpunkte formulieren müssen und dafür werden Sie nachdenken. Immerhin werden Sie die schriftlich festgehaltenen Punkte nach jeder Etappe unterschreiben. Hin und wieder wird sich die Diskussion auch einmal im Kreis drehen, dann ist es Zeit für eine Pause. Abends geht es am Kamin weiter. Gern mit einem Glas Rotwein. Wenn Sie nach einem Tag feststellen, dass Seegespräche ganz schön anstrengend sein können, haben Sie alles richtig gemacht.

3. Was macht Sie wirklich glücklich? Zweifelsohne gibt es unendlich viele Antworten auf diese Frage. Und sie hat nur bedingt etwas mit den großen Lebenszielen zu tun. Nur weil mich mein kalter Biokakao am Abend glücklich macht, ist es ja nicht gleich ein übergeordnetes Lebensziel.

Ihre Modelleisenbahn? Kochen mit Freunden? Ein gutes Glas Wein? Zeitung lesen? Ein gutes Buch? Ein Konzertbesuch? Sport treiben mit Freunden? Spazierengehen im Wald?

> Erarbeiten Sie eine Liste mit mindestens zehn Punkten, die Sie glücklich machen.

Diese Fragen helfen Ihnen, die kleinen Dinge, die Sie glücklich machen, zu erkennen und von den großen Lebenszielen abzugrenzen. Ein erfolgreicher Unternehmer zu werden, macht nicht unmittelbar glücklich, weil man auf vieles verzichten muss, wenn man es aber geschafft hat, dafür umso mehr. Auch drei Kinder großzuziehen, ist in vielen Phasen kein Picknick, aber wenn Sie mit 70 Jahren auf der Terrasse sitzen, wird der Blick zurück Sie sehr wahrscheinlich mehr als vieles andere befriedigen. Die kleinen Dinge, die Sie im Alltag glücklich machen, sind natürlich genauso wichtig. Suchen Sie Ihre Balance zwischen kleinen, kurzfristigen Glücklichmachern und großen Zielen.

Aus dem Leben: Lebensziel 100 Jahre?

66

Man könnte so vieles tun auf der Welt, wenn man nur die Zeit hätte. Ein uralter Menschheitstraum ist es daher, 100 Jahre alt zu werden oder sogar noch älter. Und heute ist das dank moderner Medizin ja tatsächlich einigen Menschen möglich. Zwar weiß man sehr wohl, dass der Großteil der über 90-Jährigen leider von Krankheiten gezeichnet sein Leben lebt und in dieser Phase eben nicht mehr die Wanderung durch Masuren macht, Schützenkönig wird oder den New-York-Marathon läuft. Doch man ist davon überzeugt, dass es einem selbst anders ergehen wird. Man selbst wird mit 100 noch topfit sein und Schützenkönig werden!

Wirklich? Ich habe im Rahmen meiner ärztlichen Tätigkeit inzwischen etwa fünf 100-Jährige getroffen, die wegen vergleichsweise kleiner gesundheitlicher Probleme medizinischer Betreuung bedurften. Die Gespräche, die ich mit diesen Menschen führte, waren bewegend. Ich habe sie gefragt, wie ich mir das vorstellen muss, wenn man auf so viel Erfahrung zurückblickt. Ich meine, wir reden von der flächendeckenden Industrialisierung, zwei Weltkriegen, einer Hyperinflation, einem Wirtschaftswunder, der Erfindung der Atombombe und des Computers. Außerdem waren diese Menschen umzingelt von Kindern, Enkeln und Urenkeln. Muss dann nicht alles ganz, ganz toll sein?

Die Antworten klingen mir noch in den Ohren: »Ach, wissen Sie, Herr Doktor, eigentlich würde ich jetzt gern sterben. Ich habe doch alles erlebt. Ich hatte ein gutes Leben. Was soll denn jetzt noch kommen?« Und auf die Frage, ob es denn jetzt nichts mehr gäbe, was sie motivieren würde, gab es wieder eine Lehrstunde: »Wissen Sie, ich habe doch alles schon erlebt, jeder Tag ist gleich, ich kann die Konzentration zum Zeitunglesen nicht mehr aufbringen und die Augen werden auch immer schwächer. Am schlimmsten ist: Ich kann um mein Haus gar nicht allein herumgehen, weil mir die Kraft fehlt, und den Garten kann ich auch nicht mehr bearbeiten.«
Das waren keine depressiven, schwerkranken Menschen. Das waren beeindruckende 100-Jährige. Aber mit 100 ist es nicht mehr wie mit 43. Man zieht sich langsam aus dem Leben zurück. Der eine tut das mit 78, der andere mit 96. So ist es und so wird es immer sein. Was ich daraus gelernt habe: Ich setze mich nicht unter Druck, möglichst alt zu werden. Wozu auch? Ich kann doch gar nicht wissen, was ich dann noch leisten kann und möchte. Seitdem gilt für mich: Nicht dem Leben Jahre geben, sondern den Jahren Leben geben!

All das hat mich aber nicht davon abhalten können, mich für meinen 80. Geburtstag – so ich ihn erleben werde – mit meinem jüngeren Bruder zum »Hügeltraining« zu verabreden. Nun ist dieser Hügel, den wir früher mit Puls 195 im Training sprinteten, ziemlich steil. Ob wir da noch einmal hochwandern oder gar laufen können? Ich bin demütig genug: Ich weiß es nicht. Falls nicht, steht oben aber eine kleine Aussichtshütte. Dort könnte man als Alternativprogramm Rotwein trinken …

Falsche Glücklichmacher	Echte Glücklichmacher
fernsehen	ein Buch lesen
abends schnell noch eine Pizza bestellen	einen Salat und ein Nudelgericht zubereiten
Freizeit faul auf dem Sofa vertrödeln	die Laufrunde mit dem Laufpartner
mit dem neuen Auto ins Büro fahren	ab aufs Fahrrad und danach Treppensteigen
ständig erreichbar sein	Störfaktoren ausmachen und richtig abschalten
extreme, verbissene Disziplin oder Laisser-faire	realistische Zwischenziele sorgfältig planen und sich Zeit dafür nehmen

Spinnereien kann jeder haben!

Wenn Sie sich Ihre Listen ansehen, werden Sie schnell feststellen, dass wochenlanges Segeln in der Karibik, Rotwein trinken und die Karriere als Café-Besitzer in der Altstadt von Regensburg leider nur bedingt mit dem Wunschtraum, Millionär zu sein, kompatibel sind. Und überhaupt: Wenn man nur danach geht, was uns glücklich macht, kommt man rasch zu dem Punkt, dass man schon Schafe züchten müsste, um so zu leben. Andererseits ist es eben nicht schlecht, eine Krankenversicherung und andere Vorzüge des modernen Lebens zu haben, und so sehen sich die meisten von uns genötigt, Miete zu bezahlen, eine Familie zu ernähren und solche hässlichen Dinge zu tun, wie morgens den Wecker zu stellen, um dann zur Arbeit zu gehen.

Die wichtigste Regel für ein glückliches Leben lautet: Kurzfristig sind Extreme zwar reizvoller, aber der Mittelweg ist langfristig immer noch der bessere Weg, um glücklich durchs Leben zu gehen. Es muss ein Konzept her, das Ihnen, Ihrer Natur und Ihren steinzeitlichen Instinkten in einer modernen Welt entspricht. Das tun weder Schafezüchten in der Wildnis noch die 80-Stunden-Woche im Büro mit Junkfood in der Mittagspause. In einem besseren Lebensentwurf wird man versuchen, die Vorteile des einen (Freiheit, Natur, Ruhe, Ausgeglichenheit) so gut es geht mit dem anderen (medizinische Versorgung, Komfort, Beruf, Sicherheit, kulturelle Möglichkeiten) zu verknüpfen.

Wichtigste Regel für ein glückliches Leben: auf Extreme verzichten. Der Mittelweg ist meistens der bessere Weg.

Was wollen Sie wirklich?

Notieren Sie nun auf der folgenden Seite Ihre Ziele, die Sie gern umsetzen würden. Werden Sie konkret: Was wollen Sie tun? Welcher Einsatz ist dafür erforderlich? Wie viel Zeit benötigen Sie? Und worauf werden Sie dafür verzichten müssen?

Jetzt sind wir der Realität auf der Spur. Denn wir brauchen eine realistische Betrachtung Ihres Lebens und Ihrer Ziele. Wenn Sie sich die Liste noch einmal ansehen, werden nur die wirklich wichtigen Ziele den Test bestanden haben. Konzentrieren Sie sich auf diese. Sie können nicht alles auf einmal realisieren!

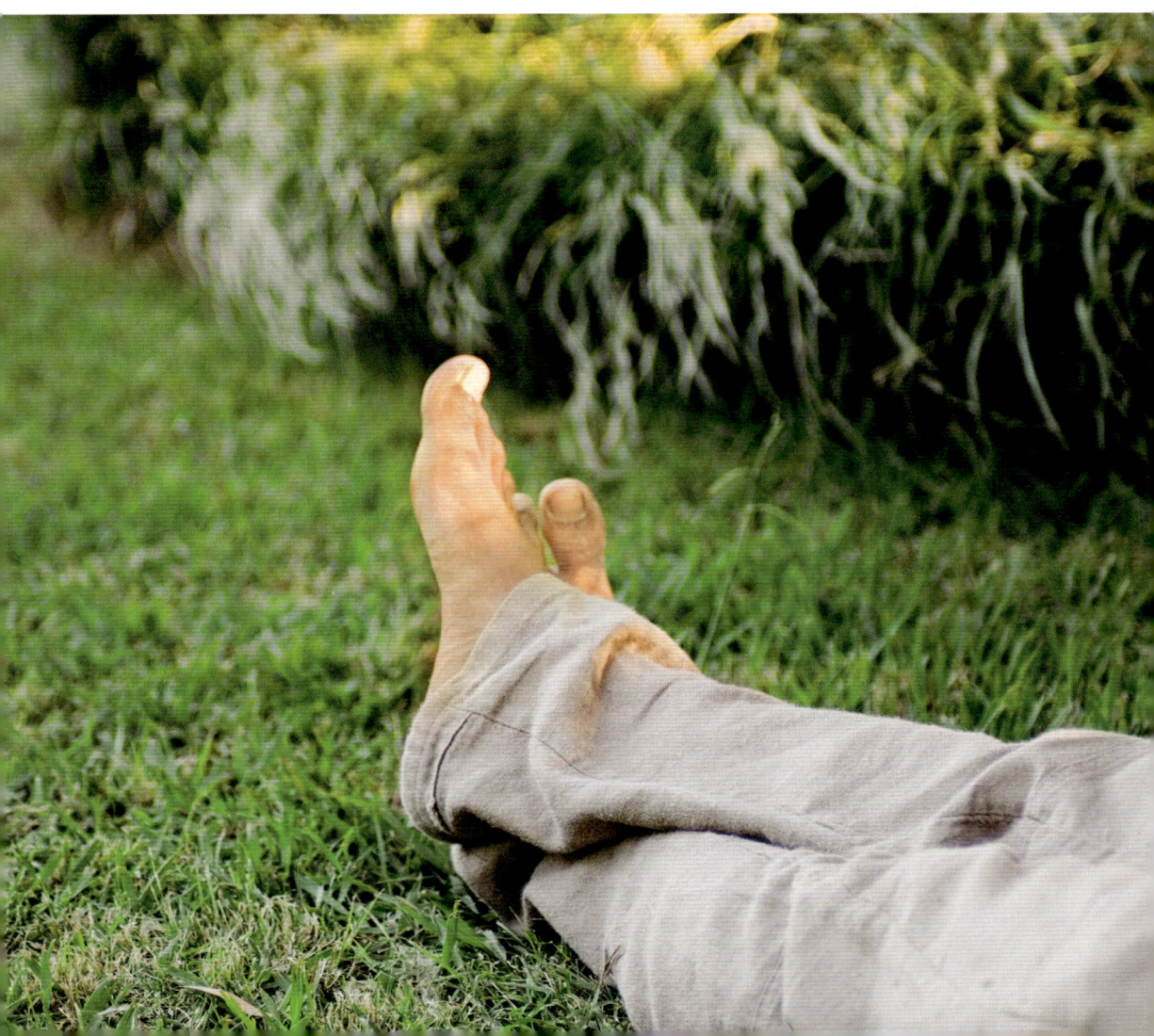

Am Anfang steht die Frage: Was wollen Sie und was macht Sie wirklich glücklich?

Jeder Mensch hat andere Ziele. Schreiben Sie sich Ihre auf und verwirklichen Sie sie Schritt für Schritt mit der InstinktFormel. Natürlich ist dabei auch das In-der-Wiese-Liegen erlaubt!

Meine Ziele:

Was muss ich dafür tun?

Worauf werde ich verzichten müssen?

Die Lebensbereich-Analyse

Nun geht es an die Detailarbeit. Und wie bei jedem Projekt muss man sich umso mehr der Realität stellen, je näher man sich an die Details wagt. Schon so manch großer Plan zur Veränderung der Welt, der am Schreibtisch entstand, hat in der Umsetzungsphase nicht einmal den ersten Schritt überstanden. Damit Ihnen und Ihrem Plan das nicht passiert, gibt es ja glücklicherweise die fünf Lebensbereiche der InstinktFormel, die Ihnen dabei helfen herauszufinden, wie Sie Ihre Zeit verbringen und in Zukunft verbringen wollen. Vielleicht macht Haare waschen und einkaufen gehen Sie nicht glücklich, aber ich fürchte, dass Sie auch künftig weder auf das eine noch auf das andere verzichten werden. Doch es gibt oft viele Wahlmöglichkeiten und Sie können konstruktiv bleiben: Wenn Fernsehen Sie nicht glücklich macht, können Sie stattdessen angeln gehen (kleiner Einsatz, großer Effekt). Wenn der Weg zur Arbeit Sie nicht glücklich macht, so müssen Sie zwar immer noch irgendwie zur Arbeit kommen, Sie könnten aber umziehen, um künftig mit dem Rad zu fahren, was Sie glücklicher machen würde (großer Einsatz, mittelgroßer Effekt). So hat alles seine Vor- und Nachteile.

Die Analyse zum Ausfüllen auf den folgenden Seiten zeigt Ihnen, wie viel Zeit Sie mit welchen Aufgaben in den jeweiligen Lebensbereichen verbringen und wie sich das auf Ihr Glückskonto auswirkt (die ersten beiden Spalten).
Dann kommt der Realitätsschock: Die große Frage »Wie verändere ich mein Leben?« muss auf einen Handlungsplan zusammenschrumpfen. Denn wir wollen hier kein Strohfeuer veranstalten, das die Halbwertzeit eines Vorsatzes fürs neue Jahr hat. Wir wollen etwas bewegen. Füllen Sie dazu die letzten beiden Spalten der Analyse aus und beantworten Sie damit folgende Fragen:

> Welcher Lebensbereich muss entwickelt werden?
> Welcher Lebensbereich muss gebremst/reduziert werden?
> Auf welche Aufgaben kann verzichtet werden?
> Welche neuen Tätigkeiten kommen dazu?
> Wie viel Zeit muss frei werden, um die Wunschziele umzusetzen?

Nutzen Sie bei Ihren Überlegungen und der Bewertung und Planung Ihres Zeiteinsatzes unbedingt die sechs Glücksprinzipien: Kurskontrolle, Aktivität, Auswahl des Teiches, Konsumkontrolle, Selbstbeschränkung und Nachhaltigkeit (Seite 79 f.).

Neue Gewohnheiten brauchen Zeit. Nach einer eingehenden Analyse der fünf Lebensbereiche werden Sie mehr davon haben.

	Wie viel Zeit verbringe ich hier pro Woche?	Wie glücklich macht mich das?
Leistung und Beruf > Arbeit* > pendeln > Fortbildung		
Gesundheit und Ernährung > Körperpflege > kochen		

Gesamtaddition alt:

Es handelt sich um Beispiele. Nutzen Sie die Leerräume für eigene Eintragungen.

Wie wichtig ist das für mich?	Wie viel Zeit werde ich mit der Tätigkeit künftig verbringen?	Beachten Sie die drei Glücksprinzipien
		> Kurskontrolle > Aktivität > Auswahl des Teiches
		> Selbstbeschränkung > Aktivität > Nachhaltigkeit

Gesamtaddition neu:

	Wie viel Zeit verbringe ich hier pro Woche?	Wie glücklich macht mich das?
Bewegung und Entspannung ❯ schlafen* ❯ Sport		
Leben und Kontakte ❯ fernsehen ❯ Freunde		
Ich ❯ Buch lesen ❯ Hobbys		

Gesamtaddition alt:

Es handelt sich um Beispiele. Nutzen Sie die Leerräume für eigene Eintragungen.

Wie wichtig ist das für mich?	Wie viel Zeit werde ich mit der Tätigkeit künftig verbringen?	Beachten Sie die drei Glücksprinzipien
		> Kurskontrolle > Aktivität > Nachhaltigkeit
		> Konsumkontrolle > Nachhaltigkeit > Aktivität
		> Aktivität > Nachhaltigkeit > Selbstbeschränkung

Gesamtaddition neu:

4. Check-up

Die Seegespräche haben Sie schon. Das Ergebnis ist Ihre Lebensbereich-Analyse und der sich daraus ergebende Plan. Bevor nun endlich Phase 1 beginnt, kommt aber noch der Check-up, damit Sie wissen, wo Sie körperlich und gesundheitlich stehen.

BMI ermitteln

Nehmen Sie Ihr Körpergewicht und teilen Sie es durch die Körpergröße in Metern zum Quadrat. Keine Angst, Ihr Taschenrechner kann das. Wenn nicht, dann schauen Sie in die Tabelle auf Seite 127 oder im Internet unter www.instinktformel.de oder www.villa-vitalia.de nach. Bei Werten unter 25 ist alles in Ordnung. Liegt der Wert darüber, sollten Sie Ihr Gewicht in den nächsten Monaten langsam reduzieren. Durch eine bessere Ernährung, mehr Schlaf und mehr Bewegung schaffen Sie das (Kapitel 6: »Bewegung und Entspannung«, Seite 184 ff.).

Zum Hausarzt

Sie wollen auf Nummer sicher gehen? Das verstehe ich gut. Also begeben Sie sich zu Ihrem Haus- oder Sportarzt und lassen Sie dort einen kompletten Check-up machen, wie auf Seite 136 beschrieben. Wer sollte diese Untersuchung durchführen lassen?

> jeder mit gesundheitlichen Problemen und einem Ja bei den sieben Fragen auf Seite 197 f.

> jeder über 35 Jahre

> jeder mit Risikofaktoren: Rauchen, Bluthochdruck (> 140/90 mmHg oder Blutdruckmedikation), Diabetes mellitus, Adipositas (BMI > 30), schlechte Cholesterinwerte, Herzerkrankung in der Familie

Fitness ermitteln mit dem Cooper-Test

Der Check-up zeigt aber nicht an, wie fit Sie wirklich sind. Wenn Sie wissen wollen, wie viel Sauerstoff Sie für die Fettverbrennung aufnehmen können, wird eine Spiroergometrie benötigt, die ebenfalls der Sportarzt durchführen kann. Wie Sie dem Text auf Seite 129 entnehmen können, sollten die Werte über 40 ml/kg/min liegen. Sie sind gesund, aber Ihr Hausarzt bietet Ihnen keine Spiroergometrie an? Dann können Sie zur Orientierung den Cooper-Test machen (Seite 130 f.). Und wie sieht es aus? Schaffen Sie die 40 ml/kg/min?

Phase 1: Leistung und Beruf – Woche 1 bis 3

1. Schaffen Sie sich Zeit

Bevor Sie etwas Neues in Ihrem Leben beginnen können, muss etwas anderes weichen. Einzige Ausnahme: Sie haben bislang jeden Tag ein oder zwei Stunden Langeweile gehabt. Das ist nicht der Fall? Dann verschaffen Sie sich erst einmal zeitlich Luft.

> Nehmen Sie die Auswertung Ihrer Lebensbereiche und schauen Sie, welche Bereiche Sie zurückfahren wollen. Am schnellsten umsetzbar: weniger fernsehen!

> Werden Sie effizienter, ohne sich zu stressen. Es bringt Freude und macht glücklich, effizient und dabei auch noch effektiv zu sein! Nutzen Sie dafür die Zeit- und Selbstmanagement-Regeln aus Kapitel 4: »Leistung und Beruf« (Seite 86 ff.). Erleichtern Sie sich die Organisation mittels moderner Office-Software, elektronischem Kalender oder Smartphone und telefonieren Sie nur noch auf Termin. Und vergessen Sie dabei nie: All diese Maßnahmen sollen Ihnen Freiräume verschaffen, nicht noch mehr Druck machen! Also kein Multitasking!

> Sondieren Sie, ob die Überstunden der vergangenen Zeit tatsächlich ihrem Ziel dienten oder ob sie nur noch dem Nummer-eins-Instinkt Vorschub leisten. Sollte Letzteres der Fall sein, überlegen Sie, ob Sie sofort weniger arbeiten können. Ansonsten wird dieser Punkt am Ende des Plans bei den »großen Fischen« noch einmal auf Sie zukommen.

Diese Maßnahmen verschaffen Ihnen Zeit. Vorsicht: Sie sollen nicht Ihr Leben umkrempeln und alles auf den Kopf stellen. Überfordern Sie sich nicht! Es reicht, wenn Sie drei Stunden pro Woche »gewinnen«. Und in diesen investieren Sie nun in erste neue Verhaltensweisen.

2. Bewegen Sie sich täglich

Nehmen Sie ab sofort die Treppe. Bis zum sechsten Stockwerk gibt es keine Ausnahme. Und wenn Sie im elften Stock arbeiten, nehmen Sie die Treppe bis zum sechsten und fahren den Rest mit dem Fahrstuhl. Ein Spleen? Egal, er lohnt sich! Rolltreppen lassen Sie künftig links liegen und kurze Wege, wie den zur Post, erledigen Sie kurzerhand mit dem Fahrrad. Wenn Sie trainiert sind, macht Sie das auch für den Alltag leistungsfähiger und belastbarer.

3. Machen Sie die Energieräuber ausfindig

Entwickeln Sie ihren Lebensbereich »Leistung und Beruf« so, dass Sie ein glückliches Leben führen können, ohne Ihre Ressourcen überzustrapazieren. Das ist der beste Schutz vor einem Burn-out. Was Sie von Ihrem Energiekonto abbuchen, sollten Sie möglichst umgehend auch wieder einzahlen. Mit der sinnvollen Umsetzung der Zeit- und Selbstmanagement-Regeln und der Prinzipien von Pareto und Eisenhower (Seite 111 ff.) finden Sie das richtige Pensum für sich, das Sie herausfordert, aber nicht überfordert. So haben Sie auch Flow-Erlebnisse und verlieren nicht den Spaß an Ihrer Arbeit. Ihre Erfahrungen in diesem Lebensbereich werden für Sie auch in den anderen Lebensbereichen nützlich sein.

Ihre Extramotivation in Phase 1: Visualisierung

Visualisierung ist eine Motivationstechnik, die auch Sportler sehr häufig anwenden. Wenn Sie für einen Marathon trainieren und Ihnen eine strapaziöse Vorbereitung bevorsteht, dann hilft es, wenn Sie sich vorstellen, wie glücklich und zufrieden Sie als Finisher in etwa sechs Monaten über die Ziellinie laufen und wie Sie sich fühlen werden, wenn die Medaille um Ihren Hals baumelt. Mit Ihrer Lebensgestaltung ist es genauso: Stellen Sie sich vor, wie Sie sich fühlen werden, wenn Sie in Ihrem Leben endlich wieder Zeit für die Dinge haben, die Ihnen Spaß machen. Stellen Sie sich vor, wie Sie wieder in Ruhe ein Buch lesen, ausgeschlafen sind und am Wochenende Zeit für Ihr Hobby haben. Visualisieren Sie dabei unbedingt die richtigen Dinge. Sie wissen ja: Die Hoffnung auf ein besseres Leben durch ein schnelleres Auto verpufft schnell.

Phase 2: Bewegung und Entspannung – Woche 4 bis 6

Runter vom Sofa, raus an die frische Luft – so lautet das Motto der zweiten Phase. Natürlich dürfen Sie nach der Bewegungseinheit genüsslich entspannen.

Nachdem Sie drei Wochen lang erste Veränderungen vorgenommen haben, kommen nun die nächsten Schritte auf Sie zu. Es sind zunächst nur zwei weitere Schritte. Bedenken Sie, auch die Veränderungen aus Phase 1 müssen sich noch festigen und zur Gewohnheit werden. Wer jetzt zu viel verändert, riskiert nur einen Dammbruch. Also, es sind nur zwei weitere Schritte, aber die haben es in sich!

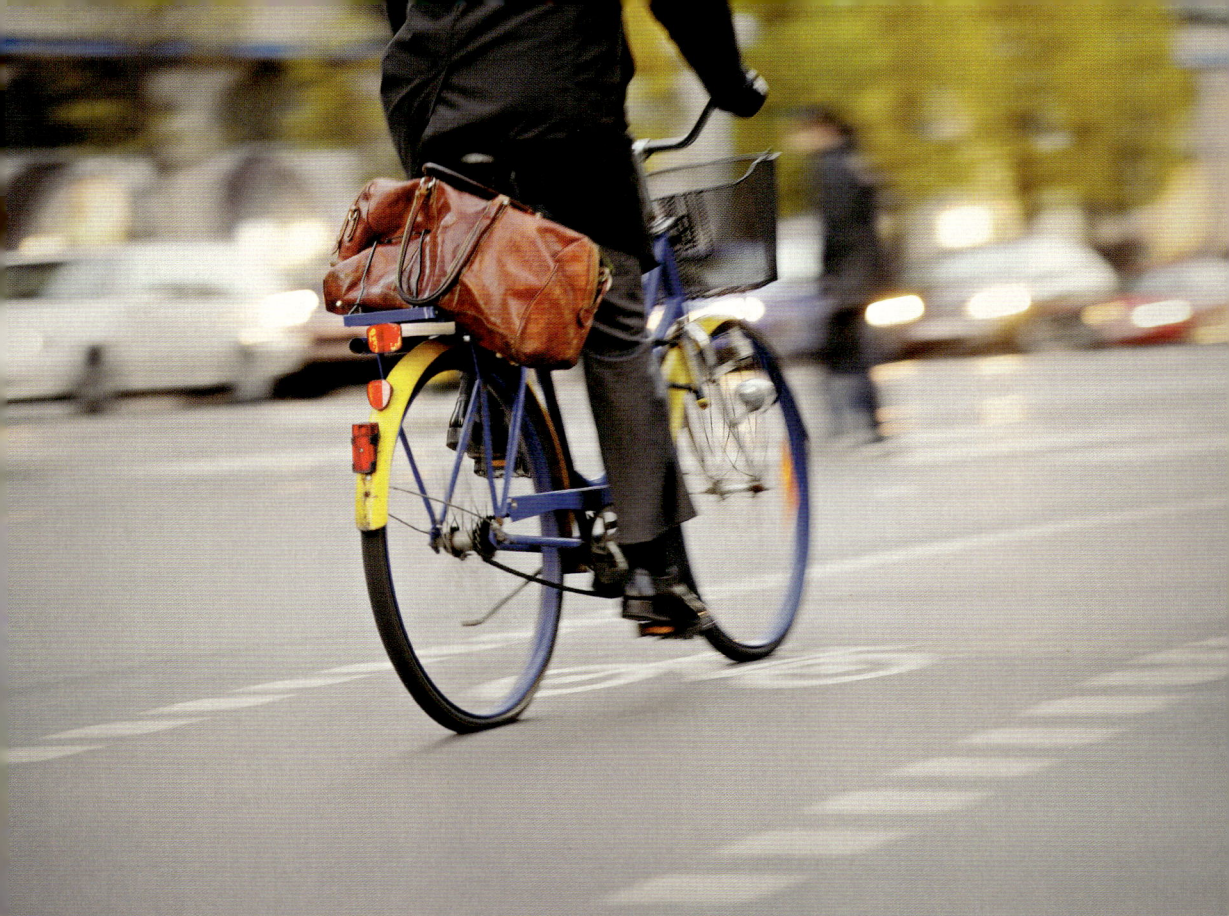

Erst kommt die regelmäßige Bewegung im Alltag, dann Ihr Sportprogramm nach dem 12-Wochen-Plan.

1. Suchen Sie sich die Bewegung, die Ihnen Spaß macht

Ob Yoga, Sport, Joggen, Tennisspielen, Golfen, Schwimmen oder längere Spaziergänge, suchen Sie sich die Bewegungsform, die Ihnen Spaß macht. So bleiben Sie nachhaltig motiviert, sich regelmäßig zu bewegen. Denn nur, was Ihnen Freude macht, werden Sie auch langfristig in Ihrem Leben aufrechterhalten.

2. Planen Sie Ihr Sportprogramm ein

Jetzt kommt die Stunde der Wahrheit. Sie müssen nicht zum Wundersportler werden, aber der Mensch braucht Bewegung, um glücklich zu sein. Planen Sie das Sportprogramm nach dem 12-Wochen-Plan aus Kapitel 6: »Bewegung und Entspannung« (Seite 202 f.). Sind Sie eine Lerche, trainieren Sie vor der Arbeit. Sind Sie eine Eule, trainieren Sie am Abend (Seite 204). Setzen Sie sich in letzterem Fall aber vorher nicht aufs Sofa, es könnte magnetisch sein!

Aus dem Leben: von guten und schlechten Ideen

Bei einem Triathlon-Seminar in Bayern: Der Sommer hat sich gerade ver-abschiedet. Ich bin mit zwei Kotrainern vor Ort, die aus dem rechten Holz geschnitzt sind, um Kotrainer zu sein. Um Mitternacht frage ich Matthis und Imke im Hotel, ob wir morgens um sieben Uhr vor dem Seminar noch kurz im eiskalten See schwimmen gehen wollen. Beide willigen ein.

Vor dem Zubettgehen, als Matthis und ich unsere Schwimmsachen raus-suchen und ich mir vorstelle, wie kalt es in dem See wohl sein wird, frage ich ihn, ob das eigentlich eine gute Idee war. Seine Worte sind seitdem Legende in unserem Team: »Nein, Matthias, es war eine Scheißidee. Und es wird so lange eine Scheißidee bleiben, bis wir aus dem verdammten See wieder raus sind und unter der Dusche stehen. Dann wird es eine gute Idee gewesen sein!« So war es dann auch. Beim Frühstück waren wir uns einig: Es war eine verdammt gute Idee!

3. Schlafen Sie so viel wie das Hausschwein

Dieser Punkt ist nicht sonderlich kompliziert. Gehen Sie doch einfach eine Stunde früher ins Bett, lesen Sie noch ein bisschen und freuen Sie sich darauf, am nächsten Morgen richtig ausgeschlafen zu sein. Wo Sie die Zeit dafür hernehmen? Im Zweifels-fall sind Laptop und Fernseher Gerätschaften, die gern eine Stunde am Tag auf Sie verzichten.

Ihre Extramotivation in Phase 2: positive Autosuggestion

Es ist ja ein bekanntes Phänomen: Wenn man etwas nur oft genug sagt oder hört, dann glaubt man es auch. Hervorragend nachzuvollziehen an den Trinkjo-ghurts gegen Erkältung. Die schützen zwar nicht wirklich vor Erkältungen, aber es wurde jetzt so oft wiederholt, dass man irgendwie doch daran glaubt. Sport-ler reden sich oft ein, dass es ihnen gut geht, wenn es im Rennen hart wird. Warum sollten Sie es also nicht auch tun? Hängen Sie sich einen eindeutig und positiv formulierten Zettel an den Badezimmerspiegel: »Ich bin fit und jogge 30 Minuten am Tag!« oder »Ich achte auf meine Gesundheit und schlafe jeden Tag acht Stunden!« Sie müssen es ja niemandem erzählen.

Phase 3: Gesundheit und Ernährung – Woche 7 bis 9

Die dritte Phase ist diejenige, mit der andere starten, um dann zu scheitern. Denn die Ernährung ist besonders schwierig zu verändern, deshalb haben wir auch nicht damit begonnen. Verhaltensmuster in diesem Bereich sind fest verankert, da können zu große Vorsätze nach hinten losgehen. Hier gilt die Politik der kleinen Schritte. Besser dauerhaft ein gesundes Frühstück zu sich nehmen und Spaß dabei haben, als im Rahmen einer Diät für vier Wochen zu leben wie ein Gesundheitsapostel, um dann grandios zu scheitern.

> Kleine Schritte führen zum Ziel: Ernährungsgewohnheiten verändert man nicht von heute auf morgen. Nehmen Sie sich Zeit.

1. Verzichten Sie auf das Rentnerfrühstück

Es wird nicht klappen, alle Ernährungsgewohnheiten sofort zu ändern und irgendeinem Diätplan zu folgen. Seinen Sie vernünftig, fangen Sie zunächst einmal beim Frühstück an und lassen Sie das Rentnerfrühstück sein! Bereiten Sie sich täglich zum Frühstück einen Obstsalat zu, den Sie mit wenig Müsli und reichlich Nüssen essen. Ob mit Milch, Quark oder Saft ist ganz egal. Sie mögen partout keinen Obstsalat? Dann machen Sie sich ein Rührei und Vollkornbrot mit Frischkäse (Seite 165 und 167).

2. Passen Sie Ihre Ernährung an Ihren Lebensalltag an

Ihre Ernährung an Sporttagen mit erhöhtem Energieverbrauch sollte anders zusammengestellt sein als diejenige an klassischen Bürotagen mit geringem Energieverbrauch. Nutzen Sie dazu die Ernährungspyramiden auf der Seite 151. Leben Sie nach der »Five-a-Day-Regel« und essen Sie täglich fünf Stück Obst. Erweitern Sie Ihr Repertoire an Gerichten mit meinen Rezepten ab Seite 160 ff.

3. Achten Sie auf eine ausgewogene Mischkost mit Qualität

Das A und O einer gesunden Ernährung ist, die richtigen Nahrungsmittel zu wählen. Kaufen Sie frische Produkte (am besten beim Fachhändler) und greifen Sie zu Lebensmitteln mit niedriger Energiedichte (Tabelle Seite 145). Essen Sie viel Obst und Gemüse sowie Seefisch und nur noch zweimal pro Woche mageres Fleisch. Es gilt die Devise: Qualität statt Quantität. Kaufen Sie nur qualitativ hochwertige, gute Öle mit hohem Gehalt an Omega-3-Fettsäuren (Seite 147 f.) und nehmen Sie gute Kohlenhydrate aus vollem Korn zu sich (Seite 140 f.).

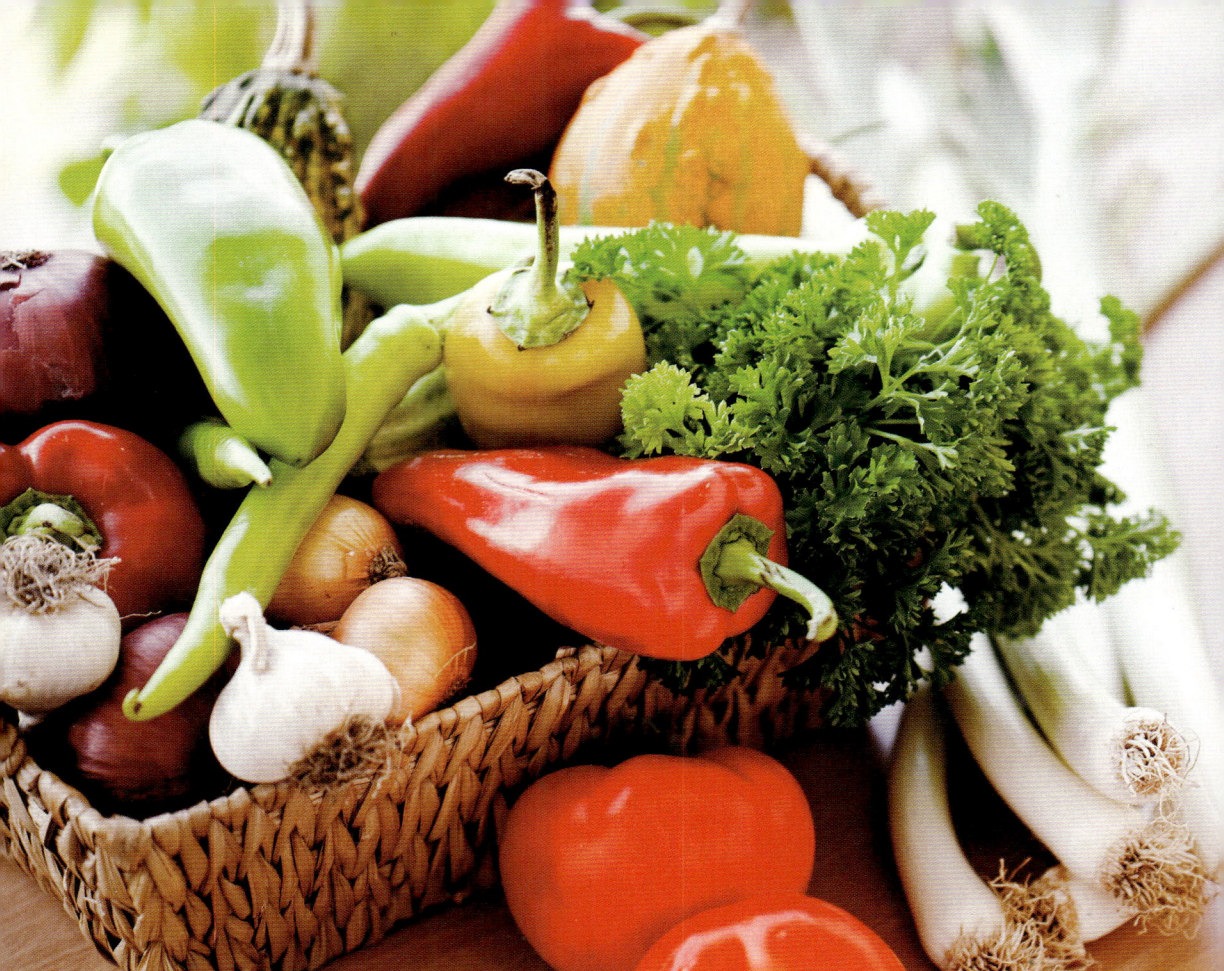

So bunt und vielseitig wie das Leben selbst darf auch die Ernährung sein! Ernähren Sie sich nach dem Regenbogenprinzip: Essen Sie jeden Tag Gemüse und Obst möglichst vieler verschiedener Farben.

4. Starten Sie die wöchentliche Gewichtskontrolle

Entstauben Sie Ihre Waage. Und wenn Sie Ihr Gewicht reduzieren wollen, legen Sie sich eine Liste an, in der Sie jede Woche Ihr Gewicht notieren. Das motiviert und hält Sie bei der Stange. Tägliches Wiegen macht indes keinen Sinn. Es gibt ja natürliche Gewichtsschwankungen und das verunsichert Sie nur. Oder wollen Sie sofort mit einer Diät beginnen, nur weil Sie abends mehr getrunken haben? Nutzen Sie die Waage als Ihren Freund. Extreme sind Blödsinn, das Wiegen soll nicht in einen Gewichtskontrollzwang ausufern!

Eine Liste, in der Sie den Wert Woche für Woche eintragen, zeigt an, wie sich das Gewicht entwickelt, und lässt Sie Trends in die richtige oder falsche Richtung sicher erkennen. Aber auch, wenn Ihr Gewicht stabil ist, sollten Sie sich wiegen und dokumentieren. Dann reicht aber der monatliche Gang zur Waage. So gibt es nie eine böse Überraschung. Denn Übergewicht kommt nicht über Nacht, sondern entwickelt sich über Monate und Jahre. Die Liste mit dem monatlichen Gewicht macht Sie rechtzeitig darauf aufmerksam!

Kontrolle allein bringt aber auch nichts. Sobald Sie einen Aufwärts- oder Abwärtstrend auf der Waage erkennen, gibt Ihnen das jedoch eine Richtung vor. Die Waage zeigt Ihnen, dass Sie bereits vieles richtig machen oder dass Sie noch kleine Veränderungen vornehmen und neue Verhaltensmuster in Ihr Leben einbauen sollten. Um dauerhaft abzunehmen und schlank zu bleiben, müssen Sie langfristig Ihren Lebens- und Ernährungsstil umstellen, wie in den Kapiteln 5: »Gesundheit und Ernährung« (Seite 122 ff.) und 6: »Bewegung und Entspannung« (Seite 184 ff.) beschrieben. Entscheiden Sie sich für ein gesünderes Leben und mehr Wohlbefinden – kaufen Sie ab jetzt nur noch frische Lebensmittel, kochen Sie (selbst!) nach meinen Ernährungstipps, gehen Sie täglich an die frische Luft, tanken Sie Licht und laufen Sie so oft Sie können zu Fuß.

Ihre Extramotivationshilfe in Phase 3: gesunde Konkurrenz

Bewegung im täglichen Leben, Start des Fitnessprogramms, Abschaffung des Rentnerfrühstücks zugunsten des Obstsalats – schon bald merken Sie, dass das nicht ohne Folgen bleiben wird: Sie werden aktiver, schlanker und selbstbewusster. Interessant ist: Die dummen Sprüche der Kollegen, die spitz bekommen haben, dass Sie jetzt joggen gehen und Obst essen, hören exakt dann auf, wenn Sie die ersten Erfolge haben. Super, dass Sie das geschafft haben! Und Sie dürfen sich gern damit motivieren, dass Sie das hingekriegt haben und Ihr Nachbar oder Ihr Kollege nicht. Aber bitte heimlich! Nutzen Sie Ihren Nummer-eins-Instinkt doch einfach mal für Ihre Gesundheit und Ihre Fitness.

Phase 4: Leben und Kontakte – Woche 10 bis 12

Die größten Hürden haben Sie längst genommen: mehr Zeit, mehr Bewegung, besseres Essen. Jetzt wird es Zeit, dass Sie sich um Ihr soziales Leben kümmern. Noch etwas Freizeit gewinnen Sie durch weniger Zeit bei Facebook, die Sie im Handumdrehen im wirklichen Leben mit Ihren wirklichen Freunden nutzen können. Und dann ist da noch der Urlaub … Auf geht's in die vierte Phase.

1. Treffen Sie Ihre »echten« Freunde

Zeit für sich selbst und das soziale Netzwerk, kochen mit Freunden oder der Familie – all das macht glücklich und gesund.

Denken Sie daran: Zeit lässt sich niemals durch Güter ersetzen! Also investieren Sie die gewonnene Zeit regelmäßig in Ihr soziales Umfeld, Ihre Familie und Ihre Freunde. Gehen Sie gemeinsam ins Theater oder ins Kino, schauen Sie zu Hause einen Film auf DVD an, organisieren Sie einen Lesekreis und diskutieren Sie über Bücher, treiben Sie zusammen Sport, machen Sie Ausflüge, schreiben Sie sich gegenseitig wieder handschriftliche Briefe, schmeißen Sie eine Party … All das macht Sie glücklich! Und von den Erinnerungen an die gemeinsamen Erlebnisse zehren Sie ein Leben lang.

2. Kochen Sie gemeinsam

Das Rentnerfrühstück gegen den Obstsalat zu tauschen, ist ein guter Anfang. Aber Sie wissen längst: Ihre Ernährung hat ein noch größeres Potenzial, Sie glücklich, leistungsfähig und gesund zu machen. Nehmen Sie sich doch einfach mal wieder Zeit dafür, gemeinsam mit Ihrer Familie oder Freunden zu kochen. Es muss ja nicht gleich ein Gourmetmenü sein, aber egal, was Sie zubereiten: Wer gemeinsam mit anderen kocht, der tut nicht nur etwas für die Gesundheit, sondern auch für die eigene Zufriedenheit. Merke: Eine selbstgemachte Pizza ist um ein vielfaches gesünder als eine tiefgefrorene Fertigpizza. Und Spaß macht das Kochen auch noch. Wichtigste Regel dabei: Seien Sie das Gegenteil von einem guten Gastgeber. Nichts ist langweiliger, als irgendwo zum Essen eingeladen zu sein, bei dem schon alles fertig und der Tisch bereits fein säuberlich gedeckt ist. Wenn ich Freunde zum Essen einlade, stellt sich meist erst in der Küche heraus, wer kocht. Die anderen kümmern sich solange um den Wein oder was noch fehlt. So wird es meist ein kunterbunter Abend.

3. Planen Sie Ihren Urlaub anders

Vorfreude ist bekanntlich die schönste Freude. Und damit die Vorfreude auf den Urlaub auch mit tollen Erlebnissen belohnt wird, planen Sie den nächsten Urlaub einmal anders. Wenn Sie allein oder zu zweit reisen, sind Sie in jeder Hinsicht flexibel. Planen Sie einen aktiven Urlaub. Egal ob mit dem Rad oder zu Fuß, reisen Sie dahin, wo es Ihnen gefällt und lassen Sie sich nicht nur von luxuriösen Hotels und großen Entfernungen locken. Mit Kindern wird es etwas schwieriger, aber warum im Stau stehen, wenn man das Auto mit dem ganzen Gepäck auch auf den Autozug schaffen kann? Wie sagte einmal ein Familienvater auf einem Seminar zu mir: »Das ist Abenteuer für die Kleinen und für die Erwachsenen!« Also: Ersetzen Sie Entfernung durch Naturerlebnis, Tempo durch Gelassenheit, Urlaub durch Reisen und Luxus durch Aktivität. Niemand nimmt Ihnen etwas weg, das Luxushotel können Sie auch später wieder buchen.

> Wer seine Zeit mit sinnvollen Dingen und Tätigkeiten verbringt, kann das sogleich auf seinem Glückskonto verbuchen.

4. Investieren Sie Ihr Geld und Ihre Zeit richtig

Konsumieren Sie weniger und gezielter. Geben Sie Ihr Geld für hochwertige Dinge aus, die Ihnen etwas bedeuten. Wenn Sie Ihre Investitionen lieben, macht Sie das glücklich! Gönnen Sie sich den kleinen Luxus mit großer Wirkung: eine Massage, eine neue Frisur oder eine Fußpflege. Wenn Sie in Dienstleistungen statt (materielle) Güter investieren, kaufen Sie sich damit Zeit für sich selbst und die Dinge, die Ihnen wichtig sind. Also stellen Sie zum Beispiel eine Haushälterin oder einen Gärtner an und lassen Sie auch Ihr Auto vom Profi waschen.

Ihre Extramotivation in Phase 4: Glück teilen

Geteiltes Glück ist doppeltes Glück. Lassen Sie Ihre Freunde und Bekannten wieder an Ihrem Leben teilhaben. All die Dinge, über die Sie sich austauschen können, werden für Sie viel wertvoller und Sie werden glücklicher. Haben Sie allerdings in den letzten Jahren mehr Zeit bei Facebook als im wirklichen Leben verbracht, dann wundern Sie sich nicht, wenn bei den ersten Einladungen noch wenige Zusagen kommen. Ihr Umfeld muss sich schließlich erst daran gewöhnen, dass Sie »wieder da sind«. Außerdem werden Sie feststellen, dass Facebook-Bekanntschaften keine 400 Kilometer zum Abendessen anreisen. Das macht aber nichts: Einige Monate und mehrere Einladungen später ist mit Ihrem lokalen, realen Umfeld wieder alles in Ordnung.

Phase 5: Ich – Woche 13 bis 15

Na? So langsam gewöhnen Sie sich bestimmt an ein entspannteres und aktiveres Leben: mehr Schlaf, mehr Gesundheit, mehr Zeit mit Freunden und Familie. Was soll da noch kommen? Die Kür natürlich. Tun Sie etwas für sich und entdecken Sie die Ich-Zeit wieder.

1. Holen Sie sich Ihr Hobby zurück

Der Verzicht auf Fernsehen, Facebook und andere Zeitfresser fällt mittlerweile bestimmt nicht mehr so schwer wie zu Beginn Ihres Plans, oder? Sie nutzen die Zeit zum Schlafen, Joggen und Kochen. Das ist sehr gut. Aber die Kür fehlt noch: Holen Sie sich Ihr Hobby zurück! Oder finden Sie ein neues! Egal ob Tischtennis, Paddelboot, Schach oder Stricken. Nehmen Sie sich einfach die Zeit, etwas für sich zu tun. Ich-Zeit ist ein Luxus, den Sie sich unbedingt gönnen sollten.

> Egal ob Rudern, Golfen, Tennis, Stricken, Lesen oder Malen – Hobbys gehören zu den größten Glücksfaktoren.

2. Lesen Sie wieder

Endlich einmal wieder den Kopf frei kriegen? Ja, Sie könnten ins Kino gehen, aber es gibt noch etwas wesentlich Wirksameres: einen guten Roman zum Beispiel. Träumen Sie sich in andere Welten, bewundern Sie interessante Biografien, gruseln Sie sich, denken Sie nach und lassen Sie sich vor allem fordern. Der entscheidende Grund, warum heute – wenn überhaupt – Zeitschriften gelesen werden, ist der, dass man jeden Beitrag in drei bis fünf Minuten erfassen kann. Für ein Buch brauchen Sie Tage oder Wochen. Nehmen Sie sich diese Zeit wieder. Denn ein Buch macht Sie glücklich.

3. Seien Sie glücklich damit, nicht alles mitzumachen

Spüren Sie auch hin und wieder den Druck, möglichst viel zu machen und zu erleben? Sie können sich entspannt zurücklehnen, denn: Nein, Sie müssen nicht überall dabei sein! Machen Sie lieber weniger und das Wenige dafür richtig – und tun Sie vor allem die richtigen Dinge. Tanken Sie Energie mit Flow-Erlebnissen! Verzichten Sie bewusst auf Freizeitstress und besinnen Sie sich auf das Wesentliche. Sie werden es viel mehr genießen können, wenn Sie nicht von einem Termin oder Event zum nächsten hetzen.

4. Reservieren Sie Ich-Zeit und nutzen Sie sie sinnvoll

Statt Ihr Leben immer weiter zu füllen, sollten Sie genau hinschauen, wie Sie Ihre Zeit verbringen. Teilen Sie sich Ihr Zeitpensum sinnvoll ein. Reservieren Sie sich jeden Tag ein Zeitfenster (am besten in den Kalender eintragen) nur für sich selbst, in dem Sie tun und lassen, was Sie wollen. Verschwenden Sie Ihre wertvolle Ich-Zeit nicht mit Banalitäten und verfallen Sie nicht in die Passivität! Bleiben Sie aktiv, statt stundenlang vor dem Fernseher oder Computer zu sitzen. Natürlich warten auch Pflichten auf Sie, Büroorganisation und Buchhaltung müssen sein. Aber alles zu seiner Zeit! Planen Sie auch dafür feste Zeitfenster ein. Und entscheiden Sie sich bewusst dazu, im Alltag neben all den Pflichten wieder öfter raus in die Natur zu gehen, selbst zu musizieren oder Musik zu hören …

> ### Ihre Extramotivation in Phase 5: Gewohnheiten
>
> Spüren Sie schon etwas? Es ist so, wie der Verhaltensforscher Professor Roth es sagt: Die Gewohnheit trägt die Belohnung in sich. Laufschuhe anziehen, joggen, danach duschen – dafür muss man sich zwar immer wieder anspornen und auf- raffen, das ist völlig normal, aber Sie wissen jetzt, wofür Sie das tun. Die Beloh- nung kommt von ganz allein! Bewegung und eine gesunde Ernährung können viel Spaß machen, wenn sie eines Tages wie selbstverständlich »dazugehören«.

Nachbereitungsphase

Sie haben alle Hauptphasen des InstinktFormel-Plans absolviert und ich hoffe, Sie fühlen sich besser und zufriedener. Sie können die Dinge bewahren, die sich bewährt haben, Sie dürfen aber auch eine kleine Zwischenbilanz ziehen: mit dem zweiten Check-up und den zweiten Seegesprächen.

1. Machen Sie den zweiten Gesundheits-Check-up

Das wird sich bestimmt ganz anders anfühlen, wenn Sie jetzt wieder zum Test antre- ten, oder? Schließlich geht es darum, den Fleiß der letzten Wochen zu dokumentieren. Zeit also für den zweiten Cooper-Test. Und? Um wie viel haben Sie sich verbessert?

Nachbereitung ist alles: Ma- chen Sie einen Rückblick und prüfen Sie, wie es Ihnen geht nach den vergangenen Wochen mit der InstinktFormel.

2. Planen Sie Ihre zweiten Seegespräche

Es muss nicht sofort sein, vielleicht planen Sie die zweiten Seegespräche auch erst in einigen Monaten. Es lohnt sich aber, auch hier Bilanz zu ziehen. Machen Sie eine erneute Lebensbereich-Analyse und überprüfen Sie, wie welche Veränderungen Sie gut etablieren konnten und wo es noch Verbesserungsmöglichkeiten gibt. In diesen zweiten Seegesprächen können Sie sich, wenn Sie möchten, auch vorsichtig an die »großen Fische« herantasten.

3. Angeln Sie nach den großen Fischen

Die großen Fische stehen ganz am Ende Ihres InstinktFormel-Plans. Denn kleine Schritte sind das A und O einer erfolgreichen Optimierung Ihres Lebens. Glücklich kann man unter fast allen Bedingungen sein, aber unter einigen ist es eben leichter.

Hinterfragen Sie Ihren Job

Muss es die Karriere sein? Muss es das Spitzengehalt bei einer 80-Stunden-Woche sein? Oder sind die Glücksverluste in anderen Lebensbereichen vielleicht zu groß? Ist die 55-Stunden-Woche mit dem guten Gehalt für Sie genau richtig? Und was ist mit der Tätigkeit? Macht sie Ihnen Freude oder wollten Sie eigentlich immer mehr Herausforderung oder genau das Gegenteil? Ihre Tätigkeit muss Ihnen Freude machen und es ist nicht verboten, auch einmal grundsätzlich darüber nachzudenken!

Wechseln Sie den Wohnort

Stadt oder Land? Jeder hat seine Vorlieben und seine Argumente. Wer sich allerdings mit den Lebensbereichen und unseren begrenzten zeitlichen Ressourcen befasst hat, wird das Thema Pendeln anders beurteilen als jemand, der voreilig urteilt, dass es am Stadtrand ja so schön grün ist und dass er eigentlich ganz gern Auto fährt. Eine wichtige Entscheidung. Denken Sie noch einmal drüber nach.

Stellen Sie sich die entscheidenden Konsumfragen

Grundsätzliche Konsumfragen sind auch ein dicker Fisch. Gerade für die Männer und ihr Auto. Ob es sinnvoll ist, für eine 80 000-Euro-Karosse die Sommerabende im Büro zu verbringen, muss jeder für sich selbst entscheiden. Vielleicht muss man auch nicht permanent einkaufen, sondern nimmt nur die Dinge, die man wirklich braucht, um mehr Zeit und Geld fürs Kochen zu haben oder was auch immer Ihnen wichtig ist.

Übernehmen Sie ein Ehrenamt

Mir ist klar, dass ein Ehrenamt sehr viel Zeit beansprucht. Aber mir ist auch klar, dass es ein fantastischer Ausgleich für unser übriges Wirken ist: Wenn bei uns in der Klinik ehrenamtliche Helfer alte Menschen besuchen und sich Zeit für die Kranken nehmen oder wenn am Heiligabend Chöre ehrenamtlich auf den Stationen Weihnachtslieder singen, ohne irgendetwas dafür haben zu wollen, dann werde ich immer daran erinnert. Für mich steht das Ehrenamt auf der To-do-Liste. Noch habe ich keine Zeit. Wie für alles gilt: Man kann nicht alles auf einmal tun. Aber es gilt auch: Alles im Leben hat seine Zeit!

Sie sehen, die großen Fische sind ein echtes Seegesprächsthema. Ich wünsche Ihnen viel Spaß dabei!

So, jetzt haben Sie es geschafft. Das Buch ist (fast) zu Ende, aber Ihr Leben nach der InstinktFormel fängt jetzt erst an. Jede Veränderung beginnt mit einem ersten Schritt. Ihr erster Schritt war es, die InstinktFormel zu lesen. Jetzt sind Sie schon mittendrin. Machen Sie doch einfach weiter! Das Planen der ersten Seegespräche ist der nächste Schritt und dann sind Sie schon auf dem Weg in ein noch spannenderes, noch besseres Leben. Sie wissen ja, wir haben nur eins!

Mit dem InstinktFormel-Plan werden Sie zum InstinktFormel-Menschen. Das heißt: eine 40-Stunden-Woche, Zeit und Geld für gutes Essen, acht Stunden Schlaf und täglich Bewegung, Erlebnisse statt Fernsehen und vor allem viel Zeit für Müßiggang und Hobbys.

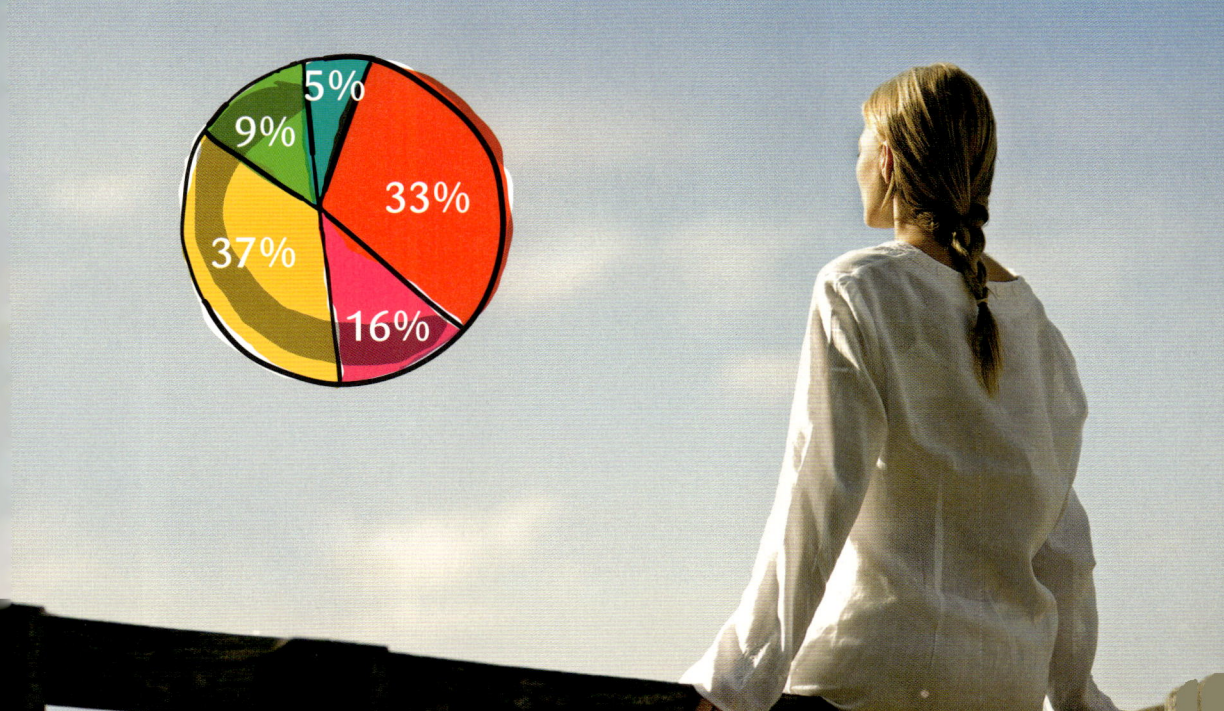

Der InstinktFormel-Plan

		Wochen	1	2	3	4
Vorbereitungsphase	> InstinktFormel lesen > Partner suchen > Seegespräche planen > Gesundheits-Check-up machen					
Phase 1 **Leistung und Beruf**						
Phase 2 **Bewegung und** **Entspannung**						
Phase 3 **Gesundheit und** **Ernährung**						
Phase 4 **Leben und Kontakt**						
Phase 5 **Ich**						
Nachbereitungs- **phase**	> zweiten Gesundheits-Check-up machen > zweite Seegespräche planen > nach den großen Fischen angeln					

Auf diesem Plan finden Sie die nächsten 15 Wochen mit den entscheidenden Schritten für Ihre fünf Lebensbereiche.
Wichtig ist: Überfordern Sie sich nicht und machen Sie kleine Schritte. Aber natürlich können und sollen Sie die

7	8	9	10	11	12	13	14	15	Motivations-hilfe

	Motivationshilfe
sich Zeit verschaffen **Bewegung in den Alltag integrieren** **Energieräuber ausfindig machen**	Visualisierung
> Bewegung suchen, die Spaß macht > Sportprogramm einplanen: 12-Wochen-Trainingsplan > so viel schlafen wie das Hausschwein	positive Autosuggestion
> auf das Rentnerfrühstück verzichten > Ernährung an den Alltag anpassen > auf Mischkost achten > Gewichtskontrolle starten	gesunde Konkurrenz
> echte Freunde treffen > selbst kochen > Urlaub anders planen > Geld und Zeit richtig investieren	Glück teilen
> Hobby zurückholen > wieder lesen > nicht alles mitmachen > Ich-Zeit reservieren	Gewohnheiten

individuellen Veränderungen, die Sie bei den Seegesprächen beschlossen haben, in diesen Plan integrieren.
Kümmern Sie sich um die großen Fische erst, wenn Sie sich an die anderen Veränderungen gewöhnt haben.

Quellen- und Grafikverzeichnis

Seite 12: Langzeitstudie Massenkommunikation von ARD und ZDF, www.unternehmen.zdf.de/fileadmin/files/Download_Dokumente/DD_Das_ZDF/Langzeitstudie_Massenkommunikation_2010.pdf
Statistisches Bundesamt Österreich, Statistika Austria. Quelle: www.statistik.at

Seite 20: Lammenett, Erwin: Der 29-Stunden-Tag des Ironman Managers. Feldhaus Verlag: Hamburg, 2003

Seite 22: Kundenkompass Stress. Aktuelle Bevölkerungsbefragung: Ausmaß, Ursachen und Auswirkungen von Stress in Deutschland. Herausgeber: F.A.Z.-Institut und Techniker Krankenkasse. Veröffentlichung: Mai 2009

Seite 12, 22, 24 f.: Statistisches Bundesamt Deutschland, Quelle: www.destatis.de

Seite 32 f.: Strelecky, John: Das Café am Rande der Welt. Eine Erzählung über den Sinn des Lebens. dtv: München, 2007

Seite 35: Covey, Stephen R.: Die 7 Wege zur Effektivität: Prinzipien für persönlichen und beruflichen Erfolg. Gabal: Offenbach, 2007

Seite 41: Der DUDEN. Deutsches Wörterbuch. Bibliographisches Institut GmbH/Dudenverlag: Mannheim, 2011
Wikipedia: http://de.wikipedia.org/wiki/Gl%C3%BCck

Seite 45: Studie European Quality of Life Survey, Quelle: www.eurofound.europa.eu/areas/qualityoflife/eqls/

Seite 46: Witt, Gudrun: Fast jeder dritte Deutsche würde am liebsten auswandern. Pressemitteilung IPSOS GmbH – Marketing- und Mediaforschung: Hamburg/Mölln, 26. Mai 2010

Seite 47: Firebaugh, Glenn/Tach, Laura: Geld macht glücklich. Quelle: www.sueddeutsche.de/leben/frage-an-die-reichen-macht-geld-gluecklich-1.344103

Seite 53: Raffelhüschen, Bernd/Köcher, Renate: Glücksatlas Deutschland. Quelle: Die Welt, Ausgabe 21.09.2011

Seite 55: Referiert und modifiziert nach: Maslow, Abraham: Motivation und Persönlichkeit. Walter Verlag: Olten, 1977, sowie: Maslow, Abraham H.: A theory of Human Motivation. Psychological Review 50 (1943): 370-396

Seite 91: Wann macht Arbeit Spaß? Quelle: Focus Online, sey/rtr, 19.04.2007: www.focus.de/finanzen/karriere/perspektiven/berufe/pfarrer_aid_53999.html

Seite 93: Schaufeli, W. B./Enzmann, D.: The burn-out-companion to study and practice. Taylor & Francis: London, 1998, S. 36

Seite 93: Landelijke Vereniging van Eerstelijnspsychologen (LVE), Nederlands Huisartsen Genootschap (NHG), Nederlandse Vereniging voor Arbeidsen Bedrijfsgeneeskunde (NVAB): Een lijn in de eerste lijn bij overspanning en burnout (2011). Nach einer Übersetzung von Prof. Matthias Burisch

Seite 93f.: Freudenberger, Herbert J./North, Gail/Kraft, Ulrich: Burned Out. In: Scientific American Mind, June/July 2006, S. 31, sowie: Freudenberger, Herbert; North, Gail: Burnout bei Frauen. Fischer: Frankfurt/M., 1994

Seite 94 f.: Burisch, Prof. Matthias: Das Burnout-Syndrom. Theorie der inneren Erschöpfung. Springer Verlag: Heidelberg, 2010, S. 55

Seite 116 f.: Bühring, Petra: Berufspendler: Belastung für die Psyche. PP 3, Ausgabe April 2004, S. 150

Seite 130 f.: Modifiziert nach: Löllgen, H.; Erdmann, E.: Ergometrie. Heidelberg: Springer Verlag, 2000. Dank an Dr. Möckel, Regensburg

Seite 132: Raffelhüschen, Bernd/Köcher, Renate: Glücksatlas Deutschland. Quelle: Die Welt, Ausgabe 21.09.2011

Seite 179: Siehe Angaben der einzelnen Hersteller

Seite 187: Surgeon General Report: Report on Physical Health and Activity, Quellen: www.cdc.gov/nccdphp/sgr/index.htm und www.fitnesstribune.com/arc/ift88_5.html

Seite 188: Modifiziert nach: Haskell 1994, Quelle: Martin, B. W.: Bewegung und Sport. Eine unterschätzte Gesundheitsressource. Sportwissenschaftliches Institut der Eidgenössischen Sportschule Magglingen, Schweiz/Institut für Sozial- und Präventivmedizin der Universität Zürich, Schweiz. In: Therapeutische Umschau, 55 (4), 221-228, 1998

Seite 189: Modifiziert nach: Haskell, William L.: Health Consequences of physical activity. J. B. Wolffe Memorial Lecture, Stanford Centre Health and Disease Prevention

Seite 225: DAK Gesundheitsreport 2010. Quelle: www.dak.de
Seite 226: Modifiziert nach: Penzel, Thomas et.al: Schlafstörungen, Robert Koch Institut, Heft 27 Seite 226 ff.: van Dongen et al. (2003) referiert nach Cajochen (2005). In: Enzyklopädie der Schlafmedizin, a.a.O. DAK Gesundheitsreport 2010. Quelle: www.dak.de
Seite 228: Modifiziert nach: van Dongen et al. (2003) referiert nach Cajochen (2005). In: Enzyklopädie der Schlafmedizin, a.a.O. DAK Gesundheitsreport 2010. Quelle: www.dak.de
Seite 232: Studie der Universität von West Virginia -„zu viel Schlaf", Quelle: www.journalsleep.org
Seite 236: Modifiziert nach: Professor Till Roenneberg, LMU München, 2012
Seite 236: Roenneberg, Prof. Till: Wie wir ticken. DuMont Verlag: Köln, 2010
Seite 237: Zulley, Prof. Jürgen: Mein Buch vom guten Schlaf. München: Zabert Sandmann, 2005, S. 96
Seite 238: Modifiziert nach: Mai, Jochen Mai: Chronobiologie – Ob Eule oder Lerche steht bei Geburt fest. Quelle: http://karrierebibel. de/chronobiologie-ob-eule-oder-lerche-steht-bei-geburt-fest/
Seite 246 f.: Statistisches Bundesamt, Quelle: www.destatis.de
Seite 248: Prof. Hartmut Rosa, Lehrstuhl für Allgemeine und Theoretische Soziologie, Institut für Soziologie Friedrich-Schiller-Universität. In: Radisch, Iris: Wir wissen nicht mehr, was wir alles haben, Zeit Online, 19.12.2007.

Quelle: www.zeit.de/2007/52/Interview-Rosa
Seite 258: Prof. Hartmut Rosa, Lehrstuhl für Allgemeine und Theoretische Soziologie, Institut für Soziologie Friedrich-Schiller-Universität. In: Radisch, Iris: Wir wissen nicht mehr, was wir alles haben, Zeit Online, 19.12.2007. Quelle: www.zeit.de/2007/52/Interview-Rosa
Seite 259: Siehe Angaben auf der Website der jeweiligen sozialen Netzwerke.
Seite 262: Kollmar, Marcel: Online-Dating: Eine Boom-Branche wird erwachsen. Statistik/Studie zur Situation des deutschen Online-Dating-Marktes, 23.9.2011. Quelle: www. online-partnersuche.de/blog/studien/der-online-dating-markt-in-deutschland-eine-studie.html
Seite 263: Partnersuche im Web, modifiziert nach: www.singleboersen-vergleich.de/presse/online-dating-markt-2010-2011.pdf
Seite 264: Referiert und modifiziert nach: Theratalk: Ressourcen-Aktivierungs-Modul Mehr Lust. Quelle: http://www.theratalk. de/ressourcenaktivierungs_modul_mehr_lust.html
Seite 270 f.: Tabelle referiert nach: Erfolg trotz Familie, Modifiziert nach Fit für den Wiedereinstieg – wie sich Beruf und Familie unter einen Hut bringen lassen. Schriftenreihe der Baden-Württemberg Stiftung Bildung: Nr. 55
Seite 279: Rosa, Hartmut: Beschleunigung. Suhrkamp: Frankfurt, 2005
Seite 283: Robinson, John; Geoffry Godbey: Time for life.

University Parl: Pennsylvania State University Press, 1999, S. 241 ff.
Rosa, Hartmut: Beschleunigung. Suhrkamp: Frankfurt, 2005
Seite 291: Referiert und modifiziert nach: vhw/FW, Heft 4, Ausgabe August/September 2006
Seite 301 ff.: Roth, Prof. Gerhard: Persönlichkeit, Entscheidung und Verhalten. Warum es so schwierig ist, sich und andere zu ändern. Klett Cotta: Stuttgart, 2007, S. 226 ff.
Seite 303: Roth, Prof. Gerhard: Persönlichkeit, Entscheidung und Verhalten. Warum es so schwierig ist, sich und andere zu ändern. Klett Cotta: Stuttgart, 2007, S. 235 ff.
Seite 307: NEJM 2007; 357: 370-379, Science 2007; 316: 889-894

Bildnachweis

Danksagungen: Für die freundliche Unterstützung der Fotoproduktion danken wir den Firmen Intersport und Artzt.
Haare/Make up: Claudia Wegener
Styling: Isa Schmidt
Fotografie: Marco Grundt, Hamburg
Mit Ausnahme von:
Behrens, Beatrice (eriginalsberlin. com): 28; Corbis, Düsseldorf: 38 (A. Benz), 71 (Christine Schneider); digitalvision/RF: 195 , 201; DOSB (Deutscher Olympischer Sportbund): 292; Falken Verlag Archiv: 180 (Klaus Arras); fotolia/RF: 31 (Tom Bayer), 72 (Yuri Arcurs), 111 (Iryna Shpulak), 192 (Manman-design), 252 (Daniel Etzold), 260 (Constrastwerkstatt), 267 (WavebreakMediaMicro), 279 (Gomaespumosa)M; Fuchs, Mi-

Register

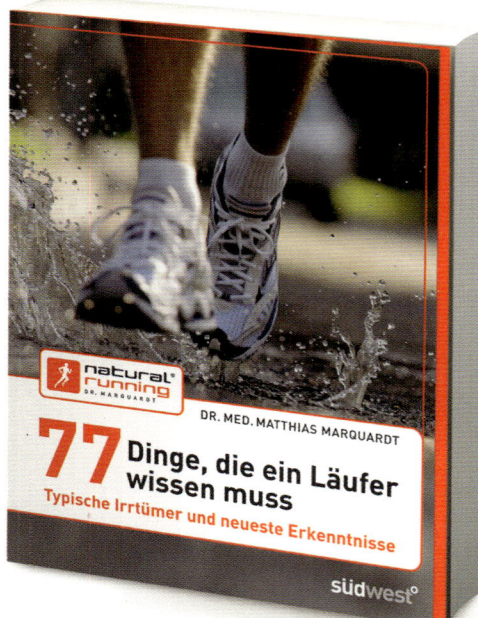
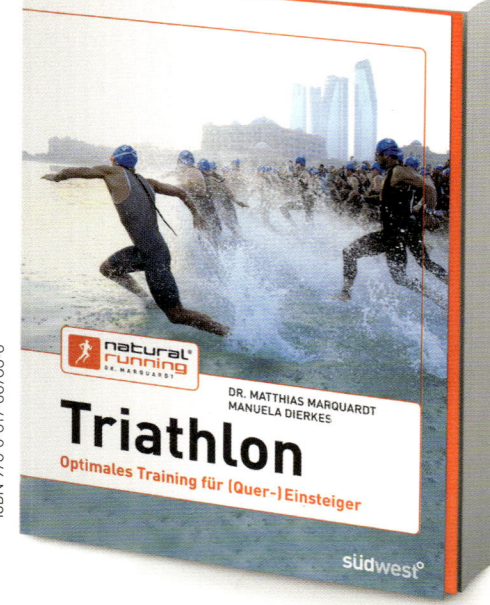
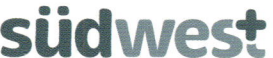

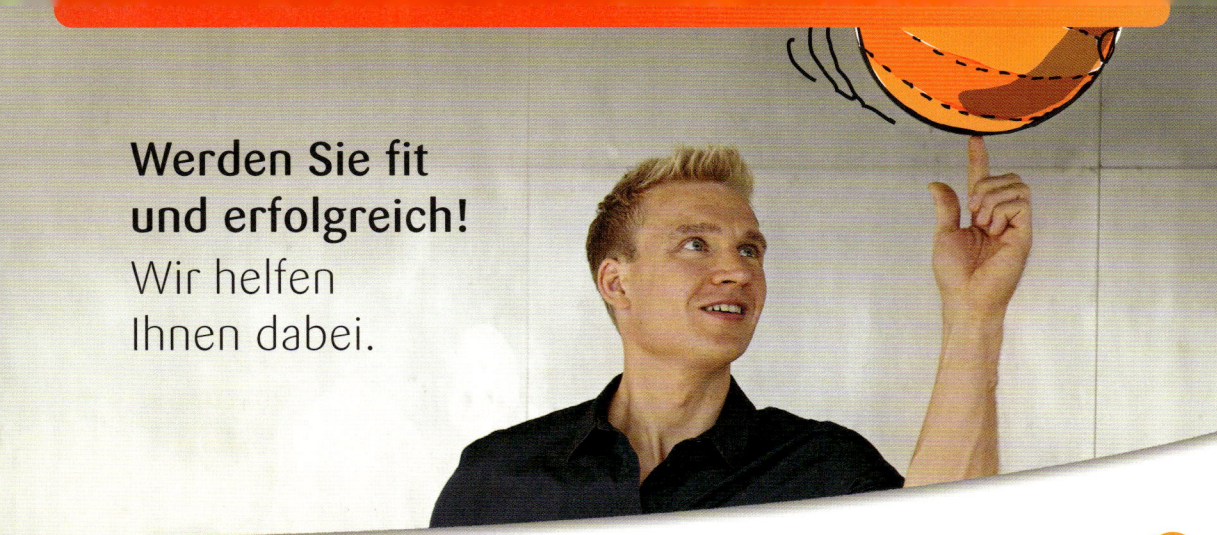
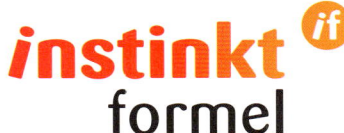
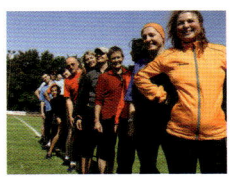
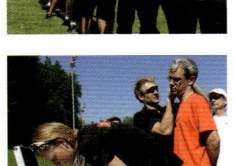
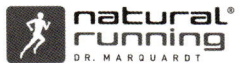
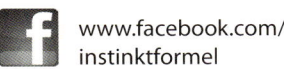
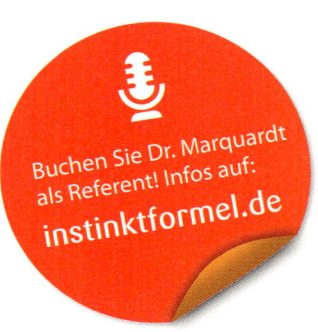

Impressum

© 2012 by Südwest Verlag, einem Unternehmen der Verlagsgruppe Random House GmbH, 81673 München

Hinweis: Das vorliegende Buch ist sorgfältig erarbeitet worden. Dennoch erfolgen alle Angaben ohne Gewähr. Weder Autor noch Verlag können für eventuelle Nachteile oder Schäden, die aus den im Buch gegebenen Hinweisen resultieren, eine Haftung übernehmen.

Redaktionsleitung: Silke Kirsch
Projektleitung: Esther Szolnoki
Redaktion und Textbegleitung:
Isabella Kortz, München
Layout und Satz: Katja Muggli, München
Umschlaggestaltung und -konzeption:
Katja Muggli unter Verwendung von
Fotos von Marco Grundt
Bildredaktion und Leitung der Fotoproduktion: Sabine Kestler

Reproduktion: Artilitho snc, Lavis, Trento
Druck und Verarbeitung: Alcione, Lavis, Trento
Printed in Italy

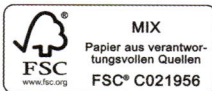

Verlagsgruppe Random House
FSC-DEU-0100
Das für dieses Buch verwendete
FSC®-zertifizierte Papier *Profibulk* wurde
produziert von Sappi Alfeld.

ISBN 978-3-517-08763-4
817 2635 4453 6271

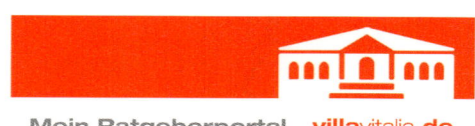